AF671855

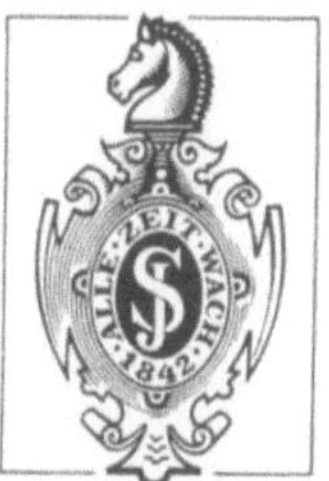
ALLE ZEIT WACH
1842

D. Beyer M. Herzog F. E. Zanella
K. Bohndorf E. Walter A. Hüls

Röntgendiagnostik von Zahn- und Kiefererkrankungen

Ein klinisch-radiologisches Konzept

Mit Geleitworten von G. Friedmann und H.-D. Pape

Mit 211 Abbildungen in 602 Einzeldarstellungen

Springer-Verlag Berlin Heidelberg New York
London Paris Tokyo

Cip-Kurztitelaufnahme der Deutschen Bibliothek
Röntgendiagnostik von Zahn- und Kiefererkrankungen: e. klin.-radiolog. Konzept / D. Beyer ... Mit e. Geleitw. von G. Friedmann u. H.-D. Pape - Berlin ; Heidelberg ; New York ; London ; Paris ; Tokyo : Springer 1987.

ISBN-13: 978-3-642-71064-3 e-ISBN-13: 978-3-642-71063-6
DOI: 10.1007/978-3-642-71063-6

NE: Beyer, Dieter [Mitverf.]

2121/3145-543210

Geleitworte

Es gibt etliche Beispiele dafür, daß die Darstellung eines bestimmten Gebietes dann besonders überzeugend, umfassend und informativ gelingt, wenn Erfahrung und Wissen der jeweiligen klinischen Disziplin und der Radiologie eingebracht und aufeinander abgestimmt werden. Dies gilt auch für das vorliegende Buch, in dem bei den einzelnen Erkrankungsarten die wesentliche Symptomatik und die jeweilige Fragestellung aus klinischer Sicht und die röntgenologisch bestehenden Möglichkeiten der Klärung unter Einschluß der modernen bildgebenden Verfahren wie Computertomographie und Kernspintomographie erläutert werden. Diese klinisch-radiologische Zusammenarbeit ist aus meiner Sicht in hervorragendem Maße gelungen, so daß alle interessierten Leser, seien es HNO-Ärzte, Kieferchirurgen, Zahnärzte oder Radiologen, dem Buch rasch und unkompliziert eine zuverlässige Information entnehmen können.
Das aus röntgendiagnostischer Sicht bislang etwas stiefmütterlich behandelte Gebiet der Zahn- und Kiefererkrankungen macht dem Radiologen die Vielfalt der Befunde deutlich und zeigt dem Kliniker welche Aussagen er von den einzelnen bildgebenden Verfahren erwarten darf und kann.
Ich wünsche dem Buch gute Aufnahme und Anerkennung bei einem hoffentlich breiten Leserkreis.

Köln, März 87 G. Friedmann

In der Diagnostik der Zahn- und Kiefererkrankungen stellt das Röntgenbild ein unerläßliches Hilfsmittel dar, da die Strukturen des Gesichtsschädels einschließlich der Zähne nur röntgenologisch transparent gemacht werden können. Das spezielle Wissensgebiet hat lange Zeit wenig Beachtung in der allgemeinen Radiologie gefunden und nur dort besondere Förderung erfahren, wo Kliniker und Röntgenologe in enger Zusammenarbeit die neuen bildgebenden Verfahren für die Zahn-, Mund- und Kieferheilkunde nutzbar gemacht haben. Diese Voraussetzungen waren in idealer Form für das vorliegende Buch durch das große Krankengut der Zahn- und Kieferklinik und des Radiologischen Institutes der Universitätskliniken Köln gegeben. D. Beyer, M. Herzog, F. Zanella und K. Bohndorf haben mit dem Röntgenmanual die Diagnostik der Zahn- und Kieferkrankheiten übersichtlich gegliedert und in vielen Details sorgfältig dargestellt. Das spezielle Gebiet der Kiefergelenkerkrankungen ist durch den Beitrag von E. Walter und A. Hüls aus Tübingen aktuell berücksichtigt worden. Die Darstellung seltener Tumoren des Gesichtsschädels konnte bereichert werden durch Fälle aus dem Referenzregister der DÖSAK-Kliniken, das von W. Remagen und J. Prein in Basel aufgebaut wurde.
Dieses Buch mit seinem instruktiven Bildmaterial und den ergänzenden klinischen Kurztexten wird allen beteiligten Disziplinen in der täglichen Arbeit großen Nutzen bringen. Mit ihm sind die Zahn- und Kiefererkrankungen hoffentlich für immer aus dem Windschatten der Radiologie herausgetreten.

Köln, März 1987 H.-D. Pape

Vorwort

Auch eine Reise
von tausend Meilen
beginnt mit dem ersten
Schritt
Lao Tse

Die Röntgendiagnostik der Zähne und Kiefer sowie des Gesichtsschädels stellt für den Zahnarzt, den Kieferchirurgen und den Radiologen eine täglich wiederkehrende diagnostische Herausforderung dar, die in vielen Fällen nur interdisziplinär zu lösen ist.
Die Palette der in Frage kommenden Erkrankungen reicht von traumatologischen Notfallsituationen über akute oder chronisch-entzündliche Krankheitsprozesse, zystische Veränderungen und gutartige Tumoren bis hin zu den bösartigen Tumoren des Kiefers und Gesichtsschädels. Zusätzlich sind eine Vielzahl röntgentechnischer Artefakte zu berücksichtigen.
Dieses für Zahnärzte, Kieferchirurgen, Hals-Nasen-Ohren-Ärzte und Radiologen als bildreiches Manual zum schnellen Nachschlagen während der täglichen Arbeit konzipierte Buch bemüht sich um eine leicht lesbare, übersichtliche und das wesentliche betonende Darstellung des oft komplexen klinisch-radiologischen Sachverhaltes in Form einer Stufendiagnostik.
Der erfolgreiche Einsatz der aufwendigeren Methoden wie Computertomographie und Kernspintomographie sollte jedoch nicht dazu führen, daß die einfach durchführbare und z. T. auch kostengünstigere konventionelle Röntgendiagnostik mit Einzelzahnaufnahmen, Orthopantomographie und Schädelspezialeinstellungen in den Hintergrund tritt oder durch mangelnde Übung in der oft schwierigen Bildinterpretation an Wert verliert; sie ist durch neue Verfahren weder verdrängt noch ersetzt worden.
Wie ein durchgehender roter Faden wird in diesem Buch immer wieder die Wichtigkeit interdisziplinärer Gespräche betont. Als Beispiel ist in Köln und Tübingen eine Kooperation gewachsen, die Probleme erörtert, Diagnostikkonzepte erarbeitet und dem Radiologen Einblick in die klinische Arbeit des Kieferchirurgen ermöglicht, um dessen gezielte Fragen konsequenter beantworten zu können. Andererseits kann der Radiologe aufgrund seiner Erfahrungen mit bildgebenden Verfahren wiederum dem Kliniker wichtige Hinweise geben, die sein therapeutisches Vorgehen mitbeeinflussen. Dieses Buch als klinisch-radiologisches Konzept baut denn auch auf der langjährigen engen Zusammenarbeit zwischen Kieferchirurgie und Radiologie der Universitäten Köln und Tübingen auf.
Indikationsbesprechungen und postoperatives Feedback bewirkten eine permanente Überprüfung und Verbesserung der Ergebnisse bildgebender Diagnostik und haben dieses Buch erst ermöglicht.

Köln, München, Tübingen, März 1987 Die Autoren

Danksagung

Viele haben uns unterstützt bei der Erarbeitung der Grundlagen und Fertigstellung dieses Manuals:
Wir danken dem Direktor der Abteilung für Mund- und Kieferchirurgie der Universitäts-Zahn- und Kieferklinik, Köln, Herrn Prof. Dr. Dr. H.-D. Pape und seinen Mitarbeitern für die Unterstützung und Überlassung von Panoramavergrößerungsaufnahmen sowie klinischen Untersuchungsergebnissen und Herrn Prof. Dr. G. Friedmann, Direktor des Radiologischen Instituts der Universität Köln für die wohlwollende Förderung bei der Abfassung des Buches und die Durchsicht der Manuskripte.
Ohne die Unterstützung von Herrn Prof. Dr. W. Remagen und Herrn Priv. Doz. Dr. Dr. J. Prein, Basel, wäre das Kapitel über die Tumoren des Gesichtsschädels in dieser Vollständigkeit nicht möglich gewesen. Sie haben uns Fälle des zentralen Referenzregisters des Deutsch-Österreichisch-Schweizerischen Arbeitskreises für Tumoren im Kiefer-Gesichts-Bereich (DÖSAK) zur Publikation überlassen. Dafür gilt nicht nur ihnen, sondern auch ihrer Mitarbeiterin Frau R. Schilt und den kooperierenden Kliniken und Instituten unser herzlicher Dank. Herr Müther vom Geschäftsgebiet Dental der Fa. Siemens AG hat uns dankenswerter Weise in technischen Belangen geholfen. Herrn F. Textoris sind wir dankbar für die fototechnische Beratung und fotographische Bearbeitung des Bildmaterials, Frau Schreiber möchten wir für die ausgezeichneten Schemazeichnungen und Frau Milo und Frau Schmalbach für die Erstellung der Manuskripte unsere Anerkennung aussprechen.
Ein weiteres Anliegen ist es uns, dem Springer Verlag, insbesondere den Herren B. Lewerich und J. Sydor, für das große Entgegenkommen bei der Gestaltung und Ausstattung des Buches und ihren persönlichen Einsatz zu danken.

Köln, München, Tübingen, März 1987 Die Autoren

Klinikadressen (DÖSAK)

Für die Überlassung von Fällen aus dem zentralen Referenz-Register des DÖSAK in Basel danken wir folgenden Kliniken und ihren Direktoren:

Aachen (n = 1)
Klinik für Zahn-Mund-Kiefer- und Plastische Gesichtschirurgie
Klinikum der Universität
Prof. Dr. Dr. W. Koberg

Berlin (n = 1)
Klinik für Kiefer- und Plastische Gesichtschirurgie
Klinikum Steglitz
Prof. Dr. Dr. R. Stellmach

Basel (n = 14)
Kantonsspital, Abteilung für Kiefer- und Gesichtschirurgie
PD. Dr. J. Prein

Bochum (n = 12)
Abteilung für Mund-Kiefer- und Gesichtschirurgie
Knappschaftskrankenhaus
Prof. Dr. Dr. E. Machtens

Bremerhaven (n = 1)
Klinik für Mund-Kiefer-Gesichtschirurgie
Zentralkrankenhaus Reinkenheide
Dr. Dr. E. Reuter

Düsseldorf (n = 7)
Klinik für Kiefer- und Plastische Gesichtschirurgie
Westdeutsche Kieferklinik
Prof. Dr. Dr. J. Lentrodt

Erlangen (n = 2)
Klinik und Poliklinik für Kieferchirurgie der Universität
Prof. Dr. Dr. E. Steinhäuser

Frankfurt (n = 1)
Klinik für Mund-Kiefer- und Gesichtschirurgie,
Zentrum der Zahn-Mund- und Kieferheilkunde der Universität
Prof. Dr. Dr. G. Frenkel
Prof. Dr. Dr. K. Bitter

Freiburg (n = 3)
Kieferchirurgische Klinik
Zentrum für Zahn-Mund- und Kieferkrankheiten der Universität
Prof. Dr. W. Schilli

Hamburg (n = 2)
Klinik für Mund-Kiefer- und Gesichtschirurgie
Nordwestdeutsche Kieferklinik
Prof. Dr. Dr. G. Pfeifer

Hannover (n = 3)
Klinik für Mund-Kiefer-Gesichtschirurgie, Medizinische Hochschule
Prof. Dr. Dr. J.E. Hausamen

Homburg/Saar (n = 1)
Abteilung für Mund-Kiefer-Gesichtschirurgie
Klinik und Poliklinik für Zahn-Mund- und Kieferkrankheiten
Prof. Dr. Dr. V. Freitag

Innsbruck (n = 4)
Zahn- und Kieferklinik der Universität, Abteilung für Kieferchirurgie
Prof. Dr. E. Waldhart

Kiel (n = 3)
Universitäts-Zahn-Mund- und Kieferklinik,
Abteilung für Kieferchirurgie
Prof. Dr. Dr. F. Härle

Koblenz (n = 1)
Bundeswehrzentralkrankenhaus
Abteilung für Mund-Kiefer-Gesichtschirurgie
Dr. Dr. H. Preis

Lausanne (n = 3)
Praxis Dr. A. Dirlewanger und Praxis Dr. W. A. Jacques

Linz (n = 8)
Allgemeines Öffentliches Krankenhaus der Stadt Linz,
Abteilung für Kiefer- und Gesichtschirurgie
Prof. Dr. R. Fries

Mainz (n = 5)
Klinik für Mund- Kiefer- und Gesichtschirurgie der Universität
Prof. Dr. Dr. H. Scheunemann

München (n = 1)
Kieferchirurgische Klinik, Klinik und Poliklinik für Zahn- Mund- und Kieferkrankheiten der LMU
Prof. Dr. Dr. D. Schlegel

Stuttgart (n = 8)
Klinik für Kiefer- und Gesichtschirurgie, Katharinenhospital
Prof. Dr. Dr. H. Schüle

Wien (n = 1)
Universitätsklinik für Mund-Kiefer- und Gesichtschirurgie
Prof. Dr. S. Wunderer

Inhaltsverzeichnis

Autorenverzeichnis

Prof. Dr. med. Dieter Beyer
Radiologisches Institut der Universität zu Köln
Joseph-Stelzmann-Str. 9
5000 Köln 41

Dr. med. Klaus Bohndorf
Radiologisches Institut der Universität Köln
Joseph-Stelzmann-Str. 9
5000 Köln 41

Dr. med. Dr. med. dent. Michael Herzog
bis 1985: Abteilung für Mund- und Kieferchirurgie der Universitäts-Zahn- und Kieferklinik Köln
jetzt: Klinik für Zahn-, Mund- und Kieferkrankheiten rechts der Isar der Technischen Universität München
Ismaninger Str. 22
8000 München 80

Dr. med. Dr. med. dent. Alfons Hüls
Zentrum für Zahn-, Mund- und Kieferkrankheiten der Eberhard-Karls-Universität Tübingen
Osianderstr. 2-8
7400 Tübingen

PD Dr. med. Eberhard Walter
Medizinisches Strahleninstitut der Eberhard-Karls-Universität Tübingen
Röntgenstr. 11
7400 Tübingen

Dr. med. Friedhelm E. Zanella
Radiologisches Institut der Universität Köln
Joseph-Stelzmann-Str. 9
5000 Köln 41

1 Radiologische Untersuchungsmethoden – Aufnahmetechnik

D. Beyer, F. E. Zanella

In diesem Rahmen soll *nur auf die wichtigsten Standardaufnahmen* und die entsprechende Einstellungstechnik eingegangen werden. Bezüglich weiterer technischer Einzelheiten sei auf die einschlägige Literatur verwiesen.
Die Patientenlagerung wird so beschrieben, wie sie sich uns als zweckmäßig herausgestellt hat. Selbstverständlich können die meisten Röntgenuntersuchungen, für die sitzende Position angegeben wird, auch im Liegen durchgeführt werden. Die Angaben zum Verlauf des Zentralstrahls entsprechen unseren eigenen Erfahrungen ohne Anspruch auf absolute Gültigkeit. Insbesondere sind die Einstelltechniken und Winkelangaben bei schrägen und gekippten Aufnahmen wegen der individuellen Beschaffenheit von Kopf und Hals nur als Richtlinien zu werten.

1.1 Nasennebenhöhlen okzipito-nasal (= halbaxiale Aufnahme) (Abb. 1)

Lagerung: Nasenspitze sowie der weit geöffnete Mund und das Kinn liegen der Kassette an.
Zentralstrahl: Gegenüber der Deutschen Horizontalen um 30° kraniokaudal geneigt.
Filmmitte: Naseneingang.
Indikationen: Standardaufnahme der Nasennebenhöhlen bei:
- entzündlichen Nasennebenhöhlenveränderungen,
- tumorösen Nasennebenhöhlenveränderungen,
- Traumatologie,
- vom Oberkiefer ausgehenden dentogenen Prozesse, die sich in die Kieferhöhle vorwölben.

1.2 Nasennebenhöhlen lateral – Gesichtsschädel seitlich (Abb. 2)

Lagerung: Kopf liegt der Kassette seitlich an.
Zentralstrahl: Senkrecht zur Filmebene.
Filmmitte: 2 cm hinter dem lateralen Orbitarand.
Indikationen: Traumatologie, Beurteilung der Stirnhöhlentiefe, Entzündliche und tumoröse Prozesse der vorderen Schädelbasis und der Nasennebenhöhlen.

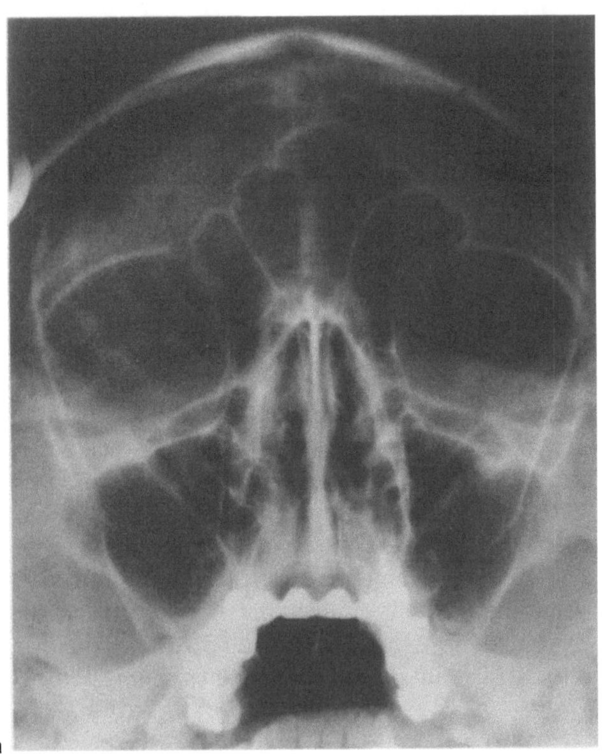

a

Abb. 1 a b. Nasennebenhöhlen okzipitonasal. **a** Röntgenbild, **b** Schemazeichnung. (Aus Brusis u. Mödder [1984])

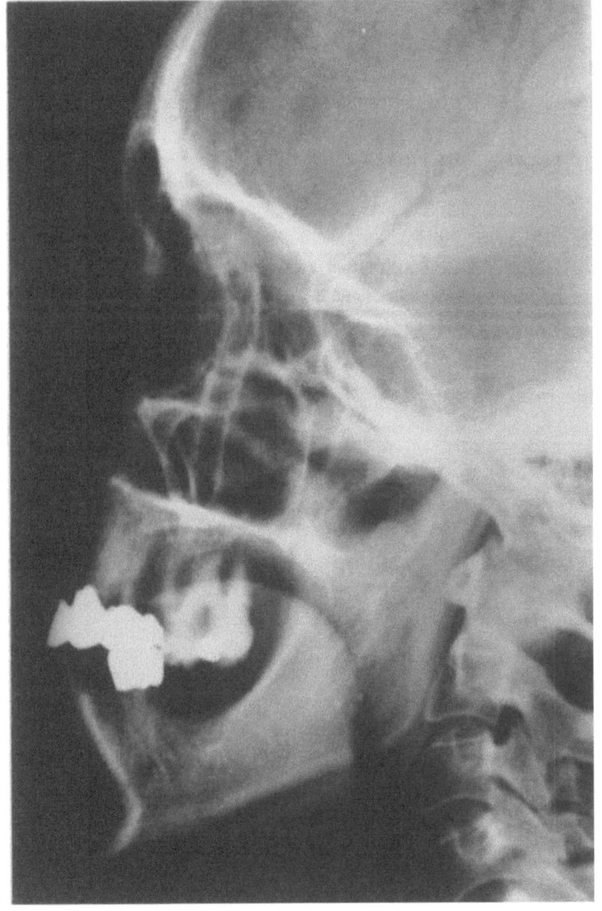

a

Abb. 2 a, b. Nasennebenhöhlen lateral - Gesichtsschädel seitlich. **a** Röntgenbild, **b** Schemazeichnung. (Aus Brusis u. Mödder [1984])

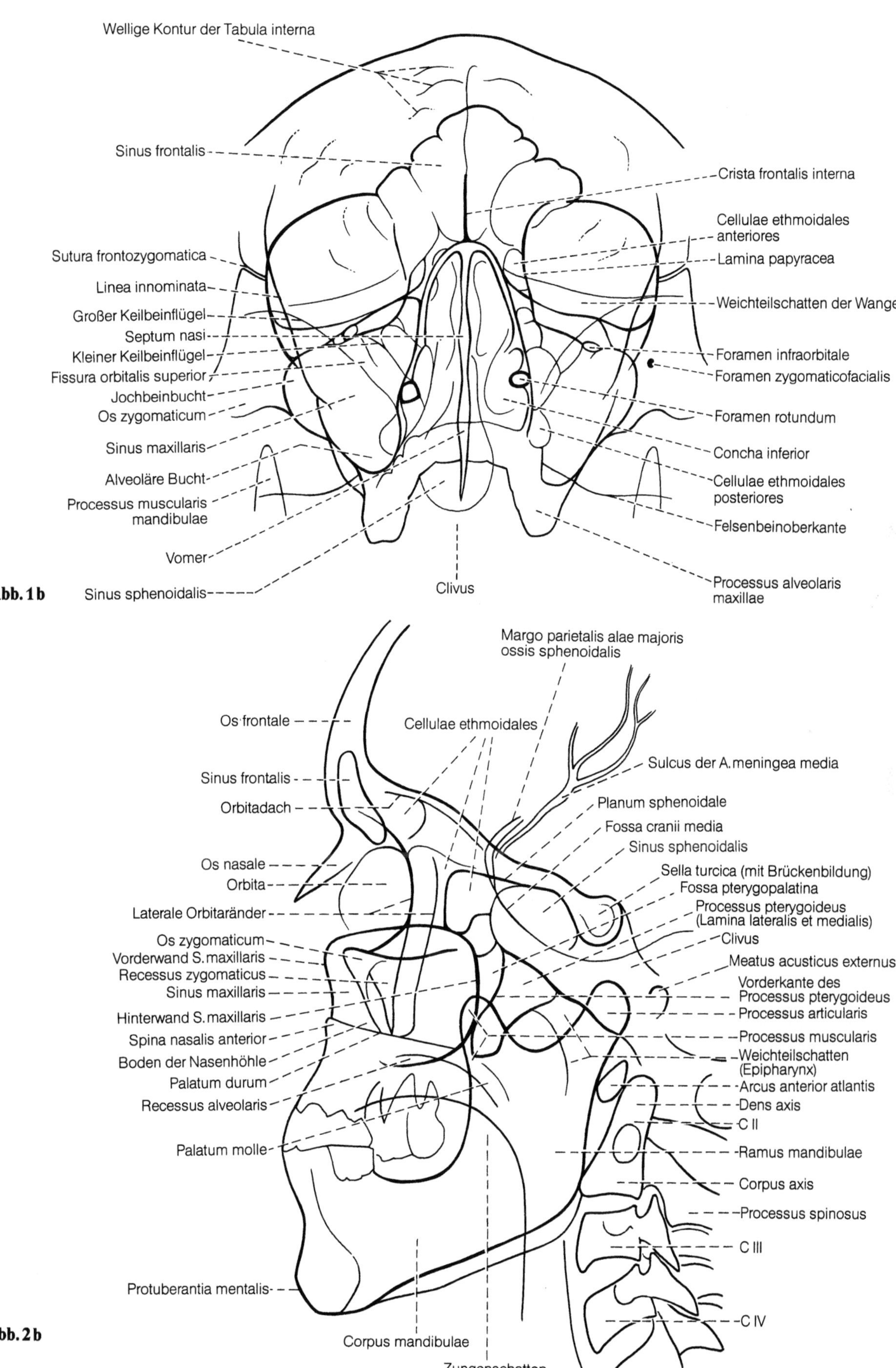

Wellige Kontur der Tabula interna
Sinus frontalis
Crista frontalis interna
Cellulae ethmoidales anteriores
Lamina papyracea
Sutura frontozygomatica
Linea innominata
Großer Keilbeinflügel
Septum nasi
Kleiner Keilbeinflügel
Fissura orbitalis superior
Jochbeinbucht
Os zygomaticum
Sinus maxillaris
Alveoläre Bucht
Processus muscularis mandibulae
Vomer
Sinus sphenoidalis
Clivus
Weichteilschatten der Wange
Foramen infraorbitale
Foramen zygomaticofacialis
Foramen rotundum
Concha inferior
Cellulae ethmoidales posteriores
Felsenbeinoberkante
Processus alveolaris maxillae
Margo parietalis alae majoris ossis sphenoidalis
Os frontale
Cellulae ethmoidales
Sulcus der A. meningea media
Sinus frontalis
Orbitadach
Planum sphenoidale
Fossa cranii media
Sinus sphenoidalis
Os nasale
Orbita
Sella turcica (mit Brückenbildung)
Fossa pterygopalatina
Laterale Orbitaränder
Processus pterygoideus (Lamina lateralis et medialis)
Clivus
Os zygomaticum
Vorderwand S. maxillaris
Meatus acusticus externus
Recessus zygomaticus
Sinus maxillaris
Vorderkante des Processus pterygoideus
Hinterwand S. maxillaris
Processus articularis
Spina nasalis anterior
Processus muscularis
Boden der Nasenhöhle
Weichteilschatten (Epipharynx)
Palatum durum
Arcus anterior atlantis
Recessus alveolaris
Dens axis
C II
Palatum molle
Ramus mandibulae
Corpus axis
Processus spinosus
C III
Protuberantia mentalis
C IV
Corpus mandibulae
Zungenschatten

Abb. 1b

Abb. 2b

1.3 Schädelbasis axial überkippt submento-bregmatikal
(„axiale Henkeltopfaufnahme") (Abb. 3)

Lagerung: Patient liegt mit unterpolsterten Schultern und maximal nach dorsal rekliniertem Kopf. (Evtl. Schultern unterpolstern!). Das Kinn soll sich idealerweise vor das Stirnbein projizieren.
Zentralstrahl: Von submental auf einen Punkt ca. 4 cm vor dem Schnittpunkt zwischen Medianlinie und Interaurikularlinie gerichtet. Trifft senkrecht auf den Film.
Filmmitte: Stirn-Haar-Grenze.
Indikationen: Traumatologie (Jochbogenfraktur),
Tiefenausdehnung der Stirnhöhlen

1.4 Kiefergelenkaufnahme subokzipito-frontal bei geöffnetem Mund (nach Clementschitsch-Altschul) (Abb. 4)

Lagerung: Der sitzende Patient lehnt bei angezogenem Kinn mit der Stirn am Rasterwandstativ an. Geöffneter Mund.
Zentralstrahl: Strahlengang von tief okzipital durch die Interartikularlinie der Kiefergelenke auf das Os frontale gerichtet, so daß die Deutsche Horizontale zum Zentralstrahl einen Winkel von ca. 35° bildet.
Filmmitte: Nackenmitte.
Indikationen:
- Doppelseitige simultane Funktionskontrolle der Kiefergelenke.
- Frakturen der Kieferköpfchen und des Collum mandibulae.
- Frakturen des aufsteigenden Unterkieferastes.
- Styloidsyndrom (verlängerter Processus styloideus und verkalktes Lig. stylohyoideum).

1.5 Unterkieferschrägaufnahme (seitlich getrennt) (Abb. 5)

Lagerung: Patient liegt mit leicht abgestrecktem Kinn der Kassette auf (sitzend oder liegend).
Zentralstrahl: Mit 25° von kaudal auf die Mitte des aufzunehmenden Kieferastes der filmnahen Seite
Indikationen: Alle zystischen, tumorösen und traumatischen Veränderungen am Korpus und Angulus mandibulae, insbesondere wenn kein OPG-Gerät zur Verfügung steht.

Abb. 3a, b. Schädelbasis axial überkippt submentobregmatikal nach Welin („axiale Henkeltopfaufnahme"). **a** Röntgenbild, **b** Schemazeichnung. (Aus Brusis u. Mödder [1984])

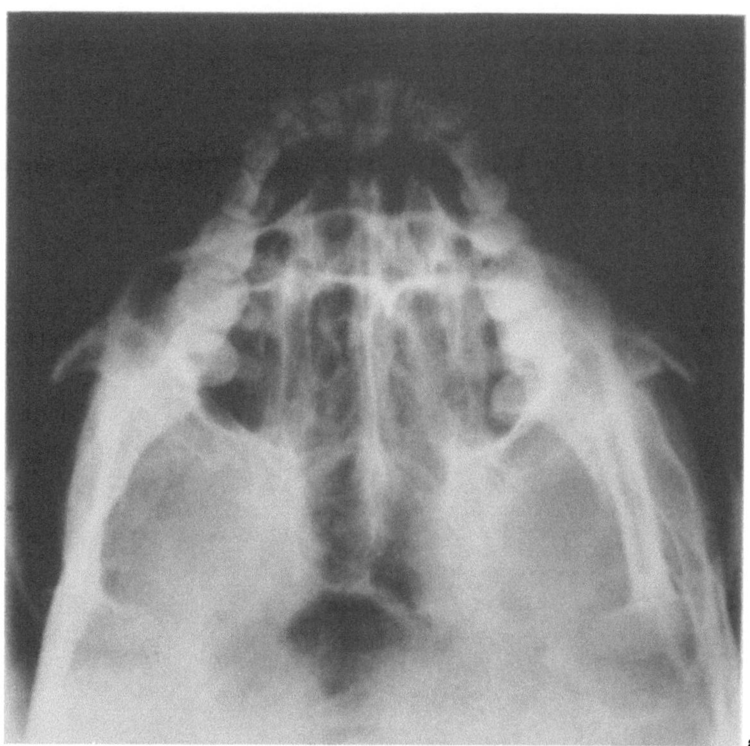

a

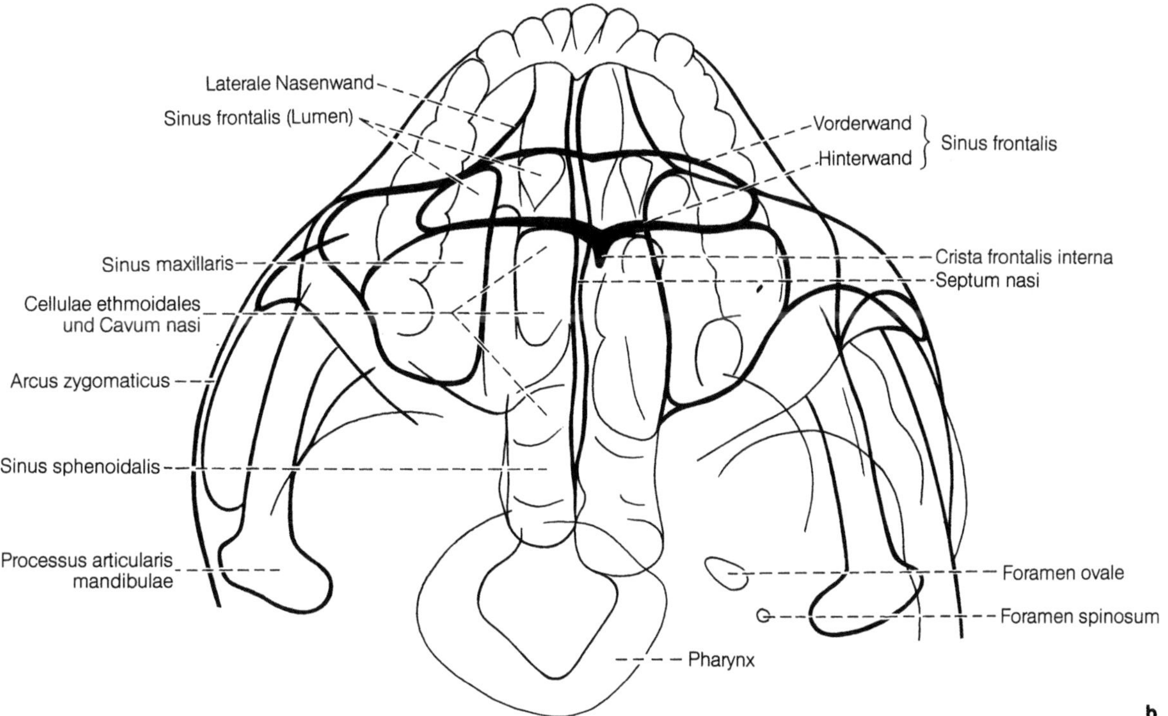

b

a

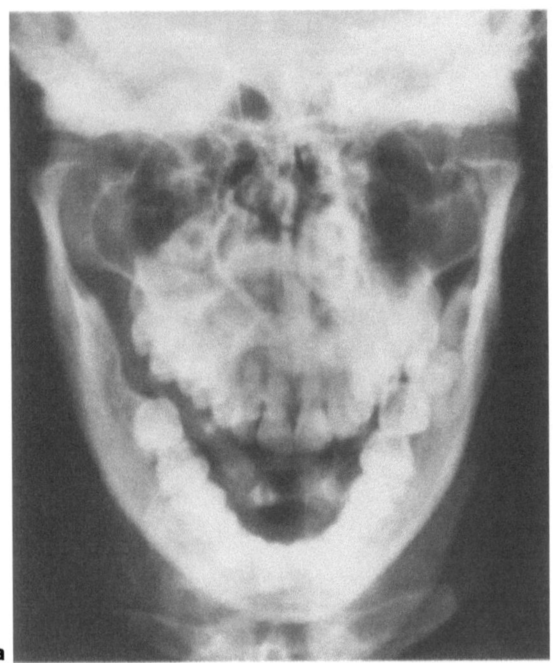

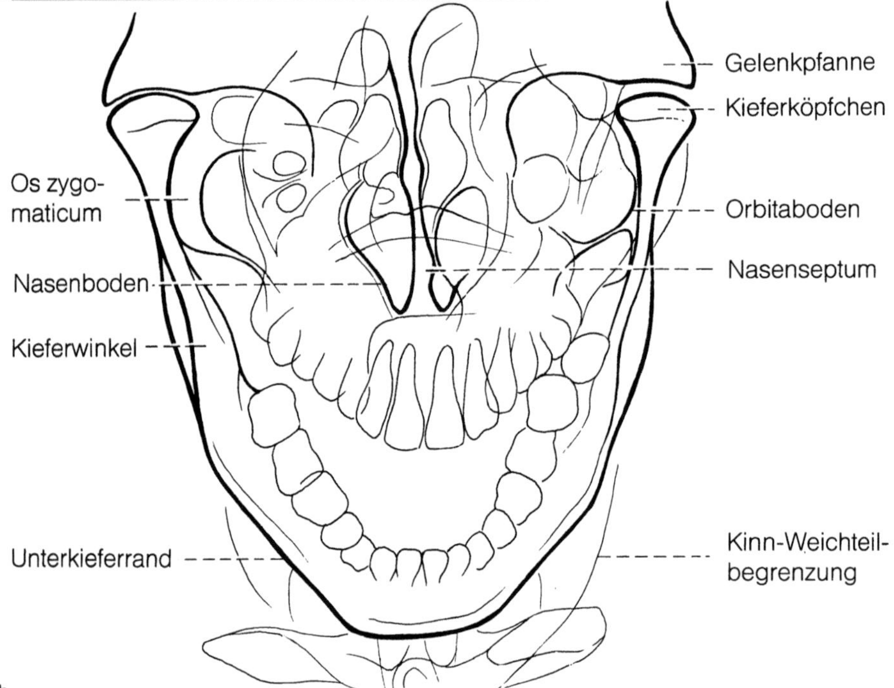

b

Abb. 4 a, b. Simultane Kiefergelenkaufnahme subokzipito-frontal bei geöffnetem Mund (nach Clementschitsch-Altschul). **a** Röntgenbild, **b** Schemazeichnung

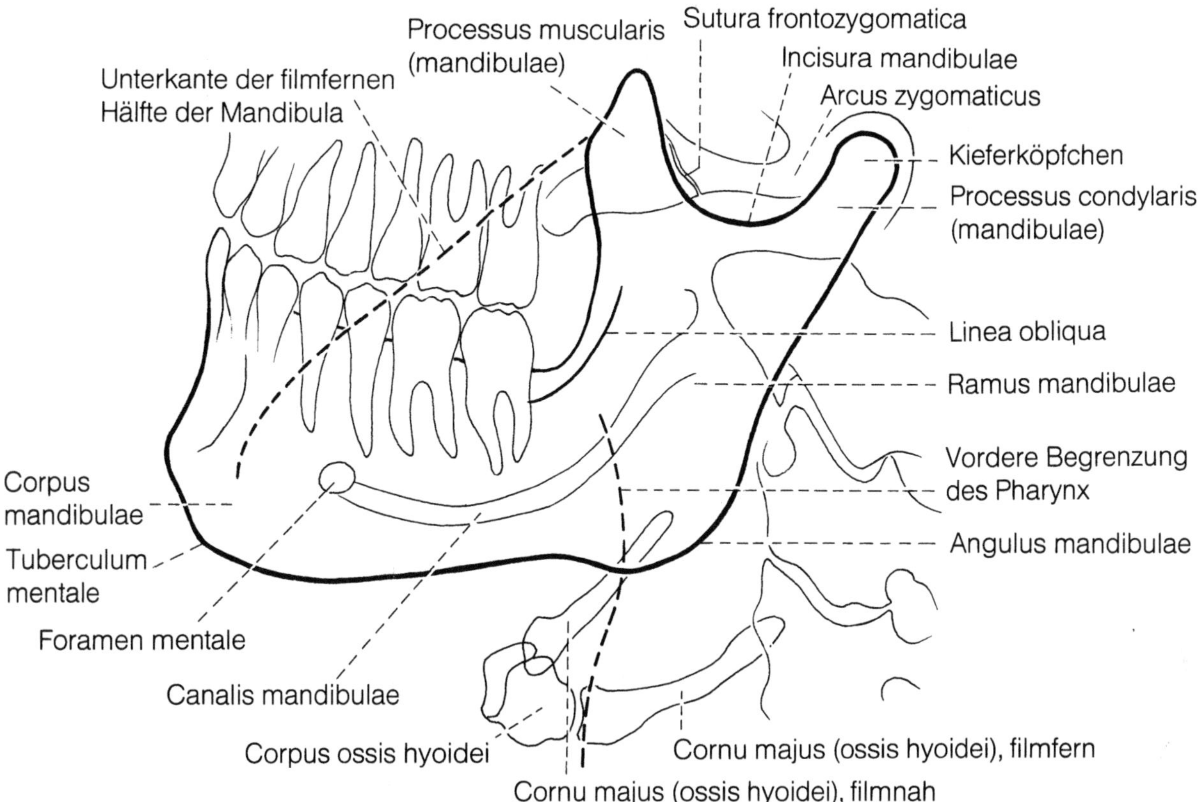

Abb. 5. Unterkiefer halbschräg („seitlich getrennt"). Schemazeichnung

1.6 Orthopantomographie-Panoramaschichtaufnahme (OPG)

Technologie des Aufnahmeverfahrens

Die Panoramaschichtaufnahme - 1959 von Paatero, Helsinki, entwickelt - auch als Orthopantomogramm (OPG) bezeichnet, basiert auf dem Gedanken der Tomographie und liefert aufgrund einer kombinierten Rotations- und Translationsbewegung von Fokus und Film sowie durch Einblenden des Strahlenbündels durch eine vertikale Schlitzblende ein Tomogramm einer gekrümmten Objektschicht von 6 mm Schichtdicke.
Es bietet mit einer *einzigen* Aufnahme einen umfassenden röntgenologischen Überblick des Kauorgans (Abb. 6).
Zur Herstellung eines Orthopantomogramms bewegen sich 2 Elemente des Systems Röntgenröhre - Objekt - Röntgenfilm in definierter Form zueinander. Bei den heute gebräuchlichen Geräten sind dies Röntgenröhre und Röntgenfilm, während der Patient fest im Gerätestativ positioniert wird (Abb. 7 a, b). Wichtigste Voraussetzung für die Entstehung des Schichtbildes ist, daß die Bewegungsgeschwindigkeit des ausgeblendeten Röntgenstrahls im abzubildenden Objektbereich und die Bewegungsgeschwindigkeit des Röntgenfilms aufeinander abgestimmt sind. Dabei ist darauf zu achten, daß der ausgeblendete Röntgenstrahl in jedem Bereich des abzubildenden

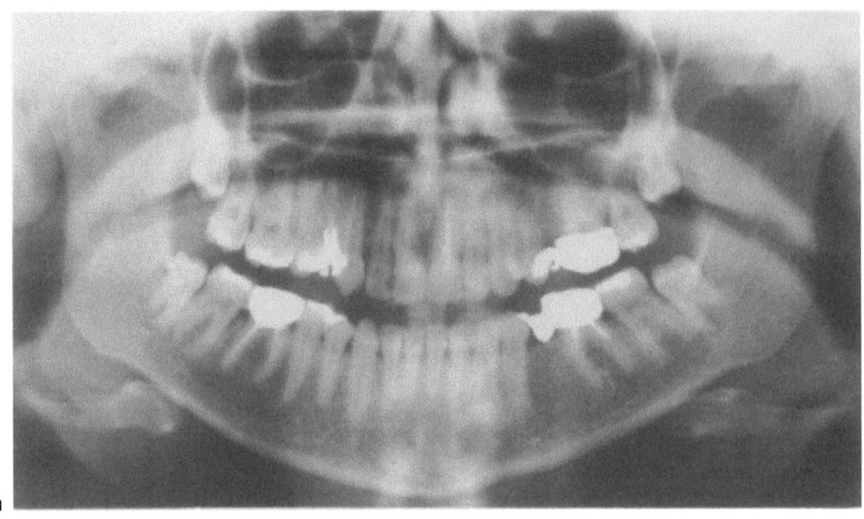

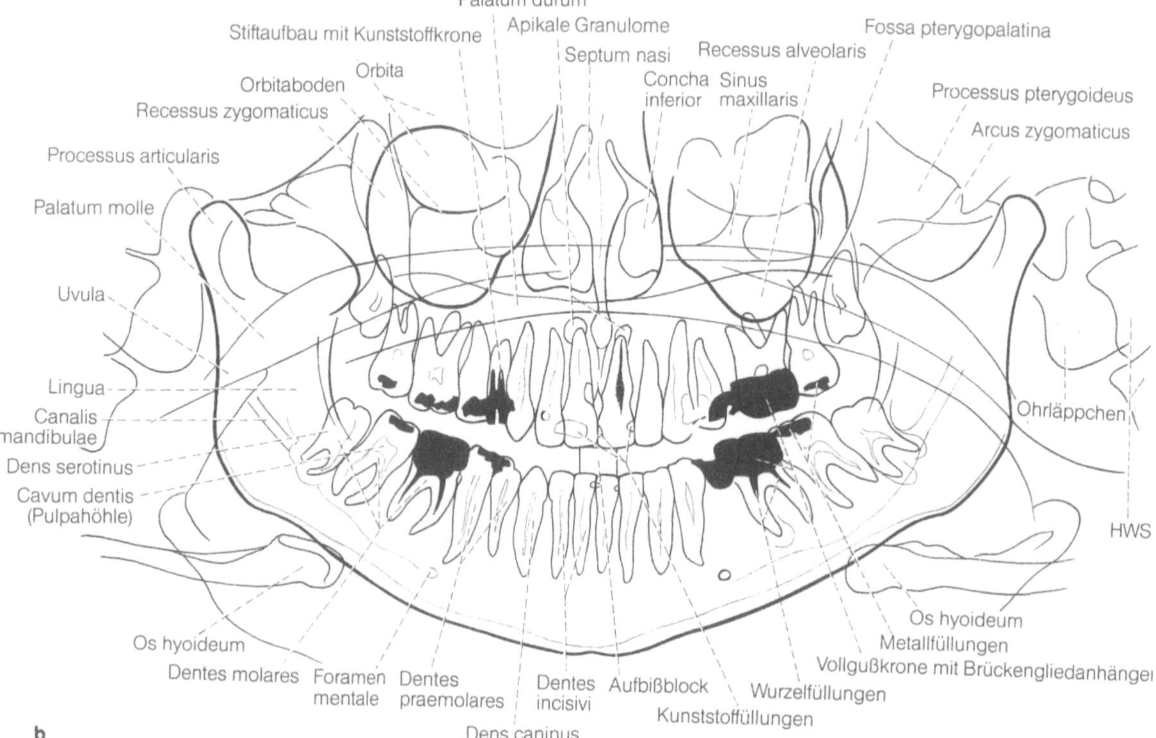

Abb. 6a, b Orthopantomographie. a Röntgenbild, b Schemazeichnung, **c Orthopantomographie in Spezialprojektion (Kiefergelenk-OPG)** Schemazeichnung: **1** Mastoid, **2** Meatus acusticus externus, **3** Processus styloideus, **4** Kiefergelenk, **5** Incisura mandibulae, **6** Processus muscularis mandibulae, **7** Wischschatten des kleinen Keilbeinflügels, **8** Kieferhöhle, **9** Orbita, **10** knöcherne Strukturen im Cavum nasi und der seitlichen Nasenwände, **11** Concha nasalis inferior, **12** Septum nasi, **13** Siebbeinzellen, **14** Weichteilschatten der Nase, **15** Wischschatten des knöchernen Nasenbodens, **16** Processus alveolaris maxillae, **17** Corpus zygomaticum, **18** Arcus zygomaticus, **19** Canalis mandibulae, **20** Oberkante der Pyramiden, **21** Meatus acusticus internus, **22** Wischschatten der Halswirbelsäule. (Modifiziert nach Galanski [1974])

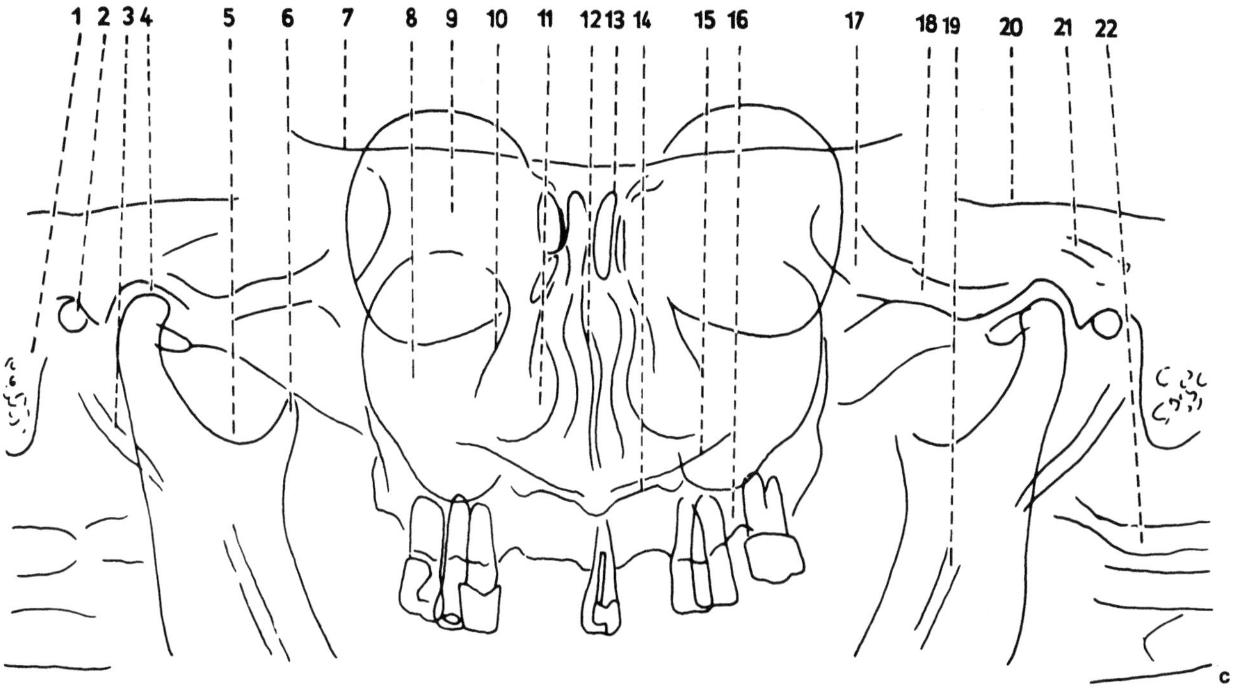

Kieferbogens orthoradial auf den Kieferbogen auftrifft, um z. B. Überlagerungen zweier dicht nebeneinander liegender Zähne zu vermeiden. Der interessierende Objektbereich des Kieferbogens wird relativ *scharf*, die davor oder dahinter liegenden Anteile des Schädels durch die differierenden Geschwindigkeiten mehr oder weniger *unscharf* abgebildet.

Aufnahmetechnik

Zur Absicherung der Bildqualität und damit für die optimale Diagnostizierbarkeit von Veränderungen auf dem OPG sind einige Voraussetzungen zu erfüllen. Insbesondere wird die Genauigkeit der Darstellung von der Positionierung des Patienten beeinflußt. Wichtige Kriterien für eine optimale Abbildung sind:

- Die Lage der „Frankfurter Horizontale",
- die Mittenstellung des Patientenkopfes,
- die Lage der Frontzähne zur Schärfenzone des Gerätes.

Merke: Mit den heute angebotenen Lichtvisieren werden dem Anwender Hilfsmittel angeboten, die ihn in die Lage versetzen, auf einfache Weise eine korrekte Positionierung vorzunehmen. Zusätzlich werden motorisch verstellbare Schädelhalter mit entsprechend reproduzierbaren Positionsanzeigen angeboten, durch die schnell und sicher kontrollierte und reproduzierbare OPG's angefertigt werden können.

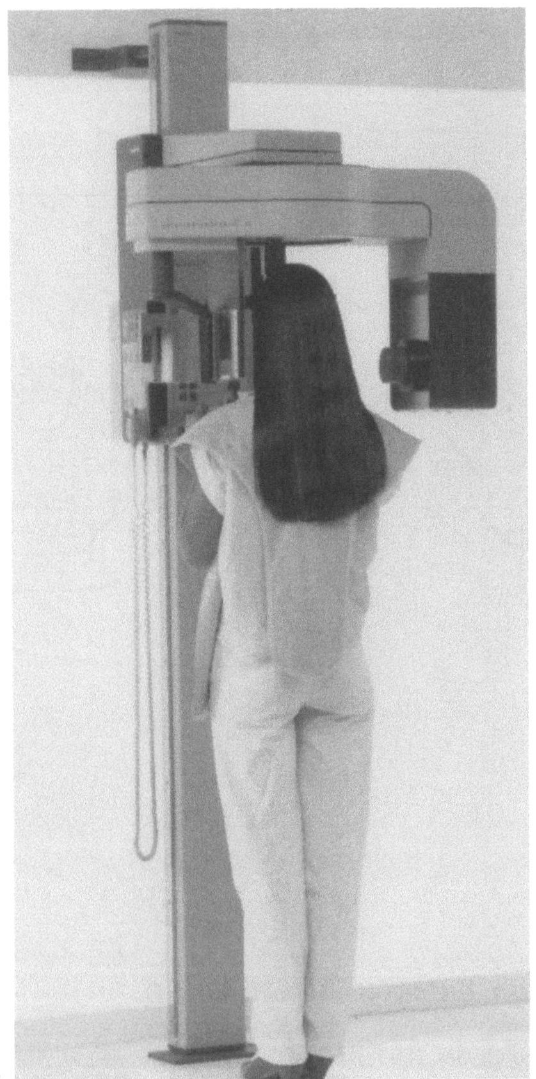

a

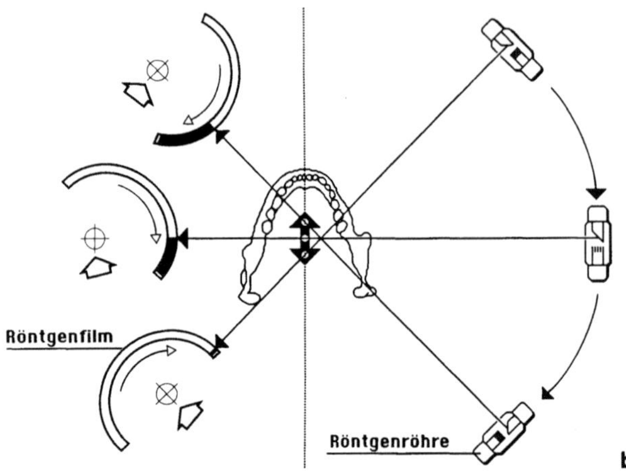

b

Abb. 7 a, b. Orthopantomographie - Panoramaschichtaufnahme. **a** Technisches Prinzip: Die mechanisch miteinander verbundene Einheit von Röntgenstrahl und Röntgenfilm führt in der Ebene des Kiefers eine Umlaufbewegung aus. Dabei ist zur Vermeidung von Überlagerung notwendig, daß der Zentralstrahl möglichst senkrecht auf den Kieferbogen trifft. Dies wird dadurch erreicht, daß die Umlaufbewegung von einer zusätzlichen Bewegung überlagert wird. Es wird hierdurch eine der anatomischen Form des Kiefers angepaßte übergangslose Umlaufkurve erreicht. **b** Positionierung des stehenden Patienten. Beachte die Abdeckung mit der Röntgenschürze!

Bei der Abbildung der Frontzahnregion kommt es häufig zu einer Verschattung in diesem Bereich durch erhöhte Abschwächung der Röntgenstrahlung durch die in diesem Bereich zusätzlich sich im Strahlengang befindliche Wirbelsäule. Dieser Effekt wird zusätzlich verstärkt, wenn die Halswirbelsäule nicht gestreckt ist.
Bei einigen Geräten wird die Abbildung des Frontzahngebietes durch eine geringfügig erhöhte Strahlendosis in diesem Bereich verbessert.
Der durch die geometrischen Abbildungsverhältnisse unvermeidbare Vergrößerungsfaktor ist über die gesamte Aufnahme relativ konstant.

Fehlermöglichkeiten
Das OPG wird in seiner Aussagekraft von einer Reihe von Faktoren beeinflußt. Diese Faktoren beziehen sich auf alle Abläufe während einer Anfertigung eines Orthopantomogrammes. Mögliche Fehlerquellen:

Fehler in der Dunkelkammer
- falscher oder überlagerter Filmtyp,
- Zusatzbelichtung durch Fremdlichteinfluß.

Fehler bei der Patientenpositionierung
- Patientenkopf zu weit nach vorn oder hinten geneigt,
- Patientenkopf zu weit nach vorn oder hinten positioniert,
- Patientenkopf seitlich geneigt oder nicht in Mittelposition.

Fehler bei der Aufnahme
- Halswirbelsäule nicht gestreckt,
- Strahlenschutzschürze nicht richtig angelegt,
- Patient trägt Schmuck, Haarklammern oder dergleichen,
- falsche Wahl der Aufnahmedaten,
- beschädigte Verstärkerfolien,
- nicht einwandfrei arbeitendes Röntgengerät.

Fehler bei der Filmentwicklung
- Entwicklungszeit oder Entwicklungstemperatur nicht korrekt,
- Chemikalien überlagert oder verbraucht,
- Chemikalien vermischt,
- Entwicklungseinrichtung verschmutzt.

Orthopantomographie - Vorteile, Nachteile, Indikationen

Ergebnisse einer Auswertung der Zahn- und Kieferklinik Köln an 3636 Orthopantomographien (1977) (Meyer-Oswald, J.)
Dabei ergaben sich 14189 Befunde!
- in 4,8% zeigte sich *kein* pathologischer Befund.
- in 11,7% *1* pathologischer Befund
- in 16,1% *2* pathologische Befunde
- in 16,4% *3* pathologische Befunde
- in 17,1% *4* pathologische Befunde und
- in 31,9% (!) *mehr als 4 pathologische Befunde.* Durchschnittlich wurden also pro OPG 3,9 pathologische Befunde erhoben.

Bei 88% der Fälle ergaben sich insgesamt 11656 Nebenbefunde (82% der Gesamtbefunde), davon
- 33% periapikale Aufhellungen,
- 19% retinierte Zähne,
- 17% Approximalkaries,
- 10% starker horizontaler Knochenabbau.

Merke: Ist ein bestimmter Befund abzuklären und radiologisch nachweisbar, kann dieser in 95,5% mit einer Panoramaschichtaufnahme nachgewiesen werden. Nur in 4,1% der Fälle wäre ein Zahnfilm von optimaler Aufnahmetechnik und Qualität überlegen. In 23,1% wäre der abzuklärende Befund nicht oder nur unvollständig auf Zahnfilmen abzubilden! Allein diese Möglichkeiten der umfassenden Befunderstellung sprechen bei der primären Diagnostik einer zahnärztlichen Poliklinik für die Panoramaschichtaufnahme.

Vorteile der Orthopantomographie

1. Die OPG ermöglicht eine übersichtliche radiologische Ganzheitsdarstellung des gesamten Kauorgans mit nur *einer* Strahlenexposition.
2. Reduktion der Hautoberflächendosis gegenüber dem Zahnstatus (mit 11 Aufnahmen) von 98%!
   Gonadendosis des OPG ca. 0,03 mR, bei Röntgenstatus mit 11 Aufnahmen ca. 0,1 mR (beide mit Bleischürze).
3. Geringer Arbeits- und Zeitaufwand bei der Bilderstellung.
4. Möglichkeit der eindeutigen topographischen Zuordnung größerer pathologischer Befunde.
5. Hoher Anteil an Nebenbefunden spricht für routinemäßigen Einsatz der OPG bei der Erstuntersuchung von Patienten (Screeningmethode).
6. Diagnostisch beim Wechselgebiß mit Unregelmäßigkeiten des Zahndurchbruchs und Entwicklungsstörung von Zahnanlagen.
7. Simultane Ermittlung des Zahnalters, der Mineralisation und des Entwicklungsstandes bleibender Zahnkeime mit Abschätzung der vertikalen Position und Durchbruchsrichtung.
8. Vergleichsmöglichkeit der Entwicklung von Zahnanlagen im Ober- und Unterkiefer, zwischen der linken und rechten Kieferhälfte.
9. Bedeutung für Behandlungsprognose in der Kieferorthopädie.
10. Bedeutung für Beurteilung der anatomischen Form des Unterkiefers.
11. Bei zahnlosen Patienten in ca. 35% ein oder mehrere pathologische Befunde. Im wesentlichen Wurzelreste (61%) und retinierte Zähne (23%).
12. Es bestehen keine klaren Kontraindikationen für ein OPG.
13. Hoher didaktischer Wert des OPG in Ausbildungskliniken.

Nachteile der Orthopantomographie

1. Unschärfe im Ober- und Unterkieferfrontzahnbereich. Bei Abweichung der Neigung der Schneidezahnlängsachse in der Sagittalebene wird oft nur der koronale oder radikuläre Anteil der Schneidezähne scharf abgebildet.
2. Überlagerung durch Wirbelsäule
3. Kiefergelenkinterpretation nur mit Vorbehalt.
4. Wegen Verwendung von Verstärkungsfolien in der Schärfe dem folienfreien Zahnfilm etwas unterlegen.
5. Kurzer Fokus-Objekt-Abstand und relativ großer Objekt-Film-Abstand bewirkt Vergrößerungsfaktor von 1,2–1,35, jedoch ist die Vergrößerung nicht in allen Zahnbogenabschnitten gleich. Damit Schwierigkeiten bei Vergleichsmessungen.

6. OPG empfindlich für Änderungen der Aufnahmetechnik.
7. Schwierige Wiedergabe des Molarenbereichs.
8. Aufnahme nicht auf einen kleinen Anteil des Ober- oder Unterkiefers zu beschränken.
9. Reicht zur sog. Fokussuche oft nicht aus.

1.7 Panoramavergrößerungsaufnahme (PVA)

Im Gegensatz zum Orthopantomogramm wird die PVA als Momentaufnahme hergestellt und die Röntgenstrahlenquelle im Inneren der Mundhöhle positioniert. Es wird dazu eine spezielle Hohlanodenröhre verwendet. Der Röntgenfilm - in einer flexiblen Kassette mit Folien verpackt - wird außerhalb der Mundhöhle in Kontakt mit dem Kiefer vom Patienten fixiert. Auf diese Weise läßt sich auf dem gebogenen Film mit einer einzigen Belichtung der gesamte Zahnbogen darstellen (Abb. 8, 9). Bei der Hohlanodenröhre handelt es sich um eine spezielle Röntgenröhre mit sehr kleinem Brennfleck (etwa 0,1 mm). Die Zähne werden infolge des kurzen Fokus-Objekt-Abstandes und des relativ großen Objekt-Film-Abstandes vergrößert abgebildet. Durch entsprechende Ausblendung der Strahlung wird entweder der gesamte Oberkiefer oder Unterkiefer auf dem Röntgenbild dargestellt. Darüber hinaus existiert die sog. *Halbseitentechnik nach Durner-Meyer.* Mit dieser Aufnahmetechnik wird die Abbildung einer Seite des Ober- oder Unterkiefers vorgenommen (Abb. 10).

Vorteile der Panoramavergrößerungsaufnahme

- Sehr kurze Belichtungszeiten und entsprechend scharfe Abbildung bei Feinstfokusröhre,
- hervorragend geeignet für pathologische Prozesse in Kiefermitte (wesentlicher Vorteil gegenüber dem OPG),
- Reduktion der Strahlendosis gegenüber Einzelzahnaufnahmen.

Nachteile der Panoramavergrößerungsaufnahme

- Starke Verzeichnung im Prämolaren- und Molarenbereich durch ungünstigen Fokus-Film-Abstand,
- projektionsbedingte Überlagerung einzelner Zahnbereiche,
- unvermeidliche Überlagerung durch das Os zygomaticum,
- durch die unterschiedlichen Strahlenabsorptionen der Inzisivi Prämolaren- und Molarenschwärzung nicht in allen Zahnbereichen gleich,
- Ramus mandibulae und Tuber maxillae können nur durch eine zusätzliche Aufnahme nach Durner-Meyer dargestellt werden,
- relativ hohe Oberflächendosis für die Schleimhaut des Gaumendaches und der Zunge.

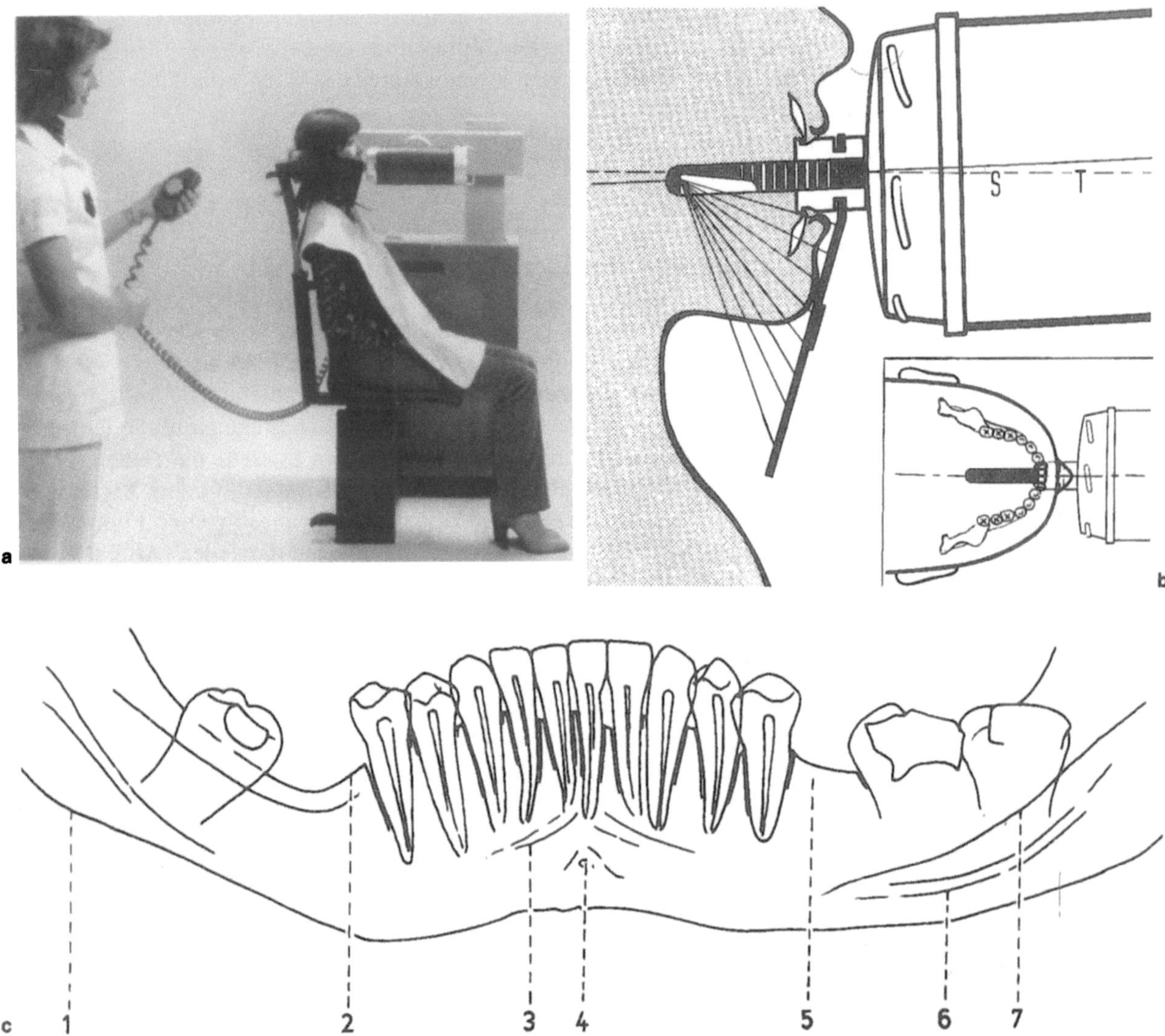

Abb. 8 a–c. Panoramavergrößerungsaufnahmen (PVA). **a** Sitzende Position des Patienten. Beachte Strahlenschutz durch Röntgenschürze! (Status-x, Fa. Siemens). **b** Unterkiefervergrößerungsaufnahme - Lage des Applikators in der Mundhöhle. **c** Unterkiefervergrößerungsaufnahme (Schemazeichnung): **1** Angulus mandibulae, **2** Margo alveolaris, **3** Protuberantia mentalis, **4** Spina mentalis, **5** Processus alveolaris mandibulae, **6** Canalis mandibularis, **7** Linea mylohyoidea. (Modifiziert nach Galanski [1974])

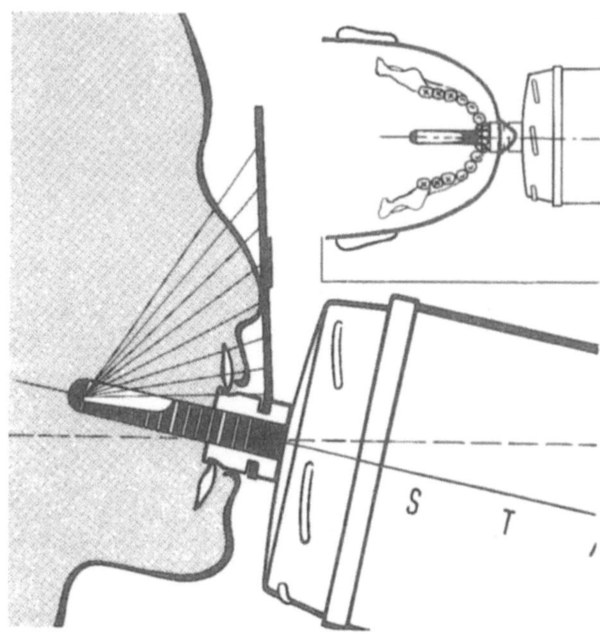

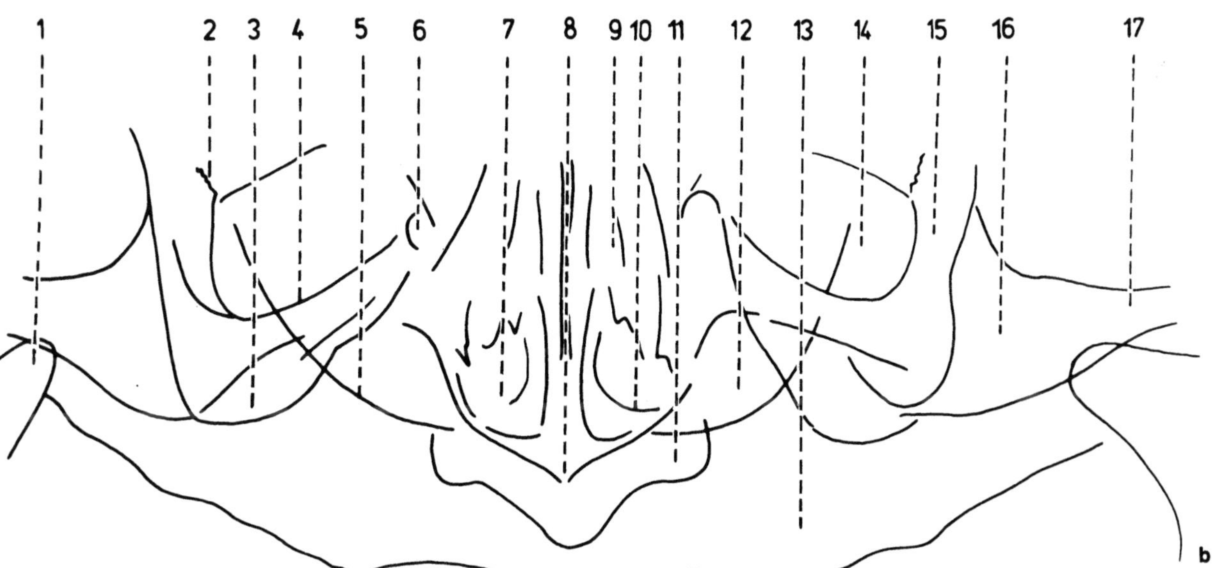

Abb. 9. Oberkiefervergrößerungsaufnahme. **a** Lage des Applikators in der Mundhöhle. **b** Oberkiefervergrößerungsaufnahme (Schemazeichnung): **1** Processus muscularis mandibulae, **2** Sutura frontozygomatica, **3** Boden der Kieferhöhle, **4** Orbitaboden-Infraorbitalrand, **5** knöcherner Nasenboden, **6** Ductus nasolacrimalis, **7** Cavum nasi, **8** Spina nasalis, **9** Os nasale, **10** Concha nasalis inferior, **11** Weichteilschatten der Nase, **12** Processus frontalis maxillae, **13** Processus alveolaris maxillae, **14** Orbita, **15** Processus frontalis ossis zygomatici, **16** Corpus zygomaticum, **17** Arcus zygomaticus. (Modifiziert nach Galanski [1974])

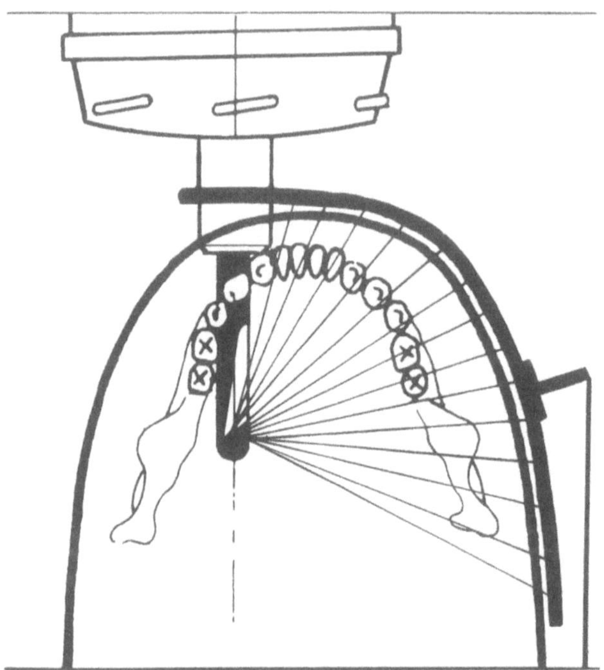

a

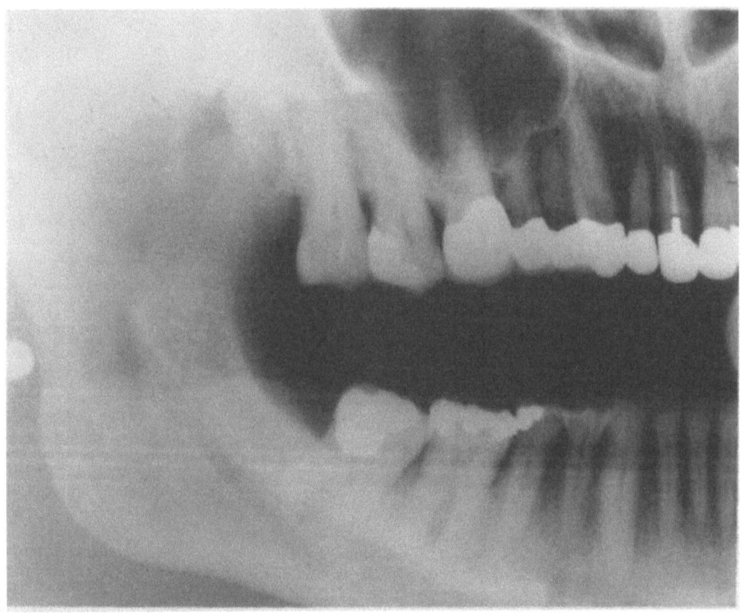

b

Abb. 10 a, b. Halbseitenaufnahme nach Durner-Meyer.
a Lage des Applikators in der Mundhöhle - Schemazeichnung. **b** Röntgenbild

1.8 Computertomographie (CT)

Ursprünglich wurde die CT zur kontrastreichen Darstellung der Weichteile entwickelt. Bei ihr ist an die Stelle des Röntgenfilms eine Reihe von *Detektoren* getreten. In den Geräten der 3. und 4. Generation bewegen sich 500-1000 Detektoren entweder im Sinne einer Rotationsbewegung gegenüber der Röntgenröhre (3. Generation) oder sind in einem Detektorring fest montiert (4. Generation). Sie sind mit einem Hochgeschwindigkeitsrechner ausgestattet, der bereits während der Messung die meisten Bilder in 1-5 s berechnet. Die CT der letzten Generationen stellen hohe Anforderungen an die Röntgenröhre, so daß heute Hochleistungsröntgenröhren mit gepulster Röntgenstrahlung (Optimierung der Pulszahl für die jeweils erforderliche Strahlenqualität) eingesetzt werden. Der gleichbleibende Qualitätsstandard wird durch tägliche Kalibrierungen von Röntgenröhre, Detektor und Meßelektronik erreicht, nach der die bei der Patientenmessung anfallenden Meßdaten korrigiert werden.

Die gemessenen Schwächungswerte werden in die internationale *Hounsfield-Skala* umgerechnet. Die definierte Skala ordnet dem Wasser den Wert 0 und der Luft den Wert −1000 zu. Der Wert +3000 entspricht Materialien hoher Dichte (z. B. Metall). Da das Auge keine 4000 Grauwertstufen differenzieren kann, engt man den interessierenden Bereich durch eine geeignete „Fensterwahl" ein.

Als primäre *routinemäßige Schichteinstellung bei Kiefererkrankungen* hat sich die axiale oder transversale Schnittrichtung in Rückenlage des Patienten mit der Orbitomeatallinie als Referenzlinie bewährt. Die erforderliche Schichtdicke variert in Abhängigkeit von Lokalisation und Fragestellung, in der Kieferregion haben sich 2- oder 4-mm-Schichten durchgesetzt. In der Kieferdiagnostik können ergänzende koronare Schichten von Bedeutung sein, die je nach Beweglichkeit des Patienten in Bauch- oder Rückenlage mit maximal rekliniertem Kopf angefertigt werden; eine zusätzliche Winkelung ist durch Gantry-Kippung möglich. Neben der direkten Aufnahmetechnik besteht noch die Möglichkeit der *Bildrekonstruktion* aus gewonnenen Daten, die jedoch mit einem deutlichen Qualitätsverlust einhergeht.

Die höhere Empfindlichkeit hinsichtlich der Photonenabsorptionsdifferenzen ermöglichte primär eine gute anatomische Detaildarstellung der *Weichteilstrukturen.* Die axiale Schnittführung ermöglicht die genaue Abklärung früher nur schwer darstellbarer Regionen wie Fossa pterygoidea, Fossa temporalis oder auch der Halsweichteile. Insbesondere bei posttraumatischen Untersuchungen des Hirnschädels läßt sich gleichzeitig und ohne Umlagerung auch die Kieferregion beurteilen. In der Weichteildiagnostik der Gesichtsschädelregion liegen die wesentlichen Vorteile der CT in der Darstellung der Gesamtausdehnung von Tumoren beim prä- und posttherapeutischem Staging, der Unterscheidung zwischen zystischen und soliden Läsionen und dem empfindlichen Nachweis feinster Kalk- oder Fetteinlagerungen.

Die zusätzliche intravenöse Applikation von *Kontrastmitteln* ermöglicht die Markierung großer Halsgefäße und die eindeutige Differenzierung von Lymphknoten. Ferner erleichtert sie die Abgrenzung stark vaskularisierter Areale von weniger vaskularisierten Raumforderungen. Während sie in der Beurteilung ossärer Kieferprozesse nur eine untergeordnete Rolle spielt, ist sie von entscheidender Bedeutung bei der Suche nach

Lymphknotenmetastasen, Entzündungen, Abszessen und Malignomen (z. B. beim Kieferhöhlen- und Mundbodenkarzinom).
Die *dynamische Computertomographie* mit Dichtezeitmessungen nach bolusartiger Kontrastmittelapplikation liefert weitere Hinweise über die Tumorvaskularisation. Die heute möglichen kurzen Meßzeiten und nur geringen Wartezeiten erlauben die Darstellung der Kontrastmittelverteilung im intravasalen und interstitiellen Raum stark vaskularisierter Prozesse innerhalb der ersten Minuten.
Obwohl die Computertomographie primär als bildgebendes Verfahren der Weichteile entwickelt wurde, hat die Dünnschnittechnik und der Einsatz verschiedener Faltungskerne zu einer deutlichen Verbesserung der räumlichen Auflösung geführt und somit auch eine *Differenzierung der Knochenstrukturen* ermöglicht. Für die räumliche Auflösung ist die *Schichtdicke* von entscheidender Bedeutung. Heute sind Schichten von 1 mm möglich. Wegen der dann zunehmenden Zahl der Schichten und höheren Strahlenbelastung ist in der Diagnostik der Kiefer- und Halsregion jedoch 2-4 mm Schichtdicke die Regel.
Für die in diesem Rahmen besonders interessierende Darstellung ossärer Strukturen hat sich der *Hochauflösungsmodus (Highresolution CT)* bewährt. Zum Verständnis dieser Technik muß kurz auf die *Bildrekonstruktion* eingegangen werden, bei der 2 wichtige mathematische Verfahren erforderlich sind: die *Faltung* und die *Rückprojektion*. Nach unmittelbarer Rückprojektion der aus verschiedenen Projektionsrichtungen gemessenen Profile (Schwächungswerte) zu einem Bild würde sich ohne weitere Korrektur eine „Verschmierung" der Bilddetails ergeben. Daher wird der Rückprojektion ein Faltungsprozeß vorgeschaltet, der durch eine Gewichtung der Abtastprofile dem Verschmierungseffekt entgegenwirkt. Dabei ermöglichen in der Knochendiagnostik aufteilende Faltungskerne Knochenkanten deutlicher vom umgebenden Gewebe abzusetzen. Bei den Hochauflösungsverfahren werden die Rohdaten ferner einem *speziellen Rechenalgorithmus* unterzogen. Ohne Erhöhung der Strahlenbelastung wird so das räumliche Auflösungsvermögen für Knochenstrukturen gesteigert. Indikationen für dieses Verfahrens sind ausschließlich ossäre Veränderungen der Kiefer, da die Kantenbetonung zu erhöhter Artefaktanfälligkeit, verstärktem Rauschen und schlechterer Weichteildiagnostik führt.
Da insbesondere bei pathologischen Prozessen im Gesichtsschädelbereich häufig sowohl die genaue Darstellung der Weichteil- und Knochenstrukturen erforderlich ist, ist die *Möglichkeit einer Neuberechnung* von Bildern aus den gespeicherten Rohdaten von wesentlicher Bedeutung. Obwohl der Hochauflösungsmodus bereits vor der Messung angewählt werden kann, beinhaltet die nachträgliche Berechnung digital gespeicherter Meßwerte Vorteile. Je nach Fragestellung können neben Auflösungseigenschaften und Faltungskernen auch interessierende Bildausschnitte verändert werden, so daß die Aufnahmen neben dem Vergrößerungseffekt auch eine Verbesserung der räumlichen Auflösung aufweisen. Bei reiner Nachvergrößerung (Zoom) wird hingegen lediglich eine optisch günstigere Vergrößerung erreicht. Die Rechenzeit entspricht der eines Abtastvorganges zwischen 5-18 s. Diese muß jedoch hinsichtlich des zeitlichen Arbeitsaufwandes der eigentlichen Meßzeit hinzugerechnet werden.
Artefaktbildungen können insbesondere im Kieferbereich durch Zahnfüllungen und Osteosynthesematerial sehr ausgeprägt sein und so die

diagnostische Aussagefähigkeit einschränken. Häufig lassen sich über Umlagerung des Patienten oder veränderte Gantry-Kippung diese Artefakte mindern, in vielen Fällen ist jedoch für einige Schichten keine Aussage möglich. Neben Metallartefakten und dem unvermeidbaren Rauschen finden sich meist weitere Bildbereiche mit mehr oder weniger deutlich sichtbaren Abweichungen vom gemessenen Objekt, meist in Form flächiger Dichteänderungen oder als Ring- bzw. Strichstrukturen. Diese meist gerätetechnisch bedingten Bildfehler werden durch die Kantenbetonung der Knochendarstellung noch hervorgehoben. Weitere Ungleichmäßigkeiten können durch *Aufhärtungseffekte* entstehen, die durch unterschiedliche Schwächung des Röntgenstrahls in verschiedenen Gewebedichten bedingt sind und nicht immer vollständig korrigiert werden können. Auch *Teilvolumeneffekte* insbesondere in Bereichen starker Inhomogenitäten zwischen Knochen- und Weichteilstrukturen (z. B. Schädelbasis) verursachen Kunstprodukte. Volumenteileffekte lassen sich durch geringere Schichtdicken vermindern.

Aufgrund der scharf begrenzten Nutzstrahlbündelung und die durch die hohe Dichte des Detektormaterials nahezu vollständige (ca. 97%) signalwirksame Absorption praktisch aller Quanten innerhalb weniger Millimeter ist die *Strahlenbelastung* der Linse als kritisches Organ zu vernachlässigen, wenn sie nicht direkt im Strahlengang liegt. Die Strahlung trifft bei der CT den Patienten mit relativ hoher Intensität in dem kleinen ringförmigen Bereich der Schichtdicke. Bei Steigerung der signalwirksamen Strahlendosis verringert sich das Bildrauschen bei Erhöhung der Detailerkennbarkeit kleinerer Kontrastunterschiede.

Literatur

Aken von J (1982) Untersuchungen zum Indikationsbereich von Panoramaaufnahmen. In: Jung T (Hrsg) Panorama-Röntgenographie. Symposium Hannover 1982. Hüthig, Heidelberg

Basekow F, Lührmann C (1982) Röntgenbefunde im Panorama-Schichtaufnahmen von zahnlosen Patienten. In: Jung T (Hrsg) Panorama-Röntgenographie. Symposium Hannover 1982. Hüthig, Heidelberg

Bringewald B (1982) Typische Fehler in der Panorama-Schichtaufnahme und ihre Vermeidung. In: Jung T (Hrsg) Panorama-Röntgenographie. Symposium Hannover 1982. Hüthig, Heidelberg

Brusis T, Mödder U (1984) HNO-Röntgen/Aufnahmetechnik und Normalbefunde. Springer, Berlin Heidelberg New York Tokyo

Clausen C, Lochner B, Köhler D, Banzer D (1982) Dynamische Computertomographie bei Gesichtsschädeltumoren. ROFO 136: 144

Galanski M (1974) Panorama-Schichtaufnahmen der Kiefer (Anatomie und Indikationsstellung). Röntgenbl 27: 523

Hirschfelder U (1982) Indikationen und Kontraindikationen der Panorama-Schichtaufnahme in der Kieferorthopädie. In: Jung T (Hrsg) Panorama-Röntgenographie. Symposium Hannover 1982. Hüthig, Heidelberg

Jung T (1962) Die Panorex-Röntgenaufnahme in der Kieferorthopädie. Fortschr Kiefer Orthop 23: 101

Jung T (1982) Panorama-Röntgenographie. Symposium Hannover 1982. Hüthig, Heidelberg

Meyer-Oswald J (1981) Untersuchung zur Indikation von Orthopantomographien in der Zahn- und Kieferklinik Köln. Auswertung von 3636 Orthopantomographien. Inauguraldissertation, Köln

Mödder O (1986) Nase, Nasennebenhöhlen und Parapharyngealraum. In: Dihlmann W,

Stender H-St (Hrsg) Schinz, Radiologische Diagnostik und Praxis, Bd V/1. Schädel-Gehirn. Thieme, Stuttgart

Obermeyer P (1977) Die Orthopantomographie - eine rationelle Methode der stomatologischen Röntgentechnik. Stomatol DDR 27: 501

Pape HD, Gerlach KL (1982) Indikation zur Orthopantomographie in der zahnärztlichen Chirurgie. In: Jung T (Hrsg) Panorama-Röntgenographie. Symposium Hannover 1982. Hüthig, Heidelberg

Rettinger G, Kalendar W (1981) Computertomographie bei Erkrankungen des HNO-Bereiches - Hochauflösungs-Computertomographie des Gesichtsschädels. HNO 29: 364

Sonnabend E, Dietrich H (1982) Die Panorama-Schichtaufnahme zur Fokussuche? Ein Vergleich mit dem intraoralen Röntgenstatus. In: Jung T (Hrsg) Panorama-Röntgenographie. Symposium Hannover 1982. Hüthig, Heidelberg

2 Radiologische Symptome bei Kieferläsionen

D. Beyer, K. Bohndorf, M. Herzog

Bei der Vielzahl radiologisch faßbarer Zahn- und Kiefererkrankungen hat sich eine diagnostische „Checkliste“ und die Zusammenstellung von Symptomgruppen (1-9) zur Erleichterung der Differentialdiagnose bewährt.

2.1 Empfehlungen zur systematischen Bildanalyse (Checkliste)

Bei der Beurteilung von Röntgenbildern und Computertomogrammen der Kiefer und des Gesichtsschädels ist ein systematisches Vorgehen mit Beachtung folgender Symptome zu empfehlen:

- ***Lokalisation und Ausdehnung der Läsion***
- Im Kiefer, am Kieferrand, der Kompakta aufsitzend oder in den Weichteilen,
- Unterkiefer oder Oberkiefer (in 1 oder 2 Quadranten),
- beide Kiefer und Gesichtsschädel (Osteoporose, Hyperparathyreoidismus),
- Frontzahn- oder Seitenzahnbereich, Kieferwinkel oder Ramus ascendens,
- Ausdehnung in das Kieferköpfchen,
- Ausdehnung in Kieferhöhle, Orbita, Jochbein, Kiefergelenk.

- ***Zahl der Läsionen***
- solitär,
- multipel,
- in einem oder mehreren Quadranten.

- ***Charakter der Läsionen***
- Osteolyse (mit oder ohne Verkalkungen),
- Osteosklerose (mit oder ohne strahlendurchlässigen Randsaum)
- gemischt lytisch-sklerotischer Prozeß,
- Weichteilprozeß,
- postoperativer Defekt,
- „Pseudoläsion“,
- generalisierte Kalksalzminderung (Osteoporose, Hyperparathyreoidismus).

- ***Begrenzung der Läsion (Abb. 11 a)***
- Vorliegen einer Kompaktalamelle,
- Randsklerose,
- scharfe, partiell unscharfe oder unscharfe Begrenzung,
- unregelmäßige oder fehlende Begrenzung,
- Art der Randkonfiguration (lobuliert, polyzyklisch),
- Infiltration in die Weichteile (CT).

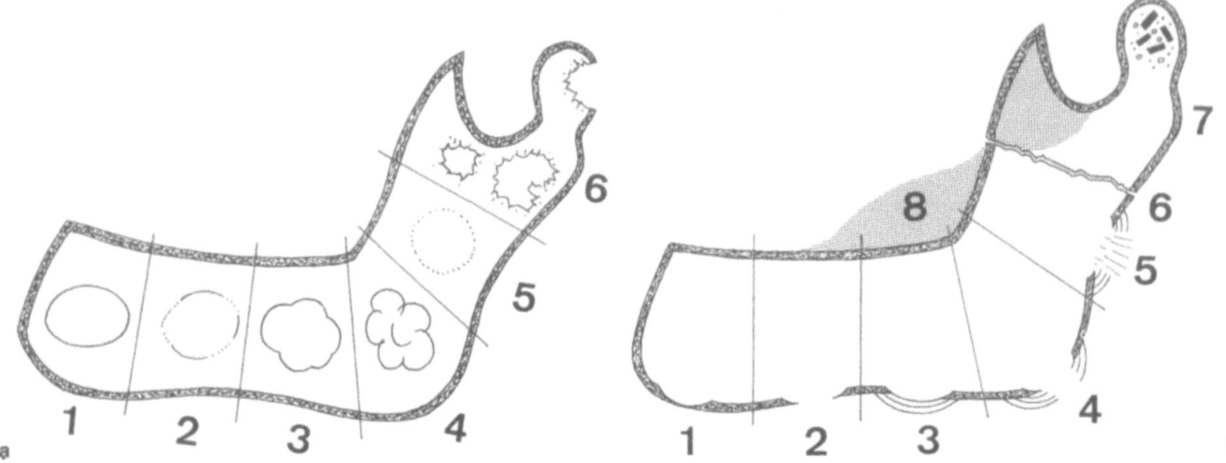

c

Abb. 11 a–c. Radiologische Symptome am Kiefer.
a Randbegrenzung einer Läsion. Solitäre Osteolyse mit **1** scharf begrenzter Kompaktalamelle, **2** partieller Unschärfe der Kompaktalamelle, **3** lobuliertem Rand, **4** multizentrischem Rand, **5** unscharfer, durchbrochener Kompaktalamelle, **6** unregelmäßiger Begrenzung (mottenfraßähnliches Bild).
b Verhalten der Kortikalis, Periostreaktion, Begleitphänomene: 1 Verdünnung bzw. Arrosion der Kortikalis, **2** Durchbruch der Kortikalis (auf Weichteilbeteiligung achten!), **3** Periostreaktion lamellär, **4** Periostreaktion lamillär durchbrochen, **5** Periostreaktion radiär, „Sunburst-Phänomen", **6** traumatische oder pathologische Fraktur als Begleitphänomen, **7** regelmäßige, milchglasartige oder unregelmäßige Sklerosierung als Begleitphänomen, **8** Weichteilschwellung als Begleitphänomen.
c Darstellung der Kompaktalamelle bei Zysten (Schemazeichnung): Die Kompaktalamelle kann nur scharf abgrenzbar sein, wenn sie orthograd getroffen wird. Die unscharfe Begrenzung einer Zyste im Röntgenbild ist häufig durch die Form der Zyste bedingt. (Modifiziert nach Klammt [1976])

- ***Verhalten der Kortikalis (Abb. 11 b)***
- Verlagerung der Kortikalis,
- Verdünnung der Kortikalis,
- Arrosion oder Durchbruch der Kortikalis,
- Periostreaktionen.

- ***Mitbeteiligung der Zähne***
- Beteiligung des Desmodontalspaltes,
- Elevation der Zahnreihe mit Okklusionsstörung,
- Zahnkippung,
- Zahnwurzelresorption,
- Zahnretention oder -migration,
- vorzeitiger, lokalisierter Zahnverlust.

- ***Begleitphänomene (Abb. 11 b)***
- Weichteilschwellung (evtl. frische Einblutung, Gasgehalt →CT),
- Weichteilverkalkungen,
- pathologische oder traumatische Fraktur,
- Verlagerung, Arrosion, fehlende Abgrenzbarkeit oder Aufweitung des Canalis mandibularis,
- Mitbeteiligung der Kieferhöhlen und Nasenhaupthöhle bei Oberkieferprozessen,
- Verlagerung von Gefäßen, des Kieferhöhlenlumens, des Nasenganges oder Hypopharynx (CT),
- Lymphknotenvergrößerungen (CT, Sonographie),
- Knochenarrosionen bei primären Weichteiltumoren (CT).

- ***Kieferform und -größe***
- Hypoplasie, Atrophie,
- umschriebene Vergrößerung und Auftreibung,
- generalisierte Vergrößerung,
- Progenie, Retrogenie, Prognathie oder Mikrognathie,
- offener Biß.

- ***Iatrogene Veränderungen***
- Zahnfüllungen,
- Zustand nach Wurzelbehandlung,
- Zustand nach Zahnextraktion,
- postoperativer Defekt,
- osteoplastischer Ersatz (Beckenkamm, Rippe),
- Trikalziumphosphatfüllung einer Zyste,
- Jodoformsalbenstreifen,
- Draht- und Plattenosteosynthesematerial,
- Schienung,
- zygomatiko-alveoläre Aufhängung,
- kieferorthopädischer Apparat.

- ***Aufnahmetechnische Artefakte***
- Fehlbelichtung oder -entwicklung,
- falsche Patientenpositionierung,
- Fremdkörperartefakte,
- Bewegungsartefakte.

Merke: Nur die *systematische Bildanalyse* der Röntgenaufnahmen und Computertomogramme anhand der Checkliste verhindert, daß wichtige radiologische Symptome übersehen werden.
Im Rahmen eines klinisch-radiologischen Konzepts sind die radiologischen Symptome dann mit Anamnese, Alter, Geschlecht, klinischem Befund und Krankheitsverlauf zu korrelieren, um die Differentialdiagnose einzuengen.
Radiologische Voruntersuchungen erleichtern die Beurteilung und sind deshalb *immer* zu berücksichtigen!

2.2 Radiologische Differentialdiagnose bei Läsionen der Kiefer

2.2.1 Perikoronale Aufhellungen mit Kompaktalamelle und glatter Begrenzung

Häufig:
- normaler Follikularraum (Abb. 12),
- follikuläre Zyste (→Abb. 55, 56).

Selten:
- Ameloblastom (→Abb. 83 b, c),
- ameloblastisches Fibrom und Myxom (→Abb. 89),
- adenomatoider odontogener Tumor (→Abb. 87),
- verkalkende odontogene Zyste (→Abb. 71 b),
- desmoplastisches Fibrom (→Abb. 131 a),
- odontogenes Myxom (→Abb. 92 d).

Merke: Beträgt der Abstand zwischen Follikelbegrenzung und Krone unter 2 mm, handelt es sich um einen physiologischen Zahnfollikel, ist er größer als 2,5–3,0 mm, handelt es sich um eine beginnende follikuläre Zyste. Ausnahmen sind lediglich die Oberkiefereckzähne, die normalerweise einen großen Follikel aufweisen.
Nicht durchgebrochene Zähne bei älteren Patienten zeigen nur einen kleinen oder keinen Follikelraum.
Scheint der Follikelraum vergrößert und das Wurzelwachstum ist abgeschlossen, muß mit der Ausbildung einer follikulären Zyste gerechnet werden.

2.2.2 Solitäre oder multiple zystenähnliche Aufhellungen mit scharf begrenzter Kompaktalamelle

Pseudoläsionen, physiologische Normvarianten

- Normaler Zahnfollikel (ohne mineralisierte Zahnanlage) (Abb. 12 a, b),
- Foramen mentale (Abb. 12 c),
- tiefer Ausläufer der Oberkieferhöhle (Abb. 13),
- sog. latente Knochenhöhle des Unterkiefers (→Abb. 80),
- Lippen- Kiefer- Gaumen-Spalte (→Abb. 21, 22),
- persistierende Knochenlücke im Clivus („parapharyngeales Grübchen") (Abb. 12 d),
- aufnahmetechnische Verwischungseffekte (Abb. 14 a, b).

Entzündliche Veränderungen

Chronische sklerosierende Osteomyelitis (→Abb. 47, 48).

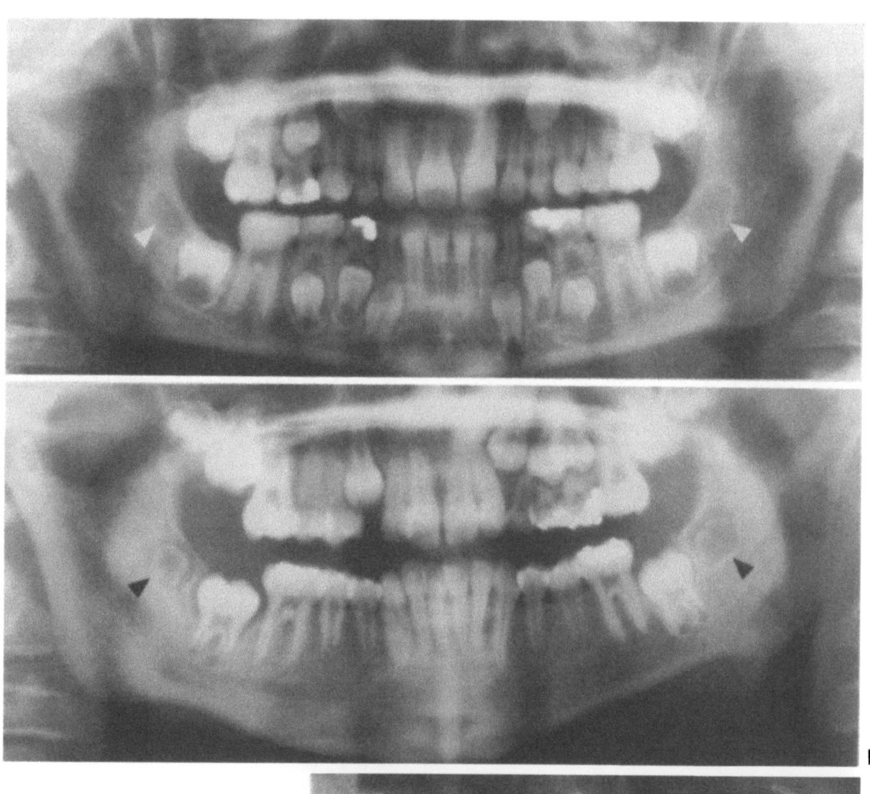

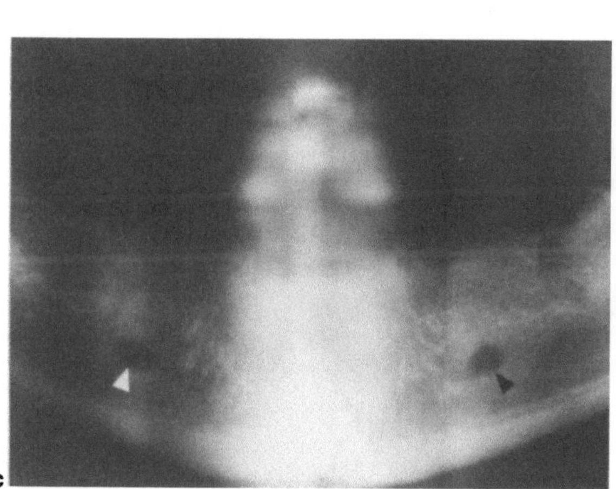

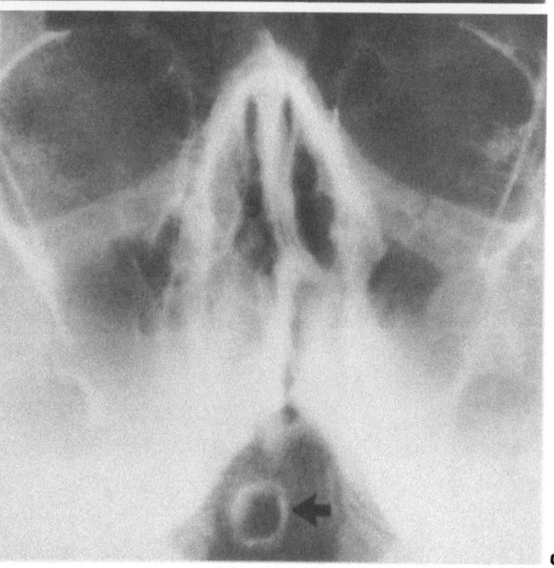

Abb. 12 a–d. Pseudoosteolysen. **a** Pseudoosteolysen durch noch nicht mineralisierte Zahnfollikel 38 und 48. OPG: 10 J. ♂. Wechselgebiß. In der Region von 38 und 48 kleine, von einer Kompaktalamelle begrenzte Pseudoosteolysen (►). 37 und 47 vor dem Durchbruch. **b** 11 J. ♀. OPG: Spätes Wechselgebiß. Beginnende Mineralisation von 38 und 48 in Pseudoosteolyse (►). 18 und 28 schon mineralisiert. Weit offenes Foramen apicale bei 13, 37, 35, 44, 45 und 47 als Zeichen des noch nicht abgeschlossenen Wurzelwachstums. **c** Pseudoosteolyse vorgetäuscht durch Foramen mentale, 42 J. ♂. OPG: Zahnloser Unterkiefer. Foramen mentale als kleine, runde, glatt begrenzte „Osteolyse" in Verlängerung des Canalis mandibularis (►). **d** Persistierende Knochenlücke im Clivus (sog. parapharyngeales Grübchen). 15 J. ♂. NNH p. a. halbaxial: Rundliche Aufhellung mit sklerotischem Randsaum in Projektion auf den Clivus (➡). (Mit freundlicher Genehmigung von Prof. Dr. U. Mödder und Prof. Dr. T. Brusis, Köln)

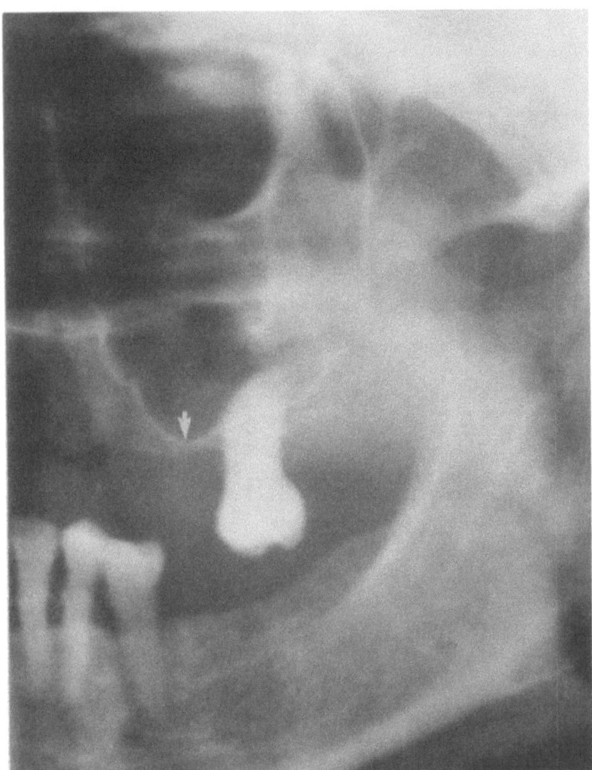

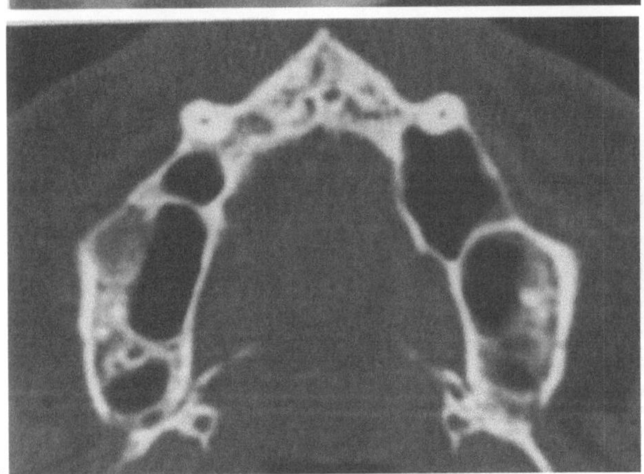

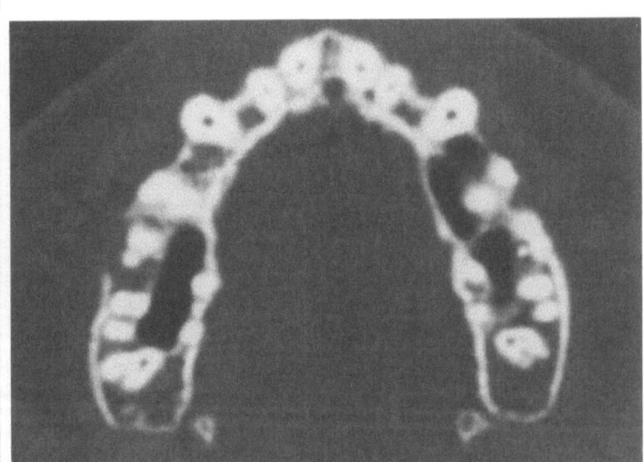

Abb. 13a-c. Pseudoosteolyse durch tiefen Ausläufer der Kieferhöhle als anatomische Variante. **a** 74 J. ♀. OPG: Die linke Kieferhöhle wölbt sich bis tief in den Processus alveolaris vor (→). Keine zusätzliche Kompaktalamelle. Vitaler 27. NNH p.a. halbaxial: ohne pathologischen Befund (nicht abgebildet). **b, c** 19 J. ♂. CT axial - High resolution: Beidseits bis tief in den Alveolarfortsatz nach interdental und interradikulär ragende Kieferhöhle als physiologische Normvariante. Im Frontzahnbereich scharf abgebildete physiologische Wurzelkanäle. NNH halbaxial: ohne pathologischen Befund (nicht abgebildet)

Odontogene Zysten, fissurale Zysten, Pseudozysten

- Radikuläre Zysten (→Abb. 51-54),
- Residualzysten (→Abb. 62-64),
- verkalkende odontogene Zysten (→Abb. 71 c),
- Keratozysten (→Abb. 66-70),
- nasopalatinale Zysten (→Abb. 72),
- globulomaxilläre Zysten (→Abb. 73),
- solitäre Knochenzysten (→Abb. 74-76),

- **fibröse Dysplasie** (→Abb. 160 a)

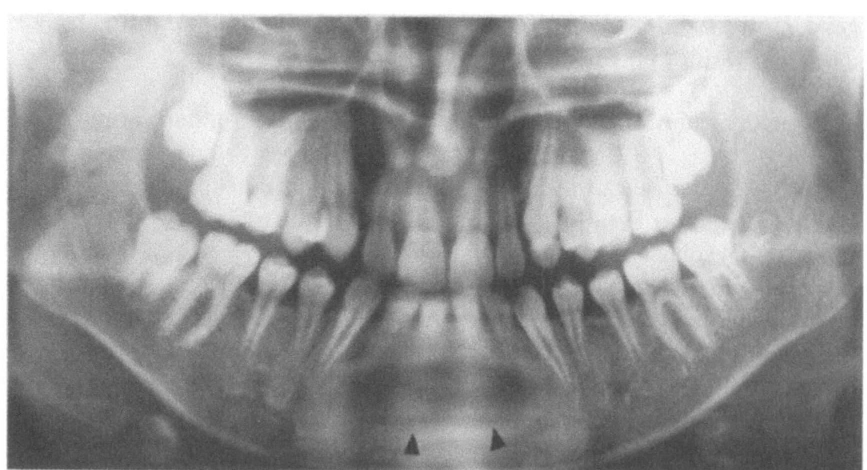

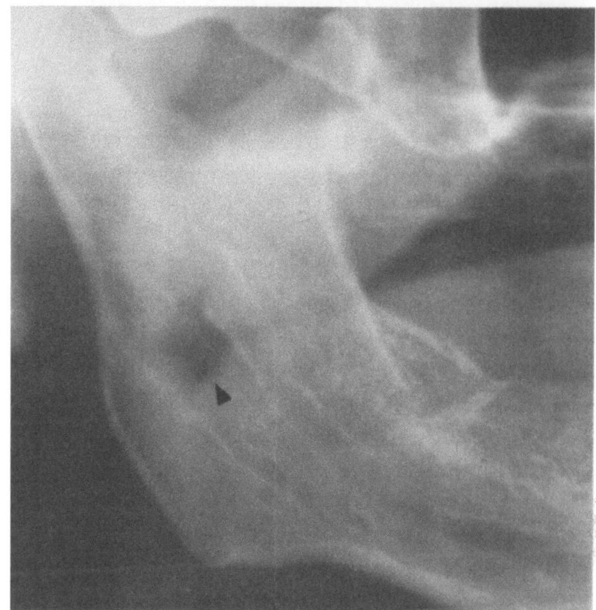

Abb. 14 a, b. Pseudoosteolysen durch aufnahmetechnische Artefakte und Verwischungseffekte. **a** 11 J. ♂. OPG: Pseudoosteolyse im Frontzahnbereich. Scheinbare Kippung und Verkürzung der Frontzahnwurzeln. Unscharfe Begrenzung der Pseudoosteolyse (▶). Klärung durch Wiederholung der Aufnahme. **b** 61 J. ♂. OPG: In Projektion auf den rechten aufsteigenden Unterkieferast unregelmäßig konfigurierte Pseudoosteolyse (▶) ohne Arrosion des Canalis mandibularis und ohne Unterbrechung der Spongiosastruktur. Die Pseudoosteolyse liegt in Verlängerung des pharyngealen Gasstreifens. Tomographie ohne pathologischen Befund

Tumoren

- Zementom (→Abb. 100 b + c),
- adenomatoider odontogener Tumor (→Abb. 87 c und d),
- Ameloblastom (→Abb. 83 a),
- Neurinom (→Abb. 136 a),
- Reparativer Riesenzelltumor (→Abb. 152).

2.2.3 Solitäre oder multiple zystenähnliche Aufhellungen mit relativ scharfem Rand und zarten Verkalkungen

- Normaler Zahnfollikel mit beginnender Mineralisation der Zahnanlage (Abb. 12 b),
- postoperativer Zustand (Füllung mit Tri-Kalzium-Phosphat oder Jodoformgaze - Pseudoverkalkung) (→Abb. 18 c, d),
- fibröse Dysplasie (→Abb. 160 b),
- verkalkende odontogene Zyste (→Abb. 71 a),
- verkalkender epithelialer odontogener Tumor (→Abb. 88),
- Zementom (→Abb. 99 a, 100 d),
- ossifizierendes Fibrom (→Abb. 127 a),
- ameloblastisches Fibrom (→Abb. 89),
- kavernöses Hämangiom (→Abb. 120 b),
- ameloblastisches Odontom (→Abb. 97 b).

2.2.4 Solitäre oder multiple zystenähnliche Aufhellungen mit unscharfer, durchbrochener Kompaktalamelle

- Artefakt (Abb. 14),
- Zustand nach Zahnextraktion (Abb. 15, 18 e),
- odontogene Zyste mit Wachstumsschub oder Infektion (→Abb. 58-60),
- solitäre Knochenzyste (→Abb. 75 c),
- reparatives Riesenzellgranulom (→Abb. 151 a),
- odontogenes Fibrom oder Myxom (→Abb. 92 c),
- ossifizierendes Fibrom (→Abb. 127 c, d),
- desmoplastisches Fibrom (→Abb. 132),
- Lipom (→Abb. 135),
- fibröse Dysplasie (→Abb. 160 a),
- primäres intraalveoläres Plattenepithelkarzinom (→Abb. 149),
- maligne entartete odontogene Zyste,
- malignes Ameloblastom,
- Fibrosarkom (→Abb. 133 c),
- ameloblastisches Fibrosarkom (→Abb. 90 a).

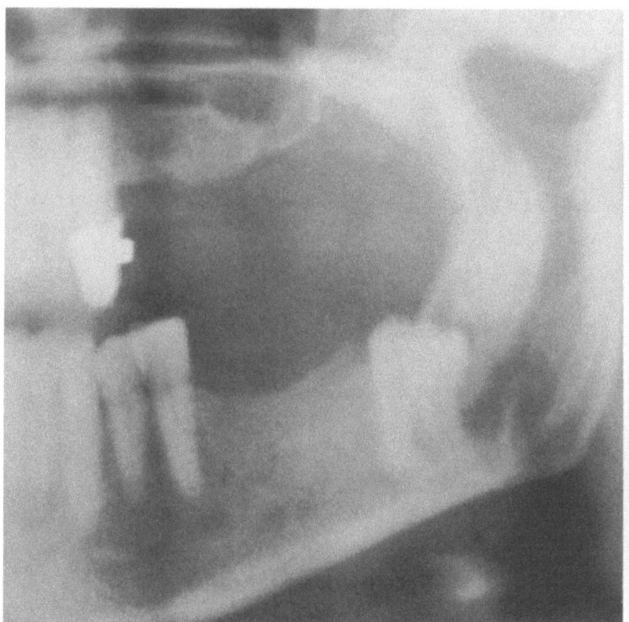

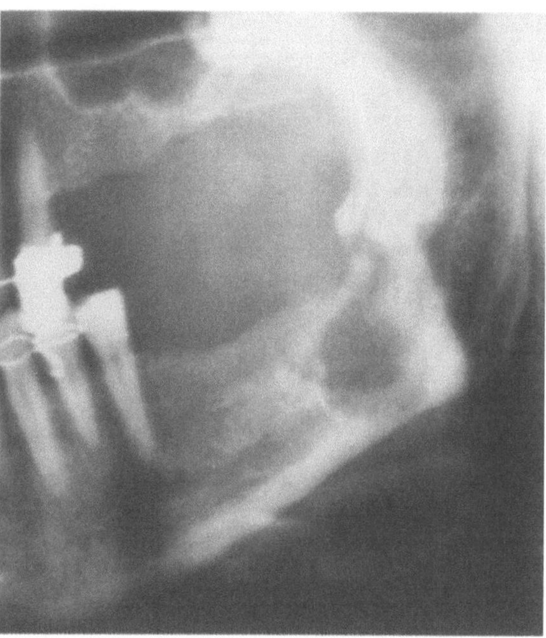

Abb. 15 a, b. Pseudoosteolyse nach Zahnextraktion. 58 J. ♀. OPG: **a** Tief retinierter 38 mit angedeuteter perikoronarer Aufhellung. **cave** Frakturgefahr bei und nach Entfernung. **b** Nach Extraktion unregelmäßig konfigurierte Osteolyse mit unscharfen Rändern und drohender Spontanfraktur. Ohne Anamnese röntgenologisch nicht von einem malignen Tumor zu unterscheiden. Ernst-Ligaturen zur Ruhigstellung und Frakturvermeidung

2.2.5 Mehrkammerige, septierte oder wabig strukturierte Aufhellungen evtl. mit polyzyklischer Begrenzung

- Odontogene Keratozyste (→Abb. 66 d; 67 a, b; 68 b),
- aneurysmatische Knochenzyste (→Abb. 78),
- reparatives Riesenzellgranulom (→Abb. 153 a),
- Cherubismus (→Abb. 164 a, 165),
- Hyperparathyreoidismus (→Abb. 166),
- Lymphangiom (→Abb. 121),
- Ameloblastom (→Abb. 83-85),
- ameloblastisches Fibrosarkom (→Abb. 90 a),
- odontogenes Myxom und Fibrom (→Abb. 92 a, b; 93),
- Zementom (→Abb. 100 b),
- desmoplastisches Fibrom (→Abb. 131 b, d),
- Chondrom (→Abb. 115),
- Plasmozytom (→Abb. 141 a),
- Fibrosarkom (→Abb. 133 c).

2.2.6 Solitäre oder multiple Aufhellungen mit unscharfen Rändern und unregelmäßiger Begrenzung ohne Zystencharakter

solitäre Läsionen

- Zustand nach Zahnextraktion (Kieferwinkel) (Abb. 15, 18 e)
- Osteomyelitis (→Abb. 42–45)
- Osteoradionekrose (→Abb. 49)
- reparatives Riesenzellgranulom (→Abb. 151)
- Hamartom (→Abb. 143 d)
- ossifizierendes Fibrom (→Abb. 127 c, d)
- verkalkender, epithelialer odontogener Tumor (→Abb. 88)
- Histiozytosis X (→Abb. 156, 158)
- Plasmozytom (→Abb. 141)
- osteolytische Metastase (→Abb. 137 b, c)
- malignes Non-Hodgkin-Lymphom (→Abb. 142)
- Osteosarkom (→Abb. 111)
- Fibrosarkom (→Abb. 133 a, b, 134)
- ameloblastisches Fibrosarkom (→Abb. 90 b)
- Retikulumzellsarkom (→Abb. 119)
- Ewing-Sarkom (→Abb. 118)
- Chondrosarkom (→Abb. 116, 117)
- Angiosarkom (→Abb. 123 a, b)
- Hämangioperizytom (→Abb. 124)
- malignes Schwannom (→Abb. 136 c)
- primäres intraalveoläres Plattenepithelkarzinom
- in den Kiefer infiltrierendes Mundschleimhautkarzinom (→Abb. 143–145)
- intraossärer adenonoidzytischer Tumor (→Abb. 143 a)

multiple Läsionen

- Osteomyelitis (→Abb. 42–45)
- Osteoradionekrose (→Abb. 49)
- Histiozytosis X (→Abb. 157)
- Plasmozytom (→Abb. 141)
- osteolytische Metastasen (→Abb. 137 d, 139 c)
- malignes Non-Hodgkin-Lymphom

2.2.7 Periapikale Strukturverdichtungen

Mit strahlendurchlässigem Randsaum
- Mesiodens (→Abb. 25)
- Zementom (→Abb. 99 c, d)
- zementierendes Fibrom (→Abb. 100 a)
- Riesenzementom (→Abb. 104)
- komplexes Odontom (→Abb. 94 a, c)
- Verbundodontom (→Abb. 96 a)
- ameloblastisches Odontom (→Abb. 97 c, d)
- Osteoblastom-Osteoidosteom (→Abb. 109, 110)

Ohne strahlendurchlässigen Randsaum
- idiopathische Osteosklerose
- chronisch fokale sklerosierende Osteomyelitis (→Abb. 47)
- periapikale Zementdysplasie (→Abb. 103)
- Zementom (→Abb. 99 b)
- Knocheninfarkt (→Abb. 102)
- Dentinom (→Abb. 98)
- komplexes Odontom (→Abb. 94 b)
- Verbundodontom (→Abb. 96 b)
- Osteom (→Abb. 107)

2.2.8 Solitäre oder multiple Strukturverdichtungen

im Kiefer gelegen

Mit umgebender Aufhellung
benigne
- komplexes Odontom (→Abb. 94 a, c)
- Verbundodontom (→Abb. 96 a)
- ameloblastisches Odontom (→Abb. 97 c, d)
- Trikalziumphosphat Granulat (Abb. 18 c)
- Jodoformgaze (Abb. 18 d)

maligne
- Osteosarkom
- osteoblastische Metastasen

Ohne umgebende Aufhellungen
benigne
- überschießende Kallusbildung (→Abb. 180 a)
- Osteom (→Abb. 107)
- komplexes Odontom (→Abb. 94 b)
- Zementom am zahnlosen Kiefer
- Dentinom am zahnlosen Kiefer (→Abb. 98)
- sklerosierende Osteomyelitis (→Abb. 47, 48)
- Osteoradionekrose (→Abb. 49)
- Radix relicta (→Abb. 38 c)
- Fremdkörper (Abb. 20)
- Torus palatinus (→Abb. 105)

maligne
- Osteosarkom vom osteoblastischen Typ (→Abb. 113 c)
- Chondrosarkom
- osteoblastische Metastasen

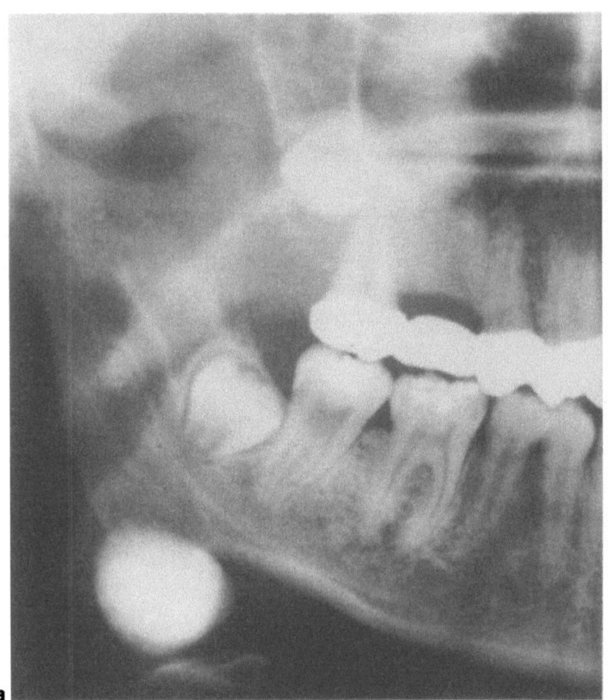

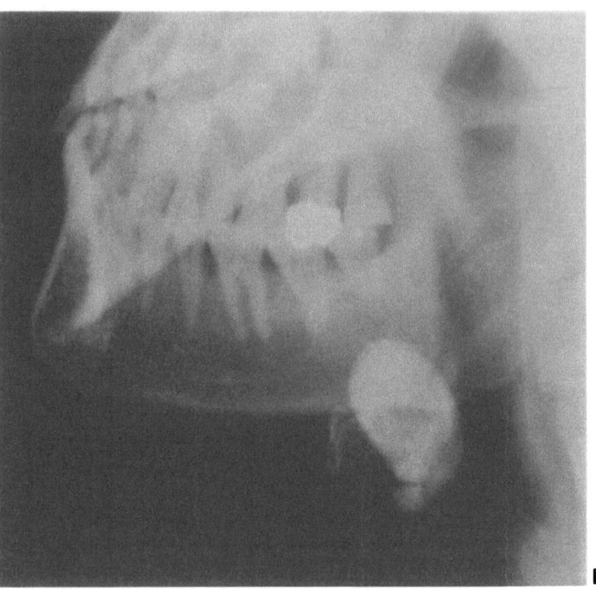

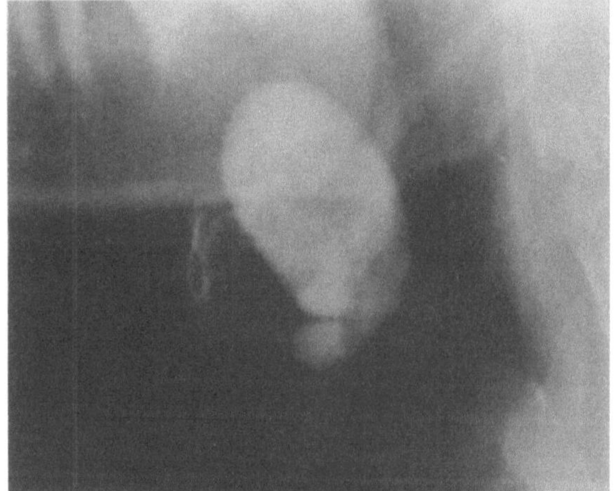

Abb. 16a–d. Auf den Kiefer projizierte, externe solitäre oder multiple Strukturverdichtungen.
a 16 J. ♂. Verkalkter Lymphknoten nach Tuberkulose. OPG: In Projektion auf den rechten Kieferwinkel rundliche, dicht verkalkte Struktur. Klärung durch Durchleuchtung (liegt in den Weichteilen), Sonographie und Anamnese (Halslymphknotentuberkulose). **b** Großer Speichelstein in Projektion auf den rechten Kieferwinkel. 52 J. ♂. Unterkieferschrägaufnahme: In Projektion auf Zungenbein und rechten Kieferwinkel findet sich ein riesiger rundlicher Verkalkungsbezirk. Klärung durch Sonographie, Durchleuchtung oder Sialographie. **c** Unterkieferaufbißaufnahme: Beidseits im Ductus submandibularis (Wharton-Gang) gelegene Speichelsteine.
d OPG: Zahnstein. 60 J. ♂. Zahnloser Oberkiefer. Am Unterkiefer ausgeprägter horizontaler Abbau des Processus alveolaris. Bei 32 (➡) im Bereich des Zahnhalses röntgendichter Schatten (klinisch ausgeprägter Zahnstein). (Abb. 16b und c mit freundlicher Genehmigung von Prof. Dr. U. Mödder und Prof. Dr. T. Brusis, Köln)

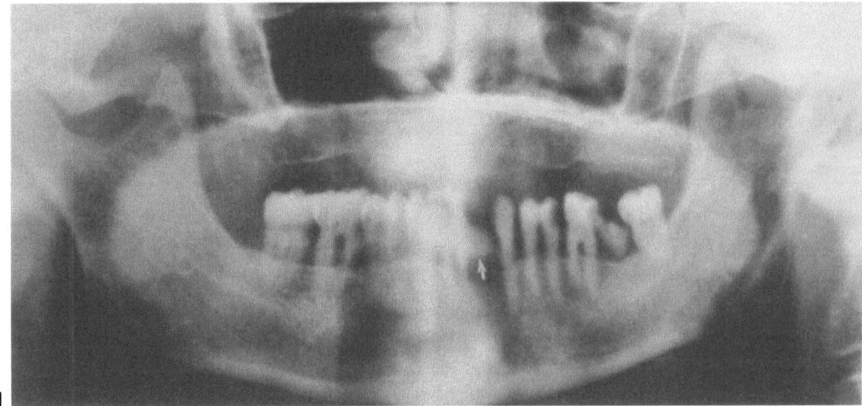

Abb. 17 a–d. Multiple auf den Kiefer projizierte externe Strukturverdichtungen.
a OPG: 38 J. ♂. Embolisation der A. carotis externa mit einem Histacryl-Lipiodol-Gemisch nach stark blutender Weichteilverletzung. In Projektion auf das Kieferköpfchen und das Collum mandibulae beidseits Nachweis einer gefäßartigen Strukturverdichtung (⇨). Klärung durch Anamnese. **b** OPG und **c** Gesichtsschädel seitlich: multiple Phlebolithen bei Gesichtshämangiomatose. 54 J. ♂. In Projektion auf die Gesichtsweichteile sowie Unter- und Oberkiefer Nachweis multipler, z. T. geschichteter, rundlicher Verkalkungen, die Phlebolithen entsprechen. Herausnehmbarer Zahnersatz am Unterkiefer (Metall).

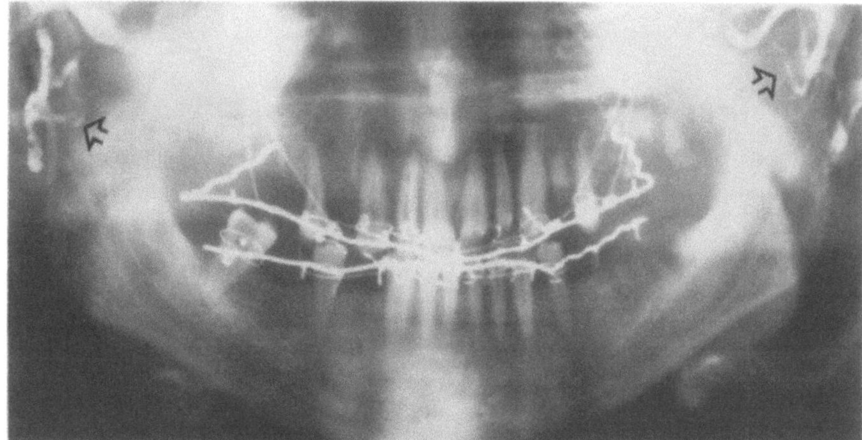

a

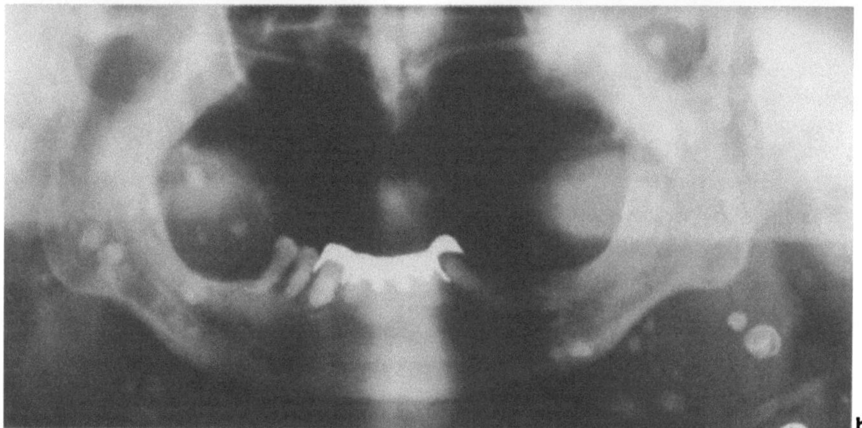

b

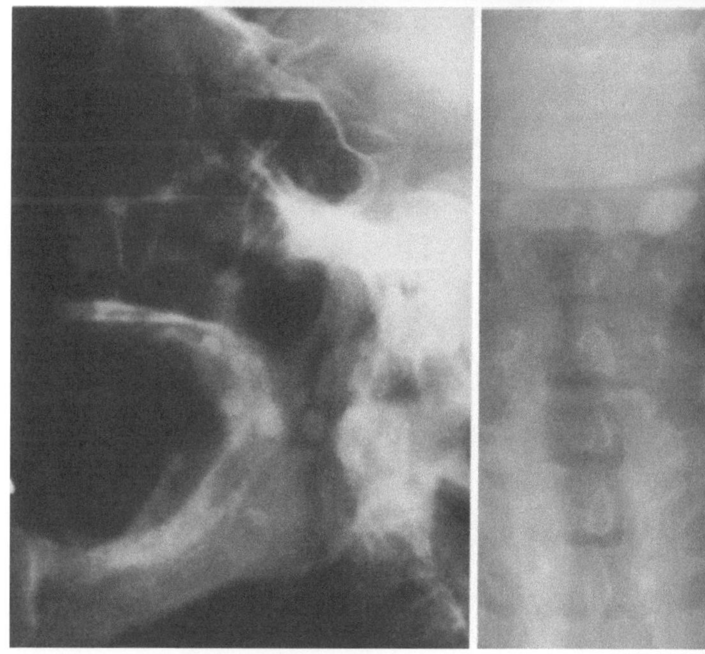

c

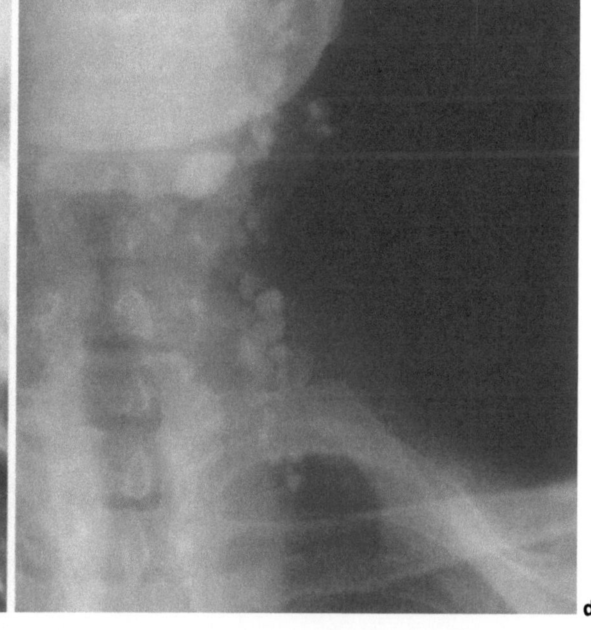

d

Abb. 17 (Fortsetzung) **d** Halslymphknotentuberkulose. 71 J. ♀. Sagittale Aufnahme der Halsweichteile: Multiple verkalkte, zervikale Lymphknoten in den Halsweichteilen bei Zustand nach Halslymphknotentuberkulose. Weitere Fremdkörper: Haarnadel, Ohrring links, Porzellanzähne mit Metallhalterung („Goldknopfzähne"). (Mit freundlicher Genehmigung von Prof. Dr. U. Mödder und Prof. Dr. T. Brusis, Köln)

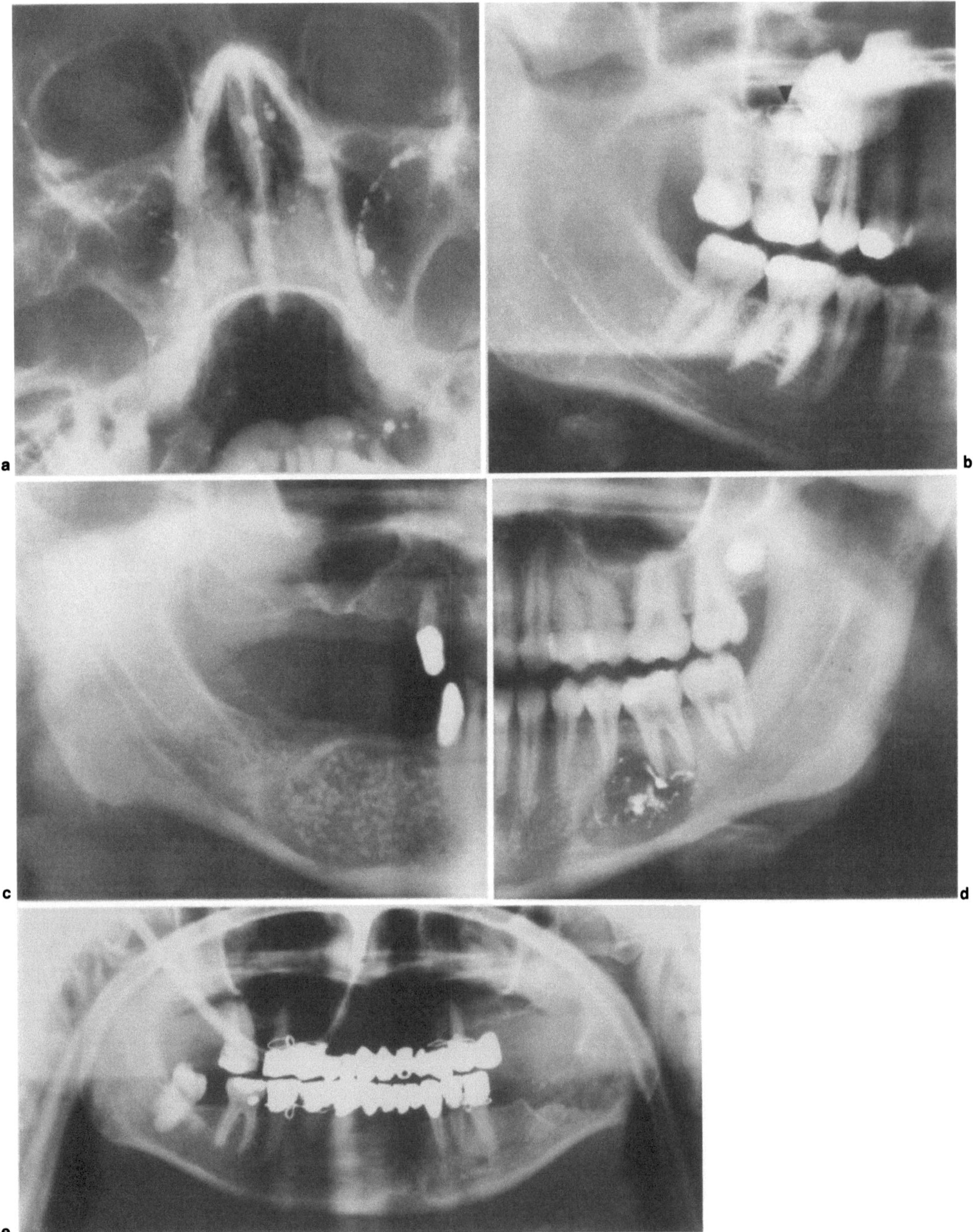
a
b
c
d
e

Abb. 19 a, b. Fremdkörper in den Kieferhöhlen und im Nasengang.
a Aspergillose mit Konkrementbildung in den Kieferhöhlen, 58 J. ♀. Gesichtsschädel seitlich: 2-3 mm große, sehr dichte Konkremente in Projektion auf die Kieferhöhlenmitte. Konkrementbildung durch Kalksalzablagerung in absterbenden Pilzhyphen (Univ. Doz. Dr. Stammberger, Graz). **b** Mirabellenkern als Fremdkörper im linken Nasengang. 50 J. ♂. NNH p. a. halbaxial: Geschichtete, runde, 10 mm große Struktur in Projektion auf den dorsalen Abschnitt der linken Nasenhaupthöhle (▶). (Mit freundlicher Genehmigung von Prof. Dr. U. Mödder und Prof. Dr. T. Brusis, Köln)

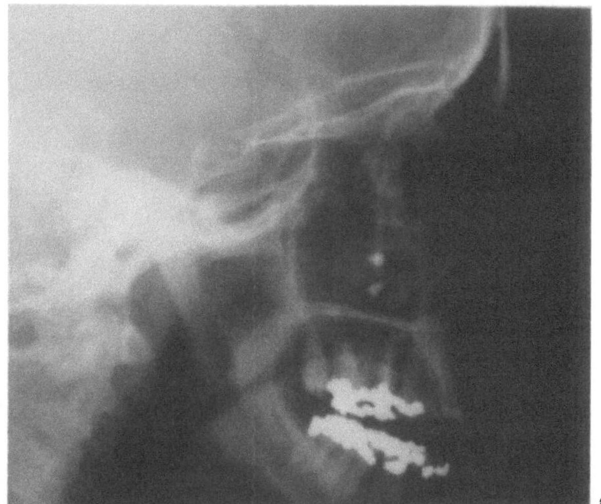

a

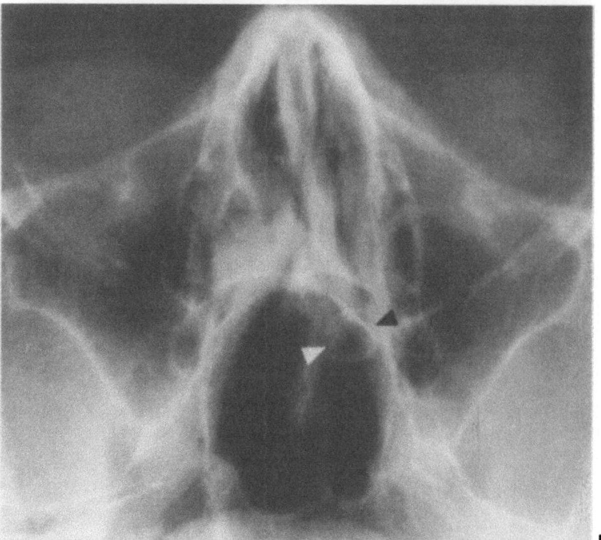

b

◁ **Abb. 18 a-e. Multiple, iatrogen eingebrachte Strukturverdichtungen im oder in Projektion auf den Kiefer.**
a Zustand nach Zisternographie mit öligem Kontrastmittel. 57 J. ♂. NNH p. a. halbaxial: Tropfenförmig konfiguriertes kontrastreiches Fremdmaterial in Projektion auf den Gesichtsschädel. Oberkieferteilprothese. Klärung mit Durchleuchtung und Anamnese. (Mit freundlicher Genehmigung von Prof. Dr. U. Mödder und Prof. Dr. T. Brusis, Köln).
b Palakoseinlage in den Boden der rechten Kieferhöhle. 18 J. ♀. OPG: In Projektion auf den rechten Kieferhöhlenboden polyzyklisch glatt konfigurierte ausgeprägte Verdichtung und Nahtmaterial (▶). Klärung durch Anamnese.
c Pseudoverkalkung einer Zyste durch TCP-Granulat, 63 J. ♂. Zustand nach Füllung einer radikulären Unterkieferzyste mit Trikalziumphosphatgranulat. Klärung durch Anamnese. **d** Pseudoverkalkung einer Zyste durch Jodoform. 15 J. ♀. Zustand nach Operation einer solitären Knochenzyste. Füllung mit Jodoformsalbenstreifen. Klärung durch Anamnese. **e** 51 J. ♂. Klinisch: 2 Tage vor Röntgenaufnahme Entfernung von 38 durch Osteotomie. OPG: Liegende nasale, sich rundbogig auf den Kiefer und Pharynx projizierende Magensonde. Unscharf begrenzte Zone erhöhter Strahlentransparenz im linken Kieferwinkel, Unterbrechungslinien ohne Dislokation nicht auszuschließen. Im Bereich der Prämolaren Drahtligaturen (Ernst-Ligaturen) zur provisorischen Ruhigstellung des Unterkiefers

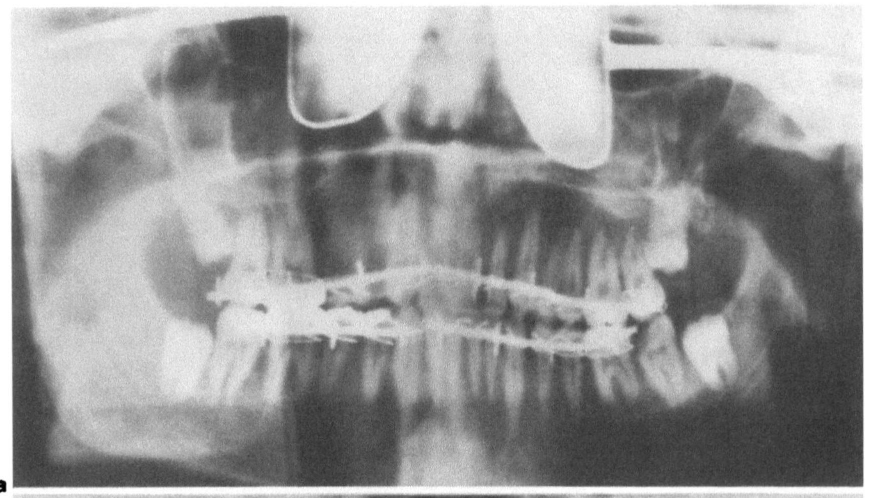
a

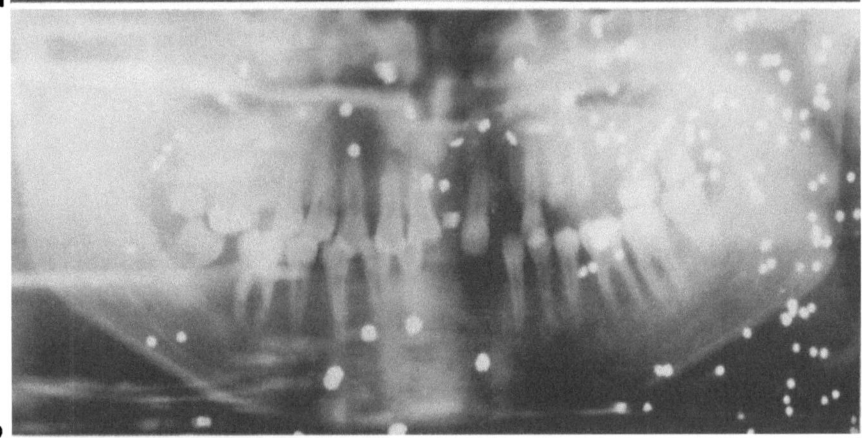
b

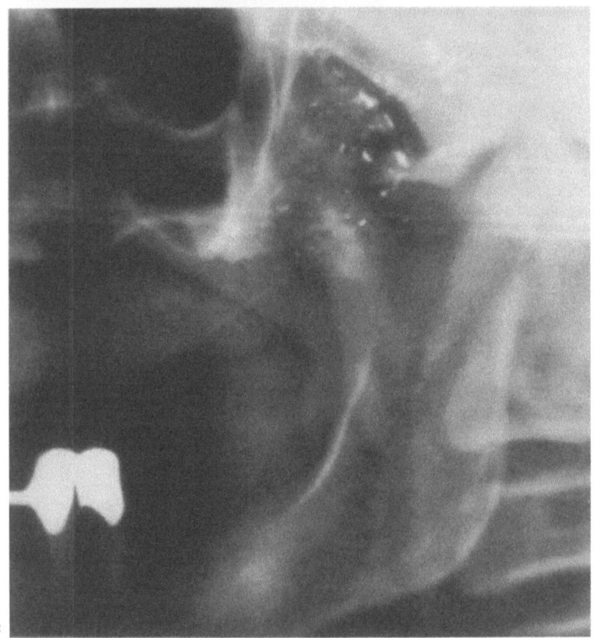
c

Abb. 20 a–e. Multiple, metalldichte Strukturverdichtungen in den Gesichtsweichteilen bzw. auf Kiefer- und Gesichtsschädel projiziert.
a OPG: Fremdkörperüberlagerung durch Brille, 19 J. ♂. Drahtkunststoffschiene nach Fraktur zwischen 42 und 43. Retention der Weisheitszähne. Karies 37. **b** OPG: Schrotschußverletzung. 20 J. ♂. Multiple, metalldichte Fremdkörper in Projektion auf das gesamte Gesicht linksbetont. **c** OPG: Fremdkörper in den Gesichtsweichteilen nach Schußverletzung 50 J. ♂.

Abb. 20 (Fortsetzung)
d OPG: Fremdkörperüberlagerung durch Ober- und Unterkieferprothese, die vor der Anfertigung des OPG nicht entfernt wurde. Prothesenbasis: Chromkobalt-Legierung. **e** 23 J. ♀. OPG: Verwischungsartefakte (➡) durch metalldichte Ohrringe, die vor Anfertigung des OPG entfernt werden müssen

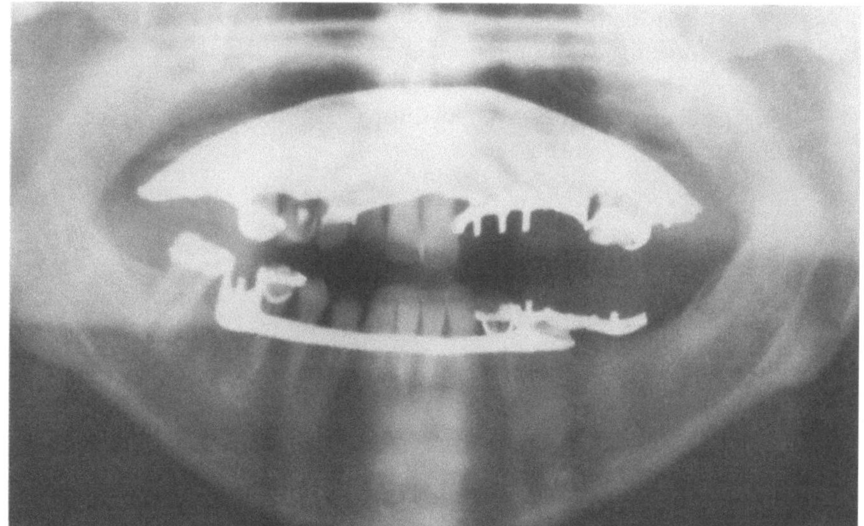

d

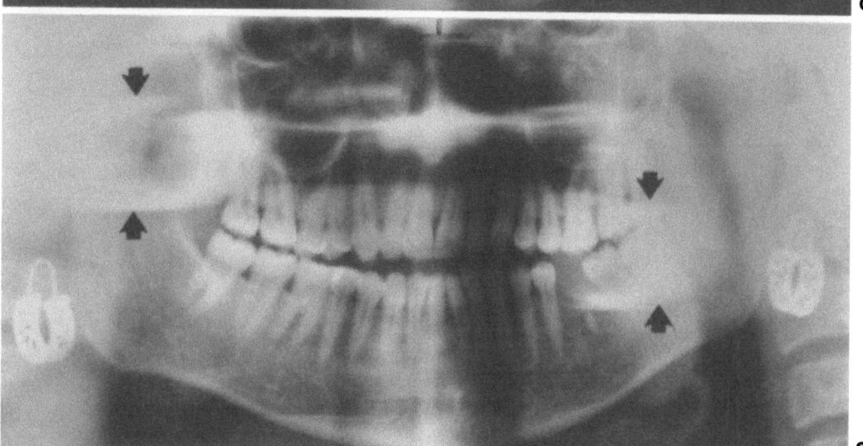

e

außerhalb des Kiefers gelegen, auf den Kiefer projiziert

- Rhinolithen (Abb. 19 b)
- Sialolithen (Abb. 16 b, c)
- Zahnstein (Abb. 16 a)
- Phlebolithen (Abb. 17 b, c)
- Weichteilverkalkungen (Abb. 19 a)
- Lymphknotenverkalkungen (Abb. 16 a, 17 d)
- Fremdkörper in den Weichteilen (Abb. 17 a, 18 a, 19 a, b) (Embolisationsmaterial, Palacos, ölige Kontrastmittel).
- technische Artefakte beim OPG (Abb. 20 e)
- metalldichte Fremdkörper (Ohrringe, Brille, Projektile) (Abb. 20 a–d)

2.2.9 Generalisierte oder diffuse Strukturverdichtungen (evtl. mit einzelnen Aufhellungen) in einem oder mehreren Quadranten

- Chronisch, sklerosierende Osteomyelitis (→Abb. 48, 112),
- Osteoradionekrose (→Abb. 49),
- fibröse Dysplasie (→Abb. 161-163),
- M. Paget (auch mit Osteosarkom) (→Abb. 170c, 172),
- M. Albers-Schönberg (Osteopetrose) (→Abb. 159),
- großes Zementom (→Abb. 172),
- ossifizierendes Fibrom (→Abb. 128a, b, d),
- Osteosarkom (→Abb. 112),
- ausgedehnte osteoblastische Metastasierung.

3 Entwicklungsstörungen

M. Herzog, D. Beyer

3.1 Lippen-Kiefer-Gaumen-Spalten

Synonyme
Hasenscharte, Wolfsrachen.

Ätiologie
Dysontogenetisch bedingte Veränderungen der Normalstruktur. Erb- oder umweltbedingte Fehlbildungen, die durch Hemmung oder Störung der normalen Embryogenese entstehen.

Häufigkeit und Geschlechtsverteilung
Ein Spaltkind auf 500 Geburten.
Bei den meisten Spaltformen deutliches Überwiegen des männlichen Geschlechtes.

Lokalisation
Linke Seite häufiger betroffen als rechts.

Merke: Kinder mit Kiefer-Gaumen-Spalten neigen zu rezidivierenden Mittelohrergüssen infolge unzureichender Belüftung, woraus sich nicht selten eine Mittelohrschwerhörigkeit entwickelt (Paukenröhrchen einlegen).

Klinische Symptome
- *Lippenspalten:* Unterteilung in unvollständige und vollständige Lippenspalten. Nasenflügel ist meistens nach lateral abgewichen. Die Lippenkerbe ist als Mikroform anzusehen. Die subkutane Lippenspalte weist eine isolierte Spaltung der Lippenmuskulatur auf, während Haut und Schleimhaut intakt sind.
- *Lippen-Kiefer-Spalten:* Reichen bis zum Foramen incisivum, der übrige Teil des Gaumens ist intakt.
- *Lippen-Kiefer-Gaumen-Spalten:* Am häufigsten vorkommende Spaltform. Die Spalte verläuft im Lippen- und Zwischenkieferbereich seitlich, im harten Gaumen fast medial neben dem Septum und im weichen Gaumen in der Mittellinie. Bei einseitigen Spalten Verbindung des Vomer mit dem harten Gaumen der gesunden Seite. Bei doppelseitigen Spalten haben Septum, Zwischenkiefer und Mittelteil der Oberlippe keine Verbindung mit den Gaumenfortsätzen.
- *isolierte Gaumenspalten:* Doppelte Spaltbildung des harten und weichen Gaumens in unterschiedlicher Ausbildung.
- *Velumspalten:* Spalten des weichen Gaumens und der Uvula. Als Sonderformen submuköse Velumspalte (Schleimhaut intakt) und Uvula bifida.

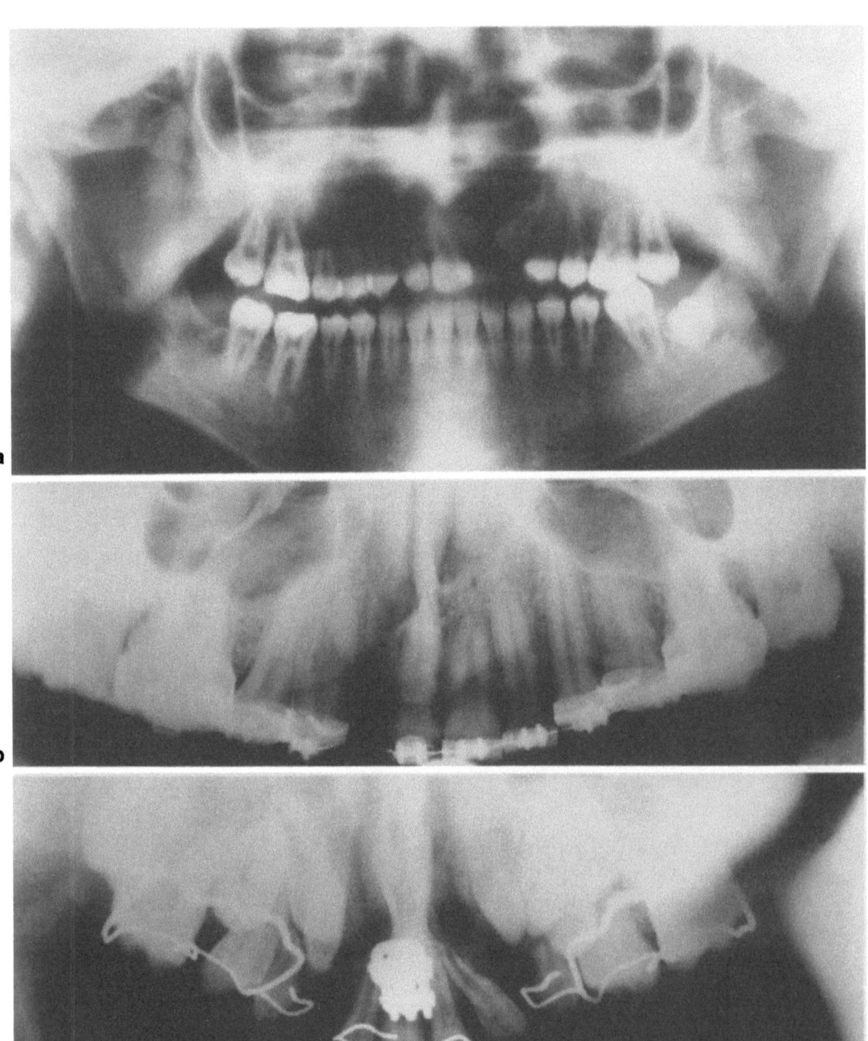

Abb. 21 a–c. Lippen-Kiefer-Gaumen-Spalten.
a OPG: 17 J. ♀. Scharf begrenzter Defekt im linken Oberkiefer mit fehlenden Zähnen 21 und 22, 23 in Fehlstellung. Regelrechter Zahnkeim 38. Operativ entfernter 48. **b** Oberkieferpanoramavergrößerungsaufnahme: 16 J. ♂. Gering ausgeprägter Restdefekt im ehemaligen Spaltbereich nach Osteoplastik bei fehlendem Zahn 12. Festsitzender kieferorthopädischer Apparat. **c** Oberkieferpanoramavergrößerungsaufnahme: 10 J. ♂. Doppelseitige Lippen-Kiefer-Gaumen-Spalte. Beidseitiger Knochendefekt im Spaltbereich, Doppelanlage 12 und 22. Zwischenkiefer nicht mit dem Processus alveolaris verbunden, sondern gestielt am Vomer hängend. Herausnehmbarer kieferorthopädischer Apparat mit Dehnschraube. Physiologische Wurzelresorption 53 und 63

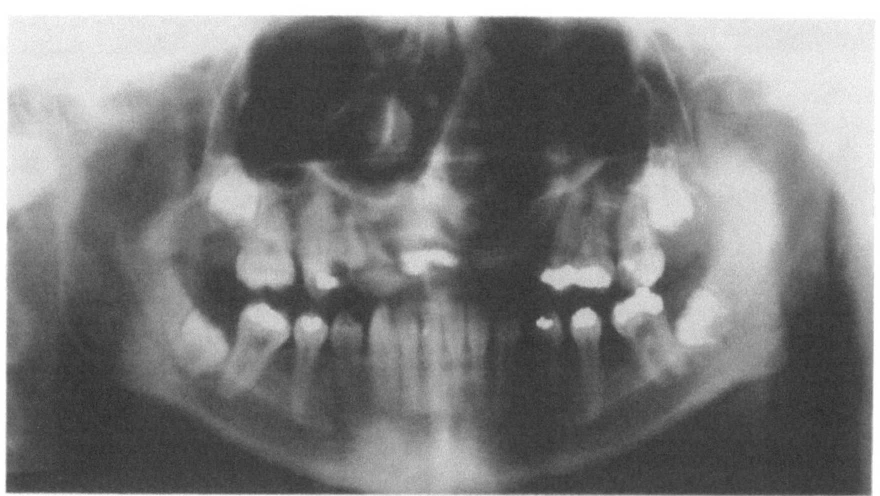

a

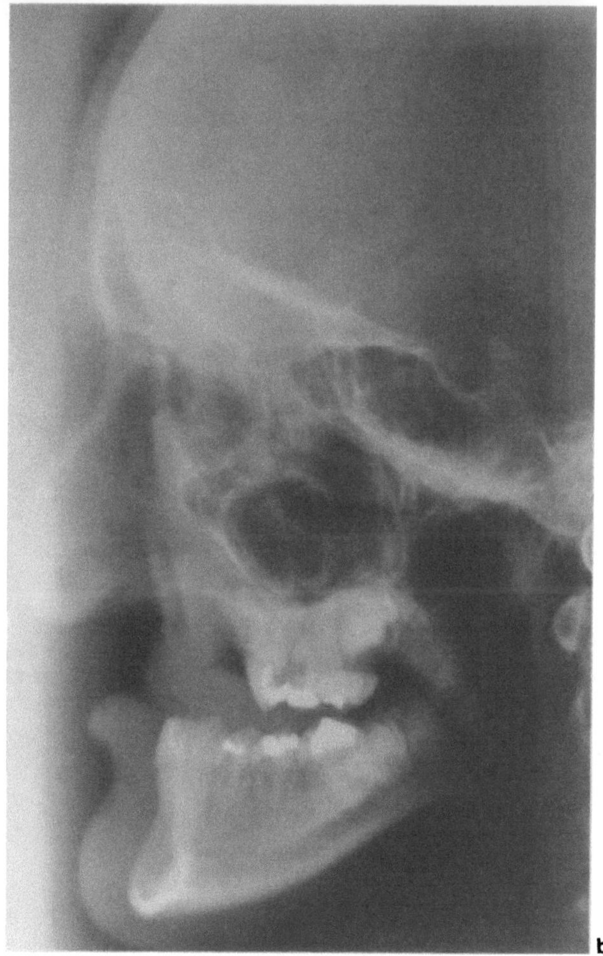

b

Abb. 22 a, b. Doppelseitige Lippen-Kiefer-Gaumen-Spalte mit ausgeprägter Mikrognathie nach Resektion des Zwischenkiefers im Säuglingsalter. 22 J. ♀.
a OPG: Medianer Defekt von 13 bis 23, Nachbarzähne 13 und 23 in den Defekt gekippt. Wurzelrest im Spaltbereich. Deutlich zu kleiner Oberkiefer. „Fremdkörper" in Projektion auf die Spaltbildung durch Verwischungseffekt der Füllung von 24 und 25. Karies an 15, 26, 37. Regelrechte Anlage der Zahnkeime 18-48. **b** Gesichtsschädel seitlich (Fernaufnahme): Ausgeprägte Pseudoprogenie mit wulstiger Unterlippe durch operationsbedingte Unterentwicklung des Mittelgesichtes (Mikrognathie)

Radiologische Symptome

OPG

- Scharf begrenzte Aufhellung im Bereich des Kieferspaltes,
- häufig Fehlstellungen der benachbarten Zähne,
- Doppelanlagen oder Fehlen des Zahnes 22 (Abb. 21 a, 22 a).

Merke: Nach Osteoplastik knöcherne Verbindung beider Kieferstümpfe, Knochenbrücke häufig sehr schwach (Abb. 21 b).

Ergänzende Röntgendiagnostik

Status X, Zahnfilme. Nach palatinal oder vestibulär verlagerte Zähne und Zahnkeime liegen häufig nicht in der Schicht des OPG's, daher ist eine genaue Zuordnung des Desmodontalspaltes zur Kieferspalte auf dem OPG häufig nicht möglich (Abb. 21 a-c, 22 a).
In zahlreichen Fällen sind zusätzliche Einstellungen (NNH halbaxial und Filmtomographie) hilfreich.

Computertomographie: Die CT - in axial u. - oder koronarer Schichtebene - zeigt am klarsten die knöcherne Überbrückung einer Kieferspalte nach Osteoplastik.
Keine Routineuntersuchung.

Radiologische Differentialdiagnosen

- Traumafolge,
- primärer Kiefertumor oder Metastase,
- zystische Veränderungen,

Therapie

Operativ.

Prognose

Bei sachgerechtem operativem Vorgehen und begleitender kieferorthopädischer Behandlung ist eine weitgehende anatomische und funktionelle Rehabilitation zu erreichen.

3.2 Sonstige Gesichtsspalten

Ätiologie
Störung der Embryogenese

Klinische Symptome

- *Quere Gesichtsspalte* (quere Wangenspalte, Makrostoma) entsteht im Induktionsbereich des Hinterkopforganisators als Persistenz der fetalen Mundspalte. Vorkommen isoliert und als Teilsymptom der Dysostosis mandibulofacialis.
- *Schräge Gesichtsspalte* (Verbindung von Lid- und Mundspalte), evtl. in Kombination mit Lippen-Kiefer-Gaumen-Spalte. Häufig unvollständige Spaltbildungen (Lidkolobom), schräge Lippenspalte, Einschlußzysten, Hypoplasien.
- *Dysplasien* im Bereich der Mandibularfortsätze. Am häufigsten hereditäre Unterlippenfisteln (sehr selten).
- *Mediane Oberlippenspalte.*
- *Aplasien und Hypoplasien des Zwischenkiefers.*
- *Spaltbildungen der Nase* (Doggennase).

Radiologische Symptome
Bei Beteiligung des knöchernen Schädelskeletts überwiegend scharf begrenzte Aufhellung.

Ergänzende Röntgendiagnostik
Status X, NNH halbaxial, Filmtomographie

Computertomographie
Genaue Darstellung des knöchernen Spaltverlaufs und des Knochendefektes.

Literatur

Grimm G (1981) Lippen-Kiefer-Gaumen-Spalten. In: Schwenzer N, Grimm G (Hrsg) Zahn-Mund-Kiefer-Heilkunde, Bd 2. Spezielle Chirurgie. Thieme, Stuttgart

Holtgrave EA (1984) Klinische und tierexperimentelle Untersuchungen über die Bedeutung der Osteoplastik für die kieferorthopädische Behandlung von Patienten mit Lippen-Kiefer-Gaumen-Spalten. Quintessenz, Berlin

Koberg W (1971) System der Rehabilitation von Patienten mit Lippen-Kiefer-Gaumenspalten. Westdeutscher, Opladen

Krüger E (1985) Lehrbuch der chirurgischen Zahn-Mund- und Kieferheilkunde, Bd 2, 5. Aufl. Quintessenz, Berlin

Pfeifer G (1982) Lippen-Kiefer-Gaumen-Spalten. Thieme, Stuttgart

Stellmach R (1974) Chirurgie der häufigen Fehlbildungen des Gesichtes. In: Naumann HH (Hrsg) Kopf- und Hals-Chirurgie, Bd 2,1. Gesicht und Gesichtsschädel. Thieme, Stuttgart

3.3 Zahnanomalien

Sie treten isoliert oder zusammen mit anderen Fehlbildungen auf. Ursächlich sind neben Erbfaktoren Schädigungen in der prä- oder postnatalen Entwicklung, wie Infektionen, Intoxikationen, Strahleneinwirkungen und Traumen.

3.3.1 Hyperdontie

Ätiologie
Vielfach unklar (siehe auch unter dem Begriff Zahnanomalien). In zahlreichen Fällen läßt sich die Hyperdontie verschiedenen Syndromen im Kiefer-Gesichts-Bereich zuordnen.

Alters- und Geschlechtsverteilung
Männer und Frauen gleich häufig betroffen.

Lokalisation und Häufigkeit
Prädilektionsstellen sind Front- und Molarenbereich des Oberkiefers, gefolgt vom Prämolarenbereich des Unterkiefers.

Klinische Symptome
Häufig symptomlos, überzählige Zähne werden klinisch oder röntgenologisch festgestellt.
Gelegentlich klinisch scheinbares Fehlen von Zähnen, da sich überzählige Zähne gegenseitig beim Durchbruch behindern.

Radiologische Symptome

OPG
- Meistens überzählige Zahnanlagen scharf begrenzt mit ausgebildetem Desmodontalspalt.
- Wurzeln unterschiedlich ausgebildet.
- Gelegentlich Diagnostik durch Überlagerungen erschwert, vor allem im Oberkiefer. (Abb. 23 a, b; 24 a, b).

Ergänzende Röntgendiagnostik
Je nach Lokalisation der überzähligen Zähne ergänzende Zahnfilme in verschiedenen Projektionsebenen, Status X, Nasennebenhöhlenaufnahmen. CT in seltenen Fällen zur operativen Planung hilfreich, um den zwischen den Zähnen verbleibenden Knochen genau erfassen zu können (Stabilität des Unterkiefers).

Radiologische Differentialdiagnostik
In Abhängigkeit von der klinischen Symptomatik und der Größe und Ausbildung der überzähligen Zähne ist differentialdiagnostisch zu denken an:
- hartsubstanzbildende Tumoren,
- Fremdkörper,
- Speichelsteine,
- verkalkte Lymphknoten.

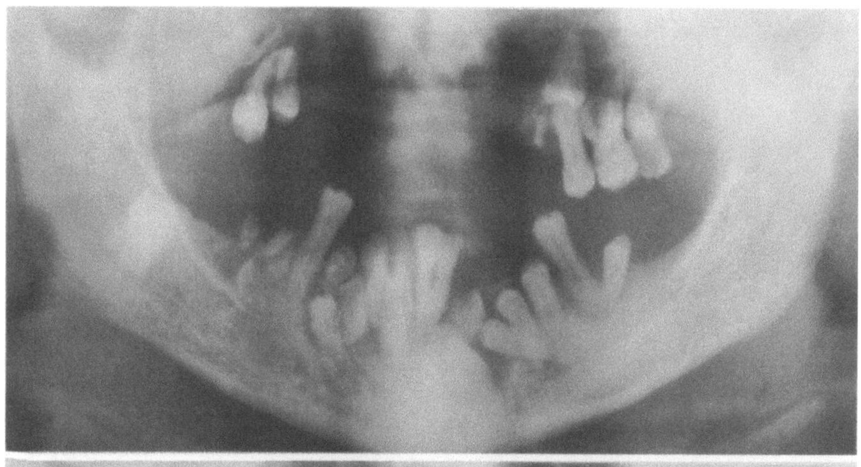

a

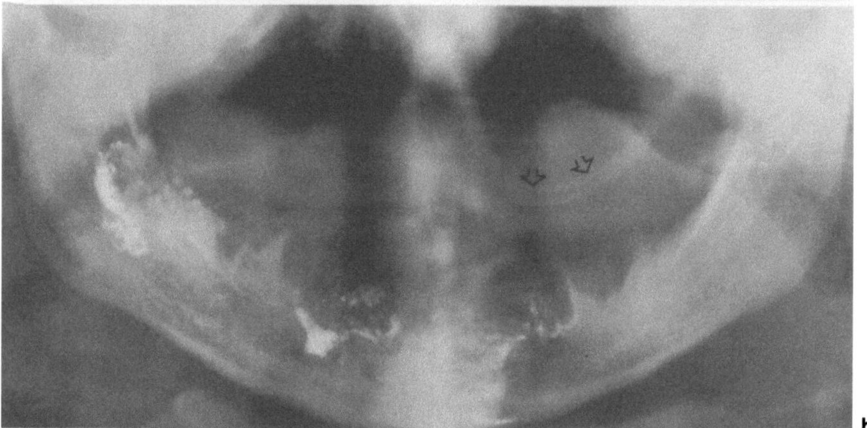

b

Abb. 23 a, b. Hyperdontie 48 J. ♂. **a** OPG: Zustand nach unvollständiger chirurgischer Zahnsanierung 10 Jahre zuvor. Oberkieferrestbezahnung, Retention eines Prämolaren. 28 tief kariös zerstört. Im Unterkiefer außer den regelrecht durchgebrochenen Zähnen 35, 31, 41 und 45 Retention und Verlagerung von zahlreichen überzähligen Zahngebilden. Wurzelreste bei 46. **b** Zustand nach Entfernung der nicht erhaltungswürdigen Zähne und Auffüllen des knöchernen Defektes mit TCP (Trikalziumphosphat). Magensonde (⇒) als Nebenbefund!

Therapie
Extraktion bzw. operative Entfernung der überzähligen Zähne, kieferorthopädische Behandlung.

Prognose
Bei Entdeckung bis zum Abschluß der Dentition und chirurgischer und anschließend kieferorthopädischer Behandlung relativ günstige Prognose. Bei späterem Erkennen ist die Entfernung überzähliger Zähne durch den zwischenzeitlich stärker mineralisierten Knochen erschwert. Wurzelresorptionen an regelrecht durchgebrochenen Zähnen sind möglich.

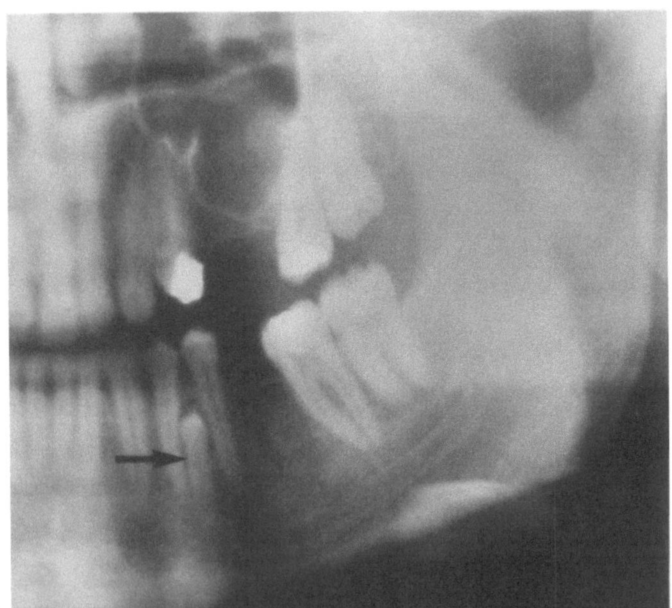

a

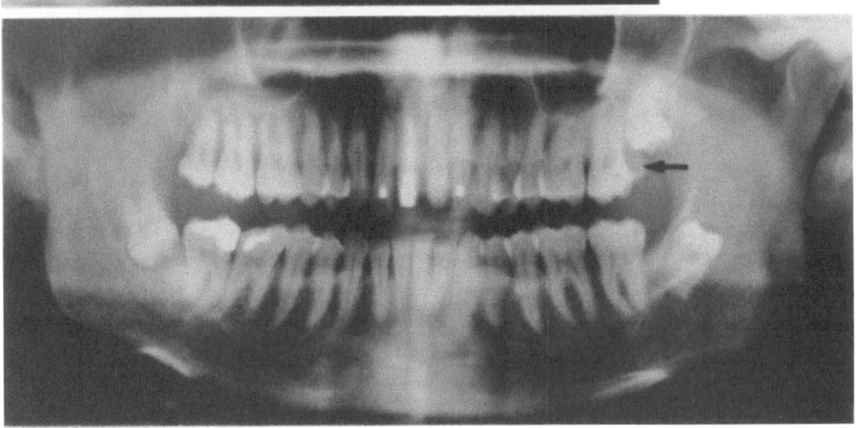

b

Abb. 24 a, b. Zahnüberzahl.
a Überzähliger Prämolar (→) 31 J. ♂. OPG: Ober- und Unterkiefer teilbezahnt, 36 fehlt, zwischen 34 und 35 Ausbildung eines rudimentär entwickelten Zahnes mit verkürzter Wurzel. Perikoronare Aufhellung entsprechend dem Zahnsäckchen. **b** 33 J. ♂. OPG: Im Oberkiefer links neben dem hochretinierten Zahn 28 ist ein weiteres Zahngebilde (29) außerhalb der Schichtebene zu erkennen (→). Im linken Kieferwinkel Retention von 38 mit Neigung des Zahnes nach distal längs des Canalis mandibularis. Perikoronare Aufhellung entsprechend dem Zahnsäckchen. Retention und Verlagerung von 48 mit kaudal gerichteter Krone. Perikoronare Aufhellung, die Verbindung zum Desmodontalsplat von 47 aufweist (follikuläre Zyste?)

3.3.1.1 Mesiodens

Ätiologie
Unbekannt.

Alters- und Geschlechtsverteilung
Manifestationsgipfel im Wechselgebiß, beide Geschlechter gleich häufig betroffen.

Lokalisation und Häufigkeit
Überwiegend im Oberkiefer zwischen den beiden mittleren Schneidezähnen. Es können allerdings auch überzählige und fehlgebildete Zähne an allen anderen Stellen des Kiefers angetroffen werden.

Klinische Symptome
Fehlstellung der oberen Frontzähne, insbesondere Diasthema zwischen den mittleren Schneidezähnen.

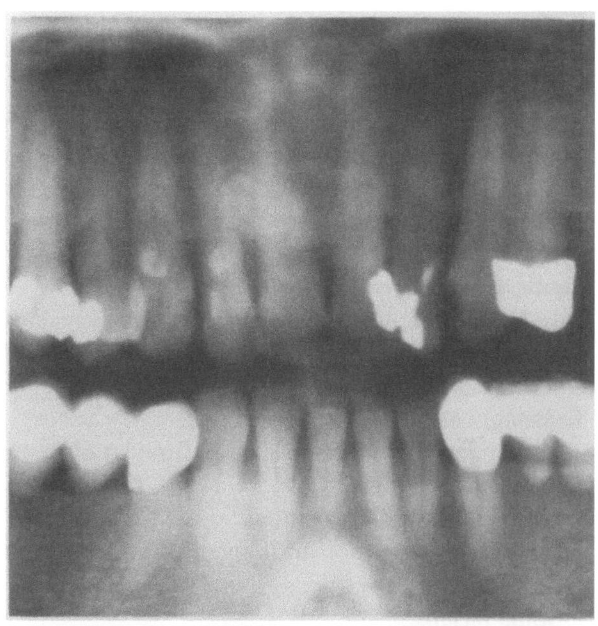

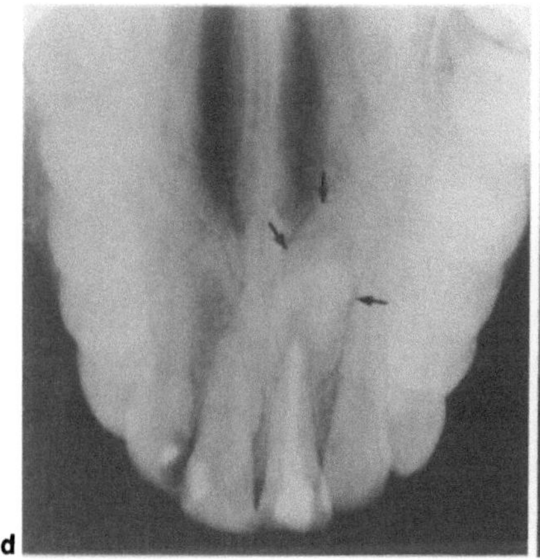

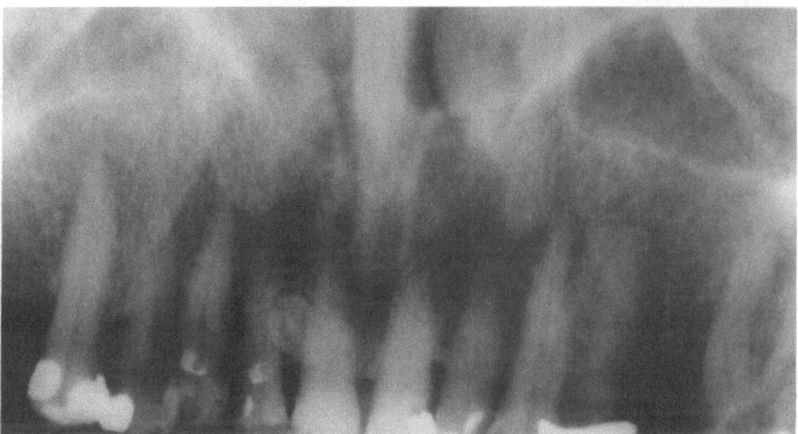

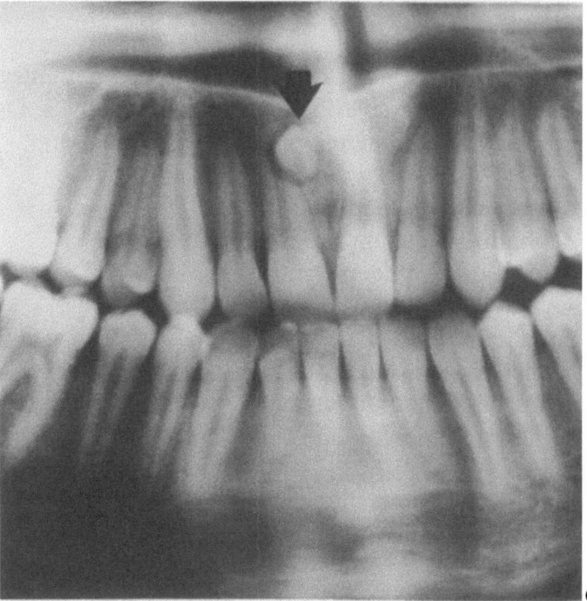

Abb. 25 a–d. Mesiodens.
a 65 J. ♀. OPG: Bei 12, 11 in Höhe des Limbus alveolaris scharf begrenzter, von einer schmalen Aufhellungszone umgebener röntgendichter Schatten. Die nach mesial gelegene Wurzel kommt im OPG nicht zur Abbildung.
b Oberkieferpanoramavergrößerungsaufnahme: Abbildung des zahnähnlichen Gebildes zwischen 12 und 11. In der vorliegenden Aufnahmetechnik ist neben der perikoronaren Aufhellungszone ein scharf begrenzter Desmodontalsaum über der Wurzel von 11 zu erkennen. Cave: Zur genauen Lokalisation ist eine 2. Ebene (Oberkieferaufbiß) erforderlich. **c** 15 J. ♂. OPG: Überzähliger, nur rudimentär entwickelter Zahn zwischen den Wurzeln von 11 und 12. Scharf begrenzte, 3 mm breite perikoronare Aufhellungszone als Zeichen einer zystischen Veränderung des Zahnsäckchens (Cave: zur genauen Lokalisation 2. Ebene - Oberkieferaufbiß erforderlich).
d Oberkieferaufbiß. 16 J. ♂. Zahnähnliches Gebilde apikal von 21, 22 mit scharf abgegrenztem Periodontalspalt (→). DD: komplexes Odontom, Mesiodens

Radiologische Symptome

OPG
Ausgeprägtes Diasthema der mittleren Schneidezähne, Abbildung eines zahnähnlichen Gebildes in Höhe der Wurzelspitzen der mittleren, seltener der seitlichen Schneidezähne. Bei erwachsenen Patienten gelegentlich Wurzelresorptionen (Abb. 25 a, c).

Ergänzende Röntgendiagnostik
Zahnfilme (exzentrisch) und Gaumenübersichtsaufnahme zur genauen Lokalisierung, Panoramavergrößerungsaufnahme (Abb. 25 b).

Radiologische Differentialdiagnostik
In Abhängigkeit vom klinischen Befund ist differentialdiagnostisch zu denken an:
- retinierte Zähne (Eckzähne),
- hartsubstanzbildende odontogene Tumoren (komplexes Odontom, Zementom),
- Spina nasalis.

Therapie
Operative Entfernung.

Prognose
Gefährdung benachbarter Zahnwurzeln nicht immer sicher auszuschließen.

3.3.2 Hypodontie

Synonym
Zahnunterzahl.

Ätiologie
Vielfach unklar, nicht selten im Rahmen kombinierter Fehlbildungen (ektodermale Dysplasie, Dysostosis acrofacialis, Dysplasia linguofacialis, Lippen-Kiefer-Gaumen-Spalten, Progenie u. a.).

Alters- und Geschlechtsverteilung
Zahnunterzahlen im Milchgebiß selten.
Beide Geschlechter gleich häufig betroffen.

Lokalisation und Häufigkeit
Am häufigsten sind die Weisheitszähne, die oberen seitlichen Schneidezähne und die oberen zweiten Prämolaren, seltener die unteren mittleren Schneidezähne betroffen.

Klinische Symptome
Nicht alle Zähne sind angelegt. Eine vollständige Anodontie ist sehr selten.

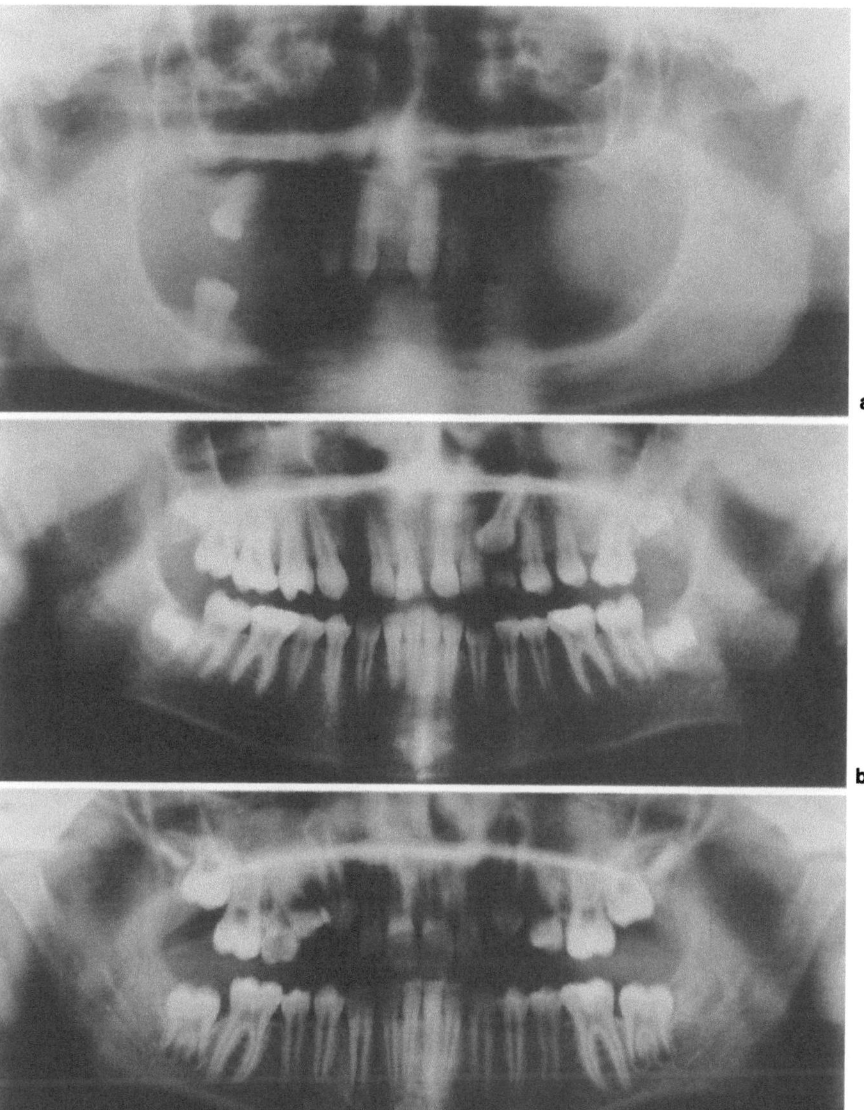

Abb. 26 a–c. Hypodontie.
a Ektodermale Dysplasie, 25 J. ♂. OPG: Im Oberkiefer nur Anlage von 5 Zähnen mit teilweise unvollständiger Ausbildung der Zahnkronen (Schmelzdysplasie), im Unterkiefer Anlage nur eines einzigen Molaren. Infolge der Nichtanlage der Zähne ausbleibende Entwicklung eines Alveolarfortsatzes. Im Unterkiefer verbleibt lediglich der Basalbogen.
b OPG: 23 J. ♀. Lückengebiß im Oberkiefer bei fehlendem Zahn 14 (Extraktion, Nichtanlage) und Distalwanderung von 13, Diasthema bei 11, 21, persistierender Milchzahn 63 mit weitgehender Wurzelresorption. 23 in nahezu regelrechter Durchbruchstellung mit perikoronarer Aufhellung (follikuläre Zyste), 16 fehlt. Regelrechte Anlage 18, 28. Im Unterkiefer regelrechte anatomische Verhältnisse. **c** OPG: Nichtanlage von Zahnkeimen, Wechselgebiß (ca. 10 Jahre). Nichtanlage von 14 und 24. Bei Milchzahn 65 Mesialwanderung des Zahnes 25. Regelrechte Anlage 18, 28 und 48, Anlage 38 nicht sichtbar (kann in seltenen Fällen trotzdem angelegt sein und erst später mineralisieren). Weit offenes Foramen apikale bei 17, 15, 13, 23, 25, 27, 37, 35, 34, 33, 43, 44, 45, und 47 bei noch nicht abgeschlossenem Wurzelwachstum

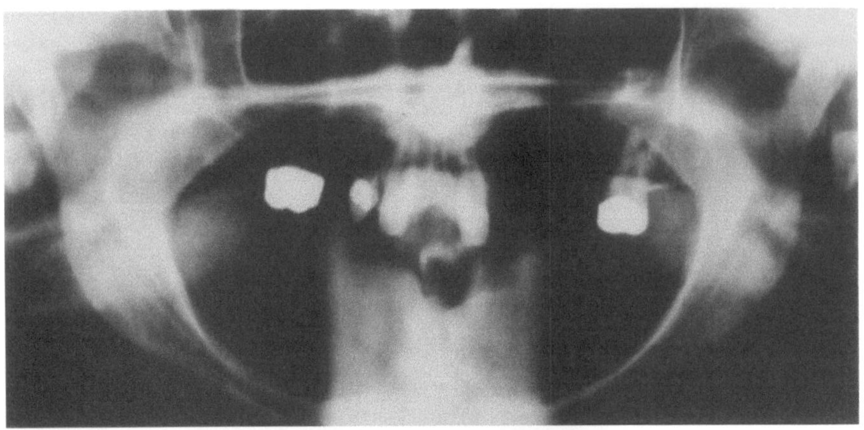

a

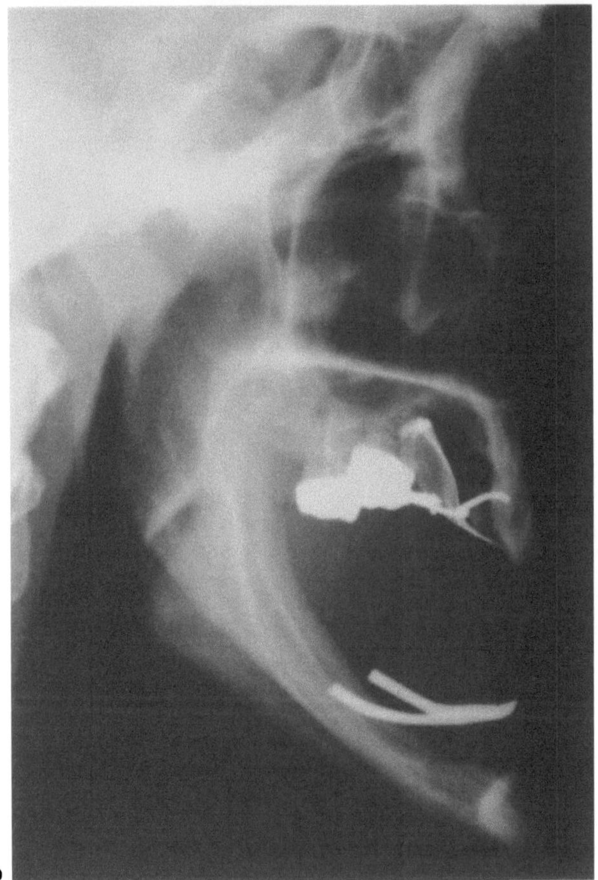

b

Abb. 27 a, b. Hypodontie mit konsekutiver extremer Unterkieferatrophie, Progenie und Mikrognathie bei ektodermaler Dysplasie. 22 J. ♂. **a** OPG: Extreme Atrophie des zahnlosen Unterkiefers mit sehr flachem, gerundetem Kieferwinkel. Weit bis an den Basalbogen verlagerter, direkt unter der Kortikalis gelegener Canalis mandibularis. Im Oberkiefer nur je 2 bleibende Schneidezähne und Molaren. Persistierender 53 mit ausgeprägter Wurzelresorption. **b** Gesichtsschädel seitlich: Abgeflachter Kieferwinkel. Atrophischer Unterkiefer mit Progenie versorgt mit herausnehmbarem Zahnersatz. Mikrognathie des Oberkiefers. Herausnehmbarer Zahnersatz mit Drahtnetzeinlage in der Gaumenplatte

Radiologische Symptome

OPG

Fehlende Zähne oder Zahnanlagen (Abb. 26a–c; 27a, 29a).

Merke: Es gibt erhebliche Abweichungen von den durchschnittlichen Mineralisationszeiten der Zähne. Erstmaliger Nachweis der Zahnanlage der Weisheitszähne z. B. gelegentlich erst nach dem 15. Lebensjahr möglich!

Ergänzende Röntgendiagnostik

Außerhalb der Schicht liegende Zähne werden im OPG häufig nur unscharf erfaßt.
Um Zahnverlagerungen auszuschließen: Zahnfilme, Status X, Nasennebenhöhlenaufnahme, selten konventionelle Schichtaufnahme. CT im Regelfall nicht erforderlich. Bei Unterentwicklung des Gesichtsschädels Schädel seitlich (Abb. 27b).

Radiologische Differentialdiagnostik

Entfällt.

Allgemeine Differentialdiagnostik

Sorgfältige Erhebung der Anamnese unbedingt erforderlich, um ggf. vorherige Zahnentfernung ausschließen zu können.

Therapie

Kieferorthopädisch und prothetisch.

Prognose

In Abhängigkeit von der Zahnunterzahl. Nichtanlage der Weisheitszähne ohne Bedeutung.
Bei Fehlen der zweiten oberen Prämolaren Unterentwicklung des Oberkieferbogens möglich.
Fehlen der seitlichen Schneidezähne im Oberkiefer bzw. der mittleren Schneidezähne im Unterkiefer ästhetisch sehr unschön und kieferorthopädisch bzw. prothetisch oft nur schwer zu behandeln.
Bei ausgeprägter Hypodontie starke ästhetische und funktionelle Beeinträchtigung (Abb. 27a, b).

3.3.3 Varianten der Zahngröße

Mikro- bzw. Makrodontie

Ätiologie
Unklar.

Alters- und Geschlechtsverteilung
Tritt mit der Dentition auf.
Beide Geschlechter gleich häufig betroffen.

Lokalisation und Häufigkeit
Alle zahntragenden Kieferabschnitte. Es können einzelne Zähne oder das ganze Gebiß betroffen sein. Unilaterale Makrodontien gelegentlich bei Hemihypertrophia facei, Mikrodontien bei kongenitalen Herzvitien.
Selten im Milchgebiß.

Klinische Symptome
Häufig symptomlos.

Radiologische Symptome

OPG
- Zähne im Vergleich zu den Nachbarzähnen und zur Norm zu klein bzw. zu groß.
- Variationen der Wurzellänge in beiden Richtungen möglich (Abb. 28, 29 b).

Ergänzende Röntgendiagnostik
Zahnfilme zur genauen Beurteilung des Desmodontalspaltes, Ausschluß von Wurzelresorptionen.

Radiologische Differentialdiagnostik
- Wurzelresorptionen (→Abb. 36 c),
- nicht abgeschlossenes Wurzelwachstum (Abb. 26 c),
- projektionsbedingte Vergrößerung oder Verkleinerung des Zahnes.

Therapie
Aus kosmetischen Gründen bei Mikrodontie häufig Überkronung angezeigt, aber schwierig. Verkleinerung zu großer Zähne fast unmöglich.

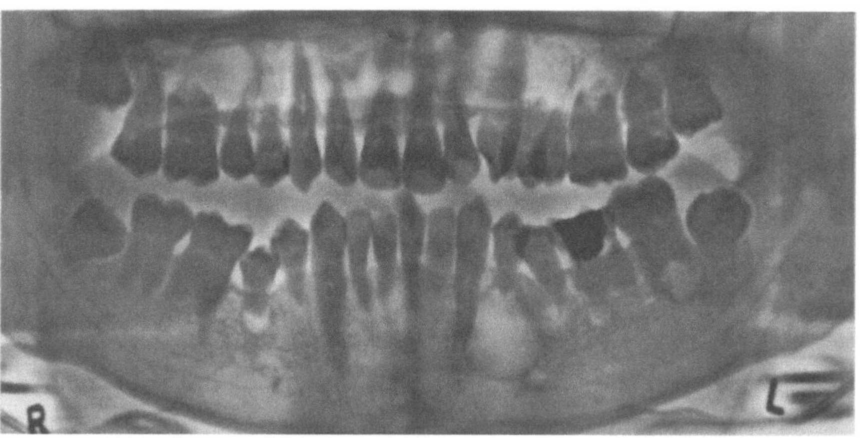

Abb. 28. Varianten der Zahnform und -größe.
OPG: Dens invaginatus (Dens in dente) (Zahn 12). Sackartige Einstülpung der Schmelzsubstanz in die Pulpa, relativ scharf begrenzt durch eine Zone erhöhter Strahlentransparenz. Als Nebenbefund unvollständige Ausbildung der Wurzeln insbesondere der Prämolaren, Taurodontismus der Molaren und zystenartige Aufhellung bei 34. (DÖSAK-Register TU 3018, Lausanne)

3.3.4 Varianten der Zahnform

Ätiologie
Vielfach unklar, Hutchinson-Zähne bei Lues connata, evtl. auch Traumafolge.
Wurzelabknickungen häufig durch anatomische Strukturen wie Mandibularkanal oder Kieferhöhlenboden bedingt, aber auch traumatisch, z. B. Frontzahntrauma im Milchgebiß, forcierte kieferorthopädische Behandlung.
Verschmelzung von Zähnen ist relativ selten, von Verschmelzungen im Zementbereich sind überwiegend die 2. und 3. Oberkiefermolaren betroffen. Verschmelzung entweder primär mit der Zahnentwicklung entstanden, oder sekundär infolge einer Hyperzementose. Zahnentfernung dann nur operativ möglich. Isolierte Schmelzfusionen extrem selten.
Verschmelzungen im Dentinbereich bevorzugt im Frontzahngebiet (symmetrisch), Milchzähne häufiger betroffen als bleibende Zähne. Zwillingszähne oft nicht von der Verschmelzung zweier Zahnanlagen abzugrenzen, häufigstes Vorkommen oberer seitlicher Schneidezahn bei Lippen-Kiefer-Gaumen-Spalten (Abb. 29 a).
Sonderform: Dens invaginatus (Dens in dente), bildet sich durch eine sackartige Einstülpung der Schmelzsubstanz in die Pulpa aus (Abb. 28).

Alters- und Geschlechtsverteilung
Tritt mit der Dentition auf.
Beide Geschlechter gleich häufig betroffen.

Lokalisation und Häufigkeit
Alle zahntragenden Kieferbereiche, selten im Milchgebiß.

Klinische Symptome
Für den Träger häufig symptomlos, fällt bei Routineuntersuchungen auf, verschiedene Varianten im Kronen- und Wurzelbereich möglich.
Kronenbereich: Zapfenzähne, prämolarenähnliche Eck- und Weisheitszähne, molarenähnliche Prämolaren, Höckeranomalien der Molaren, Hutchinson-Zähne bei Lues connata.
Wurzelbereich: Wurzelverwachsungen, Wurzelkrümmungen, Taurodontismus, Umwachsen des Mandibularkanals durch die Wurzeln unterer Molaren, vorzugsweise der Weisheitszähne. Unterentwicklung der Wurzeln (Abb. 28, 29 b).

Merke: Ein federnder Widerstand bei der Entfernung eines unteren Weisheitszahnes nach Luxation des Zahnes ist dringend verdächtig auf Umfassen des Nervs durch die Wurzeln.

Radiologische Symptome

OPG
- Kronenanomalien im OPG häufiger wenig gut als klinisch feststellbar.
- Anomalie der Wurzel meist gut sichtbar.
- Bei Wurzelverwachsungen fehlender Desmodontalspalt zwischen den betroffenen Wurzeln.
- Taurodontismus: Wurzelteilung mehrwurzeliger Zähne nicht unterhalb der Krone, sondern im Bereich des Apex (Abb. 28).

Merke: Ummauerung des Mandibularkanals durch die Wurzeln von Molaren vorzugsweise der Weisheitszähne häufig röntgenologisch nicht zu erkennen. Daher ist bei jeder Zahnwurzel, die sich auf den Mandibularkanal projeziert, eine Ummauerung des Nerv-Gefäß-Bündels anzunehmen. Röntgenologisch *sicherer* Ausschluß nur durch CT (→Abb. 44 a).

Ergänzende Röntgendiagnostik
Zahnfilme, Status X, Aufbißaufnahme; CT in seltenen Fällen zur Beurteilung der Lagebeziehung zwischen Wurzel und Mandibularkanal wünschenswert.

Radiologische Differentialdiagnostik
Artefakte durch Mundöffnungsbewegung während der Aufnahme.

Therapie
Im Regelfall keine, bei kosmetischer Beeinträchtigung Überkronung.

Prognose
Gut.

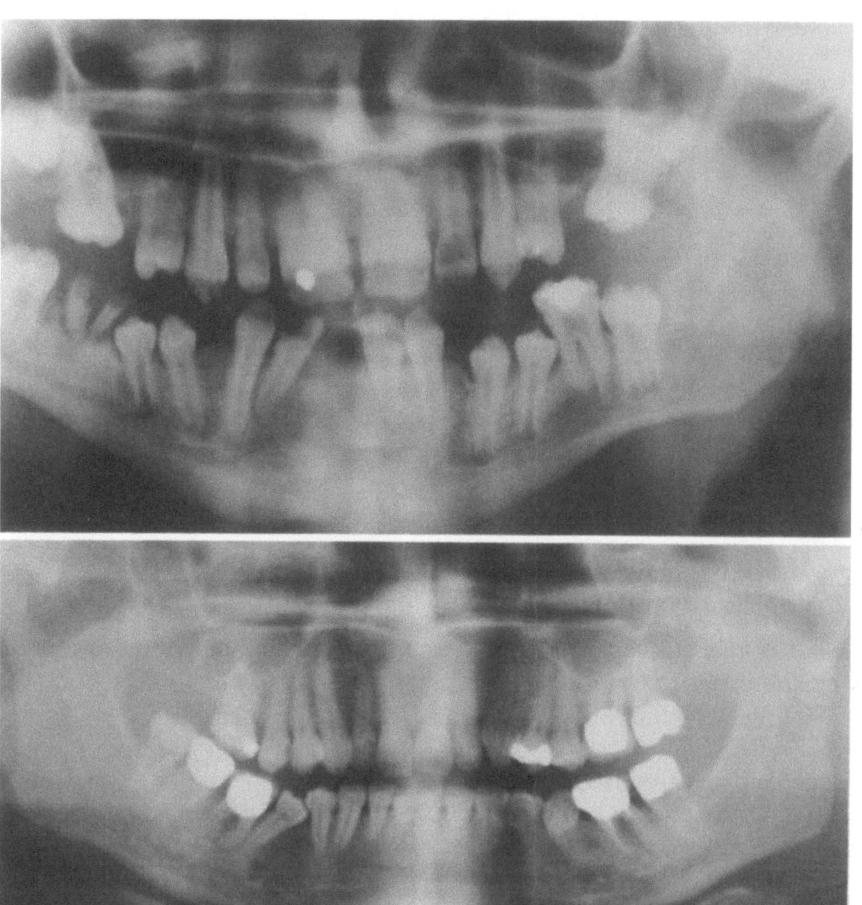

Abb. 29 a, b. Varianten der Zahnform und -größe.
a 11 J. ♂. Pfaundler-Hurler-Syndrom (angeborene Störung des Mukopolysaccharidstoffwechsels). OPG: Zahnunterzahl am Ober- und Unterkiefer mit fehlenden 15, 25 und 41. Verschmolzene Doppelanlage von 11 und 21 mit breiter Krone. Kariös zerstörtes Lückengebiß. **b** 32 J. ♀. OPG: Im Unterkieferfrontzahnbereich ausgeprägte kurze Wurzeln. Wurzelresorption? Artefakt? Extreme Protrusion? Klärung durch Panoramavergrößerungs- bzw. Einzelzahnaufnahmen. Wurzel von 45 um das Foramen mentale gebogen als physiologische Normvariante (Wurzel wächst um den Nerv!)

3.3.5 Störungen der Hartsubstanzbildung

3.3.5.1 Schmelzhypoplasien

Es wird unterschieden zwischen erworbenen und genetisch bedingten Dysplasien.

Nicht genetisch bedingte Dysplasien

Ätiologie
Zahlreiche Ursachen können unterschiedliche Veränderungen des Schmelzorganes hervorrufen.
- Hypokalzämie (Rachitis) vornehmlich in den ersten 2 Lebensjahren,
- Asphyxie (vor allem bei Frühgeburten),
- lokale Infektion,
- generalisierte Infektion (Röteln, Syphilis, Salmonelleninfektionen im Säuglingsalter),
- Stoffwechselstörungen (Hypovitaminosen A, D und C, neonatale Hypokalzämie),
- hormonale Störungen (Hypothyreoidismus, Hypoparathyreoidismus, mütterlicher Diabetes),
- Pharmaka (Tetrazykline).

Häufigkeit und Geschlechtsverteilung
Zur Häufigkeit liegen keine sicheren Angaben vor. Schmelzdefekte infolge Rachitis stark rückläufig. Keine Geschlechtsdominanz.

Klinische Symptome
- Bei Asphyxie an den 6-Jahr-Molaren äußerlich nicht sichtbare, interne Hypoplasie, die sog. Neonatallinie.
- Bei Rachitis Mineralisationsstörung der Schneidekanten der mittleren Schneidezähne und Höckerspitzen der 6-Jahr-Molaren (auch Deformierungen des Ober- und Unterkiefers).
- Von Milchzähnen ausgehende apikale Veränderungen können auf permanente Zähne übergreifen („Turner"-Zähne). Bevorzugt untere Prämolaren, seltener obere Prämolaren und mittlere Schneidezähne. Klinische Krone relativ klein, eingedellte Inzisalkanten, verkleinerte Höcker, tiefe flächenhafte Schmelzdefekte und Verfärbungen.
- Generalisierte Infektionen
- • Röteln: unspezifische Schmelzhypoplasien.
- • Konatale Syphilis: tonnenförmige mittlere und seitliche Schneidezähne (Hutchinson-Zähne).
  6-Jahr-Molaren stark verkleinert, häufig abnorme Kauflächengestaltung.
- • Salmonelleninfektion: unspezifische Schmelzhypoplasien:
- Allgemeinerkrankungen wie Stoffwechselstörungen und hormonale Störungen können verschiedenste uncharakteristische Schmelzhypoplasien verursachen.
- Pharmaka: Verfärbungen der Zähne durch Tetrazykline.

Radiologische Symptome

OPG

Da bei erworbenen Schmelzhypoplasien die Wurzelausbildung in der Regel nicht betroffen ist, sind im OPG außer den im klinischen Teil beschriebenen Veränderungen des Schmelzorgans keine weiteren Anomalien erkennbar. Die Schmelzdefekte äußern sich in einer erhöhten Strahlentransparenz des Schmelzorgans, im OPG oft nicht sicher zu beurteilen (Abb. 26 a).

Ergänzende Röntgendiagnostik

Zahnfilme, Status X.

Merke: Die Diagnostik der erworbenen Schmelzhypoplasien erfolgt überwiegend klinisch.

Radiologische Differentialdiagnosen

Traumatisch oder durch Karies erworbene Schmelzdefekte.

Therapie

Lokale Fluoridierung,
ggf. Füllungs- und Kronentherapie.

Genetisch bedingte Dysplasien

Synonym

Amelogenesis imperfecta.

Ätiologie

Genetisch bedingte Fehlentwicklung des Schmelzorgans.

Lokalisation

Alle Zähne beider Dentitionen können befallen sein.

Klinische Symptome

- Bilateral symmetrische Zeichen der Erkrankung an mehr als einem Zahn und in mehr als einem Quadranten,
- familiäre Häufung,
- strukturbiologische Daten der Zahnveränderungen.

Es werden 3 Gruppen der Amelogenesis imperfecta unterschieden:

- Hypoplasie: Schmelz weiß bis bräunlich. Oberfläche glatt bis rauh, hart, Zahnform vor dem Durchbruch konisch oder zylinderförmig, Zähne werden relativ schnell abradiert. Schmelzdicke ¼ bis ⅛ der normalen Dicke.
- Unreifer Schmelz: Schmelz opak weiß, weicher als normal bei normaler Zahnform vor dem Durchbruch. Abbrasion sehr stark, Schmelzdicke normal bis reduziert.
- Hypokalzifikation: Schmelz weiß opak bis gelb-braun, sehr weich, beim Durchbruch normale Zahnform, später sehr starke Abbrasionen, Schmelzdicke normal.

Radiologische Symptome

OPG

Das OPG ist zur Diagnostik derartiger Schmelzveränderungen nur bedingt geeignet. Hier auftretende Veränderungen sollen ein Hinweis auf weitere diagnostische Maßnahmen (Zahnfilme) sein.
- Hypoplasie, Röntgenkontrast des Schmelzes normal, allerdings deutlich verringerte Schmelzdicke.
- Hypomaturation, Röntgenkontrast ähnlich wie Dentin.
- Hypokalzifikation, Röntgenkontrast allerdings geringer als Dentin.

Da im Regelfall nur die klinische Krone betroffen ist, sind die Wurzeln regelrecht ausgebildet.

Therapie

Schwierig. Fluoridierungsmaßnahmen. Bei stabilem Dentinkern Überkronung.

3.3.5.2 Dentindysplasien

Ätiologie

Genetisch bedingte Dysplasie, Unterscheidung von 2 Formen:
- Dentinogenesis imperfecta,
- Dentindysplasie.

Lokalisation

Generalisierter Befall aller Zähne.

Klinische Symptome

Zähne sind überwiegend bernsteinfarben, bei der Dentindysplasie teilweise normal gefärbt. Infolge der veränderten Dentinkonsistenz sehr zerbrechliche Zähne. Zahnkronendefekte infolge abplatzenden Schmelzes.

Radiologische Symptome

OPG

Röntgenkontrast des Dentins reduziert, bei der Dentinogenesis imperfecta Obliteration der Pulpenkammer nach dem Durchbruch. Bei der Dentindysplasie Obliteration der Pulpenkammer vor dem Zahndurchbruch, häufig abnorme Wurzeln und abnorme Zahnstellungen, gehäuftes Vorkommen echter Dentikel.

Ergänzende Röntgenaufnahmen

Zahnfilme.

Therapie

Äußerst schwierig, da im Dentinkern weder Füllungen noch Kronen verankert werden können.

3.3.5.3 Gleichzeitige Schmelz- und Dentindysplasien

Ätiologie
Genetisch bedingt.
Unterscheidung von 2 Formen:
- *Odontodysplasie,*
- *Odontogenesis imperfecta.*

Bei beiden Erkrankungen sind beide Hartsubstanzen betroffen. Ähnliches klinisches und röntgenologisches Erscheinungsbild wie bei den Schmelz- bzw. Dentindysplasien. Sehr selten!
Bei zahlreichen systemischen Erkrankungen und Syndromen werden Dysplasien des Schmelzes und/oder des Dentins beobachtet.

3.3.6 Milchzahnpersistenz

Ätiologie
Nichtanlage oder Verlagerung bleibender Zähne, teilweise auch unklar.

Häufigkeit und Geschlechtsverteilung
Relativ häufig, beide Geschlechter betroffen.

Lokalisation
Vor allem obere Eckzähne und untere Prämolaren.

Klinische Symptome
Zahnwechsel findet nicht zum gewohnten Zeitpunkt statt. Persistenz des Milchzahnes häufig als Zufallsbefund bei Erwachsenen.

Radiologische Symptome

OPG
Anstelle eines regelrecht ausgebildeten, bleibenden Zahnes zeigt sich der deutlich kleinere Milchzahn. Häufig Wurzelresorptionen. Meistens fehlende Anlage (2. untere Prämolaren) und/oder Verlagerung des bleibenden Zahnes (obere Eckzähne). Selten Milchzahnpersistenz bei orthograder Durchbruchsstellung des darunterliegenden bleibenden Zahnes (Abb. 26b, 27a, 30a–c).

Ergänzende Röntgendiagnostik
Zahnfilme: unbedingt erforderlich, um die Wertigkeit eines Milchzahnes bei Nichtanlage des bleibenden Zahnes einzuschätzen.

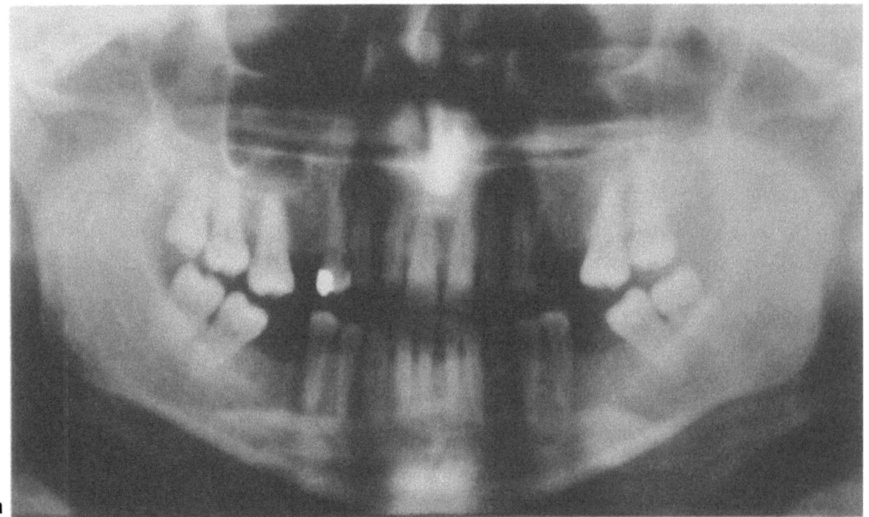

a

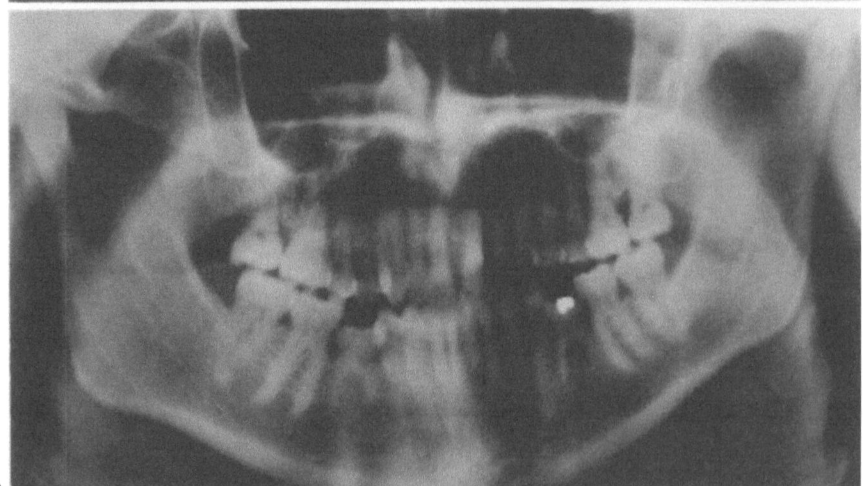

b

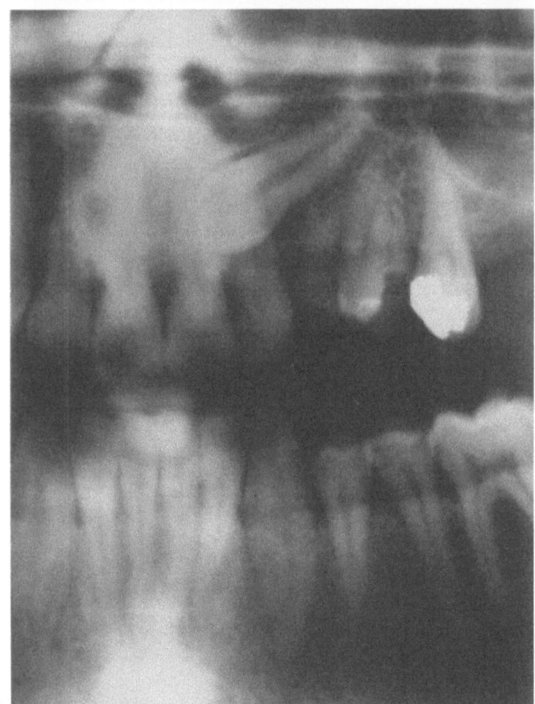

c

Abb. 30 a–c. Milchzahnpersistenz.
a OPG: 42 J. ♂. Persistierender Milchzahn 83 bei Nichtanlage oder wahrscheinlicher Nachentfernung 43. **b** OPG: 49 J. ♂. Persistierende Milchzähne 75 und 85 in Infraokklusion. 35 und 45 nicht angelegt. Mesial an 36 und 46 erhöhte Strahlentransparenz als Hinweis auf eine sich dort entwickelnde Karies (Retention von Speiseresten). Keine Wurzelresorption der Milchzähne. Nebenbefund: Vertikaler Knochenabbau bei 26, 27. **c** OPG: 42 J. ♂. Persistierender Milchzahn 63 bei Verlagerung von 23 nach palatinal. Scharf begrenzte perikoronare Aufhellung. Wurzeln von 21 u. 22 nicht sicher zu beurteilen

Therapie
Bei Verlagerung des bleibenden Zahnes Entfernung des Milchzahnes und kieferorthopädische Einordnung des bleibenden Zahnes möglich.
Bei Nichtanlage des bleibenden Zahnes Erhalt des Milchzahnes und später prothetischer Ersatz.

Prognose
Einordnung eines verlagerten bleibenden Zahnes im Kindes- und Jugendalter gut, später schwierig.

3.3.7 Zahnretentionen

(Vollständige Zahnretention, Teilrentention, Verlagerung).

Ätiologie
- Vor allem Platzmangel (bei den 3. Molaren und oberen Eckzähnen).
- Mechanische Hindernisse durch benachbarte Zähne und Tumoren.
- Traumatische Einflüsse.
- Erbliche Entwicklungsstörung (z. B. Dysostosis cleidocranialis).

Alters- und Geschlechtsverteilung
Manifestationsgipfel mit Abschluß der Dentition (unterer Weisheitszahn, 18.-20. Lebensjahr), jedoch alle Altersstufen betroffen.
♂ = ♀

Lokalisation und Häufigkeit
Am häufigsten die 3. oberen Molaren, dann die 3. unteren Molaren und obere Eckzähne. Untere und obere Prämolaren sowie untere Eckzähne seltener, Schneidezähne, 1. und 2. Molaren sehr selten retiniert.

Merke: Zahnretentionen sind eine der häufigsten Anomalien. Häufigkeit anhand von Sammelstatistiken um 20%.

Klinische Symptome
Häufig symptomfrei. Schmerzen vor allem bei Entzündung des perikoronaren Raumes. Bei oberflächennaher Lage knöcherne Auftreibung. Häufig Ausbildung follikulärer Zysten.

Radiologische Symptome

OPG

- Obere Weisheitszähne: Abbildung des Zahnes kranial und distal des 2. Molaren. Zur Mundhöhle häufig keine knöcherne Abgrenzung. Perikoronarraum oft erweitert. Gelegentlich Projektion in die Kieferhöhle, bei papierdünner knöcherner Abgrenzung. Verlagerung nach retromaxillär und in die Kieferhöhle möglich. Ausbildung der Wurzel sehr variabel.
- Unterer Weisheitszahn: Abbildung distal des 2. Molaren. Zwischen orthograder und horizontaler Stellung zahlreiche Lagevarianten möglich. Knochendeckel über dem Zahn häufig nicht vorhanden, dann oft zystisch erweiterter Perikoronarraum. Bei länger bestehender Entzündung größere osteolytische Bezirke. Ausbildung der Wurzel sehr variabel (Abb. 31 a–d; 32 a–d).

Merke: Beziehung der Wurzel zum Canalis mandibularis von größter Wichtigkeit für die operative Entfernung. Die Wurzelspitzen können den Nervkanal zangenartig umfassen und regelrecht einmauern, d. h., das Nerv-Gefäß-Bündel verläuft durch die Wurzel hindurch und würde bei unsachgemäßer Entfernung des Zahnes zerrissen (forensische Bedeutung) (→Abb. 44 a).

- *Verlagerung des unteren Weisheitszahnes* in den Ramus mandibulae bzw. zum Basalbogen des Unterkiefers möglich (Abb. 32 a–c). Gelegentlich Anlage eines 9. oder gar 10. Molaren. Wurzelverschmelzungen mit dem 2. Molaren möglich, sehr selten (←Abb. 24 b).
- *Verlagerte obere Eckzähne* häufig unscharf abgebildet, da vestibulär oder palatinal außerhalb der Schicht gelegen. Gelegentlich perikoronare Aufhellung (Abb. 30 c).
- *Verlagerte untere Prämolaren:* Zahn stellt sich orthograd bis horizontal verlagert im Prämolarenbereich dar, häufig zwischen den Wurzeln der regelrecht durchgebrochenen Zähne.
  Wichtig: Lagebeziehung zum Canalis mandibulae und zum Foramen mentale! (Abb. 31 b)
- *Untere Eckzähne:* Darstellung des Zahnes orthograd bis horizontal verlagert im Eckzahn- bzw. Frontbereich. Bei lingualer oder vestibulärer Verlagerung häufig außerhalb der Schicht. Arrosionen benachbarter Zahnwurzeln häufig (Abb. 32 d).

Abb. 31 a–d. Stellungsanomalien retinierter Zähne.
a OPG: 50 J. ♀. Retention der Prämolaren 35 und 45, weitgehend regelrechte Ausbildung der Wurzel, scharf begrenzte perikoronare Aufhellung (Zahnsäckchen). Röntgenologisch auf der vorliegenden Aufnahme Wurzelresorptionen an 34 bzw. 46 nicht auszuschließen. Zur weiteren Diagnostik erforderlich: Zahnfilme, Unterkieferaufbiß zur genauen Lokalisation der Zähne. Nebenbefunde: Apikale Aufhellung bei 16 und 43, vertikaler Knochenabbau bei 23, 33, 32 und 46, Defekt der Zahnhartsubstanz am Kronenrand von 24.
b OPG: 49 J. ♂. Oberkiefer zahnlos, anteriores Restgebiß von 33 nach 43. Horizontal verlagerter und retinierter Zahn 34, Krone nach distal gerichtet. Perikoronare Aufhellung entsprechend einer beginnenden follikulären Zyste. Cave: Nähe des Mandibularkanales, Frakturgefahr bei Zahnentfernung, evtl. Unterkieferaufbiß zur genauen Lokalisation des Zahnes. **c** OPG: 29 J. ♀. Zahnloser Oberkiefer und Unterkieferrestbezahnung von 31 bis 34. 36 tief retiniert mit perikoronarer Durchbruchszyste, ausgeprägte Abknickung der Wurzeln von 36 über dem Mandibularkanal. Verdrängung des Mandibularkanales nach kaudal. Cave: Frakturgefahr bei Zahnentfernung. **d** OK-Aufbiß. 42 J. ♂. 13 palatinal retiniert, Krone zwischen den Wurzeln 11 u. 21. Resorptionen im Bereich der klinischen Krone. (S. auch Abb. 30 c) ▷

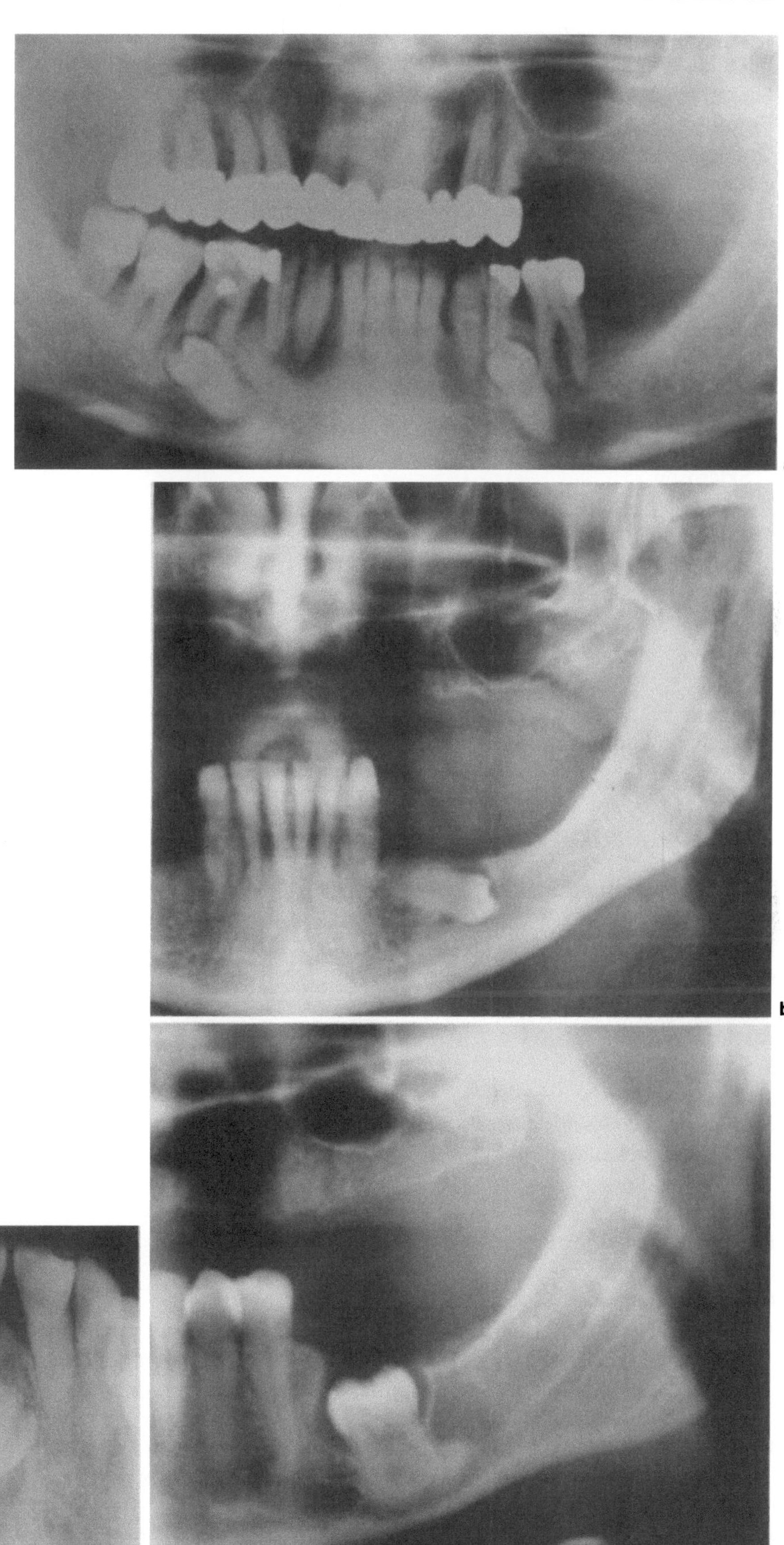
a
b
c
d

Ergänzende Röntgendiagnostik
Bei allen retinierten und verlagerten Oberkieferzähnen Nasennebenhöhlenaufnahme, evtl. Gesichtsschädel seitlich. Im Frontbereich Panoramaaufnahme mit intraoral liegender Röhre. Oberkieferaufbiß, Unterkieferaufbiß und exzentrische Zahnfilme zur genauen Lagebestimmung retinierter Eckzähne.
In seltenen Fällen Film- oder Computertomographie zur Lokalisation extrem verlagerter Zähne. Bei multiplen retinierten Zähnen zeigt die CT in axialer und - oder koronarer Schichtebene am klarsten den noch vorhandenen Knochen und damit die Stabilität des Unterkiefers. In seltenen Fällen zur Operationsplanung erforderlich.

Radiologische Differentialdiagnosen
In Abhängigkeit vom klinischen Befund ist zu denken an:
- Wurzelreste,
- Sklerosen,
- odontogene, hartgewebsbildende Tumoren (komplexes Odontom, Zementom),
- Zahnfehlbildungen.

Therapie
Operative Zahnentfernung.

Prognose
Weitgehend komplikationslose Heilung.

3.3.8 Zahnstellungsanomalien

Es wird unterschieden zwischen *Zahnektopie, Zahnwanderung (Migration)* und *Transposition.*

Ätiologie
Weitgehend unklar.

Häufigkeit und Geschlechtsverteilung
Nicht näher bekannt.

Lokalisation
Prinzipiell alle Zähne betroffen.

Klinische Symptome
- *Zahnektopie:* Durchbruch oder Verlagerung von Zähnen außerhalb ihrer regelrechten Stellung (oberer Eckzahn in Kieferhöhle, Nase oder Orbita verlagert), Prämolaren in Gaumenmitte, obere Molaren am Orbitaboden, untere Weisheitszähne im Ramus ascendens.
- *Zahnwanderung:* Als besondere Form der Ektopie. Verlagerte Zähne können insbesondere nach Entfernung der normal durchgebrochenen Zähne im Kiefer wandern.
- *Transposition:* Austausch zweier Zähne im Alveolarfortsatz. Am häufigsten Eckzahn und 1. Prämolar des Oberkiefers.

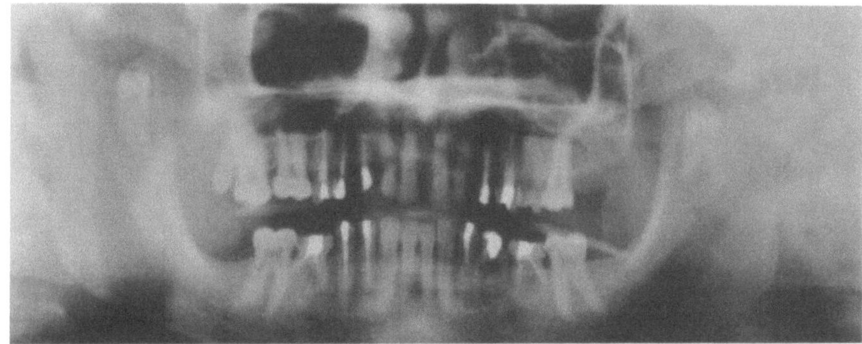

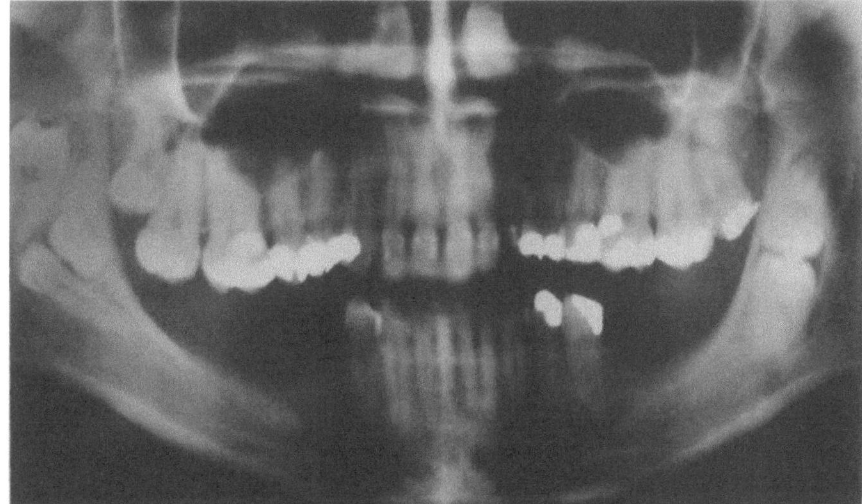

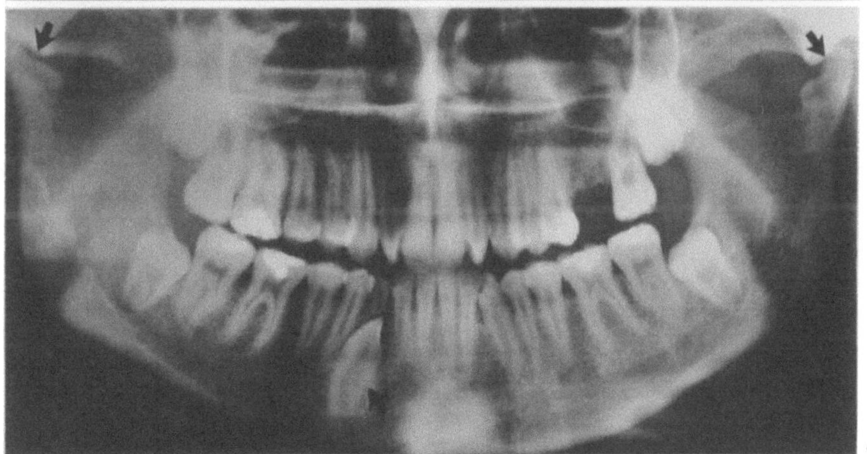

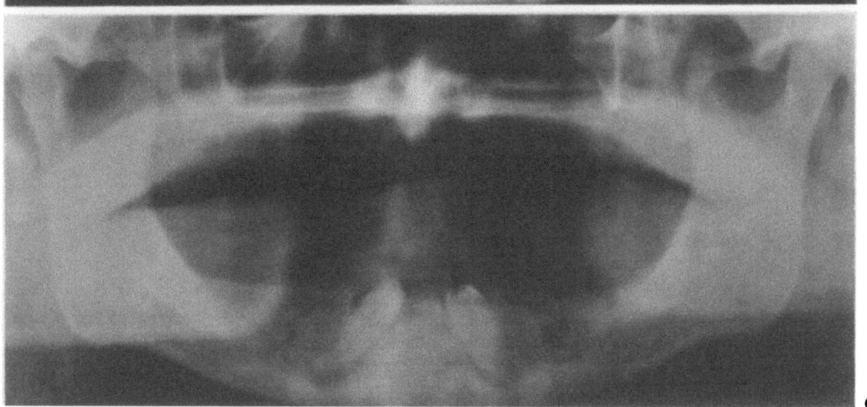

Abb. 32 a–d. Stellungsanomalien retinierter Zähne.
a OPG: Zahnverlagerungen, Persistenz von Milchzähnen, symmetrische Verlagerung von molarenähnlichen Zähnen beidseits in den Muskelfortsatz (Migration). Röntgenologisch regelrechte Ausbildung der Zähne, scharf begrenzte perikoronare Aufhellung (Zahnsäckchen). Fehlende Anlage von 38, 37 und 48, 47. Persistenz von 75, 74, 73, 83 und 85 bei Nichtanlage der entsprechenden bleibenden Zähne. Teilweise unvollständige Wurzelfüllungen. Zapfenzahn 18.
b OPG: Im Oberkiefer weitgehend regelrechte Verhältnisse. Retention 18. Strahlentransparente Mantelkronen bei 12, 11, 21, 22 mit strahlendichtem Befestigungszement festgesetzt. Im Unterkiefer Restgebiß von 35 nach 44. Retention und Verlagerung von 2 Molaren im linken Kieferwinkel, die sich mit der Krone gegenüber stehen und entlang dem Mandibularkanal liegen. Die Wurzelspitze des distalen Molaren liegt in Höhe des Foramen mandibulae. Rechts Retention von 2 Molaren und einem prämolarenartigem Zahngebilde.
c OPG: 20 J. ♀. Ausgeprägte flötenschnabelartige Veränderungen beider Kiefergelenke mit mittelständigen Defekten (➧). (Arthropathia deformans?, Traumafolge?). Retention 18, 28, 38, 48 in regelrechter Durchbruchsstellung mit weitgehend ausgebildeten Wurzeln. Persistierender Milchzahn 83, Wurzel weitgehend resorbiert. Darunter um 90° gedrehter Eckzahn 43, Wurzelspitze nicht sicher zu beurteilen (➧).
d OPG: 64 J. ♂. OK und UK klinisch zahnlos. Retention 33 und 43, perikoronare Osteolyse, Karies bei 33

Merke: Als weitere Zahnstellungsanomalien können das Diasthema und die Rotation eines Zahnes angesehen werden. Die Ursache jeder Zahnstellungsanomalie sollte klinisch und röntgenologisch abgeklärt werden. (Verlagerte oder überzählige Zähne, zahnähnliche Gebilde, Tumoren).

Radiologische Symptome

OPG

Für durchgebrochene Zähne gilt das bereits bei der klinischen Diagnostik gesagte.
Zahlreiche Zahnstellungsanomalien sind nur röntgenologisch faßbar und werden als Zufallsbefund im OPG erkannt.
Im Oberkiefer vor allem Verlagerung von oberen Eckzähnen und Weisheitszähnen, seltener Prämolaren im Bereich der Kieferhöhle, im Unterkiefer Verlagerung von unteren Weisheitszähnen und Prämolaren entlang des Mandibularkanales.

Ergänzende Röntgendiagnostik

Konventionelle NNH-Aufnahme, selten Film- oder Computertomographie.

Therapie

Entfernung des an abnormer Stelle befindlichen Zahnes, in seltenen Fällen Implantation an regelrechter Stelle. Kieferorthopädische Einordnung nur selten möglich.

Literatur

Brabant H, Klees L (1956) Beitrag zur Kenntnis der „Dens in Dente" benannten Zahnanomalie. Stoma 9: 12
Erpenstein H, Pfeiffer RA (1967) Geschlechtsgebunden - dominant erbliche Zahnunterzahl. Humangenetik 4: 280
Euler H (1939) Die Anomalien, Fehlbildungen und Verstümmelungen der menschlichen Zähne. Lehmann, München
Fleischer-Peters A, Glatthor K (1967) Fehlbildungen der Zähne (Synodontie und Schizodontie). Dtsch Zahnärztebl 21: 223
Fleischer-Peters A, Quast U (1970) Klinisch-röntgenologische Untersuchungen über Art und Häufigkeit von Zahnanomalien. Dtsch Zahnärztebl 24: 255
Graber LW (1978) Congenital absence of teeth: a review with emphasis on inheritance patterns J Am Dent Assoc 96: 266
Häupl K, Riedel H (1966) Zähne und Zahnhalteapparat. In: Doerr W, Uehlinger E (Hrsg) Spezielle pathologische Anatomie, Bd. 1. Springer, Berlin Heidelberg New York
Haunfelder D (1967) Ein Beitrag zu den Molaren mit prismatischen Wurzeln (sog. Taurodontismus). Dtsch Zahnärztebl 21: 419
Meyer W (1955) Mehrfachgebilde von Zähnen. Dtsch Zahn Mund Kieferheilkd 22: 465
Miller WA, Seymour RA (1968) Odontodysplasia. Br Dent J 125: 56
Nikiforuk G, Fraser D (1981) The etiology of enamel hypoplasia: a unifying concept. J Pediatr 98: 888
Pindborg JJ (1970) Pathology of the dental hard tissues. Munksgaard, Copenhagen
Ritter W (1978) Zahnentwicklung, Zahndurchbruch und Zahnfehlbildungen. In: Haunfelder D, Hupfauf L, Ketterl W, Schmuth G (Hrsg) Praxis der Zahnheilkunde. Bd. II. Urban u Schwarzenberg, München
Schroeder HE (1983) Pathobiologie oraler Strukturen. Karger, Basel

3.4 Dysgnathien

Dysgnathien sind erblich bedingte oder durch äußere Einflüsse verursachte Zahnstellungs-, Kieferstellungs- und konsekutive Bißanomalien, die neben einer häufig zu beobachtenden Beeinträchtigung des Aussehens vor allem eine funktionelle Störung des Kauorgans zur Folge haben. Die Mehrzahl der Dysgnathien wird konservativ kieferorthopädisch behandelt, nur in den Fällen, in denen wegen der extremen Ausbildung der Dysgnathie oder wegen eines verspäteten Behandlungsbeginns diese allein nicht zum Erfolg führt, kommen chirurgische Maßnahmen in Betracht (chirurgische Kieferorthopädie). Die Operationen werden im Regelfall erst nach Abschluß des Wachstums durchgeführt.

3.4.1 Überentwickeltes Untergesicht (Progenie)

Ätiologie
Häufig erblich bedingt, in vielen Fällen unklar. Gelegentlich durch zu große Zunge (Makroglossie) oder endokrine Störungen (Akromegalie) verursacht.

Alters- und Geschlechtsverteilung
Meistens Ausbildung mit der Pubertät, selten bereits im Milchgebiß erkennbar. ♂ = ♀

Klinische Symptome
Vergrößerung des Unterkiefers mit Vorbiß der unteren Frontzähne (Mesialbiß, Angle-Klasse: III). Äußerst prominentes Kinn mit wulstiger Unterlippe, im Extremfall ist ein zwangloser Lippenschluß nicht möglich.
Verlängerung des Kieferkörpers, selten der Kieferäste.
Abflachung der Kieferwinkel. Häufig transversale Ausweitung des Zahnbogens mit Okklusionsstörungen (Kreuzbiß, Scherenbiß).
Im Frontbereich alle Bißanomalien vom tiefen Überbiß bis zum offenen Biß. Normales Abbeißen häufig nicht möglich.

Merke: Als Sonderform ist der progene Zwangsbiß zu werten, bei dem durch eine Zwangsführung des Unterkiefers eine progene Stellung in Schlußbißlage zustande kommt. In Ruheschwebe befindet sich der Unterkiefer dagegen in Normal- oder Kopfbißstellung. Um die Seitenzahnreihen in Okklusion zu bringen, muß der Unterkiefer nach vorne geschoben werden.

Radiologische Symptome

OPG
Wegen der Vergrößerung des Unterkiefers gelingt es nur schwer, den Unterkiefer vollständig in der Schicht abzubilden. Daher häufig Unschärfen sowohl im Front- als auch im Seitenzahnbereich. Abflachung des Kieferwinkels meist deutlich zu erkennen (←Abb. 22 a).

Ergänzende Röntgendiagnostik

Profil-Fernröntgenaufnahme mit speziellen Filtern, zur gleichzeitigen Darstellung von Weichteilen und knöchernem Skelett unbedingt erforderlich (kieferorthopädische Vermessung) (←Abb.22b).
Zur genauen Beurteilung der Zähne und ggf. von Nachbarstrukturen Zahnfilme, Status X, NNH, Unterkieferaufnahme im halbaxialen Strahlengang (Clementschitsch).
Computertomographie im Regelfall nicht erforderlich.

Radiologische Differentialdiagnostik

Entfällt aufgrund der klinischen Angaben.

Therapie

Die Therapie der *echten* Progenie kann im Wachstumsalter in wenigen seltenen Fällen mit konservativ - kieferorthopädischen Mitteln erfolgreich sein. Es gelingt dann, eine befriedigende Okklusion einzustellen, das zu lange Kinn wird jedoch nicht mit erfaßt (Kinnplastik erforderlich).
In zahlreichen Fällen wird eine operative Rückverlagerung des Unterkiefers notwendig (Umstellungsosteotomie).
Hierzu stehen verschiedene Operationsverfahren zur Verfügung:

- Osteotomie im Ramus mandibulae und Kieferwinkel, heute gebräuchlichstes Verfahren. Relativ gute Operationsübersicht und große Knochenanlagerungsfläche. Adaptation der Knochenfragmente durch Drahtnaht, Drahtumschlingung, Schrauben- oder Plattenosteosynthese.
- Operation am Kieferkörper rezidivfreudiger, Gefährdung des N. alveolaris inferior. Nur in ausgewählten Fällen.
- Kondylektomie (Resektion der Gelenkköpfe) heute nicht mehr praktiziertes Operationsverfahren.

Prognose

Bei richtiger Indikationsstellung ist die operative Korrektur der echten Progenie ein Eingriff mit hohen Erfolgsaussichten. Postoperativ exakte Einstellung der Okklusion bzw. genaue prothetische Rehabilitation zur Vermeidung eines Rezidivs erforderlich.
Bei fehlender Interkuspitation im Seitenzahnbereich wird der Unterkiefer bis zum Erreichen einer stabilen Lage nach vorne geschoben (Rezidiv).

3.4.2 Unterentwickeltes Untergesicht (Retrogenie)

Sonderform

Mikrogenie (Vogelgesicht).

Ätiologie

Häufig erblich, nach Osteomyelitis, Kiefergelenktraumen.

Alters- und Geschlechtsverteilung

Meistens volle Manifestation mit Abschluß des Wachstums. ♂ = ♀

Klinische Symptome
Hypoplasie oder Distalverlagerung des Unterkiefers mit Rücklage des Kinns, ausgeprägter Lippenstufe und Rücklage der unteren Frontzähne (Distalbiß, Angle-Klasse II). Gelegentlich in Kombination mit einem Vorbiß des Oberkiefers (Prognathie), auch lutschoffenem Biß. Häufig mit Schmalkiefer, v.a. im Unterkiefer vergesellschaftet. Deckbiß häufig, untere Frontzähne beißen oft in den Gaumen ein.

Merke:
- Die *Differentialdiagnose* zwischen einer *Prognathie* (überentwickeltes Mittelgesicht) und *Retrogenie* ist schwierig. Als Anhaltspunkt kann gelten: wird eine Profilverbesserung beim Vorschieben des Unterkiefers erzielt, so ist eine Retrogenie wahrscheinlich, kommt es dabei aber zu einem Hervortreten des Untergesichtes, handelt es sich am ehesten um eine Prognathie. Genaue diagnostische Hinweise liefert das Fernröntgenbild.
- Das sog. *Vogelgesicht*, das nach Störungen des Unterkieferwachstums durch Osteomyelitis, Kiefergelenkfrakturen und Ankylosen beobachtet wird, ist als Sonderform anzusehen. (Ein- oder doppelseitig).

Weitere Sonderform: *Pierre-Robin-Syndrom*. Die Diagnose gelingt verhältnismäßig leicht aufgrund der Begleitsymptome (Zurücksinken der Zunge, Gaumenspalte).

Radiologische Symptome

OPG
Wegen der Verkleinerung des Unterkiefers gelingt es nur schwer, den Unterkiefer vollständig in der Schicht abzubilden. Häufige Unschärfen im Frontbereich.

Ergänzende Röntgendiagnostik
Profilfernröntgenaufnahme mit speziellen Filtern zur gleichzeitigen Darstellung von Weichteilen und knöchernem Skelett unbedingt erforderlich. Anhand dieser Aufnahme kann die Art der Störung weiter diagnostiziert werden. (Kieferorthopädische Vermessung von Fernröntgenbildern, Abb. 34c).
Zur genauen Beurteilung der Zähne und ggf. der Nachbarstrukturen Zahnfilme, Status X.
Bei Verdacht auf Gelenkläsionen Unterkieferaufnahme im halbaxialen Strahlengang (Clementschitsch), Aufnahme nach Schüller, Aufnahme nach Hofrath, CT zur Abklärung unklarer Prozesse im Kiefergelenkbereich erforderlich, Filmtomographie.

Radiologische Differentialdiagnostik
In Fehlstellung verheilte Unterkieferfrakturen, insbesondere Kiefergelenkfrakturen, Osteomyelitis im Gelenkbereich.

Therapie
Im Wachstumsalter nach funktions-kieferorthopädischen Gesichtspunkten (Aktivator). Gelingt es, so eine befriedigende Okklusion zu erzielen, muß nach Abschluß der Behandlung nur noch das unterentwickelte Kinn durch eine Aufbauplastik vergrößert werden.
Beim Erwachsenen mit manifester Retrognathie kommt nur eine chirurgische Vorverlagerung des Unterkiefers in Frage. Zur Durchführung dieser Operation werden zahlreiche Techniken angegeben, die denen zur Rückverlagerung des Unterkiefers gleichen. Fixation und Nachbehandlung wie bei der Progenie.

Merke: In Sonderfällen genügt eine Vorverlagerung des Alveolarfortsatzes im Frontbereich (Hofer). Die Kinnanomalie kann durch diesen Eingriff im Regelfall nicht beseitigt werden. Liegt eine Retrognathie in Kombination mit einer Ankylose eines oder beider Kiefergelenke vor, so ist diese zunächst oder gleichzeitig zu beseitigen. Die Ankyloseoperation erfolgt entweder durch Resektion der Ankylose und narbiger Ausheilung, durch Einlagerung eines Knorpel- oder Kunststoffblockes, oder in neuerer Zeit durch Eingliederung eines Rippenknorpeltransplantates, das am ehesten die Ausbildung einer Nearthrose gewährleistet.

Prognose
Bei richtiger Indikationsstellung ist die operative Korrektur der Retrognathie ein Eingriff mit hohen Erfolgsaussichten.

3.4.3 Überentwickeltes Mittelgesicht (Prognathie)

Ätiologie
Erblich oder nach exzessiv langem Daumenlutschen.

Alters- und Geschlechtsverteilung
Volle Manifestation gegen Ende des Wachstums. ♂ = ♀

Klinische Symptome
Obere Frontzähne stehen weit nach vorne, so daß ein fliehender Profilverlauf mit ausgeprägter Lippenstufe entsteht. Häufig mit Retrogenie kombiniert.
Bei Prognathie Engstand der Zähne oder lückige Stellung möglich.

Radiologische Symptome

OPG
Wegen des weit nach vorne ragenden Oberkiefers gelingt es nur selten, Ober- und Unterkiefer gleichmäßig in der Schicht abzubilden. Unschärfen vor allem im Oberkieferfrontbereich.

Ergänzende Röntgendiagnostik
Profilfernröntgenaufnahmen mit speziellen Filtern zur gleichzeitigen Darstellung von Weichteilen und knöchernem Skelett. (Kieferorthopädische Vermessung von Fernröntgenbildern).
Zur genauen Beurteilung der oft stark prodrudierten Zähne Einzelzahnfilme.
Nasennebenhöhlenaufnahme, Film- und Computertomographie in der Regel nicht erforderlich.

Radiologische Differentialdiagnostik
Vorverlagerung des Oberkiefers nach Traumen.

Therapie
Im Wachstumsalter nach funktions-kieferorthopädischen Gesichtspunkten (Aktivator). Ist auf diesem Weg kein befriedigender Behandlungserfolg zu erzielen oder bei verspätetem Therapiebeginn chirurgische Rückverlagerung des Oberkiefers (Le Fort I Osteotomie). Segmentosteotomie evtl. in Kombination mit kieferorthopädischer Behandlung.

Merke: Bei gleichzeitiger Retrognathie Kombination von Vorverlagerung des Unterkiefers und Rückverlagerung des Oberkiefers.

Prognose
Gut.

3.4.4 Unterentwickeltes Mittelgesicht (Mikrognathie)

Synonyme
Pseudoprogenie,

Ätiologie
Bei Lippen-Kiefer-Gaumenspalten infolge der narbenbedingten Wachstumshemmung des Oberkiefers, bei Hypodontie im Oberkiefer, nach vorzeitiger Zahnentfernung, auch erbliche Mikrognathien möglich. Traumatische Rückverlagerung des Oberkiefers (Dish-face).
Ferner im Rahmen der Dysostosis craniofacialis (Morbus Crouzon) und bei der Akrozephalosyndaktylie (Alpert).

Alters- und Geschlechtsverteilung
Meistens volle Manifestation mit Abschluß des Wachstums. ♂ = ♀

Klinische Symptome
Hypoplasie oder Distalverlagerung des Oberkiefers oder des gesamten Mittelgesichtes. Ausgeprägte Lippenstufe mit wulstiger Unterlippe. Okklusionsstörungen, da neben der Rückverlagerung des Oberkiefers auch gehäuft eine transversale Verschmälerung des Oberkiefers beobachtet wird.

Radiologische Symptome

OPG
Im OPG oft unscharfe Abbildung des Oberkiefers, da nicht in der Schicht. Zur weiteren Diagnostik ergänzende Aufnahmen erforderlich (←Abb. 22 a).

Ergänzende Röntgendiagnostik
Profilröntgenaufnahme mit speziellen Filtern zur gleichzeitigen Darstellung von Weichteilen und knöchernem Skelett unbedingt erforderlich. Anhand dieser Aufnahme kann die Art der Störung weiter diagnostiziert werden. (Kieferorthopädische Vermessung von Fernröntgenbildern (←Abb. 22 b).

Radiologische Differentialdiagnostik
In Fehlstellung verheilte Mittelgesichtsfrakturen.

Therapie
Im Wachstumsalter Versuch einer funktions-kieferorthopädischen Behandlung. In den meisten Fällen chirurgische Vorverlagerung des Oberkiefers. (Le Fort I), evtl. in Kombination mit kieferorthopädischen Maßnahmen.

Merke: In Sonderfällen gleichzeitige Rückverlagerung des Unterkiefers und Vorverlagerung des Oberkiefers. In seltenen Fällen Rückverlagerung des Unterkiefers und Auflegen von Knorpel auf die hypoplastische Infraorbitalregion.

3.4.5 Asymmetrische Dysgnathien

Ätiologie
- Faktoren innerhalb der Zahnreihe.
  Seitlicher Zwangsbiß, vorzeitiger Zahnverlust.
- Einseitige Über- oder Unterentwicklung des Kiefers.

Alters- und Geschlechtsverteilung
Volle Manifestation mit Abschluß des Wachstums. ♂ = ♀

Klinische Symptome
Durch die einseitige Über- oder Unterentwicklung des Unterkiefers hervorgerufene Gesichtsaymmetrie, oft verbunden mit Seitabweichungen bei der Mundöffnung. Okklusionsstörungen.

Radiologische Symptome

OPG
Im Seitenvergleich ausgeprägte Größenunterschiede des Unterkieferkörpers, des Unterkieferastes oder des Gelenkfortsatzes. Scharfe Abbildung oft nicht möglich, da nicht immer in der Schicht gelegen (Abb. 33 a, 34 a).

Ergänzende Röntgendiagnostik
Wie bei den übrigen Dysgnathien (Abb. 33 b und 34 b, c).

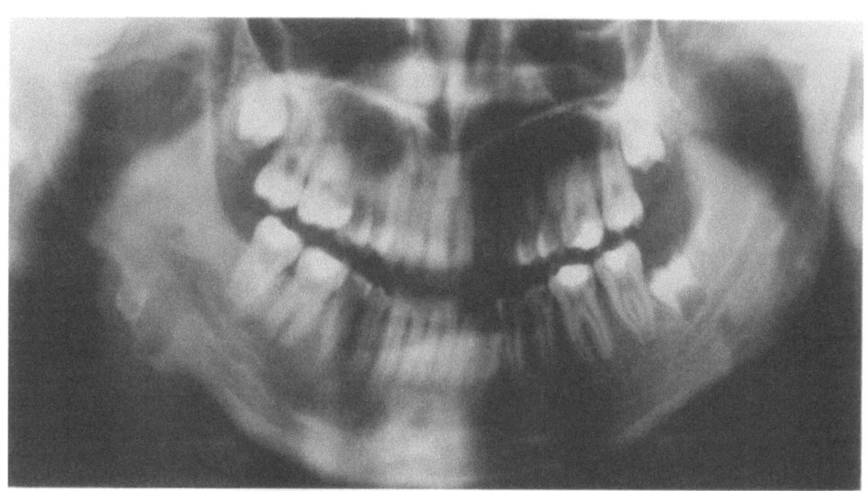

a

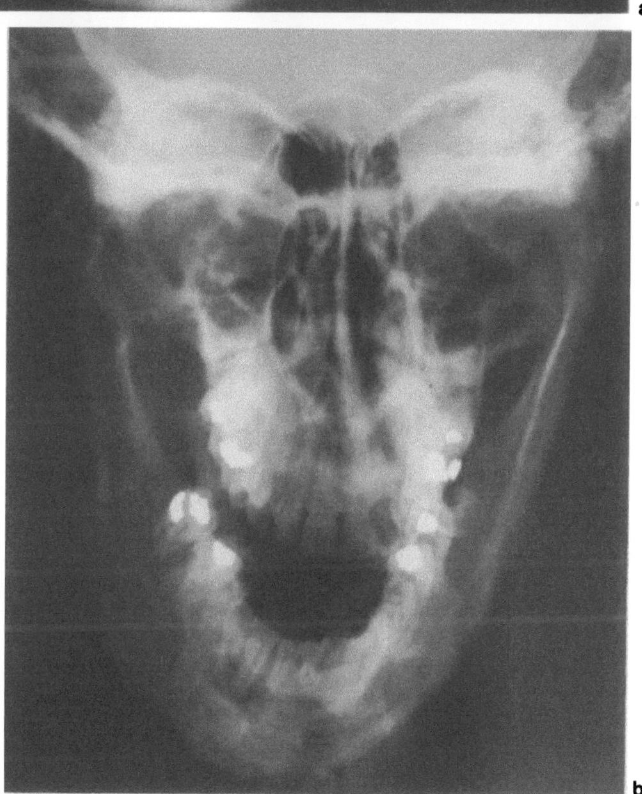

b

Abb. 33 a, b. Unterkiefer- und Gesichtsasymmetrie nach „Zystenoperation" im Kindesalter.
a OPG: Unauffällige Abbildung des Oberkiefers. Die Zähne 18 und 28 kommen in regelrechter Durchbruchsstellung zur Darstellung. Abbildung des gesamten Unterkiefers. Beide Kiefergelenke erstrecken sich bis zur jeweiligen Gelenkpfanne. Das rechte Kiefergelenk ist im Vergleich zum linken flötenschnabelartig verändert. Im Bereich des rechten Kieferwinkels halbkreisförmig nach distal scharf begrenzter knöcherner Defekt. Innerhalb des verbleibenden Knochens im kaudalen Bereich Zone erhöhter Transparenz, die nach kranial unscharf und nach kaudal scharf begrenzt ist. Regelrechte Abbildung des Canalis mandibularis. Fehlende Zahnanlage 48. **b** Unterkiefer halbaxial: Ausgeprägte Verlagerung des Unterkiefers nach rechts mit Verbreiterung des rechten Corpus mandibulae. Asymmetrische Darstellung der Kiefergelenke. Weitere Spezialaufnahmen erforderlich! Gesichtsasymmetrie besser sichtbar als im OPG!

Radiologische Differentialdiagnostik

- in Fehlstellung verheilte Frakturen,
- ausgeheilte Kiefergelenkosteomyelitis,
- osteogene Tumoren,
- Osteomyelitis sicca.

Therapie

Im Wachstumsalter nach funktions-kieferorthopädischen Gesichtspunkten (Aktivator), sonst chirurgische Korrektur.

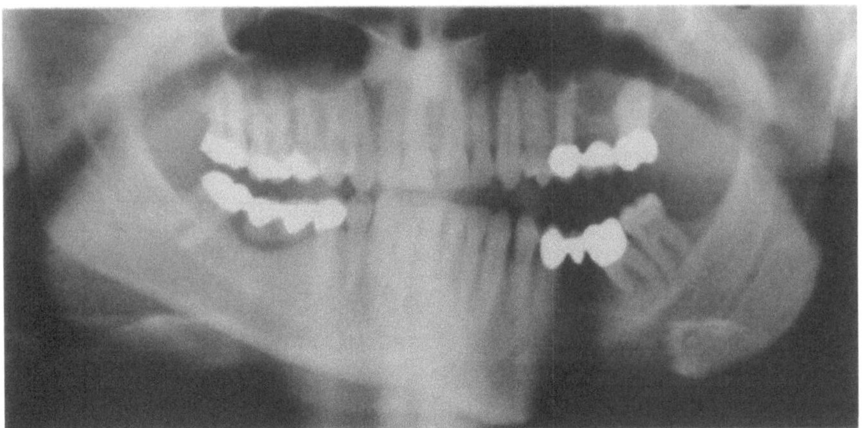

a

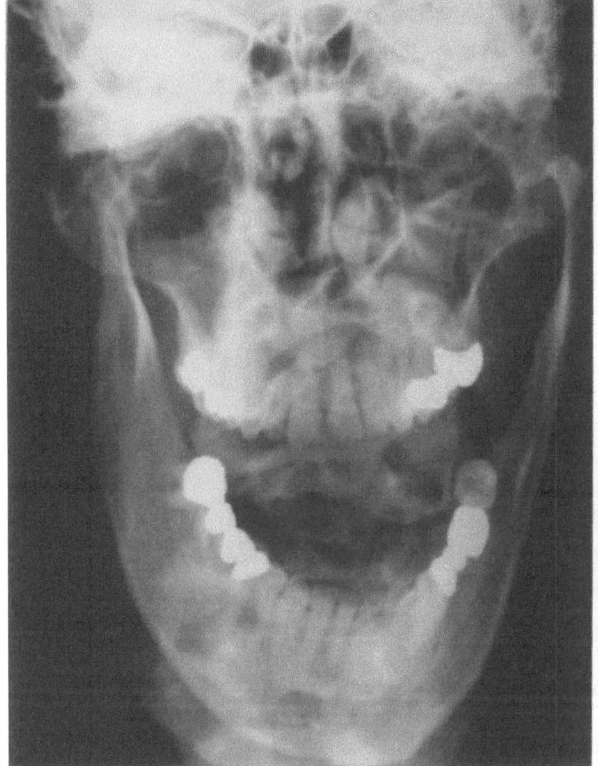

b

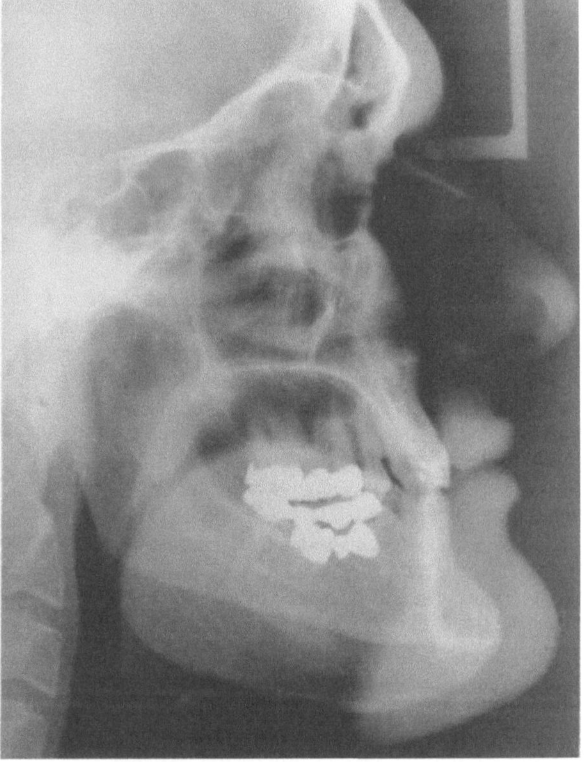

c

Abb. 34 a–c. Hemihypertrophia mandibulae.
28 J. ♂. **a** OPG: Ausgeprägte Verlängerung des linken Gelenkfortsatzes und des Ramus ascendens bei gleichzeitiger Verbreiterung des linken Corpus mandibulae. Linker Kieferwinkel im Vergleich zur Gegenseite stärker abgerundet. Mandibularkanal an den Basalbogen verdrängt. Offener Biß links. **b** Unterkiefer halbaxial: Ausgeprägte Verlängerung des linken Ramus ascendens mit konsekutiver Auslenkung des Unterkiefers nach rechts. **c** Schädel seitl. Fernaufnahme mit Weichteildarstellung: Prominentes Kinn, linker Unterkiefer deutlich verbreitert mit Ausdehnung nach kaudal. Regelrechter Überbiß der Frontzähne

3.4.6 Offener Biß

Ätiologie
Rachitisch offener Biß durch Verkürzung der Alveolarfortsätze und Verbiegung der Kieferknochen.
Lutschoffener Biß durch Daumenlutschen. Offener Biß bei Makroglossie, wenn die Zunge nach vorne zwischen die Zahnreihen gepreßt wird.
Unklare Genese häufig.

Alters- und Geschlechtsverteilung
Volle Manifestation im späten Wechselgebiß. ♂ = ♀

Klinische Symptome
Ein offener Biß liegt dann vor, wenn eine oder beide Zahnreihen nicht die Kauebene erreichen und ein regelrechter Überbiß bzw. eine normale Interkuspitation nicht vorliegen.
(Patient kann nicht Abbeißen und Kauen).

Radiologische Symptome

OPG
Bei geschlossenem Kiefer und okklusalen Zahnkontakten im Seitenzahnbereich kein Zahnkontakt im Frontbereich (Abb. 35).

Ergänzende Röntgendiagnostik
Profilfernröntgenaufnahme (s. vorige Kapitel).

Radiologische Differentialdiagnostik
Traumafolge.

Therapie
Die Therapie des lutschoffenen Bisses im Wachstumsalter ist in der Regel kieferorthopädisch. Rachitisch offener Biß und beim Erwachsenen der lutschoffene Biß erfordern die chirurgische Therapie (Segmentosteotomien in Ober- und Unterkiefer) als Ergänzung der kieferorthopädischen Behandlung. Bei Makroglossie und Zungenpressen evtl. Zungenverkleinerung.

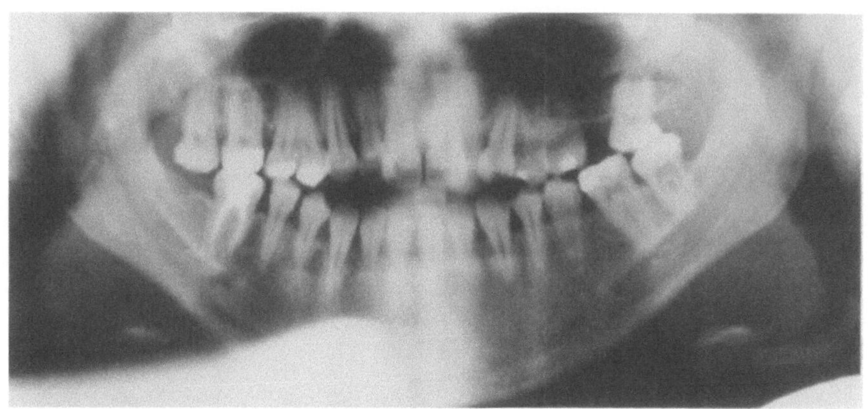

Abb. 35. Offener Biß.
26 J. ♀. OPG: In Schlußbißstellung Zahnkontakt nur im Seitenzahnbereich. Offener Biß von 14 bis 24. Ausgeprägter horizontaler Abbau des Processus alveolaris des Ober- und Unterkiefers. Unvollständige Wurzelfüllung von 46 mit beginnender Wurzelresorption und periapikaler Sklerose

Literatur

Epker BN, Fish LC (1986) Dentofacial deformities, vols 1 and 2. Mosby, St. Louis

Krüger E (1970) Die operative Behandlung des offenen Bisses durch dreiteilende Osteotomie des Oberkiefers. Dtsch Zahnärztl Z 14: 11

Krüger E (1985) Lehrbuch der chirurgischen Zahn- Mund- und Kieferheilkunde, Bd. 1, 5. Aufl. Quitessenz, Berlin

Norman JE, Painter DM (1980) Hyperplasia of the mandibular condyle: a historical review of important early cases with a presentation and analysis of twelve patients. J Maxillofac Surg 8: 161

Obwegeser H (1964) The indications for surgical correction of mandibular deformity by the sagittal splitting technique. J Oral Surg 1: 157

Obwegeser H (1969) Surgical correction of small or retrodisplaced maxilla. Plast Reconstr Surg 43: 351

Schwenzer N, Steinhilber W (1981) Chirurgische Kieferorthopädie In: Schwenzer N, Grimm G (Hrsg) Zahn-Mund-Kiefer-Heilkunde, Bd. 2. Spezielle Chirurgie. Thieme, Stuttgart

Spießl B, Tschopp HM (1974) Chirurgie der Kiefer. In: Naumann HH (Hrsg) Kopf und Hals-Chirurgie Bd. 2, 2. Gesicht und Gesichtsschädel. Thieme, Stuttgart

4 Erkrankungen der Zähne und des Zahnhalteapparates (ohne entzündliche Veränderungen)

M. HERZOG, D. BEYER

4.1 Karies

Synonyme
Zahnfäule

Ätiologie
Zahlreichende, sich teilweise widersprechende Kariestheorien.
Miller (1892) „Die Zahnkaries ist ein chemischparasitärer Vorgang, bestehend aus 2 deutlich ausgeprägten Stadien: der Entkalkung, respektive Erweichung des Gewebes und der Auflösung des erweichten Rückstandes."
Wesentlicher ätiologischer Faktor: Zahnplaque.

Alters- und Geschlechtsverteilung
Alle Lebensalter. ♂ = ♀

Häufigkeit und Lokalisation
Molaren in Ober- und Unterkiefer, Oberkieferprämolaren und Frontzähne, seltener Unterkieferprämolaren und Unterkieferfrontzähne.
Prädiliktionsstellen der Zähne: Fissuren und Grübchen, Zahnhals, Kontaktpunkte.

Klinische Symptome
- *Beginnende Karies:* kreidiger, weißlicher oder dunkel verfärbter Fleck, im Schmelz gelegen, keine Beschwerden.
- *Klinische Karies:* Übergang von der partiellen zur totalen Schmelzentkalkung. Verlust der Oberflächenkontinuität, Erreichen der Schmelz-Dentin-Grenze und deren Unterminierung.
  Schmerzen auf kalt, warm sowie auf osmotische Reize.
- *Dentinläsionen:* Mikroorganismen dringen entlang der Dentinkanälchen in Richtung Pulpa vor. Ausbreitung eines kariösen Dentinkegels. Bei Vordringen bis zur Pulpa (Caries profunda) Gefahr der Infektion des Pulpenorganes, spontane Zahnschmerzen, zunächst noch reversibel (Hyperämie der Pulpa) dann irreversibel (Pulpitis).

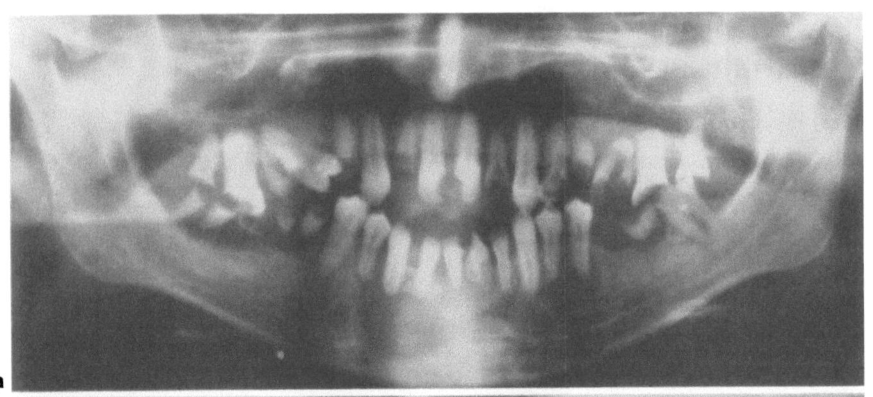

a

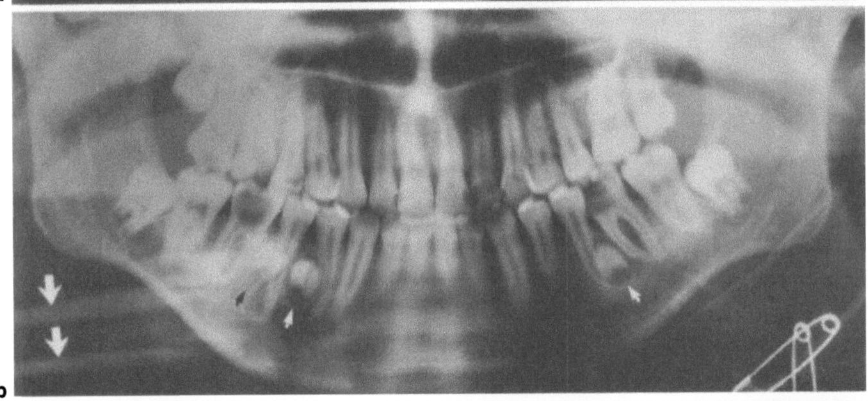

b

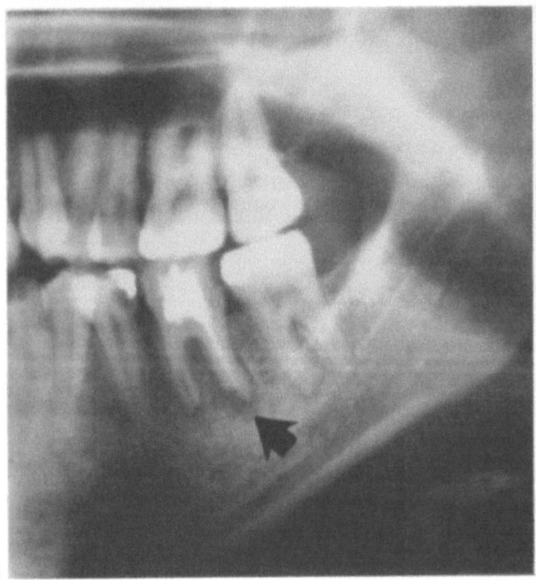

c

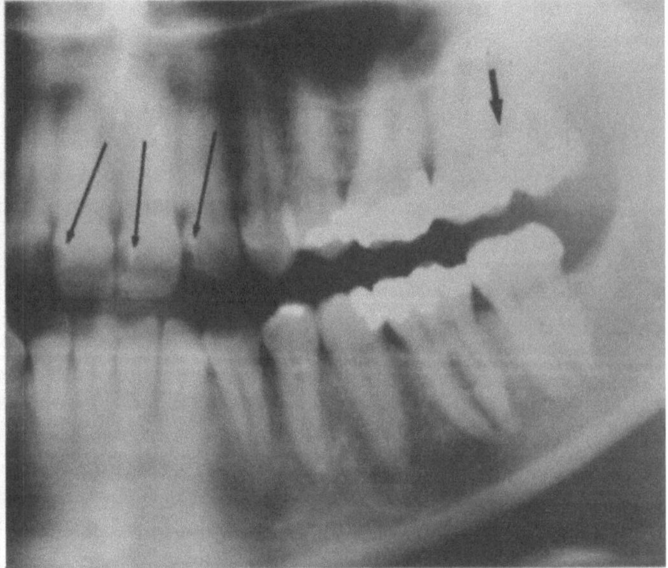

d

Abb. 36 a–d. Kariesfolgen.
a OPG: 26 J. ♂. Multiple tief kariös zerstörte Zähne in Ober- und Unterkiefer, teilweise Abstoßungsreaktionen erkennbar. **b** OPG: 17 J. ♂. Klinisch perimandibulärer Abszeß ausgehend vom tief zerstörten Zahn 36. Doppelanlage 35, 44, 45 (→). Links Sicherheitsnadeln des Drainageröhrchens, auf der kontralateralen Seite als Artefakt wiedergegeben (↓↓). **c** OPG: 20 J. ♀. Periapikale Aufhellung mit ausgeprägter Wurzelspitzenresorption bei 36, entsprechend einer periapikalen Ostitis. Im distalen Wurzelkanal 36 regelrechte Wurzelfüllung. Im mesialen Wurzelkanal kein Wurzelfüllmaterial erkennbar. Unter der Füllung bei 35 Aufhellungszonen entsprechend einer Karies (➧). **d** OPG (Ausschnitt): 31 J. ♀. 12, 11, 21, 22 strahlentransparente Füllungen teilweise mit strahlendichter Unterfüllung (Pfeil) →. 15, 16, 17, 18, 37, 36, 35, 34 strahlendichte Füllungen (Amalgam), zwischen 17 und 18 überstopftes Füllungsmaterial, darunter ausgeprägte Osteolyse als Folge des chronischen Reizes (Zahnfleischtasche) 14 (→) fehlt

Radiologische Symptome

OPG

Scharf bis unscharf begrenzte Aufhellung im Bereich der Zahnkrone (Abb. 29 a; 30 b; 36 a-c; 38 a; 39).

Merke: Eine Kariesdiagnostik anhand des OPG ist nur unzureichend möglich. Kleinere bis mittlere Defekte sind oft nicht sichtbar.

Ergänzende Röntgendiagnostik

Zahnfilme und Bißflügelaufnahmen

Radiologische Differentialdiagnosen

Traumatische Zahndefekte, Mineralisationsstörungen, nicht röntgendichte Füllungen (Abb. 32 b, 36 d).

4.2 Füllungstherapie

Nach restloser Entfernung der kariösen Läsionen müssen diese mit beständigen Materialien gefüllt werden. Ist ein Zahn durch eine Füllung nicht zu erhalten, ist eine Überkronung angezeigt (Abb. 31 a).

Füllungsmaterialien:

- *Amalgame* (häufigstes Füllungsmaterial im Seitenzahnbereich), strahlendicht.
- *Gußfüllungen* überwiegend auch Goldlegierungen, strahlendicht (relativ selten).
- *Zemente* zum Festsetzen von Kronen und Gußfüllungen, als Unterfüllung und als provisorisches Füllmaterial, strahlendicht.
- *Kunststoffe* überwiegend im Frontzahnbereich angewandt, teilweise strahlendurchlässig.
- Kalziumhydroxid (Calxyl), strahlendurchlässig, wird bei tiefen Kavitäten eingebracht, um die Tertiärdentinbildung anzuregen. (Es gibt auch Kalziumhydroxidpräparate mit Kontrastmittelzusatz).
  Kann unter einer Füllung Karies vortäuschen (Abb. 36 d).

4.3 Endodontie

Synonyme
Wurzelbehandlung, erkranktes Pulpagewebe (Pulpitis, Gangrän) muß vollständig entfernt und der Wurzelkanal mit einem Wurzelfüllmaterial dicht abgefüllt werden. Das Wurzelfüllmaterial sollte dabei im Regelfall nicht über den Apex hinausreichen.
Mechanische Aufbereitung und Desinfektion des Wurzelkanals sind wichtigste endodontische Maßnahmen. Infiziertes nekrotisches Wurzelkanalgewebe muß entfernt werden, der Wurzelkanal muß desinfiziert und erweitert werden. Hierzu sind verschiedene feilenartige Wurzelkanalinstrumente üblich. Relativ häufiges Abbrechen dieser Instrumente.

Radiologische Symptome

OPG
- Aufbereiteter Wurzelkanal, auffällig gerade und glatte Begrenzung des Wurzelkanals, im Vergleich zum entsprechenden Zahn der Gegenseite erweitert.
- Wurzelfüllmaterial in der Regel röntgendicht, sollte wandständig bis zum Apex reichen. Häufig Wurzelfüllmaterial über den Apex hinaus. Vor allem im Seitenzahnbereich Wurzelkanäle schwer aufzubereiten, daher oft unvollständige Wurzelfüllungen.

Cave: Bei noch nicht abgeschlossenem Wurzelwachstum kann Kalziumhydroxil (strahlendurchlässig) in den Wurzelkanal eingebracht werden um einen bindegewebigen Wurzelabschluß zu stimulieren.

- Verschiedene stift- und schraubenartige Verankerungen von Zahnkronen (Stiftzähne) im Wurzelkanal.
- Frakturierte Instrumentenreste sind feilenartige Gebilde, meist im apikalen Wurzeldrittel. Ein derartiges abgebrochenes Instrument sollte entfernt werden.
- Strahlendichter Bezirk im apikalen Bereich bei fehlender oder unvollständiger Wurzelfüllung. Zustand nach Wurzelspitzenresektion und retrograder Wurzelfüllung.
- Scharf abgegrenzte, rechtwinklig abgesetzte Wurzelspitze bei korrekter Wurzelfüllung, evtl. mit periapikaler Aufhellung: Zustand nach Wurzelspitzenresektion.
- Wolkige Resorptionen der Wurzelspitze bei unvollständiger oder auch vollständiger Wurzelfüllung: der pulpentote Zahn wird langsam vom Apex her resorbiert (Abb. 32a, 36c, 37d).

Ergänzende Röntgendiagnostik
Die Diagnostik endodontisch behandelter Zähne ist im OPG nur bedingt möglich. Zahnfilm erforderlich.

Radiologische Differentialdiagnose
In seltenen Fällen kann eine Obliteration des Wurzelkanals eine Wurzelfüllung vortäuschen.

Literatur

Eichner K (1981) Zahnärztliche Werkstoffe und ihre Verarbeitung. Bd. II, 4. Aufl. Hüthig, Heidelberg

Gottlieb B (1971) Ätiologie und Prophylaxe der Zahnkaries. Z Stomatol 19: 129

Guldner PHA, Langeland K (1982) Endodontologie. Thieme, Stuttgart

Häupl K, Riedel H (1966) Zähne und Zahnhalteapparat. In: Doerr W, Uehlinger E (Hrsg) Spezielle pathologische Anatomie, Bd. 1. Springer, Berlin Heidelberg New York

Jüde HD (1982) Partielle Prothesen. In: Schwenzer N, Grimm G (Hrsg) Zahn-Mund-Kiefer-Heilkunde, Bd. 3. Prothetik und Werkstoffkunde. Thieme, Stuttgart

Ketterl W (1981) Revision einer Wurzelkanalfüllung (DGZMK-Stellungnahme zu aktuellen Fragen). In: Dtsch Zahnärztekalender. Hanser, München

Langlais RP, Kasle MJ (1980) Intraorale Röntgendiagnostik. Thieme, Stuttgart

Miller WD (1892) Die Mikroorganismen der Mundhöhle. Thieme, Leipzig

Pilz W, Plathner CH, Taatz H (1980) Grundlagen der Kariologie und Endodontie. Hanser, München

Riethe P (1980) Die Indikation zur Amalgamanwendung und die Bedeutung der Kavitätenpräparation. Dtsch Zahnärztl Z 35: 462

Riethe P (1984) Welche Füllungsmaterialien sind im gingivalen Bereich vertretbar? Dtsch Zahnärztl Z 39: 589

Riethe P (1985) Konservierende Zahnheilkunde. In: Schwenzer N, Grimm G (Hrsg) Zahn-Mund-Kiefer-Heilkunde, Bd. 4. Konservierende Zahnheilkunde und Mundschleimhauterkrankungen. Thieme, Stuttgart

Ritter W (1981) Röntgenuntersuchung der Zähne, der Kiefer und des Gesichtsskelettes. In: Schwenzer N, Grimm G (Hrsg) Zahn-Mund-Kiefer-Heilkunde, Bd. 1. Allgemeine Chirurgie, Entzündungen und Röntgenologie. Thieme, Stuttgart

Rossbach A (1982) Kronen und Brücken. In: Schwenzer N, Grimm G (Hrsg) Zahn-Mund-Kiefer-Heilkunde, Bd. 3. Prothetik und Werkstoffkunde. Thieme, Stuttgart

Sauerwein E (1981) Kariologie mit kurzgefaßter Histologie und Histopathologie des Zahnes. Thieme, Stuttgart

Schroeder A (1981) Endodontie, 3. Aufl. Quintessenz, Berlin

Schwickerath H (1977) Werkstoffe in der Zahnheilkunde - Grundlagen, Verarbeitung, Beanspruchung und Verhalten im klinischen Einsatz. Quintessenz, Berlin

5 Entzündungen

M. HERZOG, D. BEYER

5.1 Unspezifische Entzündungen

5.1.1 Entzündungen des Parodontiums und seiner Umgebung

5.1.1.1 Apikale Parodontitis

Synonyme
Apikales Granulom, chronische apikale Ostitis, chronische periapikale Parodontitis.

Ätiologie
Die periapikale Entzündung entsteht durch eine fortgeleitete Infektion aus dem Wurzelkanal eines marktoten Zahnes.

Merke: Meistens handelt es sich um eine primär chronische Entzündung, die sich klinisch nicht bemerkbar macht. Der Knochen in der Umgebung der Wurzelspitze wird abgebaut, es entsteht ein bis zu erbsengroßes Gebilde, das im Bereich des Foramen apikale aus Granulationsgewebe und in der Peripherie aus kollagenem Bindegewebe besteht.

Alters- und Geschlechtsverteilung
Alle Altersstufen. ♂ = ♀

Lokalisation und Häufigkeit
Alle zahntragenden Kieferbereiche.

Klinische Symptome
Häufig symptomlos.
Initialsymptome: vertikale Klopfempfindlichkeit des ursächlichen Zahnes ohne Temperaturempfindlichkeit, Schmerzen im Kiefer.

Radiologische Symptome

OPG
- Überwiegend scharf begrenzte Aufhellung über der Wurzelspitze des ursächlichen Zahnes.
- Desmodontalspalt im Wurzelspitzenbereich nicht durchgehend erkennbar.
- Beim Erreichen physiologischer Knochenhöhlen (Kieferhöhle, Canalis mandibularis) kann die scharfe Begrenzung fehlen (Abb. 37 a, 38 a, b).

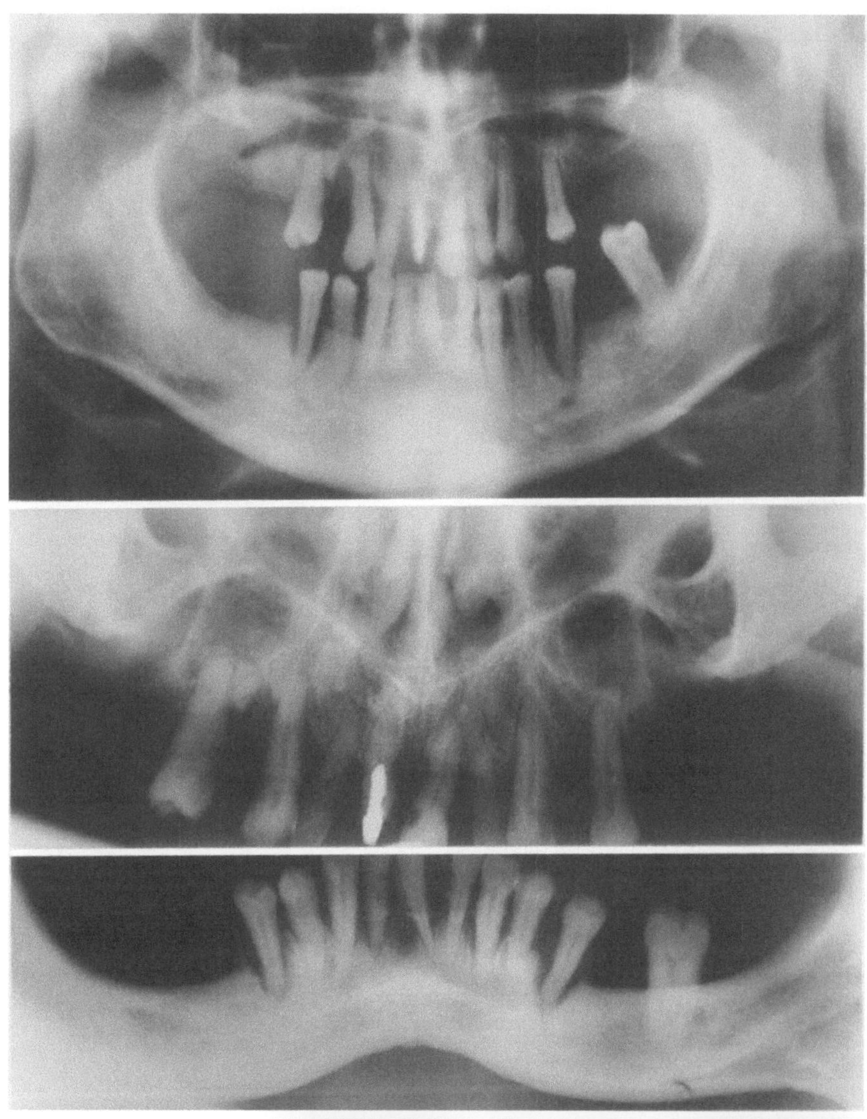

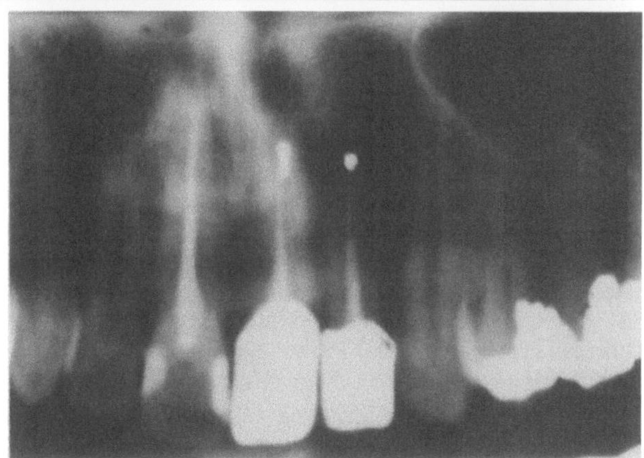

Abb. 37 a-d. Apikale und marginale Parodontitis. 43 J. ♂. **a** OPG: Ober- und Unterkiefer teilbezahnt. Apikale Auflösung des Periodontalspaltes bei 15 mit konsekutiver basaler Verschattung der Kieferhöhle. Ausgeprägter horizontaler und vertikaler Knochenabbau in Ober- und Unterkiefer, vor allem bei 35 und 45 entsprechend einer progressiven marginalen Parodontitis. Stiftzahn 11. **b** Oberkieferpanoramavergrößerungsaufnahme. Desmodontalspalten hier deutlich besser abgrenzbar als im OPG! Unscharfer Desmodontalspalt 15. Ausgeprägter horizontaler und vertikaler Abbau des Processus alveolaris. Stiftzahn 11 bei unvollständiger Wurzelfüllung. **c** Unterkieferpanoramavergrößerungsaufnahme. Bei 35 und 45 vertikaler Knochenabbau bis zur Wurzelspitze. An den übrigen Zähnen freiliegende Zahnhälse. Verlust von 41. Zahnstein bei 31, 42. **d** OPG (Ausschnitt): 25 J. ♂. 11 Wurzelfüllung. 21 und 22 Wurzelfüllung, retrograder Abschluß des apikalen Wurzelkanales mit Amalgam nach Wurzelspitzenresektion

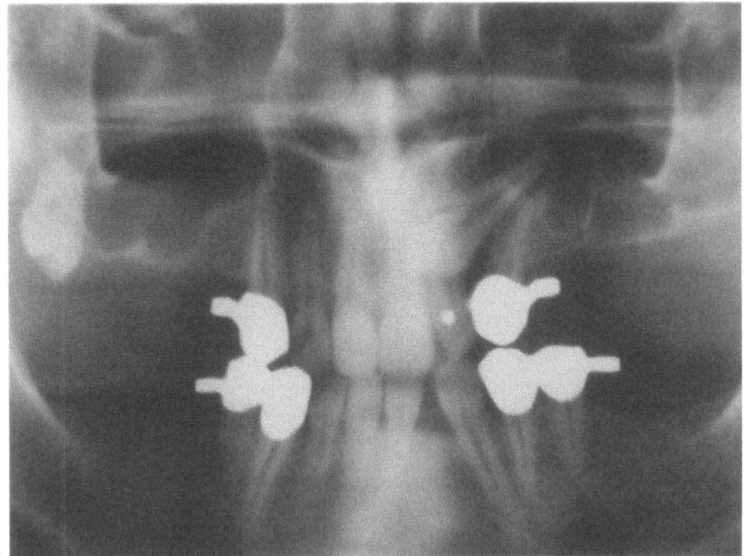

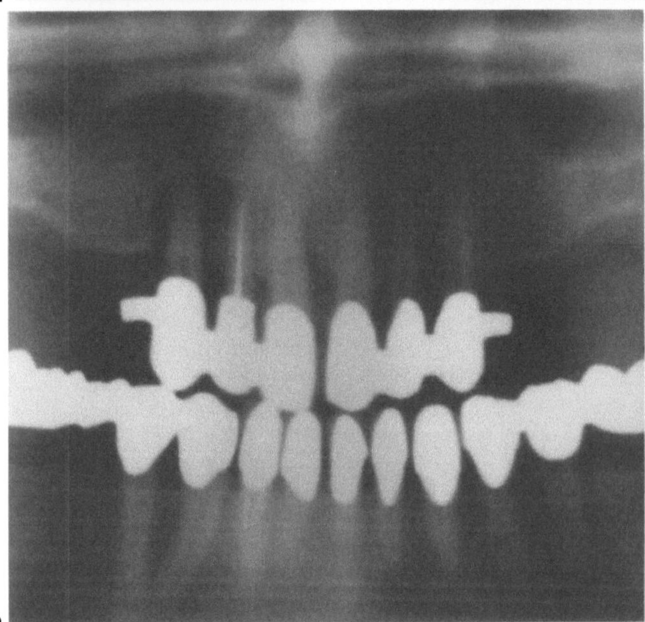

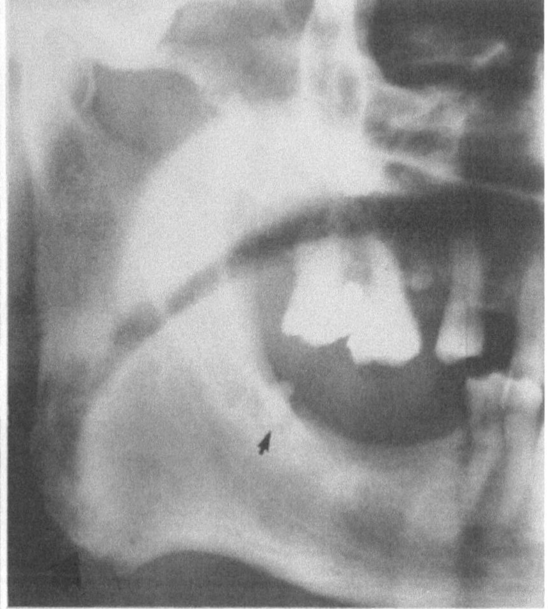

Abb. 38a–c. Apikale Parodontitis.
a 20 J. ♂. Klinisch: submuköser Abszeß ausgehend von 12. OPG: Apikale Aufhellung (8 mm Durchmesser) bei 12. Hier Auflösung des Desmodontalspaltes im apikalen Drittel. Im Kronenbereich erhöhte Strahlentransparenz, die einer bis ins Zahnmark reichenden Karies entspricht. Retention 18, Retention 23 mit perikoronarer Aufhellung vor allem nach 24. 12, 24, 35, 34, 43 und 44 überkront, röntgendichte Füllung bei 22. **b** 46 J. ♀. OPG: Ober- und Unterkiefer teilbezahnt, prothetischer Ersatz. Ausgeprägter vertikaler Knochenabbau bei 13. Periapikale Aufhellung mit Ausbreitung bis zum Limbus alveolaris bei 13. Wurzelfüllung 12. **c Radix relicta 48** mit periapikaler Aufhellung 52 J. ♂. OPG: Zahnloser Unterkieferabschnitt distal der Prämolaren. Im Bereich des Weisheitszahnes röntgendichter Schatten von 5 · 3 mm Ausdehnung, der durch eine unscharf begrenzte Aufhellungszone vom umgebenden Knochen abgegrenzt ist (→). Nach medial herabgesetzte Strahlentransparenz des Knochens als Zeichen einer chronischen Sklerosierung bei chronischer Entzündung. Nebenbefund: Radix relicta 15

Ergänzende Röntgendiagnostik

Je nach Lokalisation des apikalen Granuloms ist die Osteolyse im OPG nur unvollständig zu erfassen (Wurzelspitzenbereich der Unterkieferfrontzähne häufig nicht in der Schicht, Überlagerungen bei mehrwurzeligen Zähnen, vor allem im Oberkieferseitenzahnbereich).
Zahnfilme, Status X, NNH (Abb. 37 b).
Größere apikale Granulome kommen in der CT klar zur Darstellung, als Routinemethode jedoch nicht sinnvoll.

Radiologische Differentialdiagnostik

In Abhängigkeit von Anamnese, klinischer Symptomatik und Größe differentialdiagnostisch zu denken an:
- noch nicht abgeschlossenes Wurzelwachstum (←Abb. 26 b),
- radikuläre Zysten,
- Foramen mentale (untere Prämolaren),
- Metastase eines unbekannten Primärtumors,
- osteolytischer Tumor,
- Osteomyelitis,
- Bohrlöcher nach Osteosynthese.

Therapie

- Extraktion des betreffenden Zahnes und anschließende Kürettage des apikalen Bereiches.
- Wurzelspitzenresektion.
- Versuch der Wurzelbehandlung, nach Ausheilung häufig periapikale Sklerose.

Prognose

Nach Extraktion und Kürettage Ausheilung. Wurzelspitzenresektion im Ober- und Unterkieferfrontzahnbereich problemlos. Hohe Erfolgsaussichten. Im Oberkieferseitenzahnbereich durch die Nähe zur Kieferhöhle technisch anspruchsvoll. Heilungschancen nicht so gut wie im Frontbereich. Im Unterkieferseitenzahnbereich schwierige Operation durch Gefährdung des N. alveolaris inferior bei schlechter Übersicht des Operationsgebietes. Konservatives Ausheilen durch Überstopfen geeigneter Wurzelfüllmaterialien in den Bereich des Wurzelspitzengranuloms in Einzelfällen möglich, jedoch langwierig, Neigung zu Rezidiven und Exazerbationen während der Behandlung.

5.1.1.2 Sklerosierende apikale Parodontitis

Ätiologie
Entsteht aus der periapikalen Parodontitis.
Beim Nachlassen bakterieller Aktivität im Wurzelkanal (z. B. nach Wurzelfüllung) kann sich das Granulom verkleinern, es werden kollagene Fasern und an der Peripherie auch Knochen gebildet.
Bei überschießender Knochenneubildung Verdichtung der Knochenstruktur.

Alters- und Geschlechtsverteilung
Nicht im Milchgebiß, alle Lebensalter. ♂ = ♀

Lokalisation und Häufigkeit
Überwiegend Unterkiefer, bleibendes Gebiß.

Klinische Symptome
Meist symptomfrei.

Radiologische Symptome

OPG
- Periapikale Verdichtungszone im umgebenden Knochen,
- evtl. leicht verbreiteter Desmodontalspalt (Abb. 39).

Ergänzende Röntgendiagnostik
Zahnfilme der auffälligen Region.

Radiologische Differentialdiagnostik
- Sklerosierung unbekannter Genese,
- hartes oder komplexes Odontom,
- retinierter, verlagerter oder überzähliger Zahn.

Therapie
Zunächst Beobachtung. Bei Vergrößerung oder bei Beschwerden Wurzelspitzenresektion oder Zahnentfernung mit Revision des betroffenen Bereiches, Histologie.

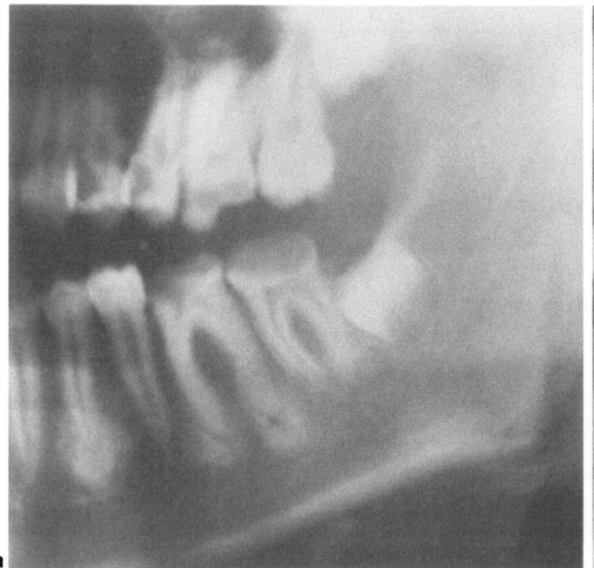

a

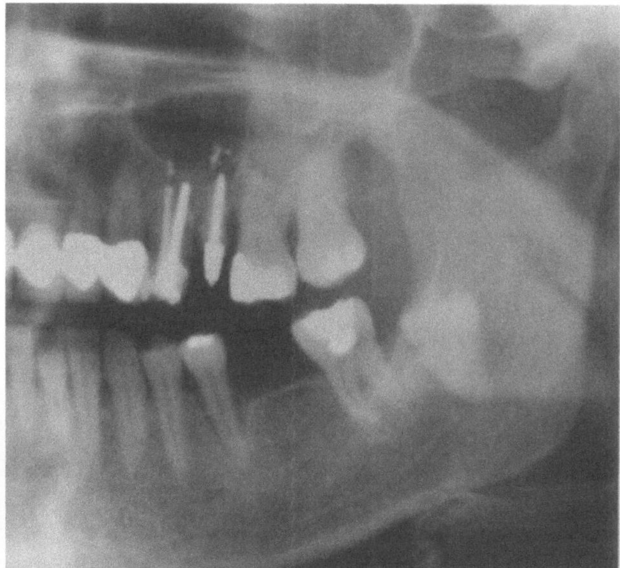

b

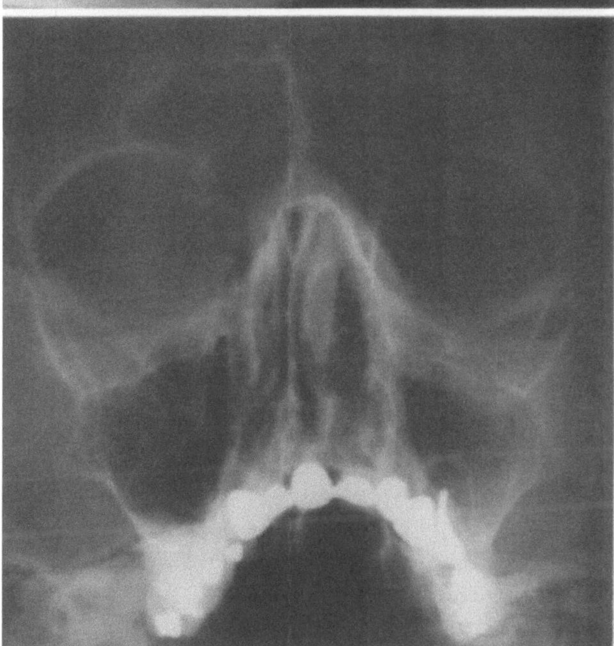

c

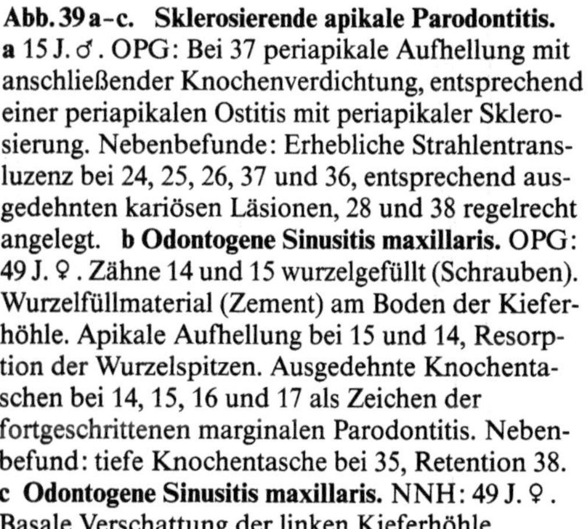

Abb. 39 a–c. Sklerosierende apikale Parodontitis. **a** 15 J. ♂. OPG: Bei 37 periapikale Aufhellung mit anschließender Knochenverdichtung, entsprechend einer periapikalen Ostitis mit periapikaler Sklerosierung. Nebenbefunde: Erhebliche Strahlentransluzenz bei 24, 25, 26, 37 und 36, entsprechend ausgedehnten kariösen Läsionen, 28 und 38 regelrecht angelegt. **b Odontogene Sinusitis maxillaris.** OPG: 49 J. ♀. Zähne 14 und 15 wurzelgefüllt (Schrauben). Wurzelfüllmaterial (Zement) am Boden der Kieferhöhle. Apikale Aufhellung bei 15 und 14, Resorption der Wurzelspitzen. Ausgedehnte Knochentaschen bei 14, 15, 16 und 17 als Zeichen der fortgeschrittenen marginalen Parodontitis. Nebenbefund: tiefe Knochentasche bei 35, Retention 38. **c Odontogene Sinusitis maxillaris.** NNH: 49 J. ♀. Basale Verschattung der linken Kieferhöhle

5.1.1.3 Marginale Parodontitis

Synonyme
Parodontitis marginalis progressiva, „Parodontose".

Ätiologie
Bei der Ätiologie parodontaler Erkrankungen sind 3 Ursachenkomplexe zu unterscheiden:

1. Marginaler Parodontalinfekt und Resistenz des Patienten: Der Marginalinfekt wird durch eine komplexe Population von Mikroorganismen im Bereich der marginalen Gingiva verursacht (Zahnplaque). Ausgereifte Zahnplaque enthält 100-300 Millionen Mikroorganismen pro mg Naßgewicht. Enzyme und zytotoxische Metaboliten aus der mikrobiellen Plaque lockern das Gefüge des inneren Saumepithels auf und ermöglichen ein Eintreten hochmolekularer mikrobieller antigener Produkte in die Gingiva. Das aufgrund der Entzündung aus dem Sulcus fließende Exsudat unterstützt als Bakteriennährboden das weitere Wachstum der Plaque, als Reaktion des Organismus wird eine nach apikal gerichtete Proliferation des Epithelansatzes beobachtet (Ausbildung von Zahnfleischtaschen).

Merke: Faktoren, die den Marginalinfekt fördern:
- falsche anatomische Form und Oberflächenstruktur der Zähne und des Zahnersatzes,
- Zahnstellungsanomalien,
- hypofunktionelle Gebißzonen, bei denen die Selbstreinigung fehlt,
- diätische Faktoren (weiche Konsistenz der Nahrung),
- marginale Irritationen (überstehende Füllungen und Kronenränder),
- Zahnstein (Zahnstein ist verkalkte Plaque).

Die lokale Resistenz des Patienten ist weitgehend ungeklärt.

2. Funktionelle Störungen
- Vorzeitige okklusale Kontakte,
- Gleithindernisse bei Artikulationsbewegungen,
- Dysgnathien,
- orale Parafunktionen (Spielen von Blasinstrumenten, Halten von Nadeln oder Nägeln, Fingerlutschen, Bleistiftkauen, labiolinguale Preßphänomene wie Lippenbeißen und Zungenpressen).

3. Endogene Störungen
- Stoffwechsel- und hormonelle Störungen (Diabetes mellitus, Hyperthyreoidismus),
- Blutkrankheiten (Agranulozytose, myeloische Leukämien, Panmyelopathien),
- Keratoma palmare et plantare,
- Mangelernährung, insbesondere Eiweißmangel,
- Vitaminmangel (Skorbut).

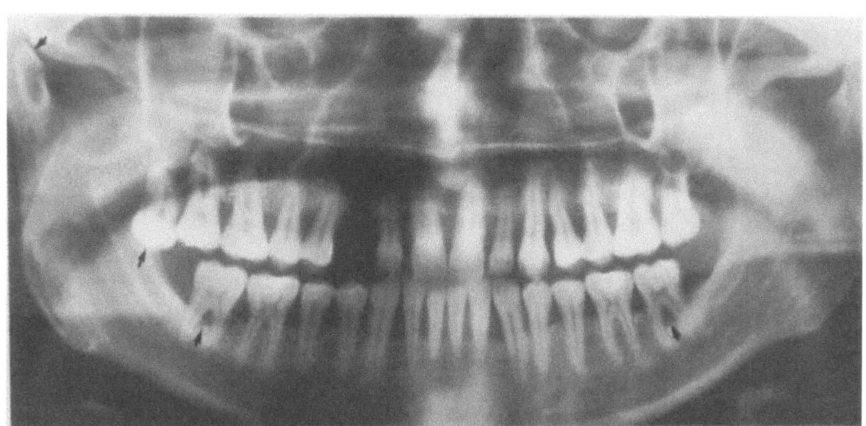
a

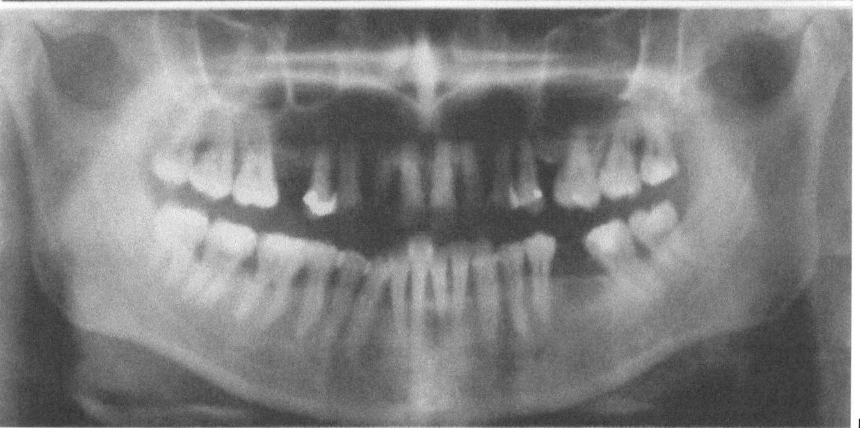
b

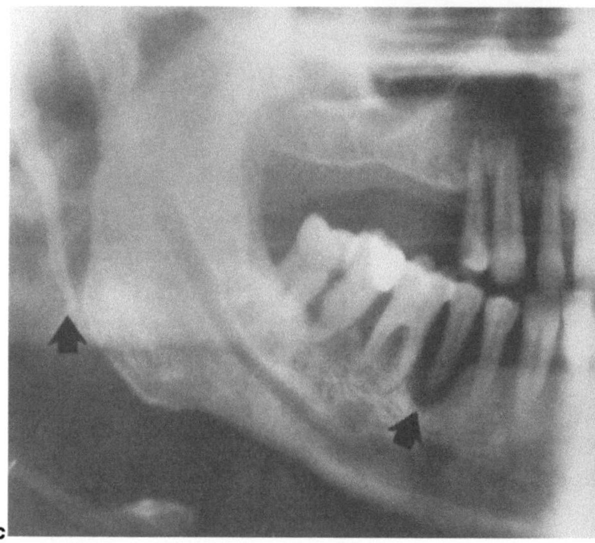
c

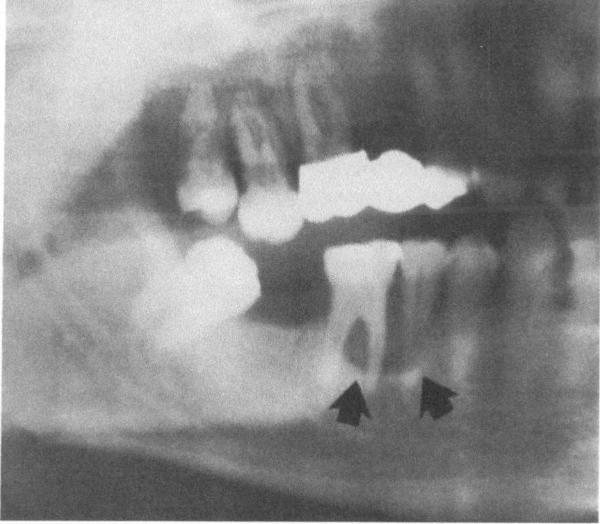
d

Abb. 40 a–d. Marginale Parodontitis.
a 40 J. ♂. OPG: Ausgeprägter horizontaler Knochenabbau in Ober- und Unterkiefer. 18 wegen des fehlenden Antagonisten über die Kauebene hinaus elongiert (➡). Freiliegende Bifurkationen bei 37 (⬆) und 47 (⬆). Nebenbefund: Flötenschnabelartige Abflachung des rechten Kiefergelenkköpfchens (➡). **b** OPG: Horizontaler und vertikaler Knochenabbau. Abgebildet sind Ober- und Unterkiefer. Im Oberkiefer ausgeprägter horizontaler Knochenabbau mit vertikalen Einbrüchen bei 17, 16 und 23, 24, 26 und 27. Im Unterkiefer überwiegend horizontaler Knochenabbau. **c** 46 J. ♂. OPG: Ober- und Unterkiefer teilbezahnt. Ausgeprägter generalisierter horizontaler und vertikaler Knochenabbau. Bei 45 horizontaler und vertikaler Knochenabbau mit freiliegender Wurzelspitze (➡). Nebenbefund: Großer Processus styloideus beidseits mit Verknöcherung des Ligamentum (➡). **d** 61 J. ♂. OPG: Scharf begrenzte Osteolyse bei 45, 46 (➡) (vgl. Abb. 40 c). Diagnose: Verhornendes Plattenepithelkarzinom der Schleimhaut des Alveolarfortsatzes bei 45, 46

Merke: Die Verhütung marginaler Parodontopathien besteht in erster Linie in der Verhinderung des Marginalinfektes. In einer sauberen Mundhöhle entstehen kaum Zahnfleischentzündungen und progrediente Parodontopathien.

Alters- und Geschlechtsverteilung
Alle Lebensalter mit Bevorzugung des 4. und 5. Dezeniums. ♂ = ♀

Klinische Symptome
Schmerzen und Schwellung der Gingiva, Zahnfleischbluten, Lockerung der Zähne.
Bei weiterer Progredienz Zahnausfall.

Radiologische Symptome

OPG
- Im Anfangsstadium Auflösung des Limbus alveolaris mit folgender horizontaler Knochenatrophie (Höhenabbau).
- In fortgeschrittenen Stadien, auch bei Beteiligung funktioneller Störungen, zusätzlich vertikale Knochenatrophie (Seitenabbau, Knochentaschen), bei noch bestehenden Knochenwänden nicht immer röntgenologisch eindeutig zu diagnostizieren.
  Knochenabbau des gesamten Alveolarfortsatzes möglich (Abb. 30 b, 31 a, 40 a-d).

Ergänzende Röntgendiagnostik
Zur genauen Röntgendiagnostik Zahnfilmstatus.

Radiologische Differentialdiagnosen
Insbesondere bei fortgeschrittenem Knochenabbau ist in Abhängigkeit von der klinischen Symptomatik zu denken an:
- eosinophiles Granulom,
- myoloische Leukämien,
- bei Beschränkung auf wenige Zähne maligne Tumoren oder Metastasen unbekannter Primärtumoren (Abb. 40 d),
- Traumafolgen (Zahnluxationen).

Therapie
Parodontale Lokalbehandlung (Herstellung hygienischer Verhältnisse in der Mundhöhle), paradontalchirurgische Eingriffe, funktionelle Therapie, ggf. medikamentöse Unterstützung.

Prognose
Rezidivhäufigkeit bei konsequenter Behandlung in Abhängigkeit von den endogenen Faktoren. Relativ gute Prognose bei guter Mitarbeit des Patienten.

5.1.1.4 Chronische perikoronare Entzündung

Synonyme
Dentitio difficilis.

Ätiologie
Durchbruchsbehinderung des betroffenen Zahnes.

Alters- und Geschlechtsverteilung
Häufig um das 20. Lebensjahr, aber alle Altersgruppen betroffen. ♂ = ♀

Lokalisation und Häufigkeit
Untere Weisheitszähne bevorzugt, seltener bei oberen Weisheitszähnen oder anderen teilretinierten Zähnen; prinzipiell bei allen Zähnen möglich.

Klinische Symptome
Rezidivierende, schmerzhafte Schwellung und Abszeßbildung an teil- oder vollretinierten Zähnen.

Radiologische Symptome

OPG
Perikoronare Osteolyse. Bei überwiegend chronischem Verlauf scharf begrenzt, bei häufigen Exazerbationen ggf. unscharfe Begrenzungen (Abb. 41).

Merke: Rein chronisch verlaufende perikoronare Entzündungen existieren praktisch nicht, da es häufig zu akuten Exazerbationen kommt.

Ergänzende Röntgendiagnostik
Zahnfilme, im Oberkiefer Nasennebenhöhlenaufnahme.

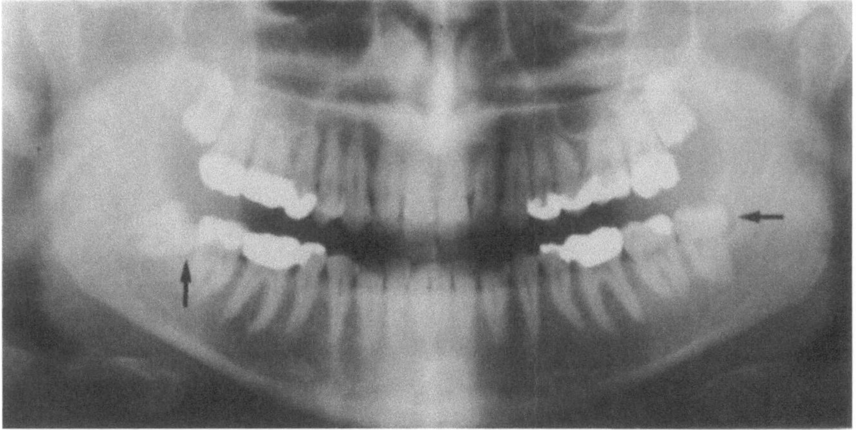

Abb. 41. Chronisch perikoronare Entzündung.
23 J. ♂. OPG: Retention aller Weisheitszähne. Bei 38 distal scharf begrenzte perikoronare Aufhellung (→), gering auch mesial beim horizontal verlagerten 48

Radiologische Differentialdiagnosen
In Abhängigkeit vom klinischen Befund ist differentialdiagnostisch zu denken an:
- Malignome,
- Metastasen unbekannter Primärtumoren,
- Zustand nach operativen Eingriffen.

Therapie
Zahnentfernung.

Prognose
Gut.

5.1.2 Entzündungen der Kieferknochen

Die *Osteomyelitis* ist eine Infektion des Knochenmarkes. Im Kiefer-Gesichts-Bereich entsteht sie überwiegend durch fortgeleitete Entzündungen. Hämatogene Infektionen sind selten.
Als Antwort auf den infektiösen Reiz bildet sich ein Ödem mit pH-Verschiebung. Da das Knochenmark allseits von Hartsubstanz umschlossen ist, entwickelt sich parallel zum Ödem ein hoher Innendruck, der zusammen mit dem entzündlichen Reiz und vaskulären Veränderungen Nekrosen des Knochenmarkes auslösen kann. Die Markräume sind dann entweder leer oder mit Eiter gefüllt. Da die Osteoblasten zugrunde gegangen sind, wird die Kortikalis zunächst nicht abgebaut. An der Grenze zum blutversorgten Gebiet bildet sich Granulationsgewebe. Von hier aus wird durch Osteoklastentätigkeit der Knochen abgebaut und aus der mechanischen Verbindung gelöst→Sequester.
Als Reaktion des Gewebes findet eine reaktive Knochenanlagerung in der Peripherie statt, die den nekrotischen Anteil vollständig einmauern kann (Totenlade).
Es wird unterschieden zwischen *akuten* und *chronischen Verläufen* sowie *eitrigen* und *nicht eitrigen* Ausprägungen der *Osteomyelitis*. Die Übergänge sind fließend.

5.1.2.1 Akute Osteomyelitis

Synonyme
Akute Knochenmarkeiterung, Knochenmarkphlegmone.

Ätiologie
Knochenmarkinfektion mit pyogenen Keimen. Neben Staphylokokkus aureus heute zunehmend Streptokokkeninfektionen und Mischinfektionen. Im Kiefer-Gesichts-Bereich überwiegend hervorgerufen durch apikale, marginale oder perikoronare Entzündungen (odontogene Infektion). Seltener als Traumafolge (Bruchspaltosteomyelitis) oder hämatogen (Oberkieferosteomyelitis bei Säuglingen).

Alters- und Geschlechtsverteilung
Alle Lebensalter betroffen. ♂ = ♀

Lokalisation und Häufigkeit
In über 90% ist der Unterkiefer betroffen. Die relativ dicke Kortikalis begünstigt eine Ausbreitung in den Markräumen, weil sie den Durchbruch in die Weichteile stärker behindert als die dünne Kompakta des Oberkiefers.

Merke: Pathologisch-anatomisch ist jeder von einem Wurzelspitzengranulom oder einem Bruchspalt ausgehende Abszeß mit einer lokalisierten Osteomyelitis verbunden. Definitionsgemäß wird aber im Kieferbereich nur dann von einer Osteomyelitis gesprochen, wenn sich die Infektion überwiegend oder ausschließlich im Knochen ausbreitet.

Klinische Symptome
Beginn mit hohem Fieber und Störung des Allgemeinbefindens. Örtlich Rötung, Schwellung, Druck- und Klopfschmerz.
Zahnlockerungen und Eiteraustritt aus parodontalen Taschen. Schwellung der bedeckenden Weichteile, evtl. Fistelbildung. Differentialdiagnostisch schwierig von reinen Weichteilabszessen abzugrenzen.
Ausbreitung entlang des N. mandibularis ruft zunächst Schmerzen, später Hypästhesie bis Anästhesie im Ausbreitungsbereich des N. mandibularis hervor (Vincent-Syndrom). Im Oberkiefer Ausbreitung zum Vestibulum und zur Kieferhöhle (Sinusitis cometans).

Sonderformen: Oberkieferosteomyelitis des Säuglings (Zahnkeimosteomyelitis), plötzliche Fieberschübe mit Schwellung der Wange und des Unterlides.

Radiologische Symptome
Da osteolytische Prozesse röntgenologisch erst dann erkennbar sind, wenn wenigstens 50% der anorganischen Substanz fehlen, liegen zwischen Ausbruch der Erkrankung und den ersten typischen röntgenologischen Veränderungen bis zu 3 Wochen.

OPG
- Im Frühstadium eng umschriebene osteolytische Veränderungen wie periapikale Aufhellung, vertikale Knochentaschen, oder Frakturen, wie sie auch bei banalen Weichteilabszessen beobachtet werden.
- Im weiteren Verlauf wolkige, unscharf begrenzte Aufhellungen vor allem im Unterkiefer, Verlust des Desmodontalspaltes.
- Verlust der scharfen Begrenzung des Basalrandes, Ausbildung von Sequestern, fließender Übergang in die chronische Form (Abb. 42 a, 43 a, 44 a, b, 45 a, b).

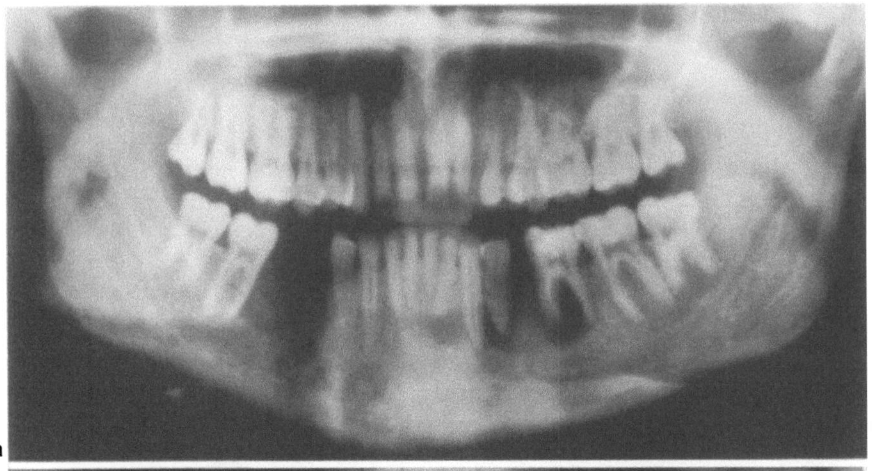

a

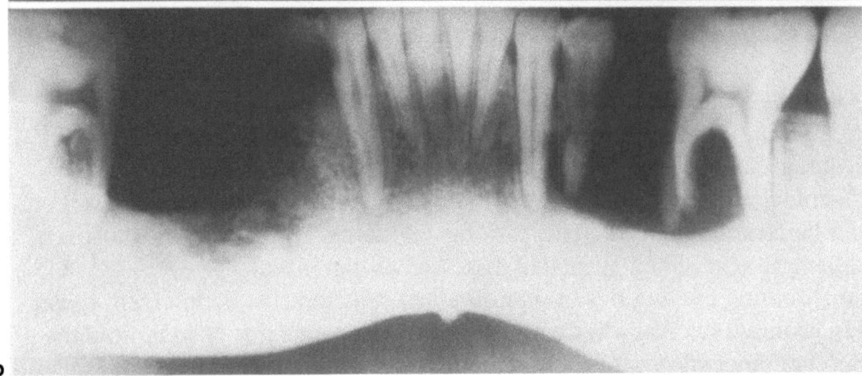

b

Abb. 42 a, b. Akute Osteomyelitis.
22 J. ♂. **a** OPG: Osteolytische Veränderungen im Kinnbereich bis zu den Molaren beidseits. Ausgeprägte Osteolyse bei 36 bis 33, Spontanverlust des Zahnes 34. Verlust des Desmodontalspaltes bei 36 und 34, Desmodontalspalt bei 33 nur noch im mesialen und apikalen Bereich vorhanden. Bei 46 relativ scharf begrenzte Osteolyse, Verlust des Desmodontalspaltes bei 47 bis in den apikalen Bereich. **b** Unterkieferpanoramavergrößerungsaufnahme. Ausgeprägter Knochenabbau bei 36 und 33 und bei 46, 47 mit teilweisem Verlust bzw. Verbreiterung der Desmodontalspalte. Vergröberung der knöchernen Zeichnung im Kinnbereich

Ergänzende Röntgendiagnostik

Je nach Lokalisation der Osteomyelitis und dem klinischen Befund ist die Ausdehnung im OPG nur unvollständig zu erfassen. Daher Unterkiefer halbaxial (Clementschitsch), NNH und Filmtomographie hilfreich. Die CT in axialer und koronarer Schichtebene zeigt am deutlichsten das Ausmaß der Knochendestruktion und der Weichteilbeteiligung (Abb. 42 b, 43 b, c).

Merke: Frühnachweis der Osteomyelitis durch die Szintigraphie!

Radiologische Differentialdiagnosen

- Primäre Knochentumoren,
- Metastasen maligner Tumoren,
- infiltrierend wachsende Mundschleimhautkarzinome,
- Osteoradionekrose,
- eosinophiles Granulom,
- Plasmozytom,
- entmineralisierter Knochen bei chronischer Dialyse.

Therapie

In der Frühphase der akuten Osteomyelitis hochdosierte Antibiotikatherapie.

Bei Auftreten von Weichteilabszessen Inzision. Chirurgisches Ausräumen der Knochennekrosen, evtl. Dekortikation.

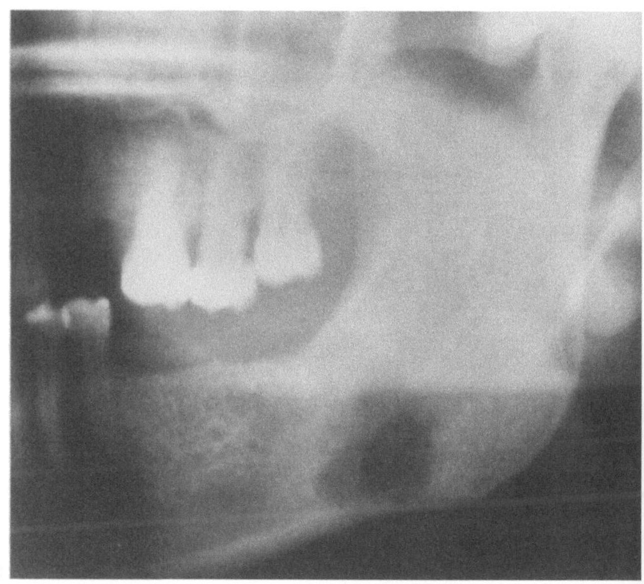

a

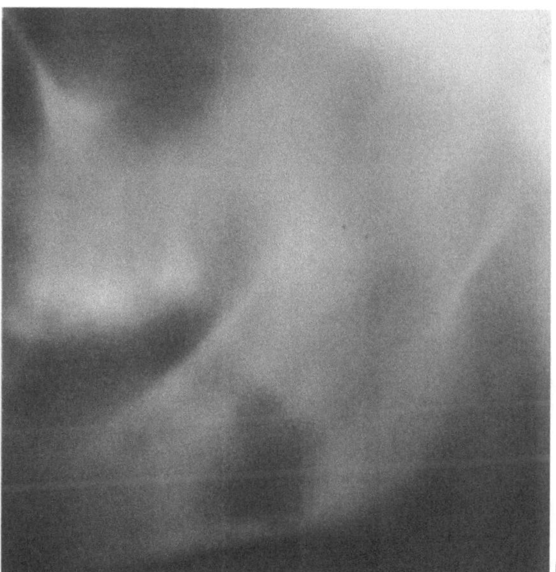

b

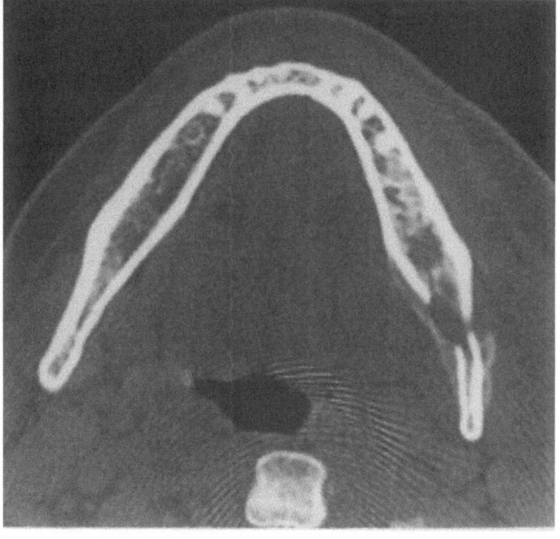

c

Abb. 43 a–c. Akute Osteomyelitis nach Extraktion 38. Klinisch perimandibulärer Abszeß. 40 J. ♀. **a** OPG: Im linken Kieferwinkel unscharf begrenzte Zone erhöhter Strahlentransparenz von 3 cm Durchmesser, in einem zentralen Bereich von 1 cm Durchmesser völlige Auflösung der knöchernen Zeichnung. Basalbogen erhalten. Als Nebenbefund ausgeprägter horizontaler Knochenabbau in Ober- und Unterkiefer, bis zum Kieferwinkel reichender Processus styloideus. **b** Filmtomographie: Weitgehend identischer Befund wie im OPG, keine neuen Erkenntnisse. **c** CT (axial): Im Bereich der bukkalen und lingualen Korticalis ausgeprägte Strahlentransparenz als Zeichen einer vollständigen Osteolyse. Im Vergleich zur Gegenseite Achsenabweichung des kleinen Fragments als Hinweis auf eine bereits eingetretene Fraktur. Ausgeprägte periostale Reaktion

5.1.2.2 Chronische Osteomyelitis

Synonyme
Chronische Knochenmarkeiterung.

Ätiologie
Die Ätiologie gleicht weitgehend der der akuten Osteomyelitis.
Primär chronischer Verlauf bei guter Abwehrlage des Organismus bzw. geringerer Virulenz der Erreger.

Merke: Die chronisch-rezidivierende Osteomyelitis ruft eine ständige Gewebsreaktion hervor. Auf dem Boden dieser Gewebeantwort werden maligne Entartungen beobachtet. Etwa jede 200. chronische Osteomyelitis führt nach durchschnittlich 30 Jahren zu einem Malignom (Gutachterliche Fragestellung).

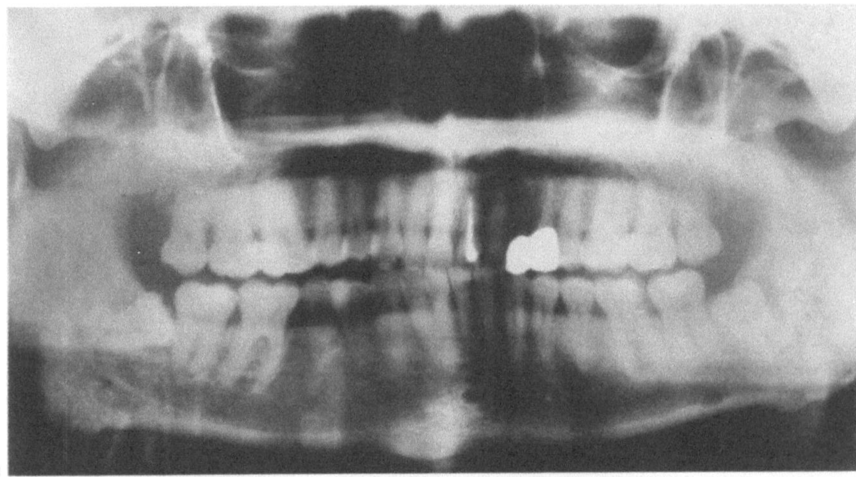

a

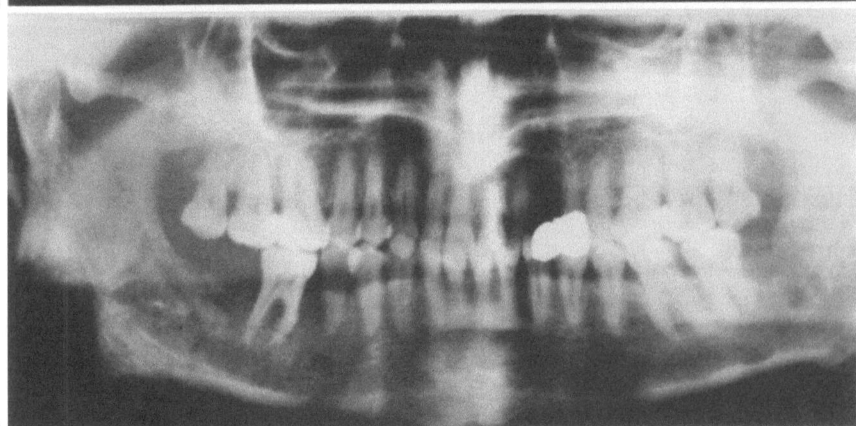

b

Abb. 44 a–d. Entwicklung einer Osteomyelitis.
39 J. ♂. **a** OPG: Mit typischer fehlerhafter Zentrierung. Darstellung des rechten Kiefergelenks, Zahn 48 horizontal verlagert und teilretiniert. Zahn 47 apikale Aufhellung. Retention 38. **b** Aufnahme 3 Wochen nach Entfernung der obengenannten Zähne. Bei 37, 38 wolkige, unscharf begrenzte osteolytische Veränderungen.

Alters- und Geschlechtsverteilung

Alle Lebensalter und beide Geschlechter betroffen.

Lokalisation und Häufigkeit

Wie akute Osteomyelitis, etwa 90% im Unterkiefer.

Klinische Symptome

Fließender Übergang von der akuten zur chronischen Form.
Nur geringe Beeinträchtigung des Allgemeinbefindens. In der Umgebung der Kiefer entzündliche Infiltrate, umschriebene Abszesse und Fistelbildungen evtl. mit Sequestern, Spontanfrakturen. Zahnlockerungen. Neuralgiforme Beschwerden, Hypästhesie bis Anästhesie im Ausbreitungsbereich des N. mandibularis (Vincent-Syndrom).

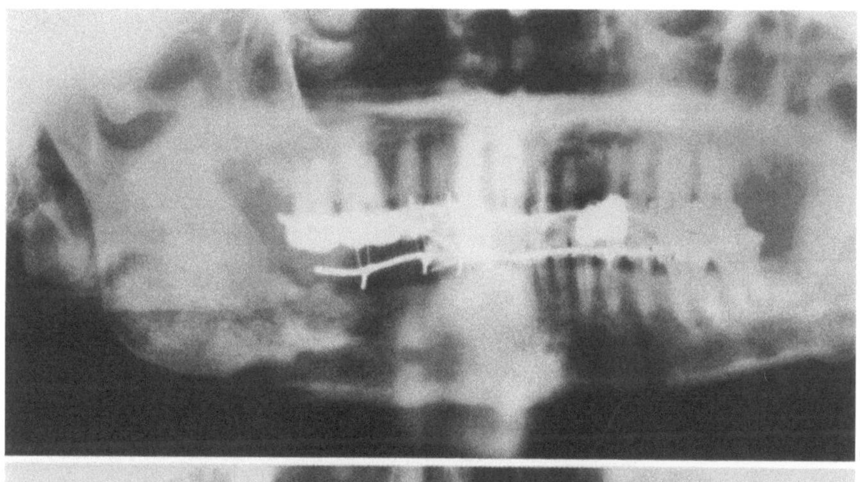

c

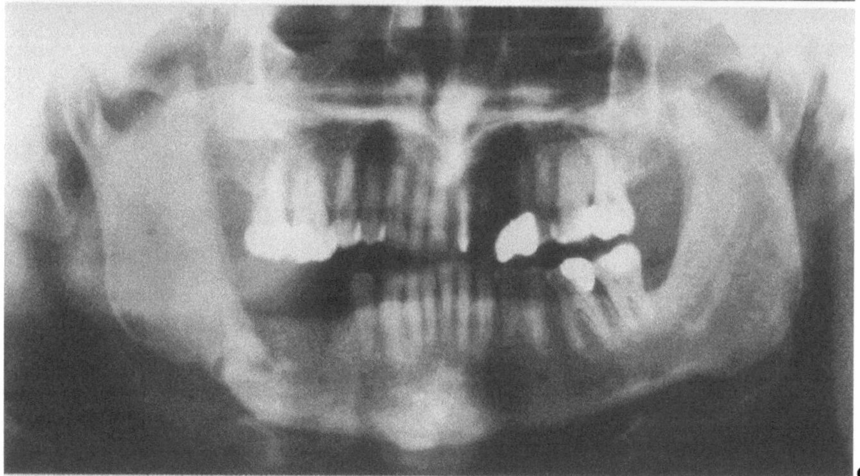

d

Abb. 44 (Fortsetzung)
c 6 Monate später. Zwischenzeitliche Ausbildung einer akuten Osteomyelitis, Zustand nach Spontanfraktur des Unterkiefers, operativer Revision (Dekortikation und Sequestostomie, Schienung und intermaxillärer Ruhigstellung). Knöcherner Defekt mesial des Kieferwinkels, unscharf begrenzte Unterbrechungslinie, die von diesem Defekt bis nach 44 verläuft. Verlust der Zähne 46 und 45. **d** Zustand nach knöcherner Konsolidierung 2 Jahre später

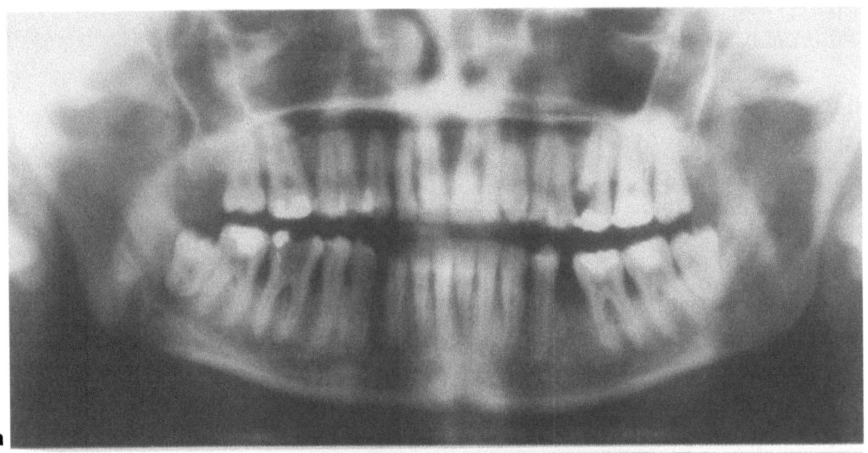
a

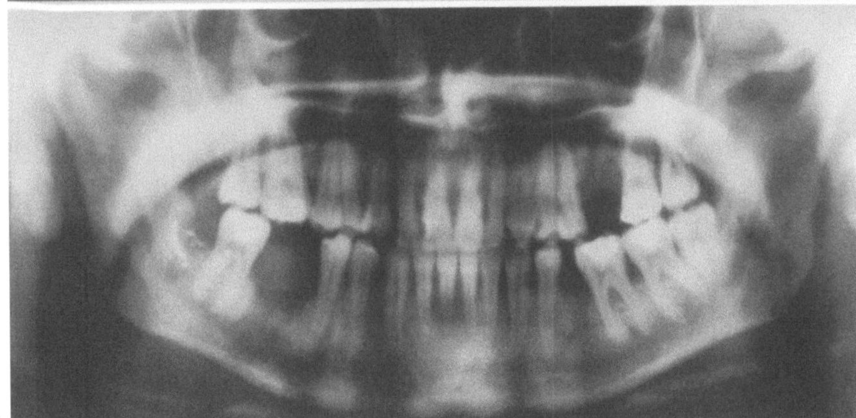
b

Abb. 45 a–d. Osteomyelitisverlauf.
28 J. ♀. **a** OPG: Tief zerstörter Zahn 46 mit unscharf begrenzter apikaler Aufhellung an beiden Wurzeln, die sich bis zum Canalis alveolaris erstreckt. Erweiterter, scharf begrenzter Desmodontalspalt bei 47. **b** OPG nach 14 Tagen: Zustand nach Entfernung der Zähne 46 und 48. Bei 46 bis in den Bereich des Basalbogens schwach erkennbare Osteolyse. In der Alveole bei 48 strahlendichter Wundverband (Jodoformpaste).

Radiologische Symptome

OPG

- Unregelmäßig, unscharf begrenzte Aufhellungen (Knochen „sieht aus wie angefressen“) (Abb. 44, 45, 46, 48 b, c).
- Sequester bilden sich als weitgehend regelrecht strukturierter Knochen ab, von einer Zone stark erhöhter Strahlentransparenz umgeben.
- Auftreibung des Knochens durch reaktive periostale Neubildung. Bei eingeschlossenem Sequester Ausbildung einer Totenlade.
- Nach Ausheilung oft noch lange vergröberte Knochenstruktur unterschiedlicher Strahlentransparenz.

Ergänzende Röntgendiagnostik

Wie bei akuter Osteomyelitis.
Die CT in axialer und/oder koronarer Schichtebene zeigt am klarsten das Ausmaß der Knochendestruktion, der Knochenneubildung und der Weichteilveränderungen. Sie ermöglicht genaue Aussagen zur Therapieplanung und insbesondere zur Stabilität des Unterkiefers (Abb. 48 d).

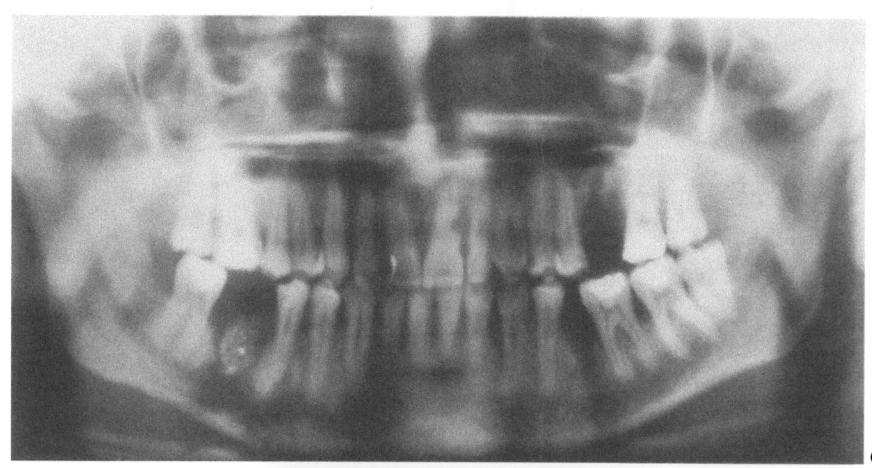

c

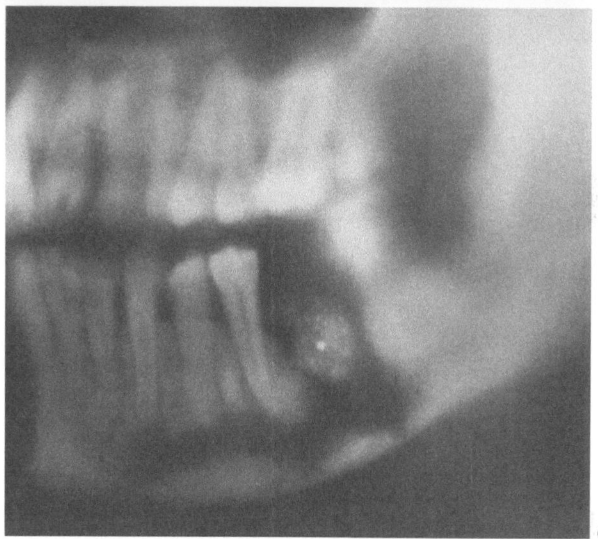

d

Abb. 45 (Fortsetzung)
c OPG: Nach einer weiteren Woche: Deutlich erkennbare Sequestrierung des Basalbogens, Spontanfraktur. In der Alveole von 46 röntgendichtes Tamponmaterial (Jodoformpaste). **d** Filmtomographie: Bestätigung des OPG. Keine neuen therapeutisch relevanten Gesichtspunkte

Radiologische Differentialdiagnose

- primäre Knochentumoren (Malignome),
- Metastasen,
- Knochentuberkulose,
- Aktinomykose des Knochens,
- Osteoradionekrose (Abb. 49 a-d),
- Osteoporose (vor allem bei chronischer Dialyse),
- Plasmozytom,
- destruierend infiltrierende Mundschleimhautkarzinome.

Therapie

Hochdosierte Antibiotikatherapie.
Chirurgische Revision des betroffenen Knochens mit Dekortikation und Sequestrostomie. Ggf. Einlagerung autologer Spongiosachips. Bei fehlender Stabilität des Unterkiefers Rekonstruktion durch Knochentransplantat vom Beckenkamm.

Prognose

Langwierige Behandlung. Bei ausreichender Behandlung gut, Rezidive möglich.

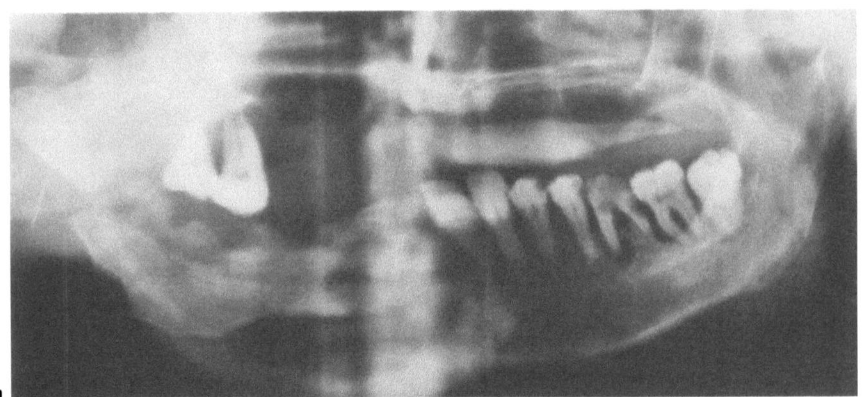

a

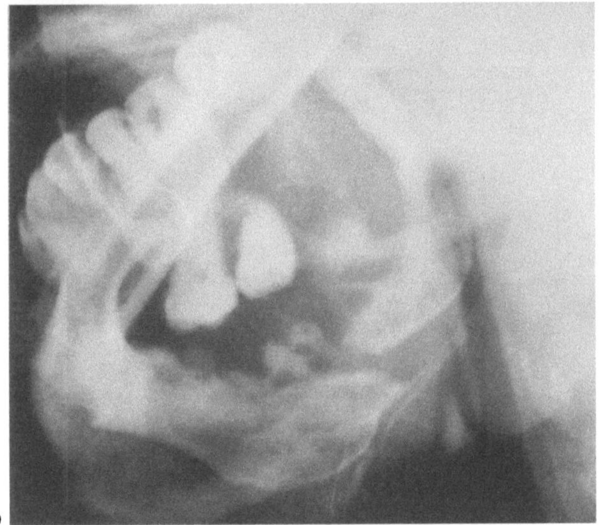

b

Abb. 46 a, b. Sequestrierende Osteomyelitis.
36 J. ♂. **a** OPG und **b** Unterkieferschrägaufnahme: Unscharf begrenzter, wolkig ausgebildeter Unterkieferkörper rechts, keine knöcherne Beziehung zum restlichen Unterkiefer mehr erkennbar. Sequester wurde spontan in toto ausgestoßen. Als Nebenbefund: Horizontaler und vertikaler Knochenabbau

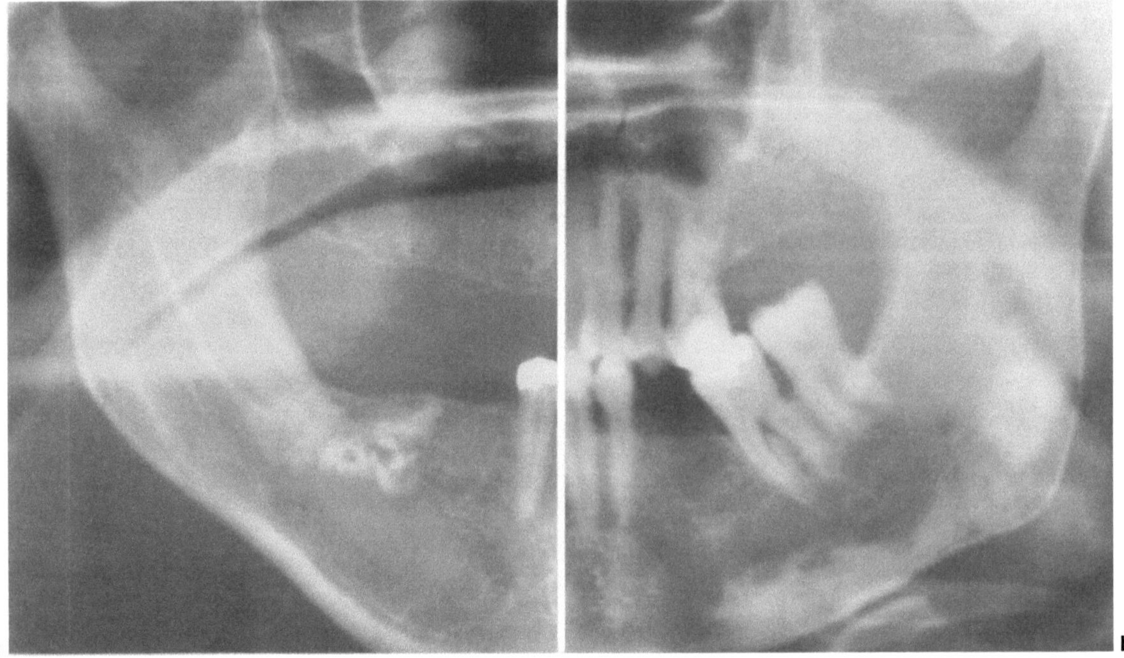

a b

5.1.2.3 Chronische Osteomyelitis sicca (sklerosierende Osteomyelitis Garré)

Synonyme
Periostitis ossificans.

Ätiologie
Nicht sicher geklärt, am ehesten Infektion mit weniger virulenten Keimen (Staphylokokken) bei guter Abwehrlage des Organismus.
Meist kein Erregernachweis.

Alters- und Geschlechtsverteilung
Alle Lebensalter.
Mit Eintritt der Pubertät werden sowohl spontane Ausheilungen aber auch Verschlechterungen beobachtet. ♂ = ♀

Lokalisation
Fast ausschließlicher Befall des Unterkiefers.

Klinische Symptome
Verdickung und Auftreibung des Knochens. Gelegentlich neuralgiforme Schmerzen oder dumpfer Dauerschmerz im Ausbreitungsgebiet des N. mandibularis. Kaum Druckschmerz bei Palpation.

Radiologische Symptome

OPG
- Diffuse Verdichtung der Knochenstruktur mit Verlust der klaren Abgrenzung zwischen Spongiosa und Kompakta.
- Fleckige Zeichnung (Abb. 47 a–c).

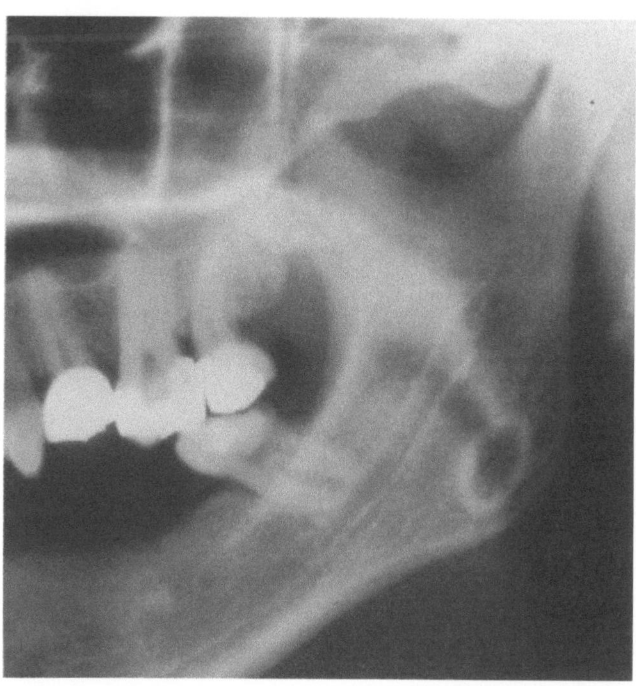
c

Abb. 47 a–c. Chronisch sklerosierende Osteomyelitis.
a OPG: 67 J. ♀. Zahnloser Unterkiefer distal der Prämolaren. Im Kieferwinkel unscharf begrenzte wolkige Zonen verringerter Strahlentransparenz. **b** OPG: 43 J. ♂. Im Kieferwinkel unscharf-landkartenartig begrenzte Sklerosezonen ohne Auftreibung des Unterkiefers. Bei 37 Zeichen der periapikalen und maginalen Parodontitis. 38 elongiert bei fehlendem Antagonisten. **c** OPG: 32 J. ♀. Scharf begrenzte Osteolyse im linken Kieferwinkel mit breitem Sklerosesaum. Keine sonstige Störung der Spongiosazeichnung. Da radiologischer Befund untypisch wegen Tumorverdacht Probeexzision indiziert. Kariös zerstörter und durch Seitenzahnverlust nach mesial gekippter 38 bei röntgenologisch unauffälligem Apikalbereich

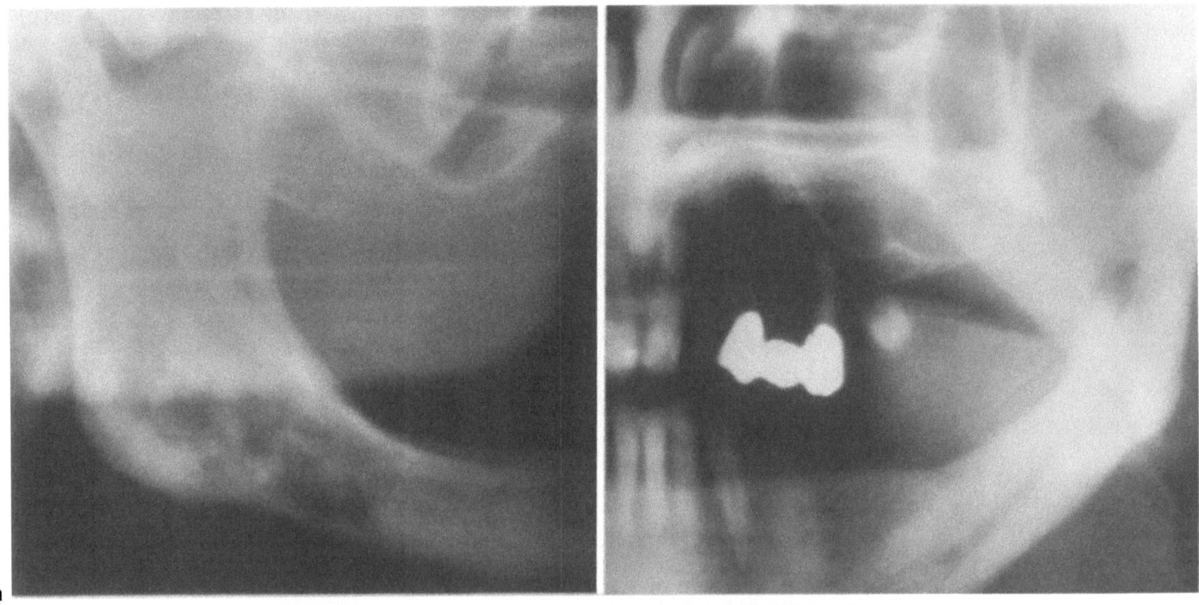

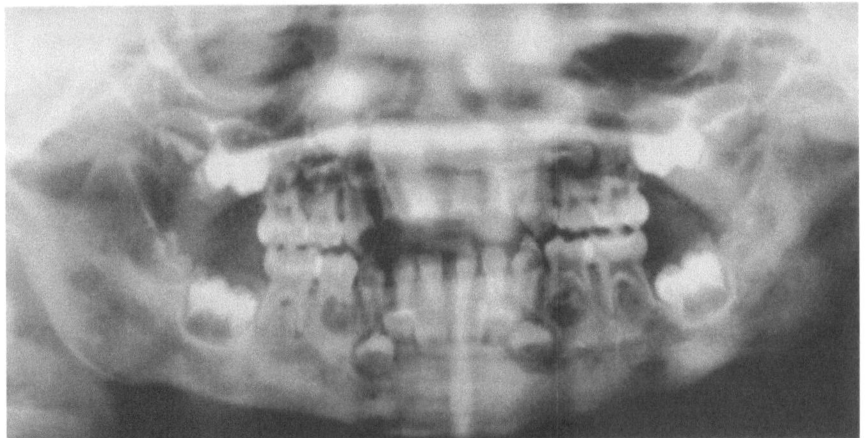

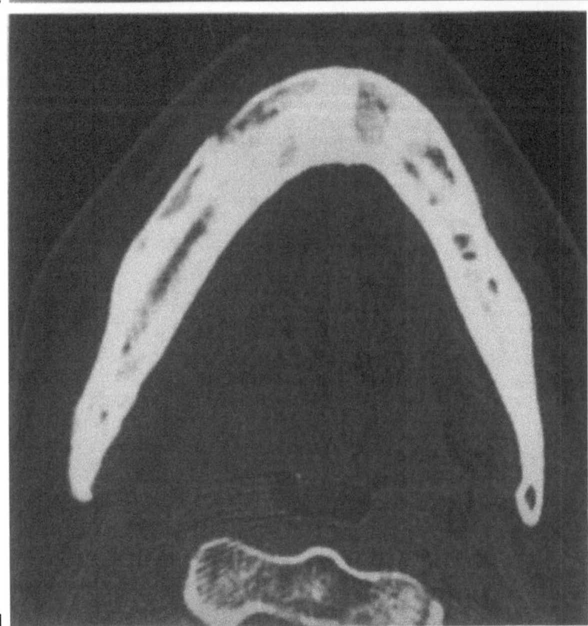

Abb. 48 a–d. Chronische Osteomyelitis.
a OPG: 78 J. ♂. Im rechten Unterkiefer im Vergleich zur Gegenseite unscharf begrenzte, wolkige Zonen erhöhter Strahlentransparenz, in denen sich in kleinere Zonen herabgesetzter Strahlentransparenz befinden. Teilweise unscharfe Begrenzung des Basalbogens. **b** OPG: 45 J. ♂. Ausgeprägte Verschmälerung des linken Kieferwinkels und des linken Ramus ascendens bei langjähriger mehrfach operativ revidierter Unterkieferosteomyelitis. Im Bereich des ehemaligen Kieferwinkels verringerte Strahlentransparenz als Folge einer reaktiven verstärkten Mineralisierung im Zuge der knöchernen Knochenumbauvorgänge. Canalis mandibularis hier nicht mehr nachweisbar. **c** OPG: 3,5 J. ♂. Milchgebiß. Generalisierte Sklerose des Corpus mandibulae beidseitig mit einzelnen osteolytischen Herden. Kariöse Oberkieferfrontzähne. **d** CT axial - High resolution: 60 J. ♀. Überwiegende Sklerose des Unterkiefers mit weitgehendem Verlust des Markraumes. Osteolytische Veränderungen der äußeren Kompakta links

Ergänzende Röntgendiagnostik

Film- und vor allem Computertomographie. Die CT zeigt am klarsten das Ausmaß des erkrankten Knochen und die Weichteilveränderungen.

Radiologische Differentialdiagnostik

- Ostitis deformans Paget,
- fibröse Knochendysplasie (Jaffé-Lichtenstein),
- ossifizierendes Fibrom,
- osteoplastische Sarkome.

Merke: Die Diagnose der chronischen Osteomyelitis sicca kann nur patho-histologisch gestellt werden!

Therapie

Versuch einer Antibiotikatherapie.
In hartnäckigen Fällen Resektion und osteoplastische Rekonstruktion.

Prognose

Unklar.

5.1.2.4 Osteoradionekrose

Synonyme

Radioosteomyelitis.

Ätiologie

Durch Bestrahlung mit ionisierenden Strahlen in Tumordosis (> 50 Gy) wird die Vitalität des Knochens so eingeschränkt, daß schon geringe Läsionen zu einer Nekrose des geschädigten Gewebes führen oder eine Infektion des schon nekrotischen Knochens verursachen.
Hauptinfektionsquellen sind apikale Granulome und Zahnfleischtaschen, Extraktionswunden und Prothesendruckstellen.

Alters- und Geschlechtsverteilung

Höhere Lebensalter. Männer wesentlich häufiger betroffen als Frauen (analog der Karzinomhäufigkeit).

Lokalisation

Fast ausschließlich Befall des Unterkiefers durch Sklerosierung des Periosts und Obliteration der A. alveolaris inferior nach Radiatio.

Klinische Symptome

Entzündliche Infiltration der umgebenden Weichteile, Fistelungen mit ulkusartigem Fistelmaul, aus dem aber nur wenig Pus austritt. Ausbildung von Sequestern, Spontanfrakturen.
Gelegentlich liegt der Knochen zur Mundhöhle oder nach extraoral hin frei. Dumpfe, neuralgieartige Dauerschmerzen.

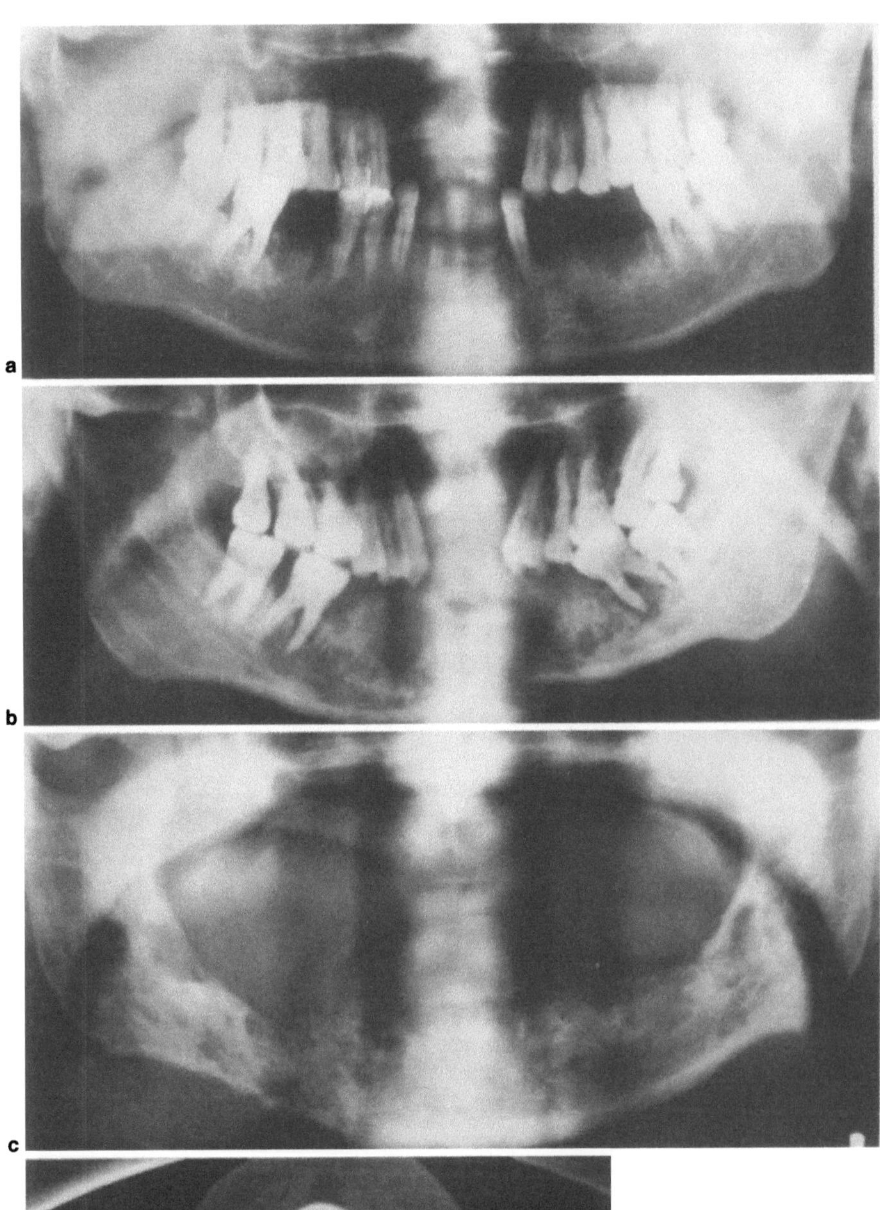

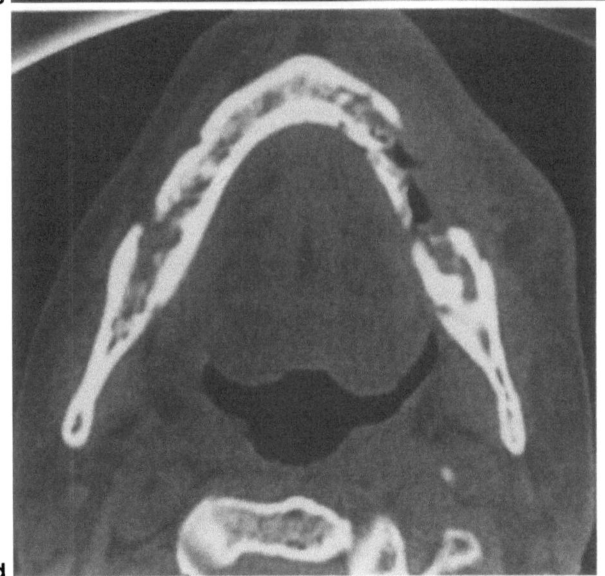

Abb. 49 a–d. Osteoradionekrose des Unterkiefers. **a** 45 J. ♂. OPG: Nach Zahnsanierung und therapeutischer Bestrahlung eines Mundbodenkarzinoms. **b** OPG 3 Jahre später: Spontanfraktur paramedian. Ausgedehnte, unscharf begrenzte osteolytische Zonen im Corpus mandibulae beidseits. Desmodontalspalt bei 47 und 37 weitgehend aufgelöst. **c** 58 J. ♂. Zustand nach therapeutischer Bestrahlung eines Mundbodenkarzinoms vor 2,5 Jahren. OPG: Wolkige lytische Veränderungen im Bereich des gesamten Unterkieferkörpers, vorzugsweise auf der rechten Seite. Hier ist auch die links noch vorhandene scharfe Abgrenzung des Basalbogens unterbrochen. Im Bereich des Foramen mentale Frakturlinie nicht auszuschließen. **d** CT axial: Ausmaß der Veränderungen besser erkennbar. Große Osteolyse, Spontanfraktur und Weichteilschwellung rechts. Osteolyse auch im Seitenzahnbereich am Processus alveolaris links. Fleckige Spongiosazeichnung

Radiologische Symptome

OPG
- Knochen nach Bestrahlung meist osteoporotisch;
- primär evtl. überdeutliche bis verplumpte Knochenzeichnung.
- Beginn meist als oberflächliche Rarefizierung am osteoporotischen Alveolarkamm;
- erstes Zeichen häufig umschriebene Zerstörung des Zahnfaches;
- Ausbreitung in große Teile des Kieferknochens (in das gesamte bestrahlte Gebiet);
- dann mottenfraßähnliches Bild mit unscharf begrenzten und unregelmäßig konfigurierten Aufhellungen;
- Zerstörung der normalen Trabekel,
- ausgedehnte Befunde mit langsamer Sequesterbildung häufig;
- Sequester vom umgebenden Kiefer durch Aufhellungssaum abgegrenztes Knochenstück, im späteren Stadium evtl. dichter als benachbarter Knochen;
- häufig Abstoßung ganzer Knochenpartien und Spontanfrakturen (Abb. 49 a-c).

Ergänzende Röntgendiagnostik
Panoramavergrößerungsaufnahme, evtl. Filmtomographie.

Computertomographie
Die CT zeigt am klarsten das Ausmaß der knöchernen Destruktion, Sequestrierung und der Weichteilbeteiligung. Sehr gute Aussage zur Stabilität des Unterkiefers (Abb. 49 d).

Radiologische Differentialdiagnostik
- Rezidiv oder Metastasen primär bestrahlter Tumoren,
- ausgedehnte Osteomyelitis (Abb. 46 und 48),
- Osteoporose (chronische Dialyse),
- eosinophiles Granulom,
- primäre Knochentumoren.

Therapie
Unterkieferteilresektion (Resektionsgrenzen im nicht oder nur wenig bestrahlten Gewebe) und Rekonstruktion durch Beckenkammtransplantat.

Prognose
Bei Rezidivfreiheit und nicht zu stark geschädigtem Transplantatlager gut.

Merke: Von entscheidender Bedeutung sind Bestrahlungsplanung (Feldbegrenzung) und Infektionsprophylaxe. Zahnstein und nicht erhaltungswürdige Zähne im Bestrahlungsfeld sind unbedingt vor Beginn der Bestrahlung zu entfernen. Extraktionswunden müssen zu Beginn der Bestrahlung verheilt sein (primäre Heilung durch plastische Deckung). Keine Prothesen während der Bestrahlung, danach nur unter engmaschiger Kontrolle (Druckstellen).

Kleine, frühzeitig erkannte Herde können nach operativer Revision und hochdosierter Antibiotikagabe ausheilen (Restvitalität des Knochens). Bei ausgedehntem Befall Entfernung des bestrahlten Unterkieferanteils erforderlich.

5.1.2.5 Alveolitis

Synonyme
Wundheilungsstörung nach Zahnextraktion, Dolor post extractionem.

Ätiologie
Auf die Alveolarwand begrenzte Osteomyelitis, meist von einer Neuritis angrenzender Nervenfasern oder einer symptomatischen Neuralgie begleitet.

Alters- und Geschlechtsverteilung
Alle Lebensalter, mit zunehmendem Alter häufiger. ♂ = ♀

Häufigkeit und Lokalisation
Überwiegend im Unterkiefer (Weisheitszahn), aber bei allen Zähnen zu beobachten.

Klinische Symptome
Heftige, in die gesamte Gesichtshälfte ausstrahlende Schmerzen im Bereich des betroffenen Kiefers, ausgehend von der ursächlichen Alveole.

Radiologische Symptome

OPG
Im Frühstadium leere Alveole, im weiteren Verlauf evtl. kleine Sequester.

Cave: Belassener Wurzelrest oft nicht von Sequester zu unterscheiden.

Ergänzende Röntgendiagnostik
Zahnfilm unbedingt erforderlich.

Radiologische Differentialdiagnostik
Entfällt aufgrund der Anamnese.

Therapie
Chirurgische Revision der betroffenen Alveole. Einlage von analgesierenden und desinfizierenden Medikamenten.

Prognose
Gelegentlich sehr therapieresistente, mehrere Wochen andauernde Verläufe möglich.

Literatur

Becker R (1967) Zur Therapie der chronischen Osteomyelitis. Dtsch Zahnärztl Z 22: 1020

Herzog M, Samek M, Siranli F (1986) Zur Indikation der zahnärztlich-chirurgischen Sanierung bei Strahlentherapie. Dtsch Zahnärztl Z 41: 449

Krüger E (1985) Lehrbuch der chirurgischen Zahn-Mund- und Kieferheilkunde, Bd. I, 5. Aufl. Quintessenz, Berlin

Lange DE (1981) Parodontologie in der täglichen Praxis. Quintessenz, Berlin

Langlais RP, Kasle MJ (1980) Intraorale Röntgendiagnostik. Thieme, Stuttgart

Ritter W (1981) Röntgenuntersuchung der Zähne, der Kiefer und des Gesichtsskelettes. In: Schwenzer N, Grimm G (Hrsg) Zahn-Mund-Kiefer-Heilkunde, Bd. 1. Allgemeine Chirurgie, Entzündungen und Röntgenologie. Thieme, Stuttgart

Prein J, Remagen W, Spiessl B, Uehlinger E (1985) Tumoren des Gesichtsschädels. Springer, Berlin Heidelberg New York Tokyo

Schilli W (1981) Knocheninfektionen. In: Schwenzer N, Grimm G (Hrsg) Zahn-Mund-Kiefer-Heilkunde, Bd. 1. Allgemeine Chirurgie, Entzündungen und Röntgenologie. Thieme, Stuttgart

Schmelzle R, Schwenzer N (1981) Weichteilinfektionen. In: Schwenzer N, Grimm G (Hrsg) Zahn-Mund-Kiefer-Heilkunde, Bd. 1. Allgemeine Chirurgie, Entzündungen und Röntgenologie. Thieme, Stuttgart

Wagner W, Kuffner HD, Hartmann U (1986) Der bestrahlte Patient als Risikopatient bei zahnärztlich chirurgischen Eingriffen. Dtsch Zahnärztl Z 41: 440

Wangerin K, Hoffmeister B (1986) Zahnärztliche Chirurgie im bestrahlten Kiefer. Dtsch Zahnärztl Z 41: 444

5.2 Spezifische Entzündungen

5.2.1 Tuberkulose

Synonyme
Morbus Koch, Phtise.

Ätiologie (Primärkomplex)
Erstinfektion mit Mycobacterium tuberculosis.

Alters- und Geschlechtsverteilung
Kindesalter. ♂ = ♀

Häufigkeit
Im Bereich der Mundhöhle selten.

Klinische Symptome
Im Mund-Kiefer-Gesichts-Bereich können alle Formen der Tuberkulose auftreten. Die Erscheinungsformen unterscheiden sich durch Lokalisation, Stadium, Abwehrlage des Organismus und Infektions- sowie Ausbreitungsmodus. Zahnfleisch und lymphatischer Rachenring, seltener übrige Mundschleimhaut befallen.
Primärinfekt: nicht schmerzhaftes Ulkus, heilt oft nach wenigen Wochen ab. Lymphadenitis der umgebenden Lymphknoten im Vordergrund. Anfangs schmerzlose, später schmerzhafte Schwellung eines oder mehrerer Lymphknoten, evtl. miteinander und mit der Haut verbacken. Käsige Erweichung. Im Abheilungsstadium Fibrosierung mit Kalkeinlagerung (röntgenologisch sichtbar).

Radiologische Symptome

OPG
Unscharf begrenzte Verschattung unterschiedlicher Dichte überwiegend im Bereich des Kieferwinkels (verkalkte Lymphknoten).

Ergänzende Röntgendiagnostik
NNH, Unterkiefer halbaxial (Clementschitsch), Schädel p. a. als 2. Ebene zur genauen Lokalisation. Filmtomographie und Computertomographie vor allem zur genauen Lokalisation bei evtl. geplanter chirurgischer Revision.

Radiologische Differentialdiagnostik
- Speichelstein,
- Tonsillenstein,
- Fremdkörper,
- Artefakte, z. B. Kontrastmittel.

Therapie
Bei Primärkomplex in der Regel nicht erforderlich.

Prognose
Gut.

Tuberkulose der Kieferknochen

Ätiologie
Form der Organtuberkulose.

Geschlechtsverteilung
♂ = ♀

Häufigkeit
Selten.

Lokalisation
Infraorbitalrand und Processus zygomaticus, Unterkieferkörper.

Klinische Symptome
Käsige Einschmelzungsherde im Inneren des Knochens (kalte Abszesse), die die Weichteile durchbrechen oder als Senkungsabszeß in die Halsregion absinken können.

Merke: Im Kieferbereich besteht die Gefahr, daß sich auf die spezifische Entzündung eine unspezifische Infektion aufpfropft mit dem Bild einer unspezifischen Osteomyelitis.

Radiologische Symptome

OPG
Unscharf begrenzte, mottenfraßähnliche Aufhellung des betroffenen Knochens mit Verlust der normalen Knochenzeichnung.

Ergänzende Röntgendiagnostik
Panoramavergrößerungsaufnahme, Zahnfilme, Unterkiefer halbaxial und Unterkiefer schräg, NNH.

Film- und Computertomographie:
Zur genauen Lokalisation und Beurteilung der Ausdehnung, als genau reproduzierbares Verfahren zur Verlaufskontrolle bei tuberkulostatischer Therapie.

Radiologische Differentialdiagnostik
- Unspezifische Osteomyelitis,
- Osteoradionekrose,
- aktinomykotische Osteomyelitis,
- primärer Knochentumor (Malignom),
- Metastase,
- abheilende Knochenwunde (z. B. nach Osteotomie eines Weisheitszahnes),
- Zysten,
- Spätsyphilis (Knochendefekte durch Gummen).

Therapie
Tuberkulostatisch bei tuberkulöser Monoinfektion. Besteht zusätzlich eine unspezifische Infektion, ist eine ergänzende chirurgische und ggf. antibiotische Behandlung erforderlich.

Prognose
Bei konsequenter Behandlung gut.

Merke: Die übrigen Formen der Tuberkulose - Tuberculosis miliaris ulcerosa, Tuberculosis colliquativa, Lupus vulgaris als häufigste Manifestation der Tuberkulose im Mund und Tuberculosis verrucosa - werden auch im Kiefer-Gesichts-Bereich beobachtet, allerdings treten dabei in der Regel keine pathologischen Röntgenbefunde auf. Ausnahme: Lupus vulgaris.

5.2.2 Syphilis

Synonyme
Lues, Ulcus durum, harter Schanker.

Ätiologie
In mehreren Stadien ablaufende Infektionskrankheit, überwiegend durch Geschlechtsverkehr übertragen. Erreger: Treponema pallidum (Spirochaeta pallida).

Alters- und Geschlechtsverteilung
Alle Lebensalter. ♂ = ♀

Klinische Symptome
Im *Primärstadium* Entwicklung eines harten Geschwürs am Ort des Eindringens der Spirochäten (Primäraffekt). In der Folgezeit schmerzlose Schwellung lokaler Lymphknoten. Primäraffekt und Lymphadenitis bilden den Primärkomplex.
Im Sekundärstadium Generalisierung der Erreger. Befall von Haut und Schleimhäuten mit einem papulösen Exanthem.
Bei der Spätsyphilis treten tumorartige Granulome auf (Gummen), die unter Narben- und Defektbildung abheilen können.
Bei der angeborenen Syphilis (Lues connata): Veränderungen der bleibenden mittleren Schneidezähne (Tonnenform, Hutchinson-Zähne) und der 6-Jahres-Molaren des Oberkiefers (Schmelzhypoplasien).
Bei Befall des knorpeligen Nasenseptums Ausbildung einer Sattelnase.
In der Spätphase der Lues connata Ausbildung von Gummen in der Mundhöhle.

Merke: Mit Ausnahme der durch Gummen verursachten knöchernen Defekte und der Zahnmißbildungen *keine* im Röntgenbild erkennbaren Veränderungen.

Radiologische Symptome

OPG
Unscharfe Auflösung der Knochenstruktur, vorzugsweise im Gaumen, seltener im Unterkiefer.

Ergänzende Röntgendiagnostik
Panoramavergrößerungsaufnahme, Zahnfilme, NNH, evtl. Film- oder Computertomographie zur genauen Lokalisation des Prozesses und zur Bestimmung der Ausdehnung.

Röntgenologische Differentialdiagnostik
- Unspezifische Osteomyelitis,
- tuberkulöse Osteomyelitis,
- Osteoradionekrose,
- aktinomykotische Osteomyelitis,
- primärer Knochentumor (Malignom),
- Metastase,
- abheilende Knochenwunde (z. B. nach operativer Weisheitszahnentfernung),
- Zysten,
- Kiefer-Gaumen-Spalten,
- Gaumendefekt nach Resektion oder Trauma.

Therapie
Antibiotische Therapie. Gegebenenfalls sind Gaumendefekte plastisch oder prothetisch zu decken.

5.2.3 Zervikofaziale Aktinomykose

Ätiologie
Endogene Infektionskrankheit, als solche nicht übertragbar. Spezifische Prophylaxe nicht möglich. Begünstigend sind unhygienische Mundverhältnisse wie tief zerstörte Zähne, Wurzelreste, Zahnfleischtaschen, apikale Granulome aber auch Schleimhautverletzungen.

Alters- und Geschlechtsverteilung
Alle Lebensalter, gehäuft im 2. bis 4. Lebensjahrzehnt. ♂ : ♀ = 2 : 1.

Lokalisation und Häufigkeit
Bevorzugt in den Weichteilen des Unterkiefers, vor allem in der Kieferwinkelregion. Oberkiefer nur selten betroffen.

Merke: Obwohl die Infektion in der Regel im Knochen ihren Ursprung hat (Wurzelspitzengranulom), ist die Aktinomykose der Weichteile die häufigste Erkrankungsform.

Klinische Symptome

Zunächst Bild einer akuten oder chronischen unspezifischen Entzündung. In diesem Stadium Diagnose ausschließlich bakteriologisch. Ohne oder bei unzureichender Behandlung durch Vernarbung zunehmende brettartige Verhärtung der Haut mit bläulich-livider Verfärbung. Im Narbenbereich eiternde Fisteln und subkutane eitrige Einschmelzungen. Unbehandelt Ausbreitung in die Tiefe.

Merke: Die Aktinomykose des Knochens ist außerordentlich selten und tritt klinisch entweder als aktinomykotische Osteomyelitis oder als Knochenaktinomykom in Erscheinung. Im Vergleich zur unspezifischen Osteomyelitis stärkere Knochenneubildung und geringere Sequestrierung mit tumorartiger Auftreibung des Knochens.
Die Aktinomykose der Speicheldrüsen ist ebenfalls außerordentlich selten und unterscheidet sich erst durch den Verlauf von einer unspezifischen Sialoadenitis.

Radiologische Symptome (Aktinomykose der Weichteile)

OPG

- Apikale Aufhellungen, leere Alveolen,
- vertikaler, seltener horizontaler Knochenabbau im Bereich des Zahnhalteapparates
- wurzelbehandelte und verlagerte Zähne, Fremdkörper.

Ergänzende Röntgenaufnahmen

Zahnfilme, Panoramavergrößerungsaufnahme, NNH, Computertomographie zur simultanen Erfassung der Knochen- und Weichteilveränderungen.

Radiologische Symptome (Aktinomykose des Knochens)

OPG

- Befall vorwiegend des Unterkiefers,
- unscharf begrenzte Aufhellungen, häufig von verbreitertem Knochen umgeben (reaktive Knochenneubildung).

Ergänzende Röntgendiagnostik

Zahnfilme, Panoramavergrößerungsaufnahme, konventionelle Zielaufnahmen.

Film- und Computertomographie zur genauen Bestimmung des befallenen Knochen- und Weichteilbezirkes, Kontrolle des Behandlungserfolges.

Therapie
Chirurgisch und chemotherapeutisch.

Prognose
Bei konsequenter Behandlung gut, in der Vorantibiotikaaera häufig letale Verläufe.

Literatur

Krüger E (1985) Lehrbuch der chirurgischen Zahn-, Mund- und Kieferheilkunde, Bd. I, 5. Aufl. Quintessenz, Berlin

Lentrodt J, Schmelzle R, Schwenzer N (1981) Spezifische Infektionen. In: Schwenzer N, Grimm G (Hrsg) Zahn-Mund-Kiefer-Heilkunde, Bd. 1. Allgemeine Chirurgie, Entzündungen und Röntgenologie. Thieme, Stuttgart

Schaal KP (1979) Die Aktinomykosen des Menschen - Diagnose und Therapie. Dtsch Ärztebl 76: 1997

Schaal KP, Herzog M, Pape H-D, Pulverer G, Herzog S (1984) Kölner Therapiekonzept zur Behandlung der menschlichen Aktinomykosen von 1952-1982. Fortschr Kiefer Gesichtschir 29: 151

Schuermann H, Greither A, Hornstein O (1966) Krankheiten der Mundschleimhaut und der Lippen. Urban u. Schwarzenberg, München

Slack JM, Gerencser MA (1975) Actinomyces, filamentous bacteria. Burgess, Minneapolis/Minn

5.3 Odontogene Sinusitis maxillaris

Synonym
Dentogene Sinusitis maxillaris, vom Zahnsystem ausgehende Kieferhöhlenvereiterung.

Ätiologie
Odontogene und rhinogene Infektion.
In der vorliegenden Abhandlung soll überwiegend die odontogene Form der Sinusitis maxillaris besprochen werden, zur rhinogenen Form wird verwiesen auf Brusis u. Mödder [1984].

Ursachen
Apikales Granulom, Mund-Antrum-Verbindung nach Zahnentfernung, marginale Parodontopathien, Zysten.

Alters- und Geschlechtsverteilung
Kinder und Jugendliche selten, sonst alle Lebensalter mit Häufung zwischen dem 20. und 40. Lebensjahr. ♂ > ♀

Lokalisation und Häufigkeit
Die odontogene Sinusitis wird am häufigsten vom 1. Molaren verursacht, es folgt der 2. Prämolar, der 2. Molar und der 1. Prämolar.

Merke: Bei jeder einseitigen Sinusitis maxillaris sollte nach einer odontogenen Ursache oder nach einem Tumor gefahndet werden.

Klinische Symptome

Akute Sinusitis maxillaris: Allgemeine Krankheitssymptome wie Fieber, beschleunigter Puls, erhöhte BKS, Krankheitsgefühl.
Ausstrahlende Schmerzen (Stirnregion), gelegentlich Projektion der Schmerzen in die Oberkieferzähne (Klopfempfindlichkeit).
Dumpfes Druck- und Völlegefühl im Bereich des Mittelgesichts, Klopf- und Druckschmerz der fazialen Kieferhöhlenwand.
Einseitiger Schnupfen, Nase oft verstopft. Schwellung der Muscheln auf der erkrankten Seite, einseitige Eiterstraße.

Chronische Sinusitis maxillaris: Oft symptomarm, bei akuter Exazerbation Schmerzen wie bei der akuten Form.
Einseitiger Schnupfen, häufig Herabsetzung des Riechvermögens.

Radiologische Symptome

OPG
- Diffuse Verschattung der basalen bis gesamten abgebildeten Kieferhöhle,
- am ursächlichen Zahn häufig apikale Aufhellung mit Verlust des Desmodontalspaltes und der kaudalen Kieferhöhlenbegrenzung,
- bei Sinusitis nach Zahnentfernung leere Alveole,
- gelegentlich röntgendichte Fremdkörper (zahnärztliches Abdruck- oder Wurzelfüllmaterial) am Boden oder im Lumen der Kieferhöhle erkennbar,
- bei infizierten Zysten unterschiedlich ausgebildete Verschattung in Zyste und Kieferhöhle,
- ausgeprägter horizontaler und vor allem vertikaler Knochenabbau bei marginaler Parodontotherapie,
- in die Kieferhöhle verlagerte Zähne häufig durch die entzündungsbedingte Verschattung „maskiert" (Abb. 39 b, c).

Ergänzende Röntgendiagnostik

Merke: Die Diagnostik der odontogenen Sinusitis maxillaris ist ohne die klassische Nasennebenhöhlenaufnahme unvollständig!
In der Regel Vorliegen einer totalen oder zumindest basalen, meist einseitigen Verschattung. Kann im Frühstadium fehlen.
Bei Zysten halbkugelige Vorwölbung der Zyste in das Kieferhöhlenlumen, häufig durch diffuse Verschattung zu erkennen.

Cave: Bei verdickter Knochenwand und nach Radikaloperationen der Kieferhöhle liegt häufig eine vollständige Verschattung der Kieferhöhle vor.

Panoramavergrößerungsaufnahme, Zahnfilme

Gelegentlich erforderlich zum Erkennen des ursächlichen Zahnes, vor allem bei Wurzelfüllungen.

Filmtomographie

Nur begrenzter Informationsgewinn zur Übersichtsaufnahme.

Computertomographie

Die CT - in axialer und/oder koronarer Schichtebene - zeigt am klarsten die Ausdehnung der Verschattung und ermöglicht durch Dichtmessung die Abgrenzung von Zysten und verschatteter Kieferhöhle.
Kleine Osteolysezonen werden hochsensitiv erfaßt. Bei voroperierten Kieferhöhlen können Narbenstrukturen erkannt werden.

Radiologische Differentialdiagnostik

- Rhinogene Sinusitis maxillaris,
- odontogene Zyste,
- Schleimretentionszyste,
- Mukozele,
- Malignom,
- Metastasen.

Therapie

Chirurgische Beseitigung der Ursache, Drainage der Kieferhöhle zum unteren Nasengang, evtl. Beseitigung einer rhinogenen Komponente.

Prognose

Gut. Rezidivhäufigkeit gering.

Literatur

Brusis T, Mödder U (1984) HNO Röntgen-Aufnahmetechnik und Normalbefunde. Springer, Berlin Heidelberg New York Tokyo

Krüger E (1985) Lehrbuch der chirurgischen Zahn-Mund- und Kieferheilkunde, Bd. I, 5. Aufl. Quintessenz, Berlin

Lindorf HH (1983) Chirurgie der odontogen erkrankten Kieferhöhle. Hanser, München

Schwenzer N (1982) Die odontogenen Erkrankungen der Kieferhöhle. Arch Otorhinolaryngol 235: 307

Watzek G, Matejka M (1986) Erkrankungen der Kieferhöhle. Springer, Wien New York

6 Kieferzysten

D. Beyer, M. Herzog, F. E. Zanella

Zysten im Bereich der Kieferknochen sind mit Epithel ausgekleidete Hohlräume, die mit flüssigem, breiigem oder gasförmigem Inhalt gefüllt sind und z. T. einen spezifischen, nur diesen Zysten eigentümlichen Wachstumsmodus zeigen.
Das zystenauskleidende Epithel entstammt entweder Epithelresten der Embryonalentwicklung, oder es handelt sich um epitheliale Fehldifferenzierungen. Für das Zystenwachstum, das kein echtes Wachstum durch Proliferation des Zystengewebes ist, werden vor allem osmotische Vorgänge verantwortlich gemacht, die zu einer Drucksteigerung im Inneren führen und das umgebende Gewebe resorbieren und verdrängen.

Merke: Auf das langsame oder schubweise Wachstum von Kieferzysten reagiert der umgebende Knochen meist mit der Ausbildung einer charakteristischen *Kompaktalamelle*. Deshalb zeigen Kieferzysten eine rundlich-ovale, scharf begrenzte, meist gleichmäßig transparente Aufhellung, die gegen den gesunden Kiefer durch diese verdichtete Randzone abgegrenzt ist. Mit ihr lassen sich viele Tumoren und systemische Erkrankungen ausschließen.

Die Vielfalt der Kieferzysten erschwert ihre radiologische Diagnose. Eine Differenzierung setzt die genaue Kenntnis aller odontogenen und nicht odontogenen Zysten, deren Beziehung zum Zahnsystem und topographischen Lage voraus.
Trotz dieser Schwierigkeiten nimmt die radiologische Diagnostik die erste Stelle ein, da die klinische Untersuchung oft nur wenige verwertbare Hinweise liefert.
Da viele Kieferzysten auch bei schon relativ großer Ausdehnung geringe Beschwerden hervorrufen, handelt es sich vielfach um Zufallsbefunde auf Panoramaschichtaufnahmen.

6.1 Odontogene Kieferzysten

6.1.1 Radikuläre Zysten

Synonyme
Periapikale Zyste, periodontal cyst, apikale periodontale Zyste, Wurzelzysten, fungöse Zysten, postinfektiöse Zysten.

Merke: Mit ca. 80% sind radikuläre Zysten die häufigsten Kieferzysten.

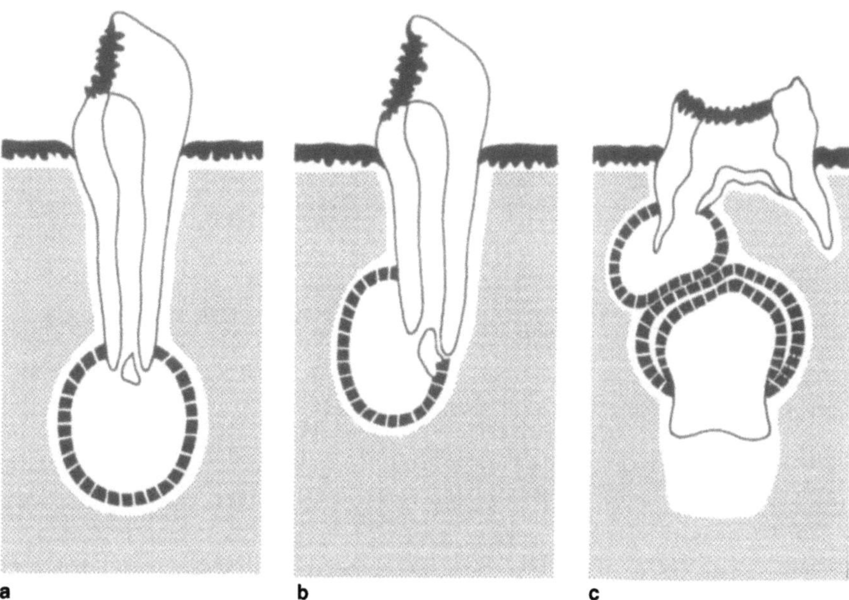

Abb. 50 a–c. Radikuläre Zysten (Schemazeichnung).
a Apikale, radikuläre Zyste; **b** laterale, radikuläre Zyste; **c** radikuläre Milchzahnzyste. (Modifiziert nach Becker, R., Morgenroth, K. Pathologie der Mundhöhle, Thieme, Stuttgart, 1979)

Ätiologie und Histologie
Entstehung durch entzündlichen Reiz einer apikalen Parodontitis aus Epithelresten der Hertwig-Epithelscheide, die im Desmodont aller Zähne vorhanden ist (Malassez-Epithelinseln).
Histologisch sind radikuläre Zysten von nicht verhornendem, mehrschichtigem Plattenepithel ausgekleidet. Das Epithel kann infolge der Entzündung ganz oder teilweise fehlen, dann Auskleidung mit Granulationsgewebe.
Zysten außen von wechselnd breiter, faserreicher Bindegewebszone abgegrenzt. Durch expansives Wachstum Abbau des angrenzenden Knochens. Die Fibrosierung reicht in die Markräume des erhaltenen, umgebenden Knochens hinein.

Merke: Radikuläre Zysten können nach Entfernung des schuldigen Zahnes als *Residualzysten* weiterwachsen.

Alters- und Geschlechtsverteilung
Können in jedem Lebensalter auftreten. Gipfel im 3. bis 5. Lebensjahrzehnt – entsprechend der Zunahme pulpatoter Zähne. ♀ > ♂

Lokalisation
OK : UK = 3,5 : 1. Vor allem Wurzelspitzen der Frontzähne betroffen, am häufigsten seitlicher Schneidezahn und erster Molar.

Klinische Symptome

Symptome erst dann, wenn Zysten je nach Lage im Oberkiefer oder Unterkiefer eine bestimmte Größe erreicht haben (Knochenauftreibung) oder durch Superinfektion ein Empyem entstanden ist. Eventuell Zahnverlagerungen. Oft radiologischer Zufallsbefund.

Merke: Histologisch zeigen 9 von 10 radikulären Zysten eine chronische Balgentzündung.

Radiologische Symptome

OPG (Abb. 51-54)

Merke: Aufgrund ihrer Genese ist die radikuläre Zyste *immer* der Wurzel eines pulpatoten Zahnes zugeordnet, wobei sie apikal oder lateral liegen kann.

- Scharf begrenzte einkammerige Aufhellung mit sklerotischem Randsaum (besonders ausgeprägt im Unterkiefer). Kompaktalinie lediglich von Wurzel durchbrochen, die in das Zystenlumen ragt.
- Bei Infektion (häufig!) oder Wachstumsschub kann Kompaktalamelle unscharf oder unterbrochen sein (s. DD!).
- Gleichmäßige Zystentransparenz.
- Wurzelumgebender Desmodontalspalt des Zahnes im apikalen Bereich aufgelöst, bei lateralen radikulären Zysten fehlender Spalt entlang des Wurzelschaftes.
- Lamina dura geht in die Kompaktalamelle der Zyste über.
- Geringgradige Resorption der Zahnwurzel möglich, aber selten.
- Verdrängung und Kippung von Nachbarzähnen.
- Im Unterkiefer Verlagerung des Canalis mandibularis an den Zystenrand.
- Im Oberkiefer frühe Auftreibung des Alveolarknochens, da hier Kompakta wesentlich dünner als im Unterkiefer. Evtl. einseitige Verschattung der Kieferhöhle.
- Kompensatorische periostale Knochenneubildung, die die Kontur des Kiefers überschreitet und papierdünn werden kann (Pergamentknittern).
- Evtl. Frakturgefahr bei großer Zyste bei Zahnextraktion oder inadäquatem Trauma.

Merke: Röntgenologisch ist eine eindeutige Unterscheidung zwischen apikalen Granulomen und radikulären Zysten nicht möglich. Eine radikuläre Zyste kann unterstellt werden, wenn ein Durchmesser von 1 cm erreicht ist.

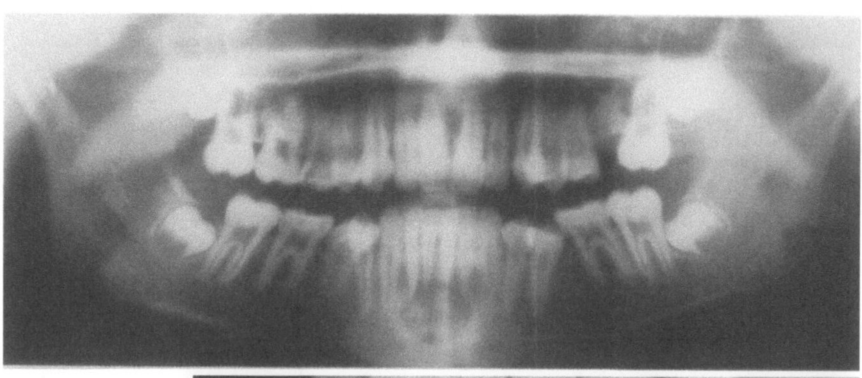

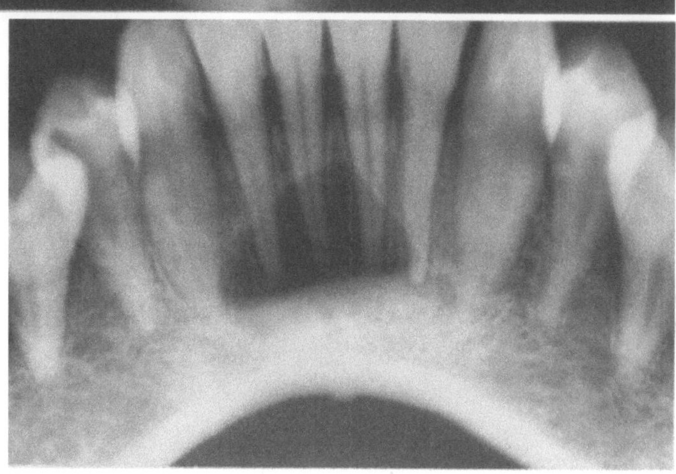

Abb. 51 a, b. Radikuläre Zysten im Unterkieferfrontzahnbereich.
a 15 J. ♀. OPG: Ausgehend von den Wurzelspitzen 33 und 41 runde, glatt begrenzte Zyste mit Resorption der Wurzelspitze von 31 und Verlust des Periodontalspaltes von 31 und 41.
b 33 J. ♀. Panoramavergrößerungsaufnahme (Unterkiefer): Ausgehend von der Wurzelspitze 41 dreiecksförmige, glatt begrenzte Zyste. Periodontalspalt von 41 unterbrochen. Projektionsbedingte Schmelzüberlagerungen im Seitenzahnbereich wie bei allen intraoralen Aufnahmen. Zahnstein im Zahnhalsbereich der Unterkieferfront (→)

Ergänzende Röntgendiagnostik

Bei radikulären Oberkieferzysten immer NNH p.a. halbaxial mitanfertigen (Abb. 53, 54)! Bei kleinen Zysten Einzelzahnaufnahmen mit besserer Abbildung des Desmodontalspaltes und der Lamina dura. Zystenausdehnung am Unterkiefer nach buccal oder lingual am besten auf Unterkieferhalbaxialaufnahme zu bestimmen oder im CT. Computertomographie oder Filmtomographie bei Unschärfe oder Durchbruch der umgebenden Kompaktalinie zur Differentialdiagnose zu anderen Prozessen indiziert (Abb. 52 b). Bei Ausdehnung in die Kieferhöhle auch sehr dünne Kompaktalamelle sichtbar (wichtig zur Abgrenzung gegenüber primären Kieferhöhlenprozessen (Abb. 54 c, d). Am Unterkiefer hilfreich zur Bestimmung der Breite der restlichen Kieferspange (Abb. 52 b).

Radiologische Differentialdiagnose

Bei typischen radiologischen Symptomen keine differentialdiagnostischen Schwierigkeiten.
- Pseudozysten (solitäre Knochenzyste, aneurysmatische Knochenzyste). Hier erhaltener apikaler Desmodontalspalt und vitaler Zahn!

Bei unscharf begrenzter radikulärer Zyste
- Alle Prozesse mit rundlich-ovalen, homogen-transparenten Osteolysen.

Cave: Eine tief in den Processus alveolaris herunterreichende Kieferhöhlenbucht kann eine radikuläre Zyste vortäuschen. Deshalb Einzelzahnaufnahmen (←Abb. 14).

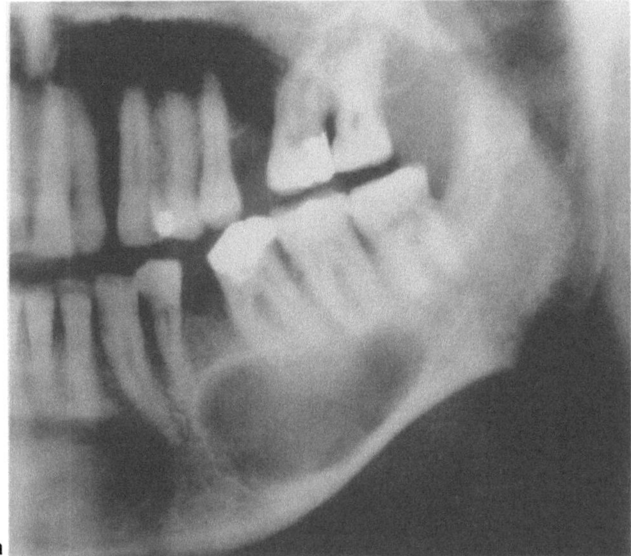

a

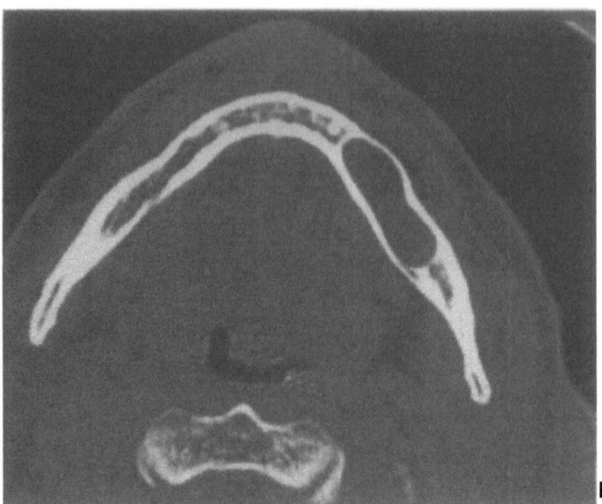

b

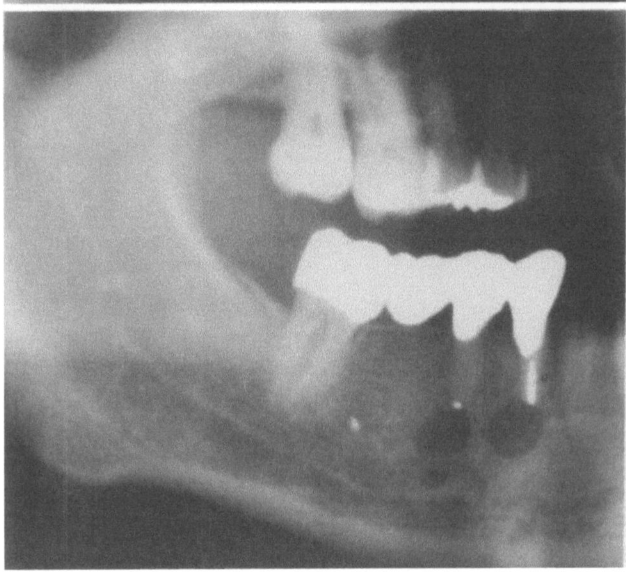

c

Abb. 52 a–c. Radikuläre Zysten des Unterkiefers. **a** 57 J. ♂. OPG: Ausgehend von 36 durch Kompaktalamelle glatt begrenzte radikuläre Zyste mit Verlagerung des Canalis mandibularis. „Pseudozyste" im Frontzahnbereich durch Verwischungsdefekt. **b** CT axial - High resolution: Glatt begrenzte, flüssigkeitsgefüllte Zyste mit Auftreibung des linken Unterkiefers nach bukkal und lingual. Noch genügend breite Knochenspange. **c** 47 J. ♀. OPG: Zustand nach Wurzelspitzenresektion von 44 und 45. Zwei kleine, glatt begrenzte Zysten im Bereich der resezierten Wurzeln. DD: Operationsdefekte. Periodontalspalt bei 44 und 45 aufgehoben

Therapie

Behandlung oder Entfernung des ursächlich devitalen Zahnes und der Zyste.

Bei kleinen Zysten Zystektomie mit primärem Verschluß der Schleimhaut. Bei großen Zysten Zystektomie mit autologer Spongiosaplastik, Auffüllung mit Trikalziumphosphat, Kollagenvlies, Fibrinkleber. Als kleinstmöglicher Eingriff bei reduziertem Allgemeinzustand des Patienten Fensterung zur Mundhöhle. Bei großen Zysten im Oberkieferseitenzahnbereich Fensterung zur Kieferhöhle (Operation nach Wasmund).

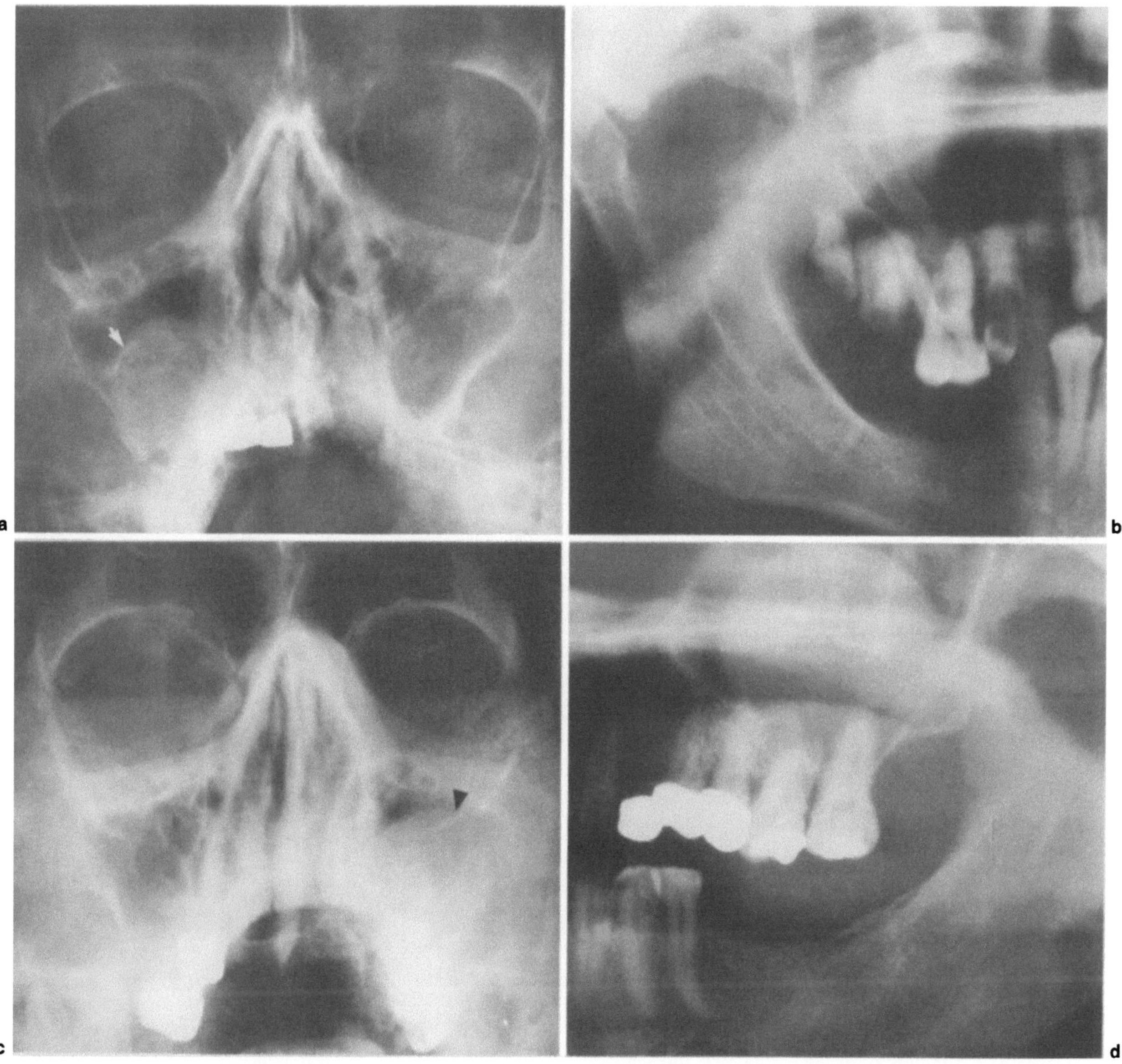

Abb. 53 a–d. In die Kieferhöhle ragende radikuläre Zysten. **a** 39 J. ♂. NNH p.a. halbaxial: Kranial konvexe homogene Verschattung der rechten Kieferhöhle. Kleine, von der lateralen Kieferhöhlenwand in die kraniale Zystenbegrenzung hineinragende Knochenleiste (→). **b** OPG: Kariöses Restgebiß. Ausgehend von der Wurzel 15 doppelkonturierte Zyste mit zentraler Aufhellungszone und glatt begrenzter Kompaktalamelle. **c** 36 J. ♂. NNH p.a. halbaxial: Kranial konvexe homogene Verschattung der linken Kieferhöhle von angedeuteter Kompaktalamelle umgeben (►). **d** OPG: Ausgehend von der Wurzel 26/27 homogen-rundliche Zyste, die sich in die linke Kieferhöhle vorwölbt. Scharfe Begrenzung der Zyste. Verlust des Desmodontalspaltes auch von 27

Prognose und Rezidivhäufigkeit

Bei vollständiger Entfernung gut. Bei großen Zysten Entfernung des Zystenbalges oft schwierig.

Merke: Bei allen operierten Zysten ist eine histologische Untersuchung des möglichst vollständigen Zystenbalges zu fordern, was bei Fensterungsoperationen unmöglich ist.

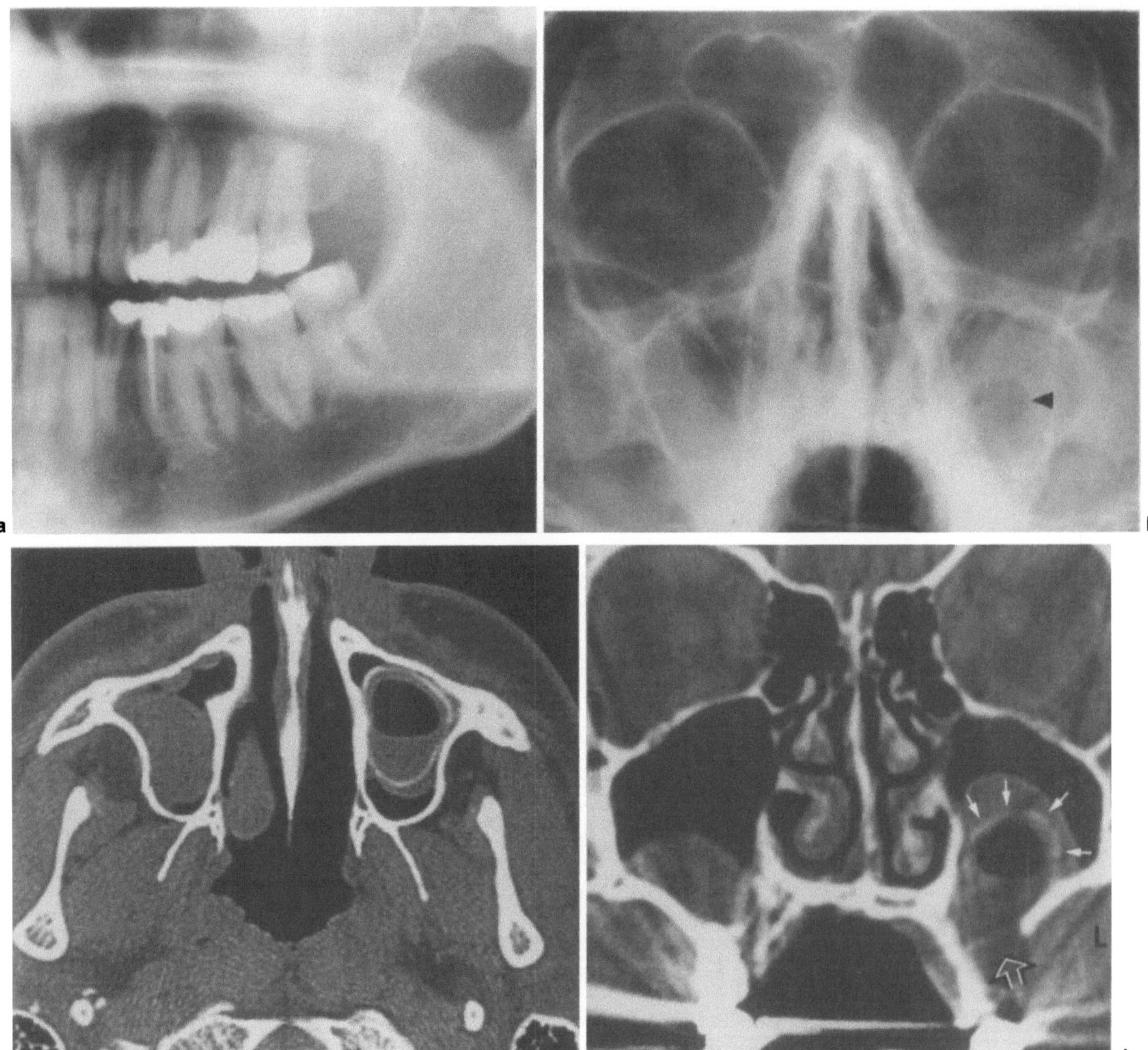

Abb. 54 a–d. Radikuläre Zyste des Oberkiefers links mit Vorwölbung in die linke Kieferhöhle.
Zustand nach Inzision. Einsatz der Computertomographie. 29 J. ♂. **a** OPG: Zustand nach Wurzelbehandlung von 26. Boden der linken Kieferhöhle nicht mehr als durchgezogene Linie erkennbar. Ansonsten kein eindeutiger Hinweis auf Kieferhöhlenprozeß. Unvollständige Wurzelfüllung 35. **b** NNH p. a. halbaxial: Schleimhautschwellung in der rechten Kieferhöhle lateral. Links kranial konvexe Verschattung mit zentralem Lufteinschluß (▶). **c** CT axial - High resolution: Charakteristischer hyperdenser Randsaum durch die sich in die linke Kieferhöhle vorwölbende Kompaktalamelle als Abgrenzung der teils luft- teils flüssigkeitsgefüllten Zyste. Kieferhöhlenwände ansonsten intakt. Begleitende Schleimhautschwellung links peripher der Zyste an der dorsalen Kieferhöhlenwand. Polypöse Schleimhautschwellung in der rechten Kieferhöhle. **d** CT koronar - High resolution: Artefakte durch metallische Zahnfüllungen. Gas in der linksseitigen Zyste nach Inzision (⇨) am linken Oberkiefer. Hyperdenser Randsaum (→) der Zyste mit kranial-konvexer Begrenzung und aufgelagerter Schleimhautschwellung. Rechts basaler Schleimhautpolyp. Vergleiche die koronare CT mit der NNH-Aufnahme!

6.1.2 Follikuläre Zysten

Synonyme
Zahnkeimzysten, Dentigerous cyst, dysontogenetische Zahnzyste, koronare Zyste, Follicular cyst.

Merke: Als follikuläre Zysten bezeichnet man Zysten, die die Krone eines nicht durchgebrochenen Zahnes einschließen. Dabei kann es sich um unvollständig oder vollständig ausgebildete Zähne, Zahnrudimente oder überzählige Zähne handeln.

Ätiologie und Histologie
Über die kausale und formale Genese der follikulären Zyste besteht weit weniger Klarheit als bei radikulären Zysten. Follikuläre Zysten sind meist durch entzündliche Reize zystisch transformierter Zahnsäckchen nicht durchgebrochener Zähne entstanden und entwickeln sich entweder zwischen nackter Zahnkrone und dem vereinigten inneren und äußeren Schmelzepithel oder zwischen diesen beiden Epithelschichten. Möglich sind auch Ausspossungen des Zahnfollikels, die dann zur extrafollikulären Zysten führen.
Eine *apikale Ostitis* an einem *Milchzahn* kann eine follikuläre Zystenbildung auslösen. Sekundäre Verlagerung des Zahnkeimes durch das Zystenwachstum (primärer Vorgang!) Zysten an primär verlagerten Zähnen können ohne ursächlichen Entzündungsreiz aufgrund eigengesetzlicher im einzelnen noch unbekannter Vorgänge entstehen (Entwicklungsstörung).

Alters- und Geschlechtsverteilung
Charakteristische Unterschiede follikulärer Zysten zu radikulären Zysten! Maximum im 2., erneuter Gipfel im 4. und 5. Lebensjahrzehnt. (Zweigipfeligkeit der Altersverteilung als Hinweis auf 2 pathogenetisch unterschiedliche Zystengruppen?). ♂ > ♀

Typische Lokalisation
Unterkiefer > Oberkiefer. Ein Drittel am unteren Weisheitszahn, sonst Häufung am oberen und unteren Eckzahn und oberen Weisheitszahn.

Klinische Symptome
Fehlen des Ausgangszahnes in der Zahnreihe. In 40% entzündliche Symptome, besonders im Wechselgebiß.
Bei großer Zyste schmerzlose Schwellung des Kiefers oder Fraktur bei nicht adäquatem Trauma (Zahnextraktion). Bei Verbindung zur Mundhöhle Infektion und evtl. Abszeßbildung. Histologisch 80% mit chronischer Balgentzündung. Meist jedoch Zufallsbefund beim Zahnstatus.

Merke: Ein vollständiges Gebiß schließt eine follikuläre Zyste (eines überzähligen Zahnes) nicht aus! (Abb. 59).

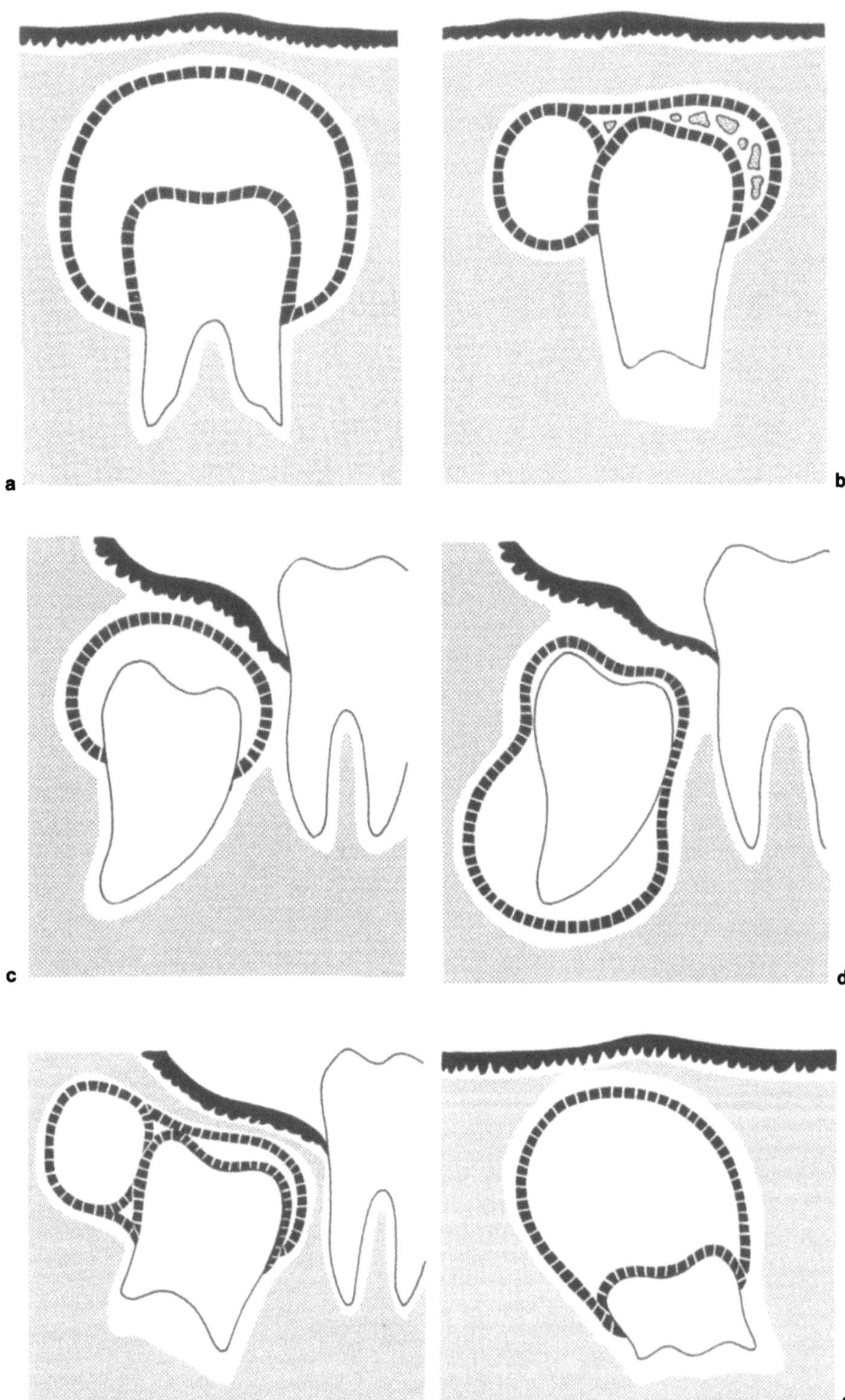

Abb. 55 a–f. Follikuläre Zysten (Schemazeichnung).
a Zentrale, koronale follikuläre Zyste, **b** laterale follikuläre Zyste, **c** Durchbruchszyste, **d** periradikuläre follikuläre Zyste, **e** extrafollikuläre Zyste, **f** follikuläre Zyste mit Zahnrudiment. (Modifiziert nach Becker, R. und Morgenroth, K., Pathologie der Mundhöhle, Thieme, Stuttgart, 1979)

Radiologische Symptome
Man unterscheidet (Abb. 55):
- *Zentrale, koronale Zysten.* Zahnkrone zentral im Zystenlumen.
- *Durchbruchszysten* am durchbrechenden Zahn marginal am Kieferknochen oder schon submukös (ebenfalls nach Kronenlage zentrale Zysten).
- *Laterale Zysten* seitlich der Krone, die aber in Verbindung mit der Zystenhöhle stehen.
- *Periradikuläre, zirkumferentielle Zysten,* die sich vom Schmelzepithel wurzelwärts evtl. schon am vollständig oder partiell durchgebrochenen Zahn entwickeln und Wurzeln zirkulär umgeben.
- *Extrafollikuläre Zysten* aus Aussprossungen der Zahnanlage, im allgemeinen lateral der Zahnkrone.
- *Follikuläre Zysten mit Zahnrudiment* bei früher Entwicklungsstörung des Zahnes mit unterbrochener Bildung der Zahnhartsubstanzen.

OPG (Abb. 56-60)
- Scharf begrenzte, einkammerige (nur sehr selten mehrkammerige) Osteolyse, in die die Krone eines retinierten oder verlagerten Zahnes hineinragt. Kann riesige Ausmaße erreichen!
- Periphere Kompaktalamelle kann durch Entzündung oder schnelles Wachstum fehlen oder partiell ausgelöst sein.
- Zystenzahn in der Regel radiär zur Zystenmitte angeordnet, kann aber beträchtlich verlagert oder gedreht sein.
- Selten in der Zyste Septierungen oder Mehrkammerigkeit (DD: Ameloblastom!).
- Am Oberkiefer, wo der Expansion der follikulären Zyste im pneumatisierten Areal nur wenig Widerstand entgegensteht, kann die Zyste die gesamte Kieferhöhle ausfüllen und bei nicht sichtbarem Zahn einen Kieferhöhlenprozeß vortäuschen.

Merke: Um zwischen physiologischem Zahnfollikel und follikulärer Zyste unterscheiden zu können, ist nach Pindborg die Distanz zwischen Zystenwand und Krone zu messen. Ist der Abstand größer als 2,5-3 mm, handelt es sich mit Sicherheit um eine follikuläre Zyste (Abb. 56).

Ergänzende Röntgendiagnostik
Bei kleinen Zysten evtl. Einzelzahnaufnahmen.
Die Ausdehnung der Zysten am Unterkiefer nach bukkal und lingual wird am besten auf der halbaxialen Unterkieferaufnahme demonstriert (Abb. 57 c).
Bei Oberkieferzysten ist eine NNH-Aufnahme evtl. mit Filmtomographie, obligatorisch (Abb. 59, 60). Bei unklarem Befund am Oberkiefer, besonders bei zu starker Kippung der NNH-Aufnahmen, zeigt oft nur die seitliche Aufnahme des Gesichtsschädels den retinierten und in die Kieferhöhle verlagerten Zahn (Abb. 60 d).
Insbesondere bei unscharfer oder durchbrochener Zystenwandkontur *Computertomographie* zur Darstellung einer Weichteilinfiltration bei Prozessen anderer Genese indiziert. Oft ist die nativdiagnostisch nicht mehr erkennbare Kompaktalamelle einer follikulären Zyste im CT noch gut nachweisbar (Abb. 58 b, c).

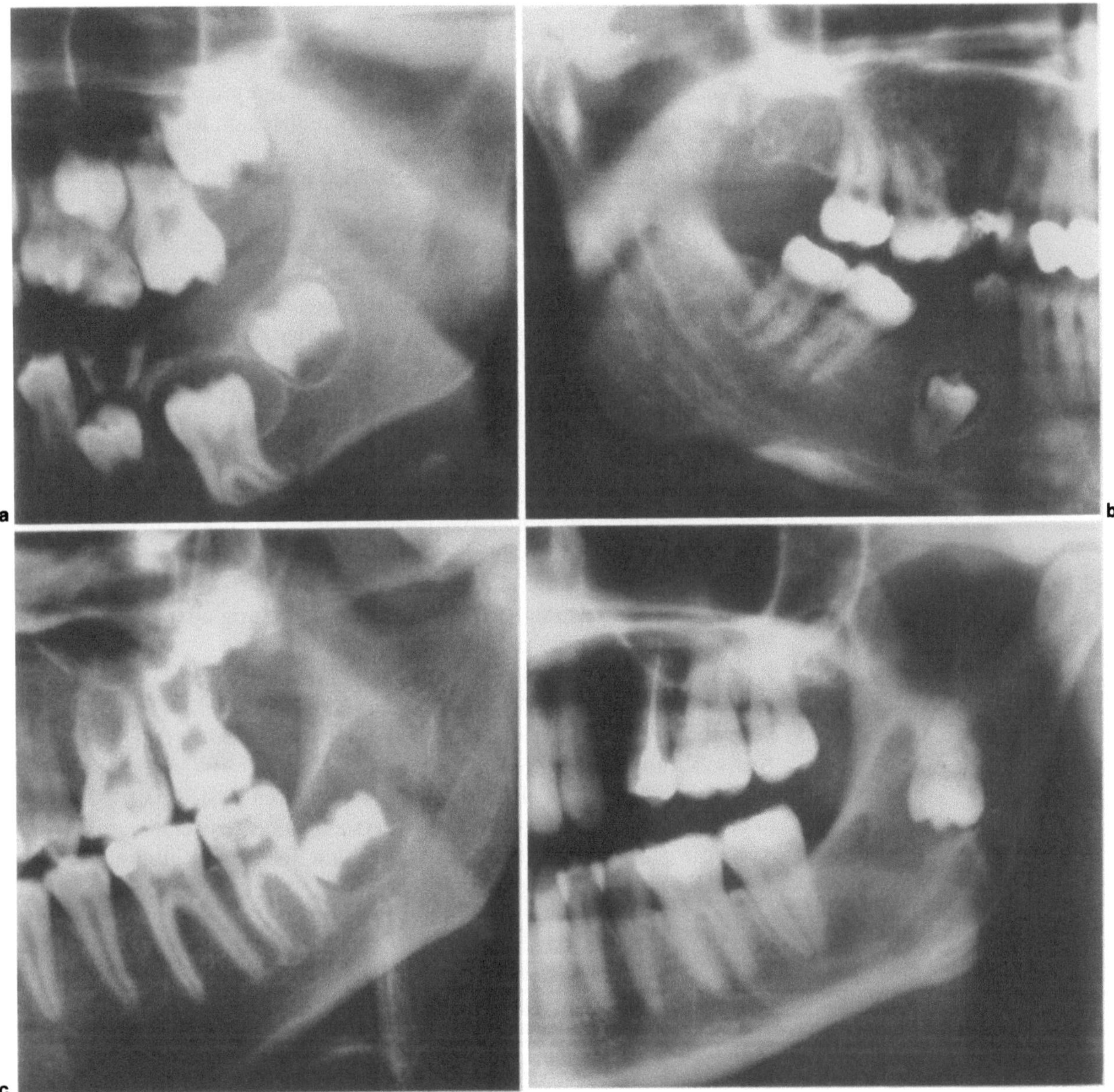

Abb. 56 a–d. Follikuläre Zysten des Unterkiefers.
a 10 J. ♂. OPG: Normale Anlage von 35 und 37. Perikoronale Aufhellung um 36 mit zarter Kompaktalamelle. Abknikkung der Wurzeln 36 am Basalbogen. Wurzelreste von 75. **b** 13 J. ♀. OPG: Um die Zahnanlage von 38 teils perikoronale, teils laterale follikuläre Zyste mit zarter Kompaktalamelle. Noch keine Verlagerung des Canalis mandibularis. **c** 26 J. ♀. OPG: Kleine perikoronale follikuläre Zyste als Zufallsbefund. Um die Krone des retinierten 45 kleine, von deutlicher Kompaktalamelle umgebene Aufhellung. Unklare Kaudalverlagerung des Canalis mandibularis in seinem peripheren Drittel. **d** 32 J. ♀. OPG: Perikoronal des retinierten und invertierten 38 große, bis an die distale Wurzel von 36 heranreichende follikuläre Zyste mit glattbogiger Verlagerung des Canalis mandibularis. Kompaktalamelle in allen Abschnitten gut sichtbar. Überstopfte Wurzelfüllung 25 (→Zahnfilm und NNH!)

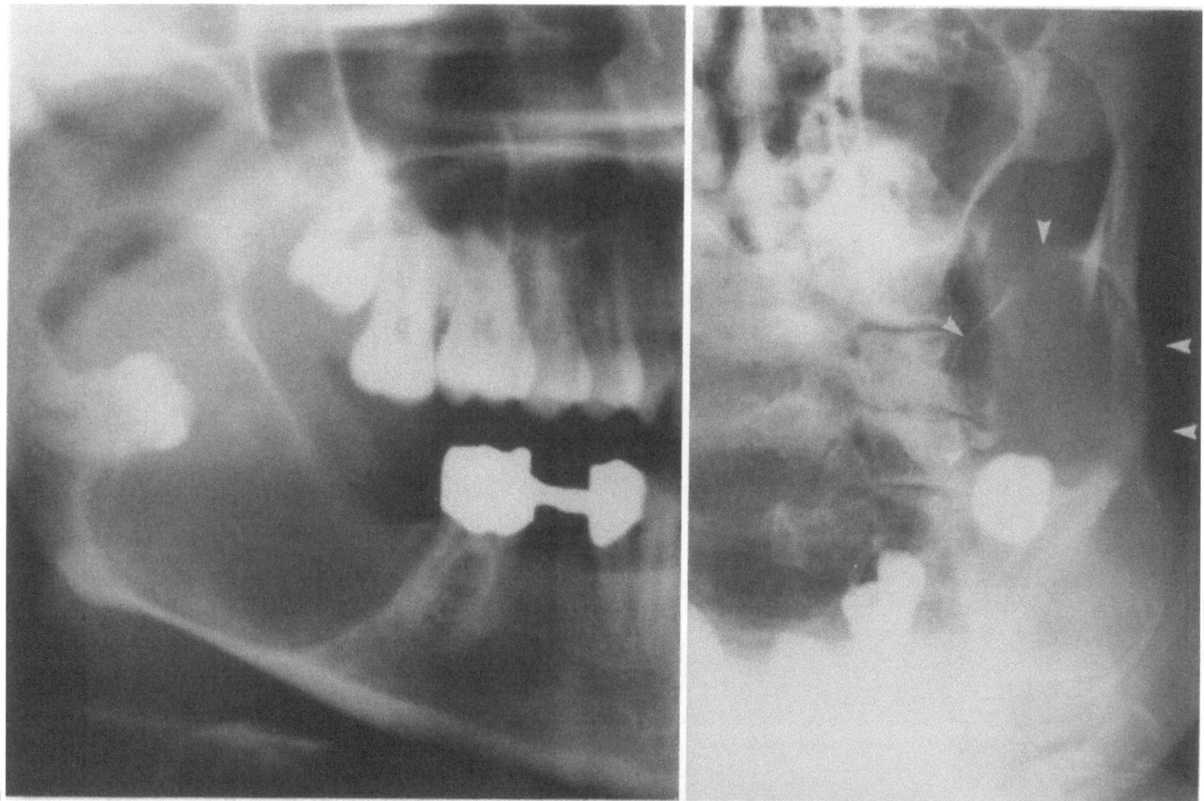

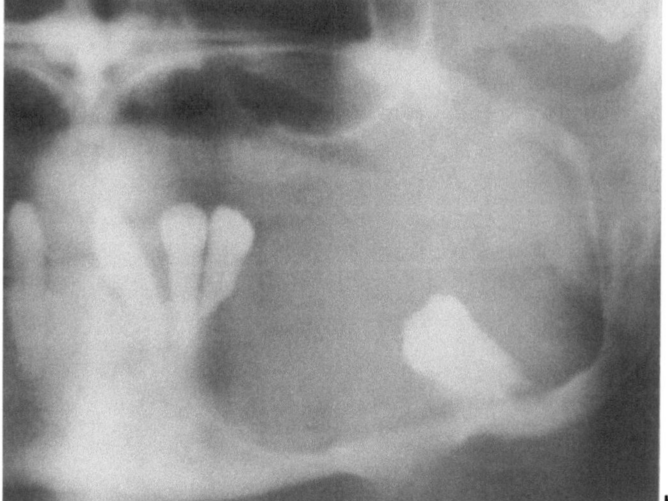

Abb. 57 a–c. Große, stabilitätsgefährdende follikuläre Zysten im Kieferwinkel.
a 22 J. ♀. OPG: Ausgehend vom retinierten 47 große, von Kompaktalamelle glatt begrenzte perikoronale follikuläre Zyste mit Ausdünnung der Kompakta und kleinem Luft-Flüssigkeitsspiegel (→) nach erfolgter Probeexzision. Canalis mandibularis nicht abgrenzbar. **b** 48 J. ♀. OPG: Ausgehend vom retinierten 38 große, von Kompaktalamelle glatt begrenzte follikuläre Zyste bis in den linken Processus muscularis reichend mit Resorption der Wurzel von 35 und ausgeprägter Verlagerung des Canalis mandibularis. Nur noch schmale basale Spange des linken Unterkiefers. (DD: Keratozyste wegen Wurzelresorption!) **c** Unterkiefer halbaxial (Ausschnitt): Die sich nach bukkal und lingual deutlich vorwölbende, scharfe aber dünne Kompaktalamelle zeigt sich *nur* auf der halbaxialen Unterkieferaufnahme (►)

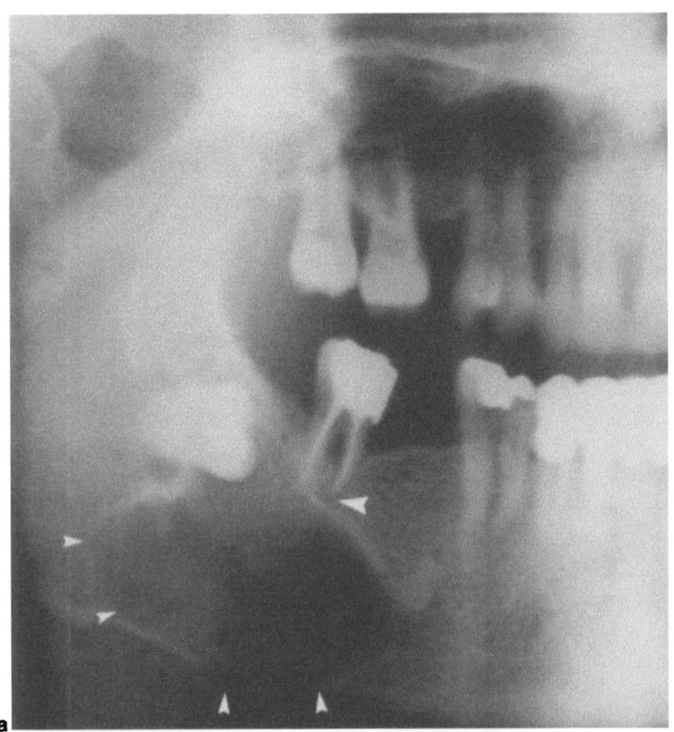

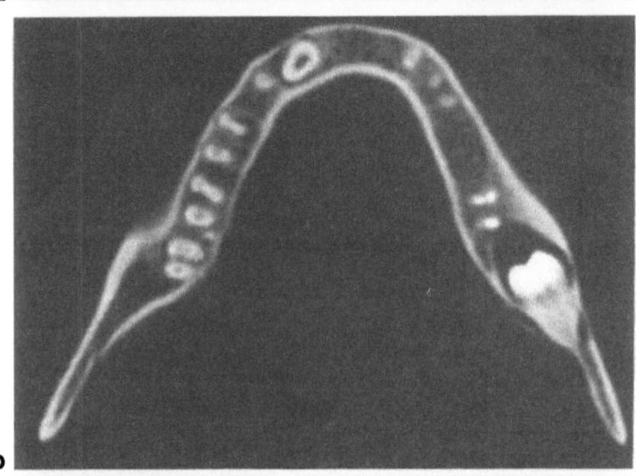

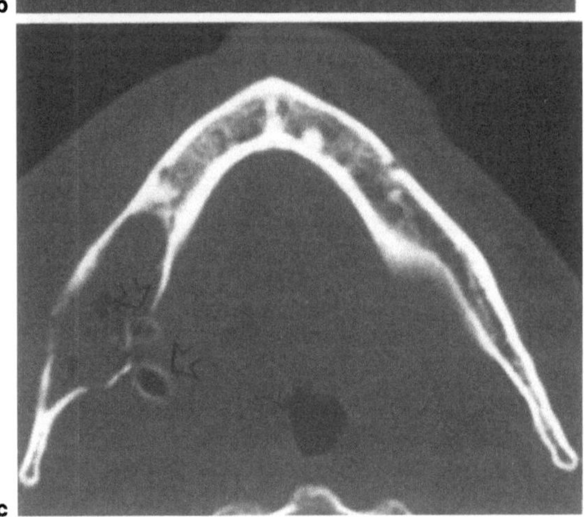

Abb. 58 a–c. Infizierte follikuläre Zyste mit submandibulärem Abszeß.
44 J. ♀. **a** OPG: Retinierter, horizontal verlagerter 48 mit vorwiegend lateraler follikulärer Zyste, die von einem Kompaktasaum begrenzt wird (►). Deutliche Expansion der Zyste nach kaudal mit Verlagerung und deutlicher Verschmälerung der Unterkieferkompakta. Wurzelbehandlung von 47 mit apikaler Aufhellung an der mesialen Wurzel (►). Verlust des Desmodontalspaltes an der distalen Wurzel. **b** CT axial - High resolution: Kranialer Anschnitt der follikulären Zyste mit dem verlagerten 48. Wurzelfüllmaterial in den benachbarten Wurzelkanälen von 47. **c** CT axial - High resolution: Anschnitt der follikulären Zyste in ihrer größten Ausdehnung. Ovaläre Auftreibung des rechten Kieferwinkels. Die bukkale Kortikalis ist noch erhalten, während die linguale bereits durchbrochen ist. Drainagen im Weichteilabszeß (⇨)

Radiologische Differentialdiagnose
Ein retinierter oder verlagerter Zahn ist *nicht* alleiniges differentialdiagnostisches Kriterium für eine follikuläre Zyste! Es wird diskutiert, daß in einer follikulären Zyste selten sowohl ondontogene Tumoren als auch Karzinome und Mukoepidermoidtumoren entstehen können. Die wichtigste Differentialdiagnose ist das Ameloblastom.

Therapie
Bei Wechselgebiß: Fensterungsoperation mit Belassung der Zystenbalges und des Zystenzahnes, der nur selten nicht erhalten werden kann.
Im späteren Alter: Zystektomie und Entfernung des Zahnes. Bei großen Zysten autologe Spongiosaplastik, TCP etc. Als kleinster Eingriff zur Mund- und/oder Kieferhöhle. Im Oberkieferseitenzahnbereich OP nach Wasmund.

Prognose und Rezidivhäufigkeit
Prognose sehr gut, wenn der gesamte Zystenbalg, aus dessen Resten odontogene Tumoren entstehen können, entfernt wurde.

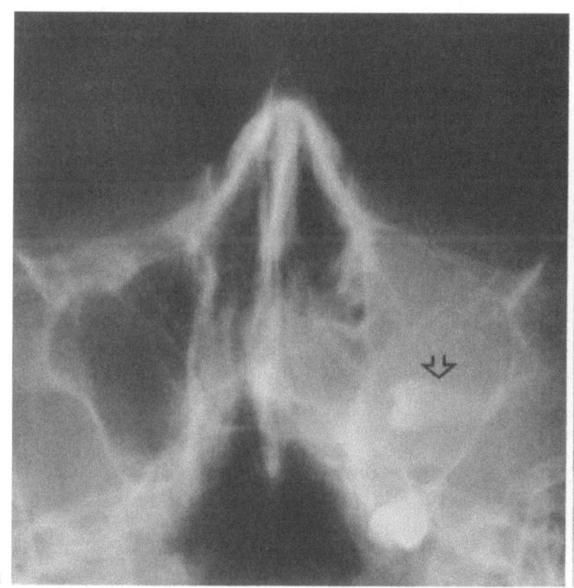
a

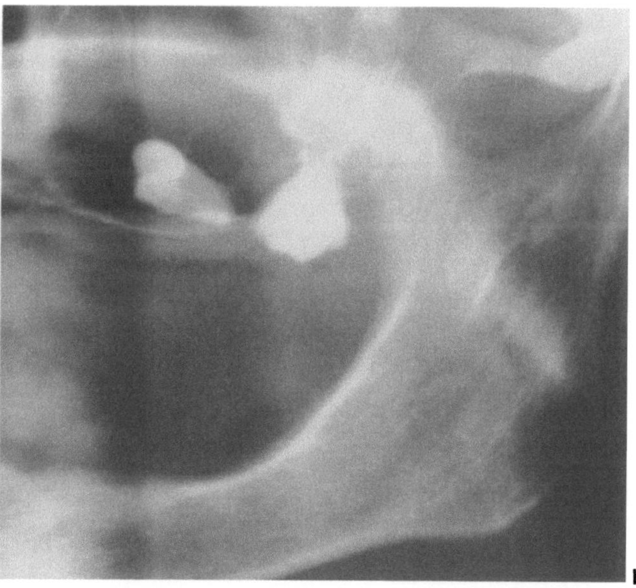
b

Abb. 59 a, b. Infizierte follikuläre Zyste in der linken Kieferhöhle.
49 J. ♀. **a** NNH p.a. halbaxial: Homogene Verschattung der linken Kieferhöhle mit querliegendem retiniertem Zahn (⇨). Expansives Wachstum der Zyste mit Ausdünnung und Anhebung des linken Orbitabodens. Lateralverlagerung und der Ausbuchtung der verdünnten Seitenwand der linken Kieferhöhle. Ausdehnung auch gegen die linke Nasenhaupthöhle. **b** OPG: Retinierter 28. Der horizontal liegende ektope, retinierte Prämolar ist deutlich sichtbar

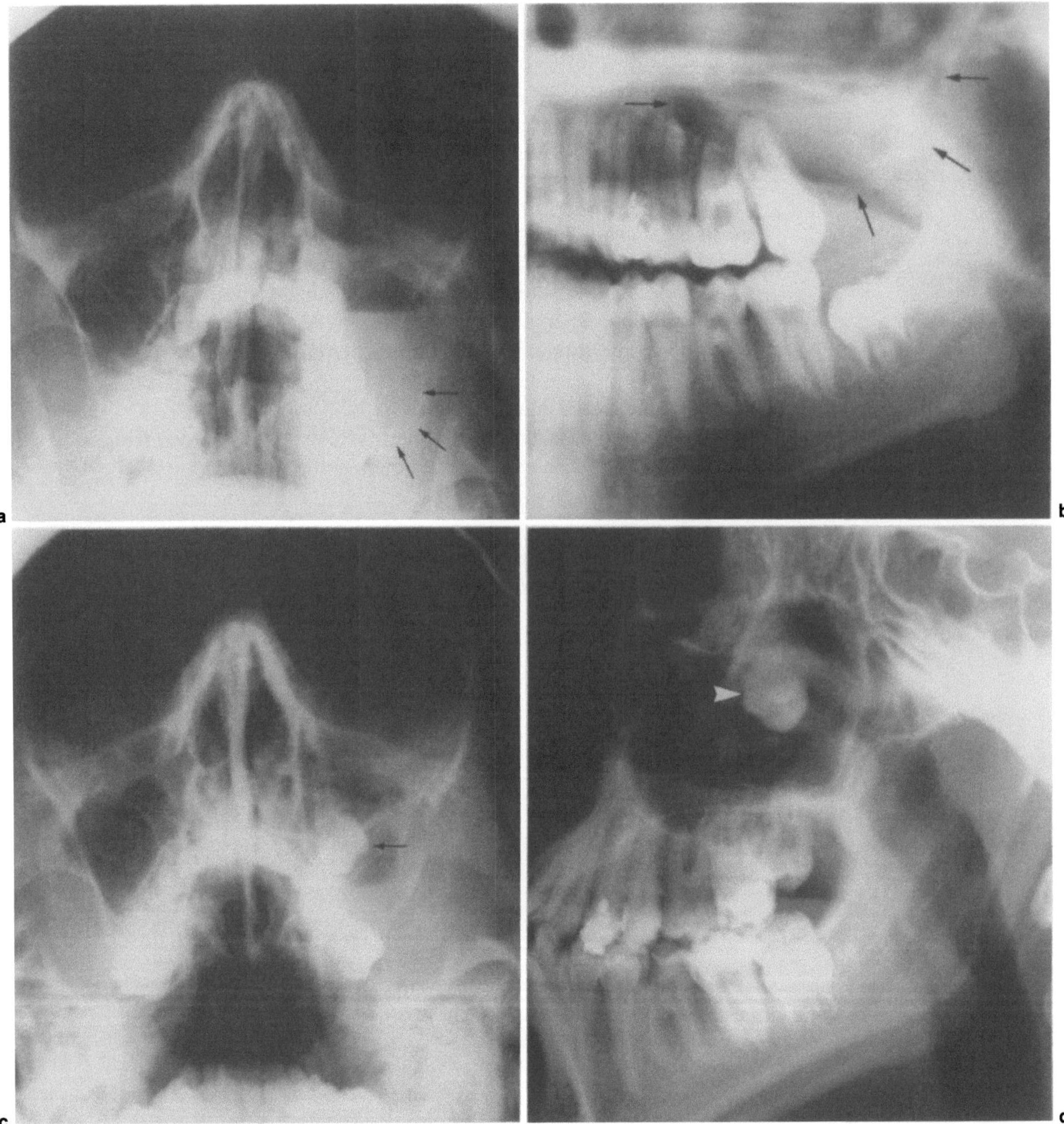

Abb. 60 a–d. Infizierte follikuläre Zyste in der linken Oberkieferhöhle ausgehend von 28.
26 J. ♂. **a** NNH p.a. halbaxial: Akut entzündliche Spiegelbildung in der basal verschatteten linken Kieferhöhle. Maskierung von 28 durch dichte homogene Verschattung. Bogige Verlagerung und Ausdünnung der lateralen Kieferhöhlenwand (→). **b** OPG: Vortäuschung einer dentogenen Sinusitis maxillaris links durch apikale Aufhellung bei 26 (→). Scheinbare Nichtanlage von 28. Partieller Verlust der Knochenlamelle nach dorsal. Daraufhin Extraktion des vermeintlich ursächlichen Zahnes 26 mit Drainage der Kieferhöhle und Eiterentleerung. **c** NNH p.a. halbaxial: Nach Drainage der Kieferhöhle wird der hochretinierte 28 (→) an der medialen Kieferhöhlenwand sichtbar. Restspiegel in der linken Kieferhöhle. **d** Gesichtsschädel seitlich: 28 als Ursache der follikulären Zyste in der linken Kieferhöhle eindeutig abgrenzbar (▶)

6.1.3 Residualzysten

Merke: Residualzysten sind *keine* ätiologisch oder pathogenetisch einheitliche Zystengruppe. Unter diesem Sammelbegriff werden vielmehr ursprünglich radikuläre, selten follikuläre oder parodontale Zysten zusammengefaßt, die nach Extraktion des Zahnes im Kiefer als Residuen zurückgeblieben sind und weiter an Größe zunehmen, wenn sie in sich geschlossen sind. Darüber hinaus kann sich aus jeder unvollständig entfernten Zyste, wenn sie nicht offen zur Mund- oder Kieferhöhle behandelt wird, eine Residualzyste entwickeln (Abb. 61).

Klinische Symptome
Ca. 40% der Residualzysten fallen als schmerzlose Anschwellung des Kiefers auf. Erst bei Fistelung in der Mundhöhle oder Infektion Schmerzen. Vielfach radiologische Zufallsbefunde.

Radiologische Symptome

OPG (Abb. 62–64)
Im Vergleich zu radikulären Zysten zeigen Residualzysten häufiger eine durchgezogene, manchmal recht dichte Kompaktalamelle.
Je dichter und geschlossener die Lamelle, desto geringer die Wachstumsgeschwindigkeit.

Ergänzende Röntgendiagnostik
Bei Oberkieferprozessen mit Ausdehnung der Zyste in die Kieferhöhle NNH und evtl. Tomographie anfertigen (Abb. 63, 64). Auch die CT kann in Einzelfällen hilfreich sein (Abb. 62).

Radiologische Differentialdiagnose
Residualzysten sind oft schwer von Keratozysten oder nicht odontogenen Kieferzysten zu differenzieren.
Für die Diagnose ist der Nachweis einer zuvor erfolgten Zahnextraktion im Zystenbereich erforderlich.

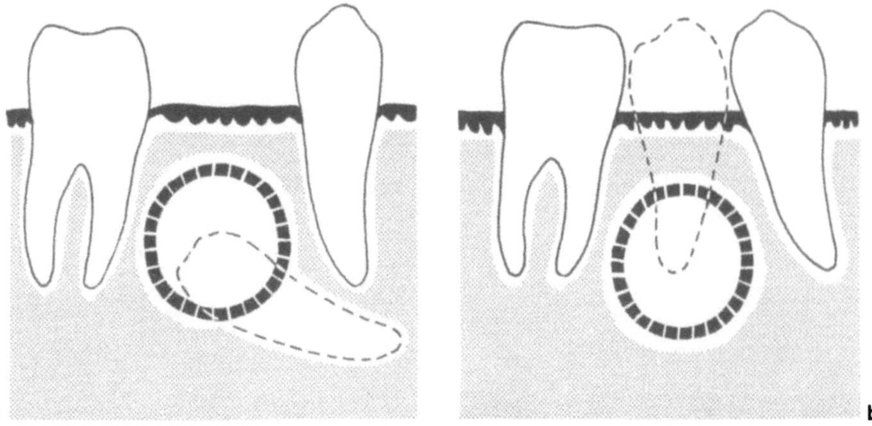

Abb. 61 a, b. Residualzysten (Schemazeichnung).
a Follikuläre Residualzyste, **b** radikuläre Residualzyste.
(Modifiziert nach Becker und Morgenroth [1979])

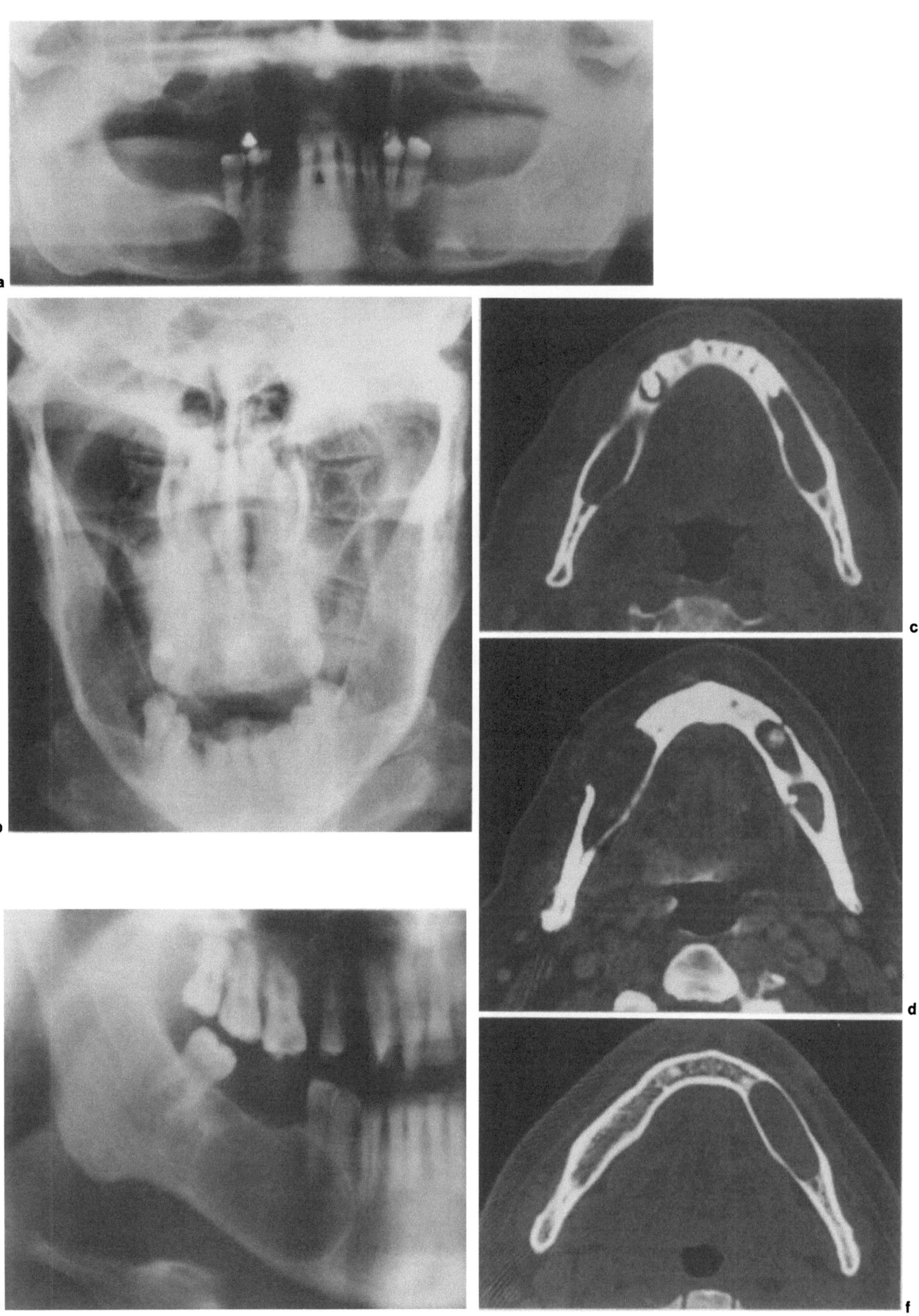
a
b
c
d
e
f

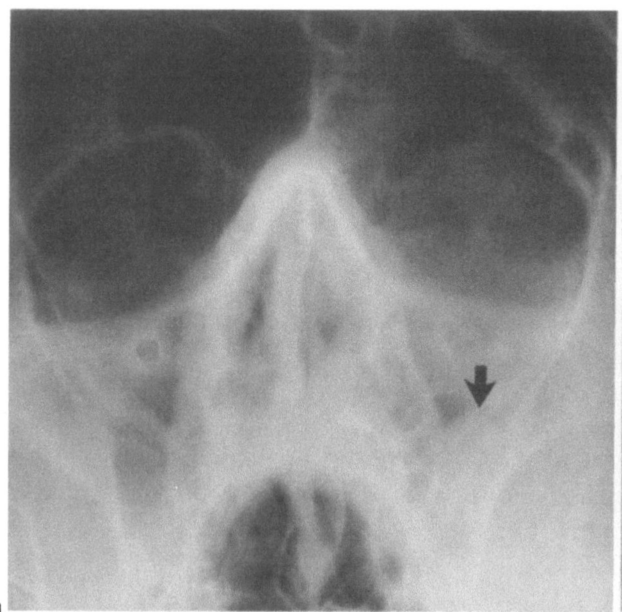

Abb. 63 a, b. Residualzyste linker Oberkiefer.
40 J. ♂. **a** NNH p.a. halbaxial: Basaler „Polyp" in der linken Kieferhöhle (➧). Keine Verlagerung der lateralen Kieferhöhlenwand. **b** OPG: Zahnloser Ober- und Unterkiefer. Basale Schleimretentionszyste linke Kieferhöhle (➧). Glatt begrenzte Residualzyste ohne ausgeprägte Auftreibung des Processus alveolaris

◁ **Abb. 62 a–f. Residualzysten im Unterkiefer.**
a 64 J. ♀. Bilaterale Residualzyste des Unterkiefers mit Infektion der rechten Zyste. OPG: In beiden horizontalen Unterkieferästen längliche, von Kompaktalamellen glatt begrenzte Zysten. Deutliche Kaudalverlagerung des Canalis mandibularis im Seitenzahnbereich. Horizontaler und vertikaler Abbau des Processus alveolaris. Zahnstein (▶). Wurzelresorptionen der vitalen 34 und 44 (DD: Radikuläre Zysten von 34 und 44). **b** Unterkiefer halbaxial: Große Aufhellungszonen in beiden Unterkieferhälften mit deutlicher Auftreibung des bukkal-lingualen Durchmessers. **c** CT axial - High resolution: Bilaterale Auftreibung des horizontalen Unterkieferastes durch die beiden Residualzysten. Die bukkale und linguale Kompakta rechts ist stabil und nicht durchbrochen, links verdünnt. Entzündliche Weichteilschwellung rechts. **d** CT - Schnitt etwas weiter kaudal: Durchbruch der bukkalen Kompakta rechts (➧). Die scheinbare Verkalkung in den basalen Abschnitten der linken Zyste entspricht einem Teilanschnitt eines kaudalen Knochensporns, wie er auch im OPG gut sichtbar ist. **e** 35 J. ♂. OPG: Vor allem nach mesial von einer Kompaktalamelle scharf begrenzte Osteolyse. Periodontalspalt 43 und 44 nicht sicher abgrenzbar. Radikuläre Zyste 44? Residualzyste 45? **f** CT axial - High resolution: Völliger Verlust der Spongiosazeichnung. Ausgeprägte Ausdünnung der bukkalen und lingualen Kortikalis bei nur mäßiger Auftreibung des Unterkiefers. Zyste flüssigkeitsgefüllt

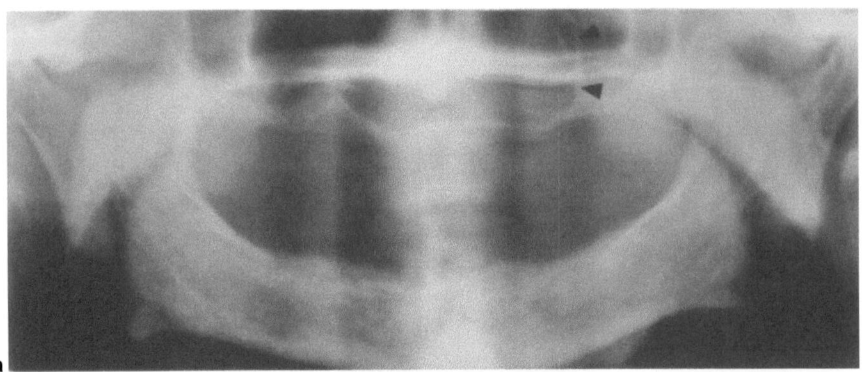

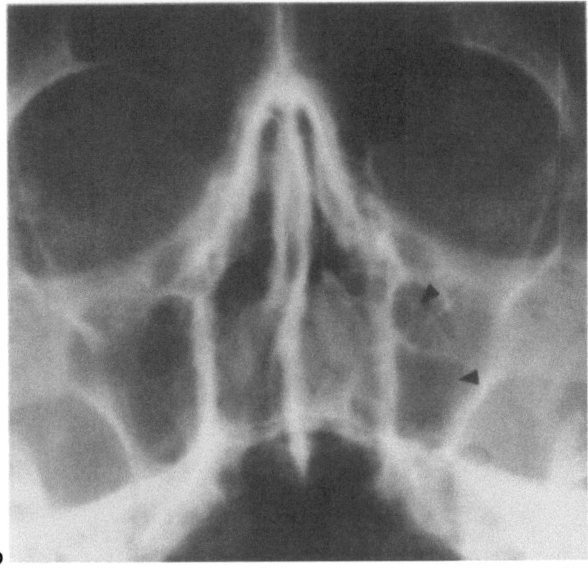

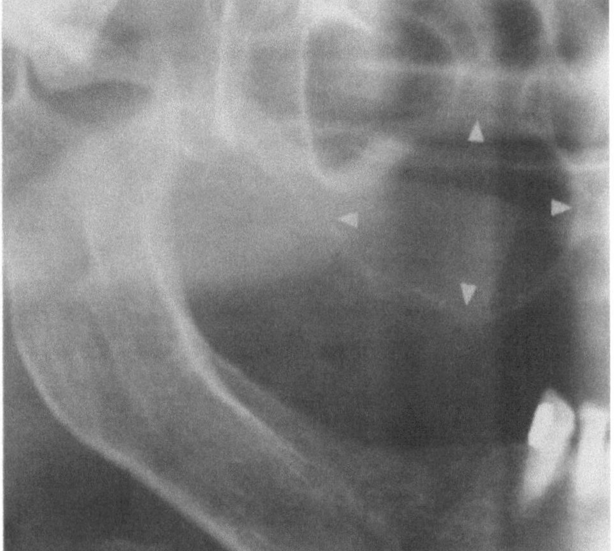

Abb. 64a–c. Große Residualzyste mit Vorwölbung in die Nase und linke Kieferhöhle.
74 J. ♂. **a** OPG: Ausdünnung des medialen Abschnittes des Processus alveolaris des zahnlosen Oberkiefers. Nur andeutungsweise ist eine sich gegen die linke Kieferhöhle vorwölbende Kompaktalamelle sichtbar (▶). **b** NNH: Weichteildichte Verschattung von kranial-konvexer Kompaktalamelle begrenzt, die sich gegen die linke Kieferhöhle, die Nasenhaupthöhle und das Septum vorwölbt (▶). **c** Residualzyste rechter Oberkiefer. 64 J. ♂. OPG: Auftreibung des Processus alveolaris des rechten Oberkiefers mit Anhebung des rechten Kieferhöhlen- und Nasenbodens. Glatte Begrenzung durch Kompaktalamelle (▶)

Therapie

Wie bei radikulärer Zyste (s. Kap. 6.1.1).

Prognose und Rezidivhäufigkeit

(S. Kap. 6.1.1)

6.1.4 Odontogene Keratozysten

Synonyme
Primordialzysten, zahnlose Follikelzysten, Epidermoidzysten des Kiefers, Cholesteatom oder Pseudocholesteatom des Kiefers.

Merke: Ca. 5% aller odontogenen Zysten sind Keratozysten!

Ätiologie und Histologie
Primäre Entwicklungsstörung der Zahnleiste. Keratozysten entstehen an Stelle eines Zahnes aus den Epithelien der Zahnanlagen. Gelegentlich aber auch extrafollikuläre Zysten lateral eines Zahnes oder Zahnkeimes, z. B. beim Basalzell-Nävus-Syndrom.

Histologisch dünne Wand aus geschichtetem Plattenepithel gekennzeichnet durch para- oder orthokeratotische Verhornung. Gelegentlich kann die gesamte Zyste mit abgestoßenen Hornlamellen gefüllt sein (deshalb „Kieferepidermoid bzw. Cholesteatom des Kiefers").

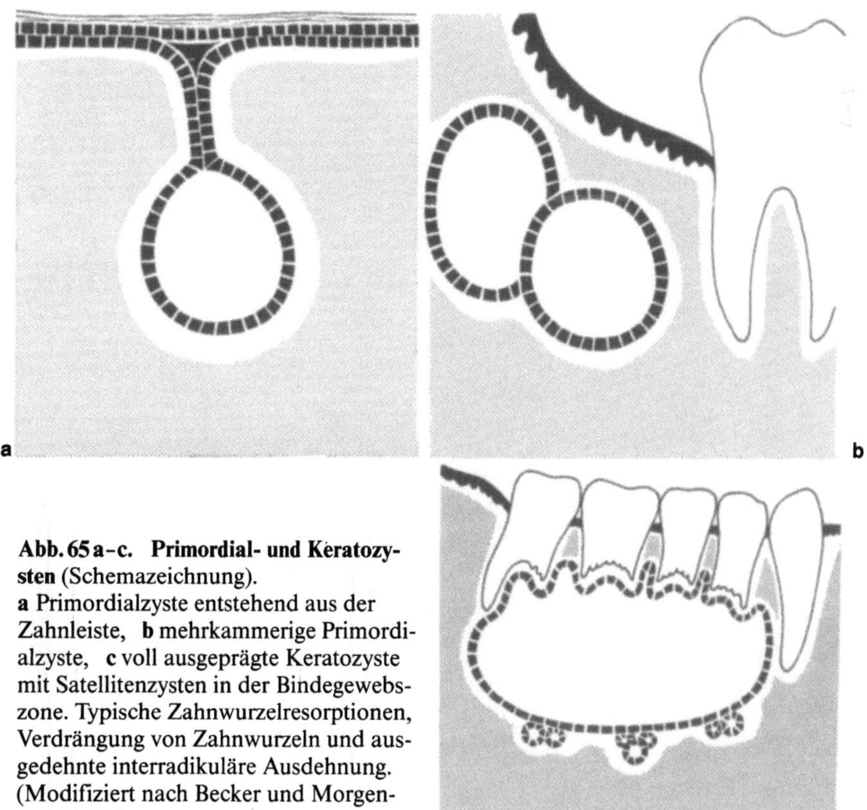

Abb. 65 a–c. Primordial- und Keratozysten (Schemazeichnung).
a Primordialzyste entstehend aus der Zahnleiste, **b** mehrkammerige Primordialzyste, **c** voll ausgeprägte Keratozyste mit Satellitenzysten in der Bindegewebszone. Typische Zahnwurzelresorptionen, Verdrängung von Zahnwurzeln und ausgedehnte interradikuläre Ausdehnung. (Modifiziert nach Becker und Morgenroth [1979])

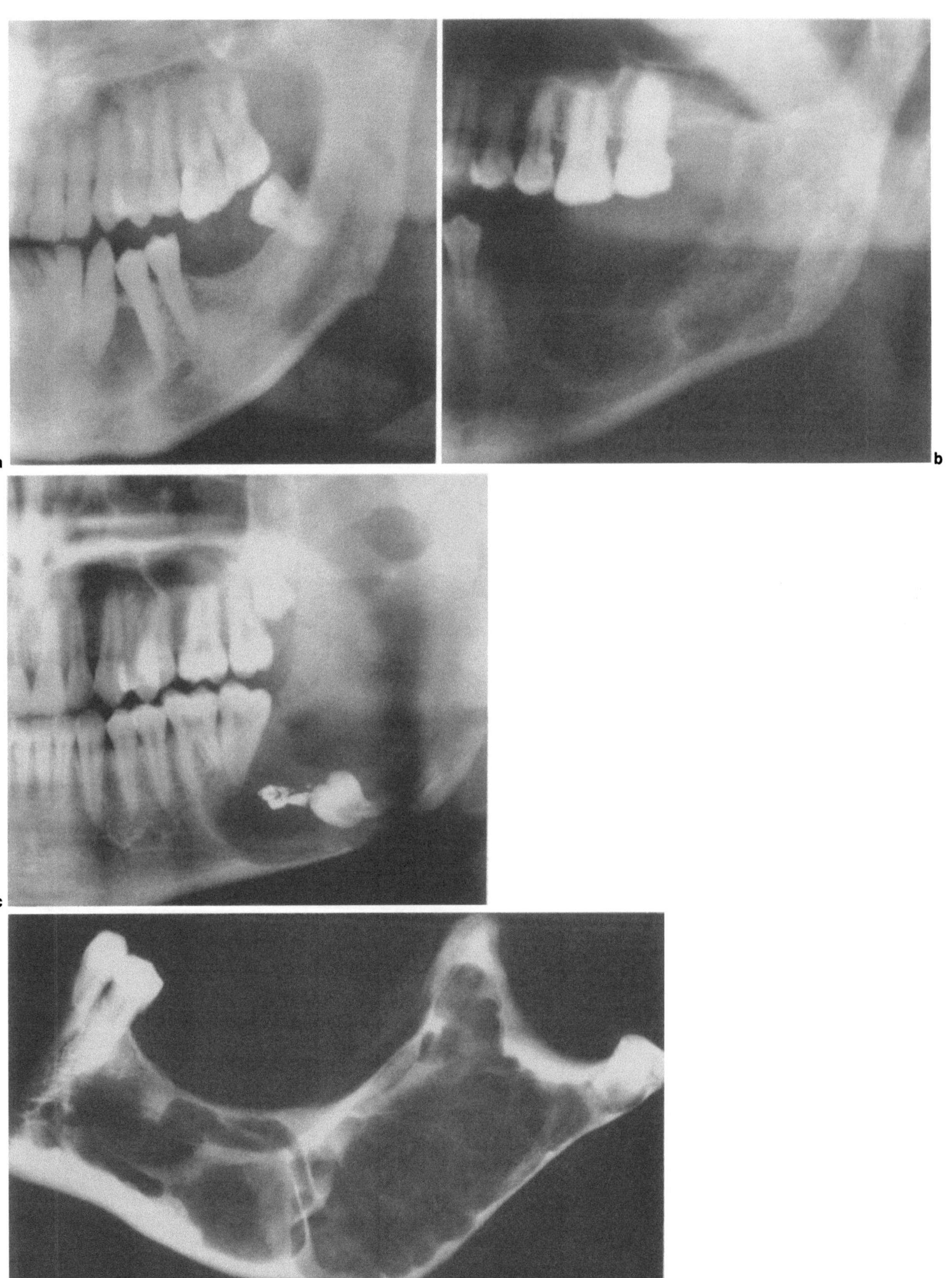
a
b
c
d

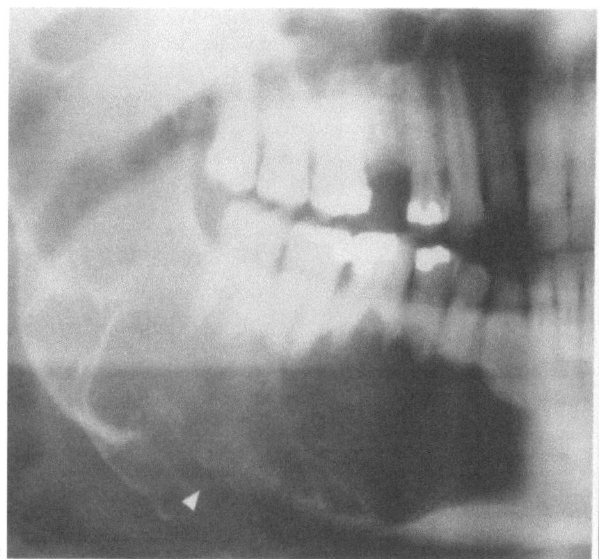
a

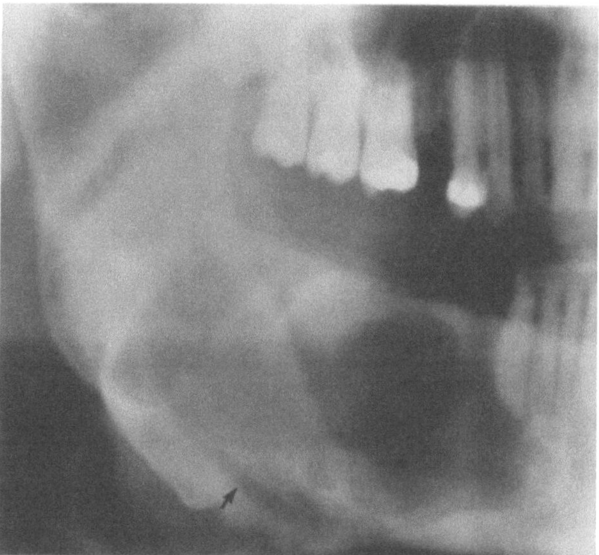
b

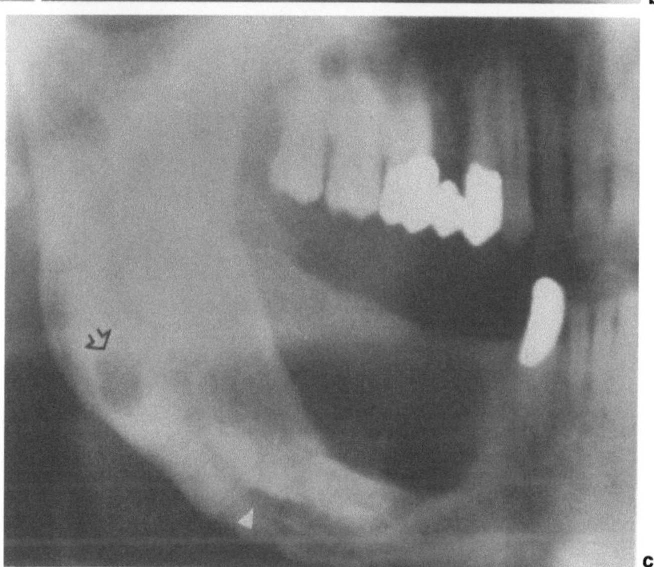
c

Abb. 67 a–c. Postoperativer Verlauf einer Keratozyste der rechten Unterkieferhälfte.
37 J. ♂. **a** OPG 8/82: Polyzyklisch begrenzte Osteolyse vom Frontzahnbereich bis in den Ramus ascendens und Processus muscularis reichend. Deutliche Verdünnung, Vorwölbung und partielle Arrosion der kaudalen Unterkieferkompakta und Wurzelresorption von 44, 45 und 46. Deutliche Verlagerung des Canalis mandibularis (►). **b** OPG (postoperativ - 9/82): Zustand nach Extraktion von 44–48. Deutlich ist jetzt der verlagerte Canalis mandibularis als Aufhellung zu sehen (→). **c** OPG-Kontrolle 5/84: Deutliche Glättung der Unterkieferkonturen. Weiterhin Verlagerung des Canalis mandibularis (►). Restierende zystoide Läsion im Kieferwinkel (⇒) mit Rezidivgefahr

◁ **Abb. 66 a–d. Keratozysten im Unterkiefer.**
a 23 J. ♂. OPG: Glatt von Kompaktalamelle begrenzte Osteolyse mit leichter Kippung von 33 und 34. Verlust des Periodontalspaltes von 32, 33 und 34? →Zahnfilme! **b** 45 J. ♂. Keratozyste im linken horizontalen Unterkieferast bis zur Inzisur reichend. Zustand nach Zahnextraktion 34–37. Zum Processus alveolaris hin unregelmäßig begrenzte, lobulär konfigurierte Osteolyse mit Verlagerung des Canalis mandibularis. **c** Keratozystenanteil in der Wand einer follikulären Zyste. 16 J. ♂. OPG: Große follikuläre Zyste vom retinierten 38 ausgehend und bis in den Processus muscularis reichend. Auftreibung des Kieferwinkels. Kippung von 37 mit Verlust des Desmodontalspaltes sowie Resorption der distalen Wurzel von 36. Postoperativ Kompaktadefekt, Luftflüssigkeitsspiegel und Reste von Jodoform.
d Operationspräparat einer Keratozyste nach Unterkieferteilresektion links. 40 J. ♂. Präparate-Radiographie: Multizystisch septierte, z. T. wabig strukturierte mehrkammerige Osteolyse, die die gesamte linke Unterkieferhälfte einnimmt. Girlandenförmige Begrenzung der Raumforderung mit Kompaktarrosion. Ausdehnung bis in den Frontzahnbereich, den Processus muscularis und das Kieferköpfchen. Seitenzahnverlust. Canalis mandibularis nur noch in seinem distalen Anteil abgrenzbar

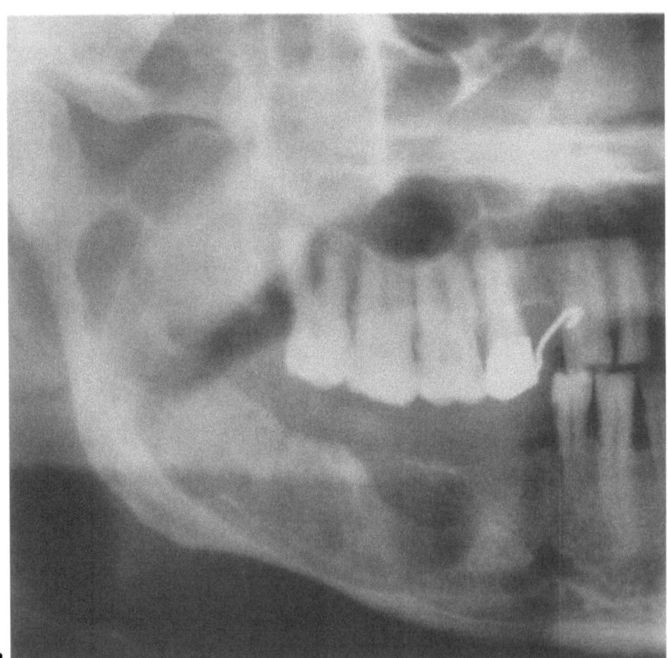

a

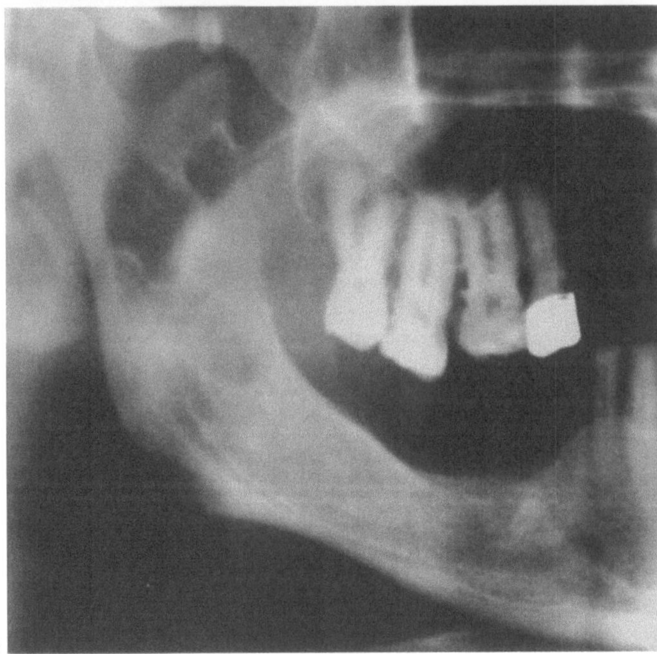

b

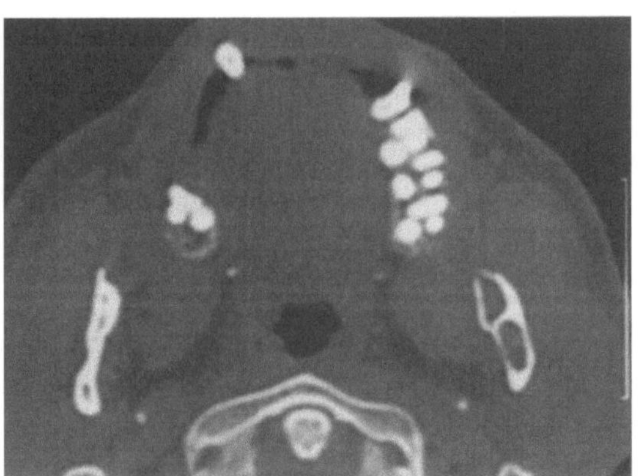

c

Abb. 68 a–c. Postoperativer Verlauf einer Keratozyste des rechten Unterkiefers.
44 J. ♀. **a** OPG (1975): Polyzyklisch begrenzte Osteolyse vom Seitenzahnbereich über den Kieferwinkel bis in den Processus muscularis reichend mit ausgeprägter Verlagerung des Canalis mandibularis. Geringe Verdünnung der kaudalen Kompakta des Unterkiefers. Vollständiger Zahnverlust im Seitenzahnbereich. **b** OPG (1985): Unterkiefer im Seitenzahnbereich mit Rückbildung des Processus alveolaris, aber sonst wieder normalem Knochenaufbau. Im Ramus ascendens und Processus muscularis polyzyklische Osteolyse mit angedeuteter Kammerung. **c** CT axial – High resolution (1985): Mäßige Auftreibung des Processus muscularis durch gekammerte Osteolyse von kräftiger Kompaktalamelle begrenzt

Alters- und Geschlechtsverteilung
Durchschnittliche Manifestation um 35–40 Jahre. *Keine* Bevorzugung des höheren Lebensalters mit vergleichsweise häufigen krankhaften Verhornungsprozessen. ♂ > ♀

Typische Lokalisation
Unterkiefer : Oberkiefer = 2 : 1 bis 4 : 1.
Interdentale Knochensepten. Vorwiegend, jedoch nicht ausschließlich im posterioren Unterkiefer (die Zysten reichen oft weit bis in den aufsteigenden Unterkieferast) und Eckzahnbereich im Oberkiefer.

Klinische Symptome
Langsames, verdrängendes Wachstum mit vorwiegend schmerzloser Schwellung meist im Kieferwinkel, deshalb oft späte Diagnose. Evtl. Fistelung zur Mundhöhle.
Zahnlockerung und -kippung, Verdrängung retinierter Zähne. Histologisch zeigen Keratozysten nur selten eine chronische Balgentzündung.

Radiologische Symptome

> *Merke:* Der Anhiebsbefund Keratozyste ist radiologisch *nicht* zu stellen, jedoch legen gewisse Zeichen den Verdacht nahe!

OPG (Abb. 66-69)
- Mono- oder multizystische, septierte oder wabig strukturierte, scharf begrenzte Aufhellungen.
- Girlandenförmige Begrenzung und Mehrkammerigkeit meist bei großen Zysten.
- Verdrängung von Zahnwurzeln.
- Wurzelresorptionen häufiger und ausgeprägter als bei anderen Kieferzysten.
- Parodontium der Zähne intakt.
- Lamina dura erhalten und kaudal in kortikale Zystenbegrenzung übergehend.
- Häufiges Auftreten im zahnfreien Unterkieferbereich.
- 40-50% der Keratozysten stehen in Verbindung mit einem Zahn!

> *Merke:* Die Mehrkammerigkeit von Zysten legt den Verdacht auf Keratozyste oder Ameloblastom nahe, Einkammerigkeit schließt beide Erkrankungen jedoch nicht aus.
> Ca. 20% der Keratozysten treten unter dem radiologischen Bild der follikulären Zyste auf! (Abb. 66 c).

Ergänzende Röntgendiagnostik
Bei kleinen Zysten Einzelzahnaufnahmen.
Die Ausdehnung im Unterkiefer nach bukkal und lingual zeigt sich optimal auf der halbaxialen Unterkieferaufnahme. Bei Oberkieferbeteiligung immer NNH-Aufnahme anfertigen (Abb. 69). Die Computertomographie in axialer oder koronarer Schnittebene zeigt am besten und simultan die wahre Ausdehnung der Zyste, verkalkte Septen und die Mehrkammerigkeit. Am Oberkiefer neben der Filmtomographie unentbehrlich zum Nachweis der genauen Ausdehnung in die Kieferhöhle. Dichtemessung möglich (Abb. 68 c).
Da die Keratozyste radikal operiert wird, sollte präoperativ eine CT durchgeführt werden, die die wahre Ausdehnung der Keratozyste zeigt.

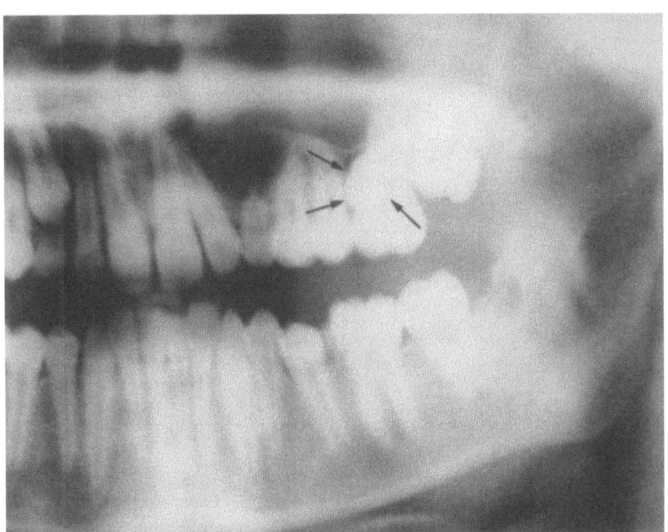

Abb. 69. In die linke Kieferhöhle vorwachsende Keratozyste. 14 J. ♂. OPG: Desmodontalspalt bei 24, 25 und 26 erhalten. 23 in den Molarenbereich verlagert (→). Restierender 63 mit Wurzelresorption. Retinierter 13 und restierender 53. In der NNH-Aufnahme (nicht dargestellt) homogene Verschattung der linken Kieferhöhle mit weitgehendem Verlust der knöchernen Strukturen des Infraorbitalrandes und der Crista zygomatico-alveolaris

Radiologische Differentialdiagnostik

Die Differentialdiagnostik schließt alle septierten, mehrkammerigen oder wabig strukturierten Zysten oder zystenähnliche Läsionen mit ein:

- Ameloblastom (s. Kap. 7.1.1),
- ameloblastisches Fibrom (s. Kap. 7.1.4),
- odontogenes Fibrom und Myxom (s. Kap. 7.1.6).

Weniger wahrscheinlich sind:

- Plasmozytom (s. Kap. 7.3.2),
- Hyperparathyreoidismus (s. Kap. 9.2.3),
- aneurysmatische Knochenzysten (s. Kap. 6.3.2),
- Non-Hodgkin-Lymphom-Befall der Kiefer (s. Kap. 7.3.3).

Merke: Bei multilokulären Keratozysten und follikulären Zysten muß an das autosomal-dominant vererbte *Basalzell-Nävus-Syndrom (Gorlin-Goltz-Syndrom)* gedacht werden, bei dem neben multiplen Kieferzysten Basalzellkarzinome und Skelettanomalien auftreten (s. Kap. 1.4.1). Die Kieferzysten bilden sich schon im Kindesalter bei der 2. Dentition, während die Basalzellkarzinome erst beim Erwachsenen auftreten. Umgekehrt muß bei mehreren Basalzellkarzinomen durch Röntgenuntersuchung nach Kieferzysten gesucht werden! (Abb. 70).

Therapie

Wegen der hohen Rezidivhäufigkeit Resektion. Nach neueren Erkenntnissen genügt in vielen Fällen die sorgfältige Zystektomie und Behandlung der Knochenhöhle mit CARNOUILLE-Lösung zur Zerstörung der in den Knochen einwachsenden Epithelzapfen.

Prognose und Rezidivhäufigkeit

In odontogenen Keratozysten können Karzinome entstehen. 25–60% (durchschnittlich 35%) Rezidivhäufigkeit. Deshalb radikale Operation und jahrelange, regelmäßige Nachkontrolle anzuraten.

6.1.4.1 Basalzellnävussyndrom

Keratozysten mit Basalzellepitheliomen und fakultativen Rippenanomalien.

Synonyme
Gorlin-Goltz-Syndrom; Ward-Syndrom; nävoides Basalzellenkarzinom; erbliche, kutaneomandibuläre Polyonkose; Naevus epitheliomatodes multiplex; Nevoid basal cell carcinoma; Basal cell naevi keratocyst syndrome.

Ätiologie
Autosomal-dominant vererbt mit hoher Penetranz und variabler Expressivität.

Alters- und Geschlechtsverteilung
Beginn meist im Kindes- oder frühen Jugendalter; keine Geschlechtsdominanz.

Typische Lokalisation
Kiefer, insbesondere horizontaler Unterkieferast; selten lange Röhrenknochen oder Schädeldach.

Klinische Symptome
Multiple nävoide Basalzellepitheliome, evtl. mit plötzlichem expansiven Wachstum und Destruktion des benachbarten Gewebes; typische Facies durch: Vorwölbung der Frontal- und Temporalschuppen, verbreiterten Nasenrücken, Hypertelorismus und Prognathie des Unterkiefers; Thoraxdeformierungen und Kyphoskoliosen; Koinzidenz mit Medulloblastomen.

Merke: Die Basalzellkarzinome entwickeln sich in der Regel *später* als die Kieferzysten!

Radiologische Symptome
- evtl. begleitende Rippenanomalien (Gabelrippen, Halsrippen),
- evtl. begleitende Wirbelanomalien (Verschmelzungen, Kyphoskoliose, Spina bifida occulta),
- häufig massive Verkalkungen der Falx cerebri und Agenesie des Corpus callosum.

Merke: Die Diagnose wird häufig primär vom Zahnarzt gestellt, wenn die Kieferzysten symptomatisch werden.

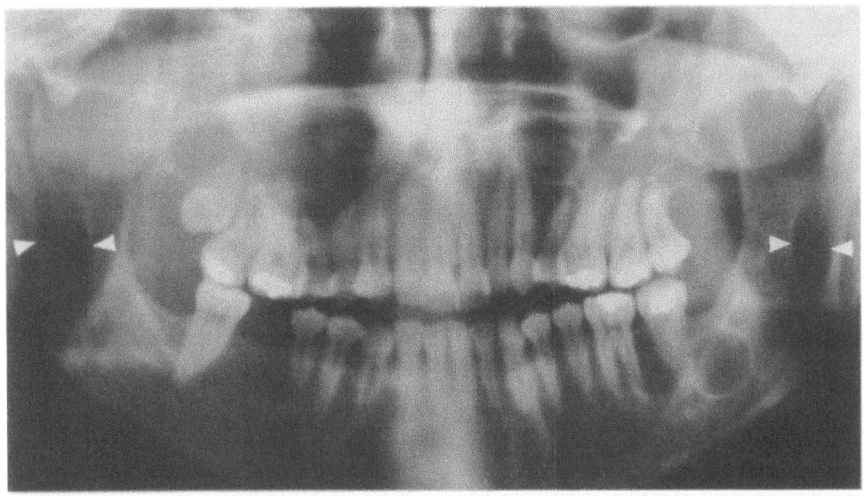

a

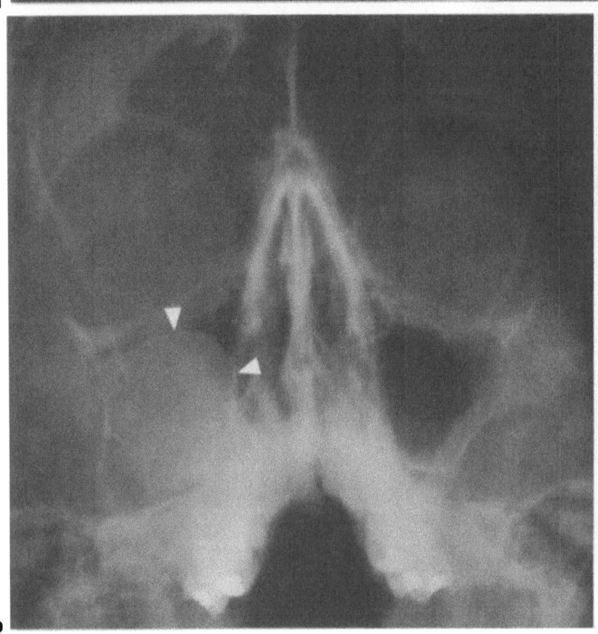

b

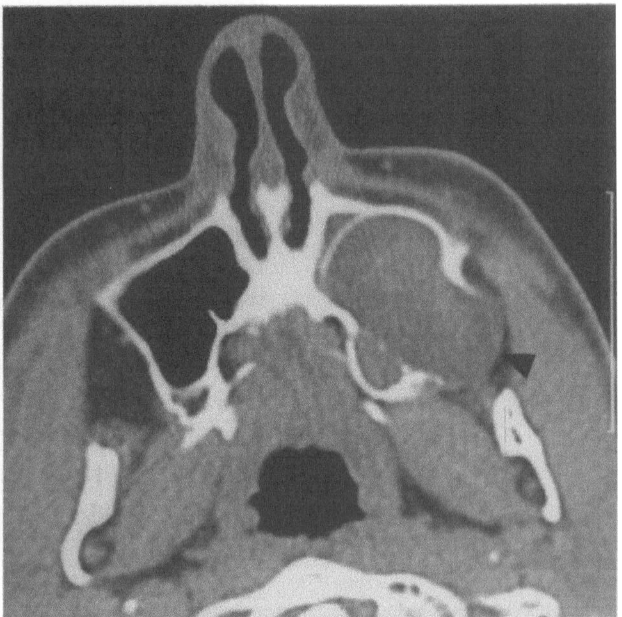

c

Abb. 70 a–c. Gorlin-Goltz-Syndrom mit multiplen Kieferzysten, Basalzellnaevi und Basalzellkarzinomen der Haut. 18 J. ♂. **a** OPG: Zystoide Läsion am rechten Oberkiefer mit Vorwölbung in die rechte Kieferhöhle, 2 Zysten pararadikulär von 37 sowie zystoide Auftreibung des Canalis mandibularis beidseits (▶). **b** NNH p.a. halbaxial: Von Kompaktalamelle (▶) begrenzte Zyste, die sich in die rechte Kieferhöhle vorwölbt. **c** CT axial – High resolution: Ausfüllung der rechten Kieferhöhle durch weichteildichte Raumforderung, die von einer deutlich ausgeprägten Kompaktalamelle begrenzt wird. Destruktion der lateralen Kieferhöhlenwand und Vorwölbung der Zyste gegen die Weichteile. Hier ist die Kompaktalamelle der Zyste durchbrochen (▶). OP: Vom rechten Oberkiefer ausgehende Keratozyste

OPG (Abb. 70)
- Multiple, über den gesamten Kiefer (bevorzugt in der Region der 3. Molaren) verteilte und unterschiedlich große Keratozysten oder follikuläre Zysten, oft schon in früher Jugend.
- Auftreten uni- oder multilokulär.
- Evtl. diskrete Prognathie des Unterkiefers.
- Bei ausgedehnten Zysten ossäre Destruktionen mit Auflösung der Kortikalis möglich.
- Evtl. verlagerte oder impaktierte Zähne; mißgebildete Zahnwurzeln.

Merke: Diese Zysten sind auf den Kiefer beschränkt und in anderen Skelettabschnitten *nicht* nachweisbar.

Ergänzende Röntgendiagnostik
Aufnahme nach Altschul, UK halbschräg, NNH; (Abb. 70 b) evtl. CT (Abb. 70 c).

Radiologische Differentialdiagnose
Cherubismus (früheres Alter); Neurofibromatose; odontogene Keratozysten.

Therapie
- Zysten: Zystektomie unter Einschluß des Zystenbalges;
- Basalzellkarzinome: Operation oder Radiotherapie.

Prognose
Hohe Rezidivrate nach Operation der Zysten, wahrscheinlich durch benachbarte Mikrozysten; frühzeitige Entwicklung (meist vor dem 30. Lebensjahr) von Basalzellkarzinomen (ansonsten um das 60. Lebensjahr).

6.1.5 Verkalkende odontogene Zysten

Synonyme
Calcifying odontogenic cyst, Calcifying ghost cell odontogenic tumour, Gorlin cyst, Oral Malherbe, atypisches Ameloblastom, Keratinizing ameloblastoma.

Ätiologie
Unbekannt.

Alters- und Geschlechtsverteilung
30% der Fälle treten im 2. Lebensjahrzehnt auf, ansonsten keine alterstypische Verteilung (allerdings kleine Fallzahlen). ♂ = ♀

Typische Lokalisation
Auftreten in zahntragenden Kieferabschnitten. Zwei Drittel der Zysten liegen intra-, ein Drittel extraossär.

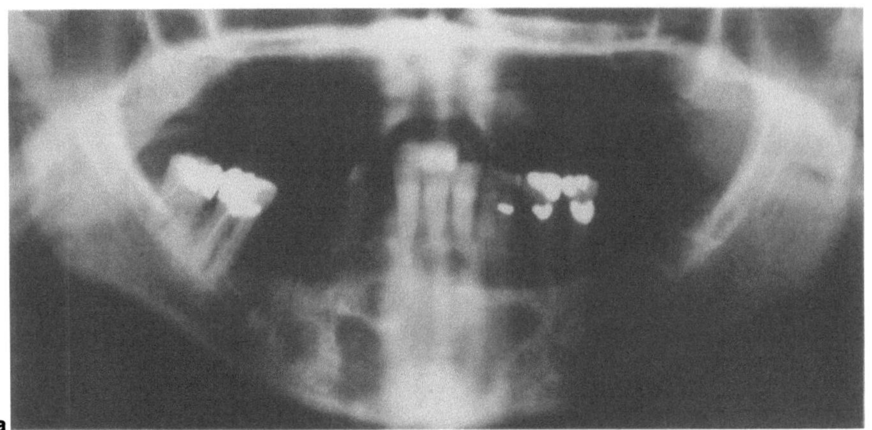

a

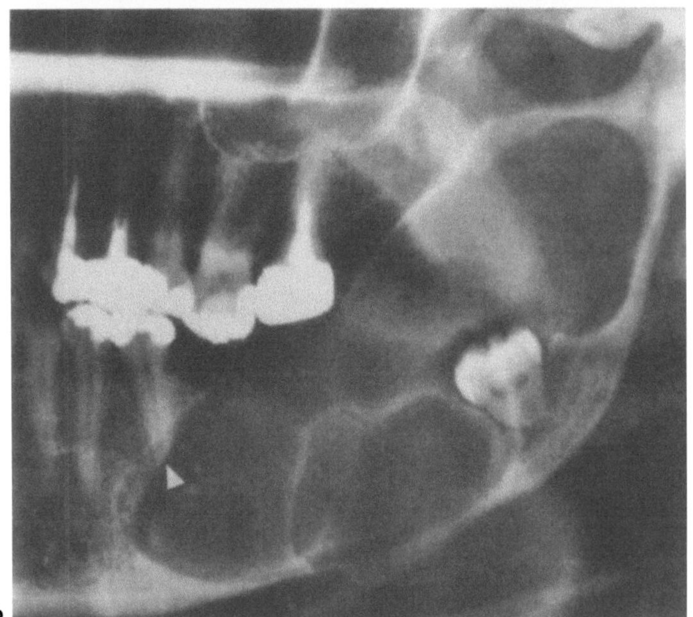

b

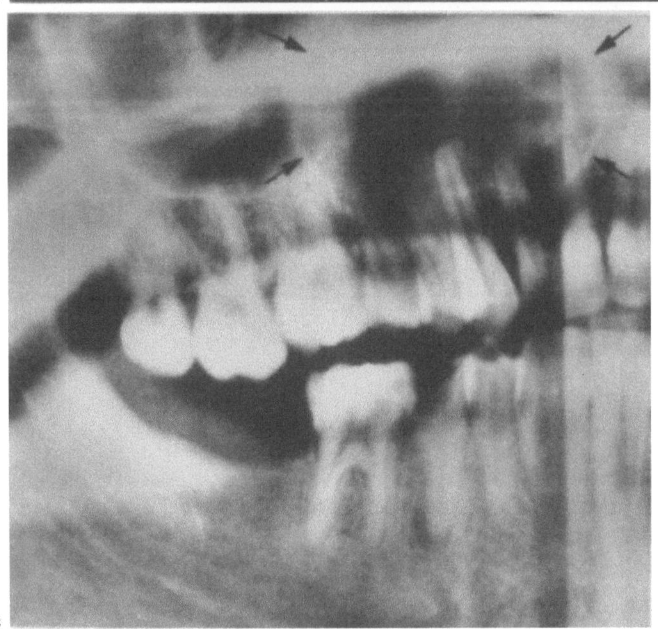

c

Abb. 71 a–c. Verkalkende odontogene Zysten.
a 48 J. ♂. OPG: Im Frontzahnsymphysenbereich des Unterkiefers mehrere einkammerige, scharf begrenzte Osteolysen mit Elevation der Frontzahnreihe. Unvollständige Wurzelfüllung 46 (DÖSAK-Register TU 4078, Basel). **b** 33 J. ♂. OPG: Große mehrkammerige, scharf begrenzte Osteolyse um einen retinierten Molaren im Kieferwinkel mit Auftreibung des Unterkiefers. Wurzelspitzenresorption von 35 (▶). Ausgeprägte Verdrängung des Canalis mandibularis. Unvollständige Wurzelfüllungen 23, 24, 27 (DÖSAK-Register TU 2507, Linz). **c** 25 J. ♂. OPG: Von dünner, glatter Kompaktalamelle (→) scharf begrenzte Osteolyse im rechten Oberkiefer, die sich in die rechte Kieferhöhle vorwölbt. (DÖSAK-Register TU 1236, Bochum)

Klinische Symptome
Langsam wachsende, schmerzlose Schwellung meist ohne Entzündung. Radiologischer Zufallsbefund.

Radiologische Symptome

OPG (Abb. 71)
- Einkammerige, scharf begrenzte Aufhellung, selten mehrkammerig.
- In ca. 25% in Zusammenhang mit retiniertem Zahn (Abb. 71 b).
- Zahnwurzelresorption bei großen Zysten möglich (Abb. 71 b).
- Am Unterkiefer Verlagerung des Canalis mandibularis (Abb. 71 b).

Ergänzende Röntgendiagnostik
Bei kleinen Zysten und zum Nachweis von Zahnwurzelresorptionen Einzelzahnaufnahmen. Ansonsten ggf. NNH (Abb. 71 c) und Unterkiefer halbaxial. CT meist nicht indiziert. Evtl. zur Differentialdiagnose oder Demonstration zarter Verkalkungen.

Radiologische Differentialdiagnosen
- Ameloblastom (s. Kap. 7.1.1),
- Keratozyste (s. Kap. 6.1.4),
- verkalkender epithelialer odontogener Tumor (Pindborg-Tumor) (Kap. 7.1.3).

Merke: Verkalkende odontogene Zysten können mit Ameloblastomen, ameloblastischen Odontomen und komplexen Odontomen vergesellschaftet sein, die dann je nach Aggressivität der Veränderungen das therapeutische Vorgehen bestimmen.
Darüber hinaus ist auch umstritten, ob es sich bei verkalkenden odontogenen Zysten um Tumoren oder echte Zysten handelt.

Therapie
Benigner Tumor. Kürettage.
Das Ameloblastom muß wegen der unterschiedlichen therapeutischen Konsequenz unbedingt ausgeschlossen werden.

Prognose und Rezidivhäufigkeit
Gute Langzeitprognose, nur sehr selten Rezidive (kleine Fallzahl!).

6.2 Nicht odontogene Kieferzysten

Merke: Als *fissurale, dysgenetische oder dysontogenetische Zysten* werden jene seltenen Formen zusammengefaßt, die im Grenzbereich embryonaler Gesichtsfurchen und -spalten entstehen. Zurückgebliebene Epithelreste in der Tiefe werden später evtl. durch Entzündungsreize zur Proliferation und Zystenentwicklung veranlaßt.

6.2.1 Nasopalatinale Zysten

Synonyme
Nasopalatine Zysten, Zysten des Ductus nasopalatinus, Insisive canal cyst, Median anterior maxillary cyst.

Ätiologie und Histologie
Entwickeln sich aus Resten der sog. Hochstetter-Grenzplatte bzw. aus embryonalen Zellsträngen des Tractus nasopalatinus und treten als Zysten des Canalis incisivus oder der Papilla incisiva in Erscheinung. Machen ca. 2,5% aller Kieferzysten aus (Abb. 72a, b).
Ätiologie unbekannt (Retentionszysten, die sich aus kleinen Speicheldrüsen mit Sekretstau im Canalis incisivus bilden?)
Nasopalatine Zysten sind mit Zylinder- oder Plattenepithel ausgekleidet; häufig chronische Wandentzündungen.

Alters- und Geschlechtsverteilung
Keine Häufung.

Typische Lokalisation
Ausschließlich am Oberkiefer. Zysten können in jeder Höhe des Canalis incisivus entstehen, finden sich jedoch meist in den inferioren Abschnitten (Abb. 72a, b).

Klinische Symptome
Meist symptomlos; oft radiologischer Zufallsbefund. Bei Infektion weichteilastische, halbkugelige Vorwölbung hinter den Schneidezähnen. Schmerz durch Druck der Zyste auf den N. nasopalatinus. Evtl. Fistelung zur Mundhöhle.

Radiologische Symptome
OPG (Abb. 72c, d)
- Median gelegene, rundliche, birnen- bzw. herzförmige, durch Kompaktalamellen scharf begrenzte Aufhellung.
- Verlagerung der Zahnwurzeln von 11 und 21.
- Selten Verkalkung des Zysteninhaltes.
- Selten Projektion einer Wurzelspitze in die Zyste, dann aber Desmodontalspalt erhalten.

Ergänzende Röntgendiagnostik
Aufbißaufnahme Oberkiefer (Beweis die fehlende Beziehung zu den Wurzeln der mittleren Schneidezähne). Schließt damit die radikuläre Zyste aus.

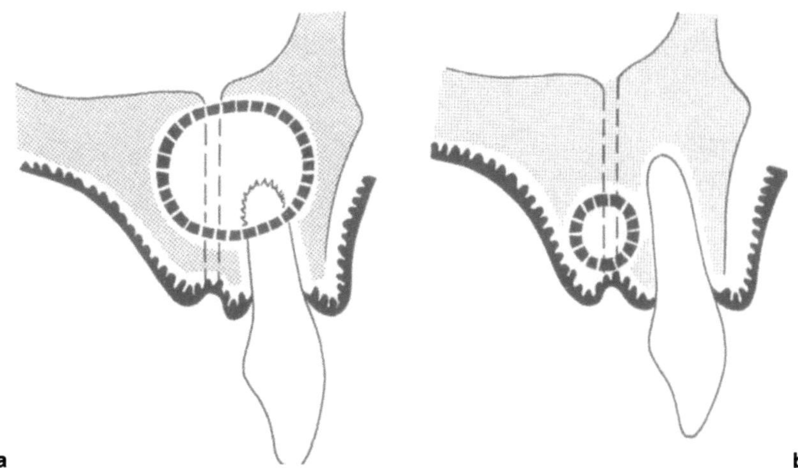

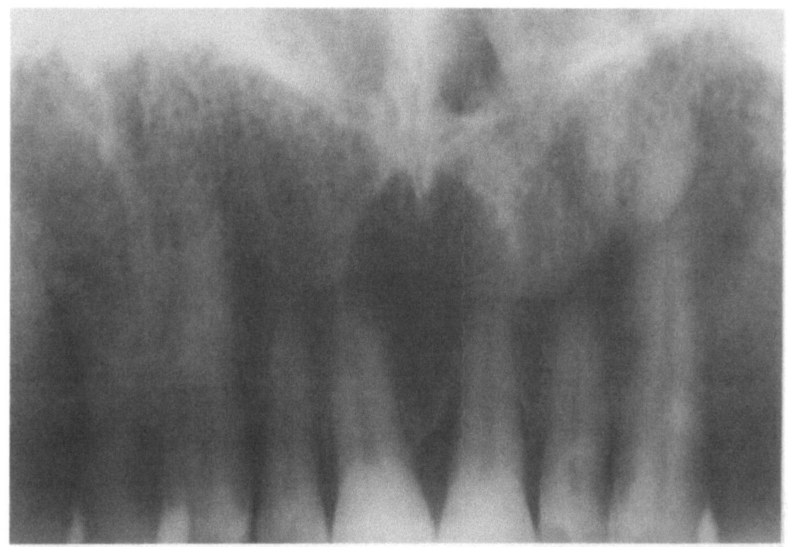

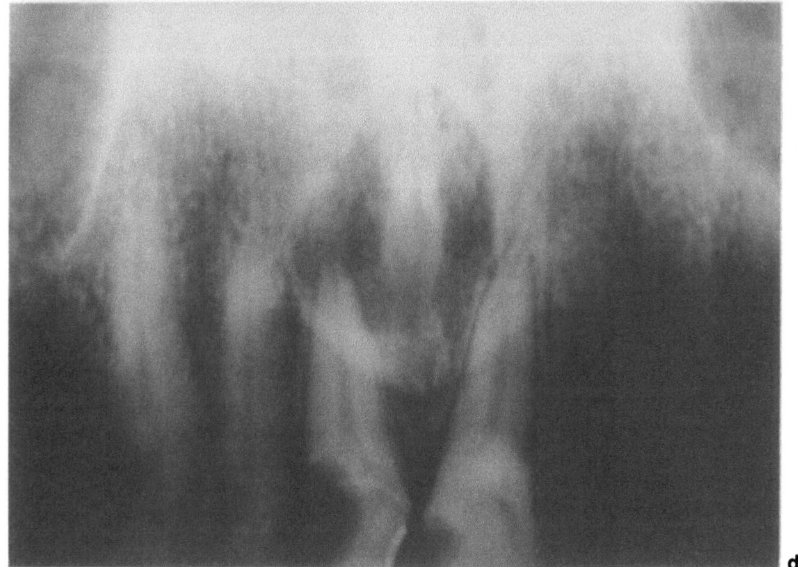

Abb. 72a–d. Nasopalatinale Zysten. **a** Zyste der Papilla palatina. **b** Zyste des Canalis incisivus (Ductus-nasopalatinus-Zyste). (Modifiziert nach Becker, R., Morgenroth, K., Pathologie der Mundhöhle, Thieme, Stuttgart, 1979). **c** 52 J. ♂. Ductus-nasopalatinus-Zyste. Panoramavergrößerungsaufnahme des Oberkiefers: Median zwischen den Wurzeln von 11 und 21 liegende, birnenförmige Osteolyse durch Kompaktalamelle scharf begrenzt. Geringe Lateralverlagerung der Wurzeln der vitalen 11 und 21. Desmodontalspalten erhalten. **d** 45 J. ♂. Ductus-nasopalatinus-Zyste. Panoramavergrößerungsaufnahme des Oberkiefers. Zwischen den Wurzeln von 11 und 21 rundliche Osteolyse von scharfer Kompaktalamelle begrenzt. Projektion der Wurzelspitze von 11 in das Zystenlumen. Desmodontalspalt beider Zähne erhalten. Kariöse Herde an allen dargestellten Zähnen

Radiologische Differentialdiagnose
- Großes Foramen incisivum (nie breiter als 6 mm),
- radikuläre Zyste (avitaler Zahn?) (s. Kap. 6.1.1).

Therapie
Exstirpation.

Prognose und Rezidivhäufigkeit
Gute Prognose; bei vollständiger Entfernung keine Rezidive.

6.2.2 Globulomaxilläre Zysten

Synonyme
Dysontogenetische Alveolarfortsatzzysten, intermaxilläre Zysten, prämaxilla-maxilläre Zysten, Hasenschartenzyste.

Ätiologie und Histologie
Entsteht aus Resten der Hochstetter-Epithelmauer im Verschmelzungsbereich des lateralen und medialen Nasenwulstes bzw. aus der Anlage eines überzähligen Zahnes in diesem Gebiet. Möglicherweise Abortivform einer Lippen-Kiefer-Gaumen-Spalte.
Histologisch dünnwandige, entzündungsarme Zyste mit mehrschichtigem Plattenepithel, selten Flimmer- oder Zylinderepithel.

Alters- und Geschlechtsverteilung
Überwiegend im 2. Lebensjahrzehnt. ♂ : ♀ = 1 : 4 (familiäres Vorkommen beschrieben).

Typische Lokalisation
Fast ausschließlich im Oberkiefer zwischen vitalem seitlichem Schneide- und Eckzahn. Nur selten zwischen mittlerem und seitlichem Schneidezahn (Abb. 73 a).

Klinische Symptome
Oft beträchtliche Kippung der Zahnachsen von Eckzahn und seitlichem Schneidezahn (vital!). Evtl. Fistel am Alveolarfortsatz.
Vestibuläre knöcherne Auftreibung, Schmerzen erst bei Entzündung.

Radiologische Symptome

OPG (Abb. 73 b)
- Rundliche, birnenförmige, durch Kompaktalamelle scharf begrenzte Aufhellung bis weit in den Interdentalraum.
- Vollständig erhaltener Desmotontalspalt.

Ergänzende Röntgendiagnostik
Einzelzahnaufnahme (Abb. 73 c), Aufbißaufnahme, evtl. Filmtomographie.

Radiologische Differentialdiagnostik
Bei Fehlen der Nachbarzähne oder bei avitalem Nachbarzahn nicht von radikulärer Residualzyste zu unterscheiden (s. Kap. 6.1.1).

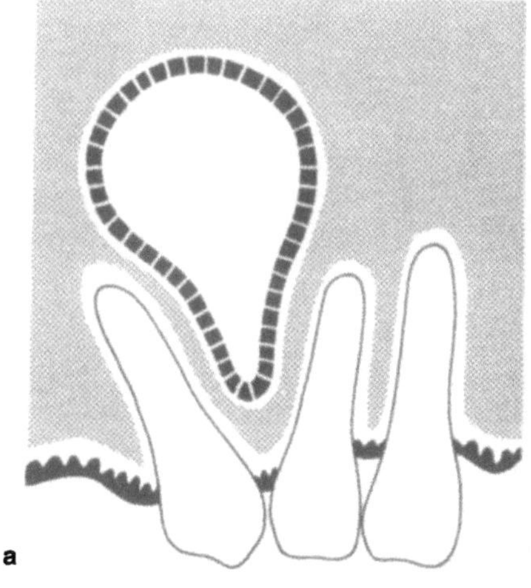

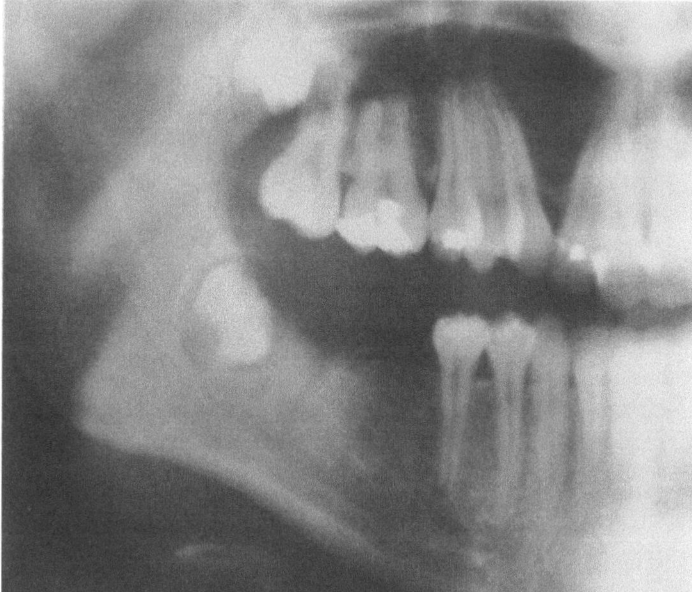

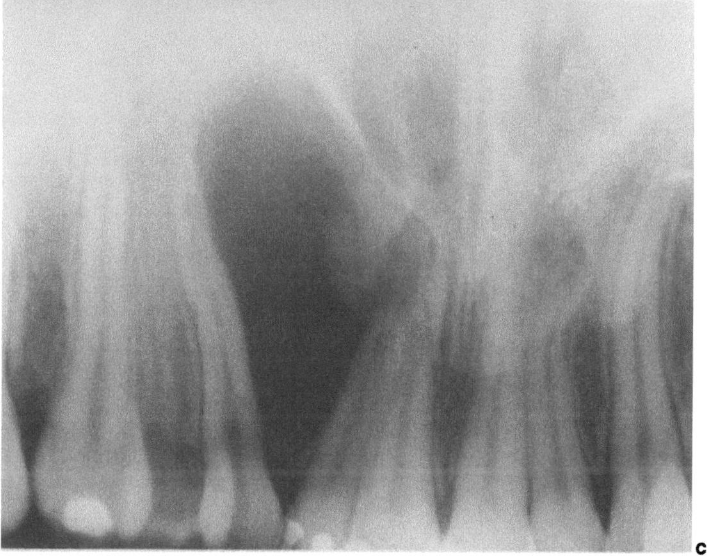

Abb. 73 a–c. Globulomaxilläre Zyste.
a Schemazeichnung. (Modifiziert nach Becker u. Morgenroth [1979]). **b** und **c** 15 J. ♀. OPG (**b**) und Panoramavergrößerungsaufnahme des Oberkiefers (**c**): Dreiecksförmige, von Kompaktalamelle scharf begrenzte Osteolyse weit in den Interdentalraum von 12 und 13 reichend. Periodontalspalten erhalten. Deutliche Kippung der Wurzeln von 12 und 13

Therapie
Zystektomie, da Karzinome und Ameloblastome in globulomaxillären Zysten beschrieben sind. Bei großen Zysten nach Enukleation Fensterung des Hohlraums zum Nasenboden oder/und zur Kieferhöhle.

Prognose und Rezidivhäufigkeit
Die gekippten Nachbarzähne richten sich spontan weitgehend auf. Nach vollständiger Zystektomie keine Rezidive.

Merke: Nasolabiale Zysten und *mediane Unterkieferzysten* sind als „fissurale" Zysten umstritten und so selten, daß sie als Fallbeispiele publiziert werden. Deshalb finden sie hier keine Erwähnung.

6.3 Pseudozysten der Kiefer (nicht epitheliale Zysten)

Als Pseudozysten der Kiefer werden Läsionen bezeichnet, die radiologisch und teilweise auch klinisch wie echte Zysten imponieren, denen aber die typische Epithelauskleidung des Zystenbalges fehlt. Darüber hinaus sind sie recht selten. Sie haben allerdings differentialdiagnostische Bedeutung.

6.3.1 Solitäre Knochenzyste

Synonyme
Einfache, juvenile, traumatische, progressive, hämorrhagische Knochenzyste, hämorrhagische Extravasationszyste, Hämatomzyste, Progressive bone cavity, Unicameral bone cyst.

Merke: Solitäre Knochenzysten sind im Kiefer äußerst selten (ca. in 0,2–1,0% aller Kieferzysten). Hauptlokalisation im übrigen Skelett sind die Metaphysen von Humerus und Femur. Sie werden als tumorähnliche oder tumorvortäuschende Läsionen bezeichnet.

Ätiologie und Histologie
Ätiologie unklar. Traumatische Markblutung mit anschließender Resorptionsstörung?
Zystenartige, leere oder mit gelblicher, selten blutiger Flüssigkeit gefüllte Hohlräume im Kiefer ohne Epithel oder bindegewebigen Balg.
Materialgewinnung zur Histologie schwierig.

Alters- und Geschlechtsverteilung
Werden meist bei Jugendlichen bemerkt, nach dem 30. Lebensjahr Rarität (spontane Ausheilung?).
♂ : ♀ = 3 : 2.

Typische Lokalisation
Fast ausschließlich im Seitenzahnbereich des Unterkiefers, seltener im Kinnbereich oder aufsteigenden Unterkieferast. Solitäre Knochenzysten im Oberkiefer sind Raritäten (Abb. 74).

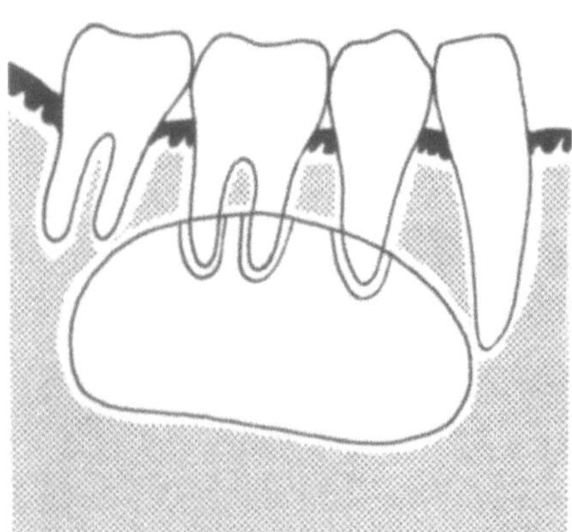

Abb. 74. Solitäre, juvenile Knochenzyste (Schemazeichnung).
Solitäre, scharf begrenzte Aufhellung mit bogiger Ausdehnung in die Interdentalräume ohne Verlust des Desmodontalspaltes und ohne Wurzelresorptionen. (Modifiziert nach Becker u. Morgenroth [1979])

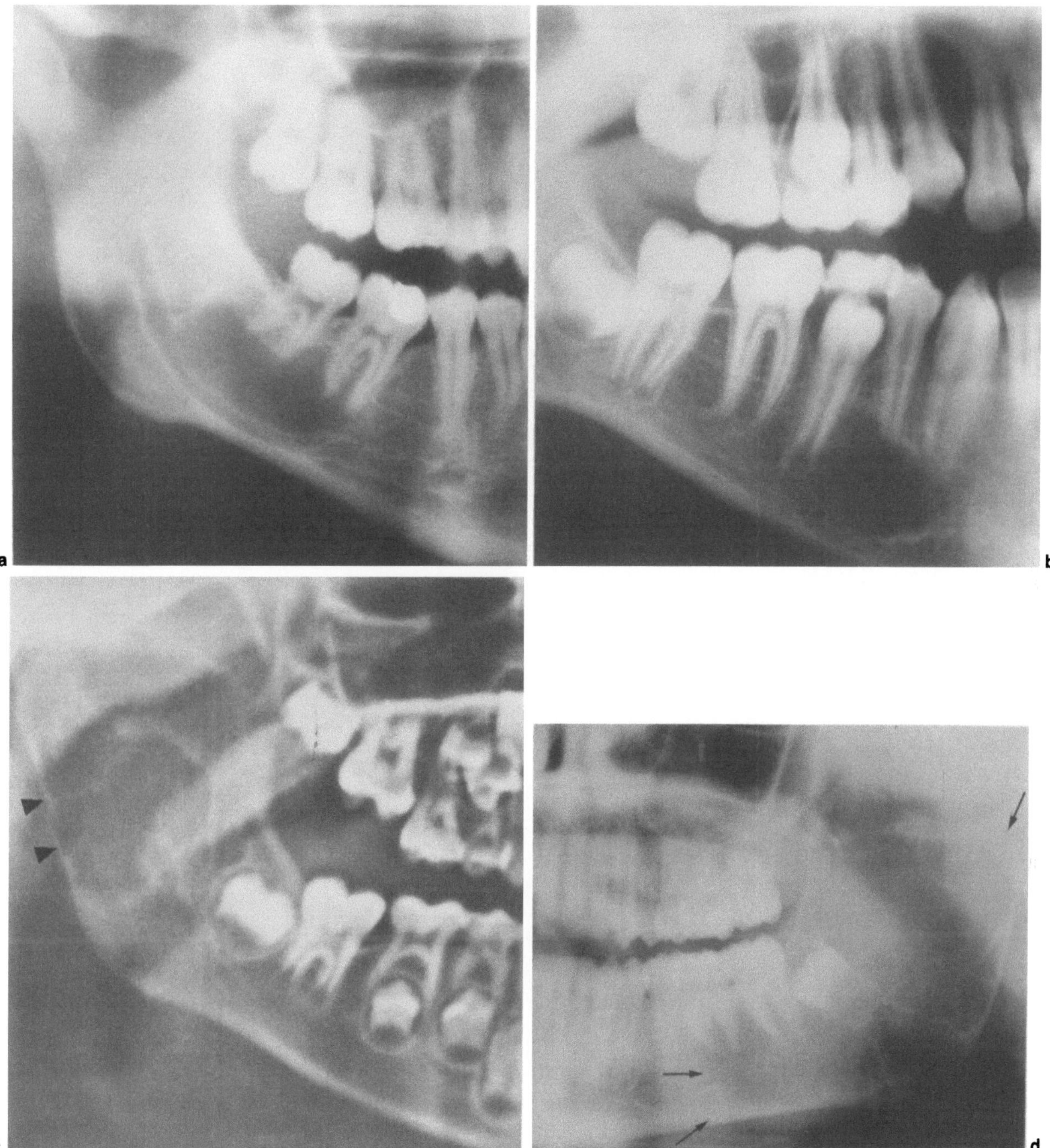

Abb. 75 a–d. Solitäre Knochenzysten des Unterkiefers.
a 20 J. ♂. OPG: In der Regio 46–47 glatte, von durchgezogener Kompaktalamelle begrenzte Osteolyse mit interradikulärer Ausdehnung und Verlagerung des Canalis mandibularis. Erhaltene Desmodontalspalten. **b** 13 J. ♂. OPG: Bis interradikulär reichende, glatt begrenzte Osteolyse mit wechselnd breiter Kompaktalamelle. Wurzelwachstum 43, 44, 45 und 47 noch nicht abgeschlossen! (DÖSAK-Register TU 1041, Basel). **c** 11 J. ♀. OPG: Unregelmäßig begrenzte Osteolyse mit Verdünnung und beginnender Arrosion der Kompakta (▶) im rechten aufsteigenden Unterkieferast. **d** 13 J. ♂. OPG: Ausgeprägte Auftreibung und Verplumpung des linken Ramus mandibulae mit Abflächung der Inzisur. Innerhalb der großen Osteolyse undeutliche Spongiosazeichnung. Kortikalis verschmälert und unscharf begrenzt. Fehlende Abgrenzung des Prozesses nach mesial (→). Fehlender Desmodontalspalt bei 36 und 37

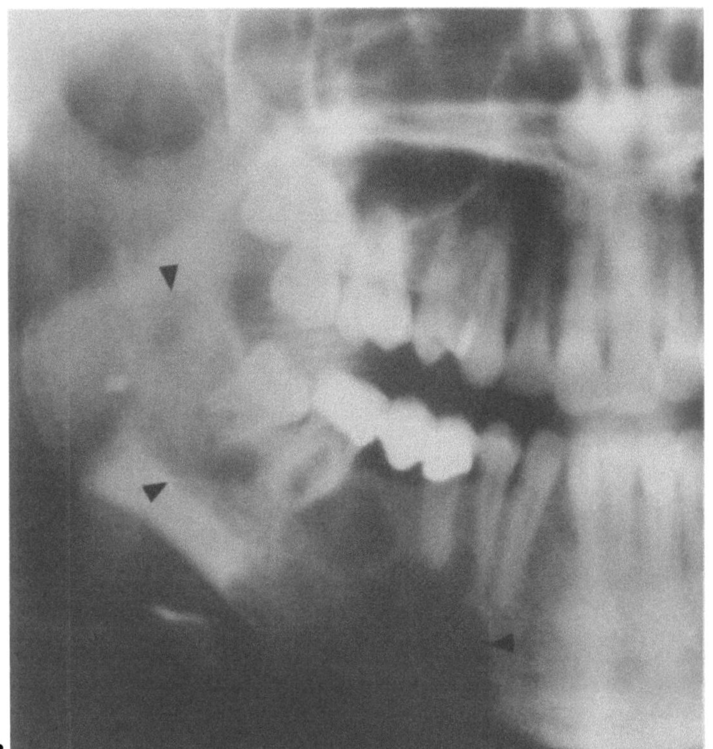

a

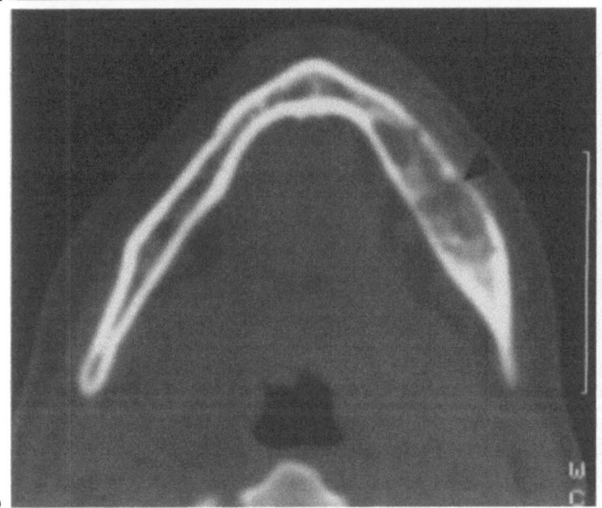

b

c

Abb. 76 a–c. Ausgedehnte solitäre Knochenzyste des rechten Unterkiefers.
18 J. ♀. **a** OPG: Ausgedehnte, solitäre, scharf begrenzte Osteolyse im rechten Seitenzahnbereich bis in den Ramus ascendens reichend (►). Bogige Ausdehnung in die Interdentalräume. Deutliche Ausdünnung der kaudalen Unterkieferkompakta. Verlagerung des Canalis mandibularis im Angulus und fehlende Abgrenzbarkeit im Seitenzahnbereich. **b** CT und axial - High resolution: Auftreibung des Unterkiefers im Seitenzahnbereich in bukkal-lingualer Richtung von kleineren kalkdichten Spongiosasepten durchzogen. Ausdünnung der bukkalen Kompakta (►). **c** CT axial - High resolution: Ausdehnung des Prozesses auch in den aufgetriebenen Ramus ascendens ohne spongiöse Septen

Klinische Symptome
Meist radiologische Zufallsbefunde. Keine akuten oder chronisch-entzündlichen Zeichen. Kieferschwellung in 25%. Schmerzen bzw. Parästhesien des N. alveolaris inferior, da Gefäß-Nerven-Bündel frei in der Knochenhöhle liegen kann. Selten Kieferfraktur bei inadäquatem Trauma. Zähne vital! Spontane Rückbildung möglich.

Radiologische Symptome

OPG (Abb. 75, 76)
- Solitäre, meist scharf begrenzte Aufhellungen mit Ausdünnung der Kortikalis.
- Bogige Ausdehnung der Zyste in die Interdentalräume, evtl. mit Zahnverlagerung.
- Erhaltener Desmodontalspalt, keine Wurzelresorption.

Ergänzende Röntgendiagnostik
Einzelzahnaufnahmen, halbaxiale Unterkieferaufnahme, evtl. Filmtomographie. Die Computertomographie zeigt die Ausdünnung und Ausbuckelung der jedoch dünn erhaltenen Kortikalis am besten (Abb. 76 b, c). Dichtemessung (Flüssigkeit!) möglich.

Radiologische Differentialdiagnose
- Aneurysmatische Knochenzyste (s. Kap. 6.3.2),
- Keratozyste (s. Kap. 6.1.4),
- evtl. Ameloblastom (s. Kap. 7.1.1).

Therapie
Operatives Vorgehen zur Diagnosesicherung, deshalb abwartendes Verhalten umstritten.
Kürettage und Auffüllung mit autologer Spongiosa oder TCP bei großen oder Eigenblutfüllung bei kleinen Zysten.

Prognose und Rezidivhäufigkeit
Benigner Pseudotumor. Keine Rezidive.

6.3.2 Aneurysmatische Knochenzyste (AKZ)

Synonyme
Subperiostales/benignes Knochenaneurysma, hämangiomatöse/hämorrhagische Knochenzyste, aneurysmatischer/subperiostaler/atypischer subperiostaler/pulsierender/gutartiger Riesenzelltumor. Ossifizierendes/periostales Hämatom, hämorrhagische Osteomyelitis, expansives Hämangiom.

Ätiologie und Histologie
Traumatische Genese?
Primäre Gefäßentwicklungsstörung?
Arterio-venöses Aneurysma mit konsekutiver lokaler Zirkulationsstörung?
Entstehung aus zentralen Knochentumoren?
Reparative Riesenzellgranulome?
Makroskopisch Auflösung des ortsständigen Knochens und Ersatz durch schwammartiges Gewebe mit kavernösen, blutgefüllten Räumen, Riesenzellen vom Osteoklastentyp und Hämosiderinablagerungen (Abb. 77).

Alters- und Geschlechtsverteilung
AKZ wurden bisher fast nur bei Jugendlichen beobachtet, nie nach dem 3. Lebensjahrzehnt.
♀ = ♂ (kleine Fallzahlen!)

Typische Lokalisation
UK ≫ OK

Merke: Bevorzugte Lage der AKZ sind die Metaphysen langer Röhrenknochen und die Wirbelkörper. Nur 1-3% liegen im Bereich des Gesichtsschädels!

Klinische Symptome
Schmerzhafte Schwellung mit Verdrängung und Kippung von Zähnen. Zähne vital. Evtl. schnelles Wachstum mit Gesichtsasymmetrie. Krepitation über dem Prozeß.

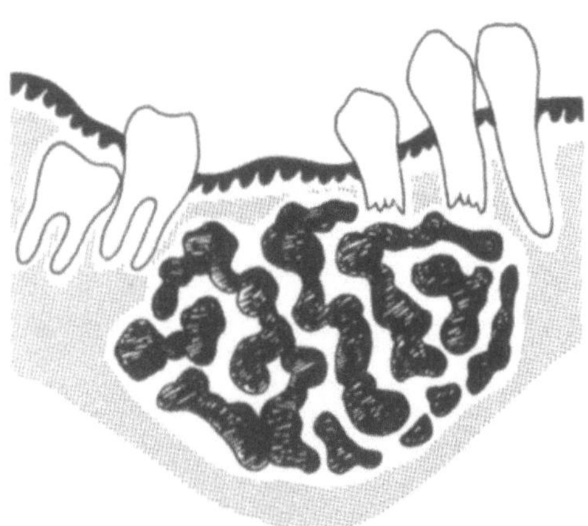

Abb. 77. Aneurysmatische Knochenzyste (AKZ) (Schemazeichnung). Typische mehrkammerige Aufhellung mit scharfer Begrenzung, Zahnkippungen und -verlagerungen sowie Zahnwurzelresorptionen. (Modifiziert nach Becker u. Morgenroth [1979])

Abb. 78 a, b. Aneurysmatische Knochenzysten des Unterkiefers.
a 13 J. ♂. OPG: Einkammerige, große Osteolyse mit dünner, teilweise durchbrochener Kompaktalamelle (▶) und Destruktion der kaudalen Kortikalis. (DÖSAK-Register TU 2317, Homburg). **b** 6 J. ♀. OPG: Deutliche Auftreibung und Verplumpung des linken Ramus mandibulae mit Abflachung der Inzisur. Innerhalb der großen Osteolyse undeutliche Spongiosazeichnung. Kortikalis verschmälert und unscharf begrenzt. Tief retinierter 36 bzw. 37. (Mit freundlicher Genehmigung von Dr. Kricun, San Francisco)

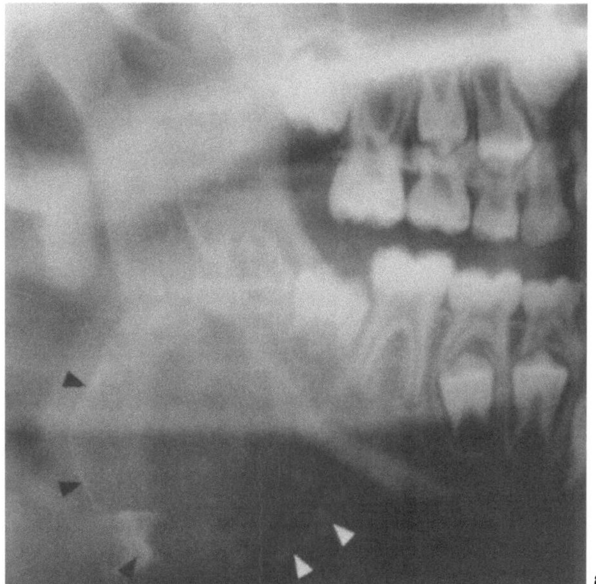

a

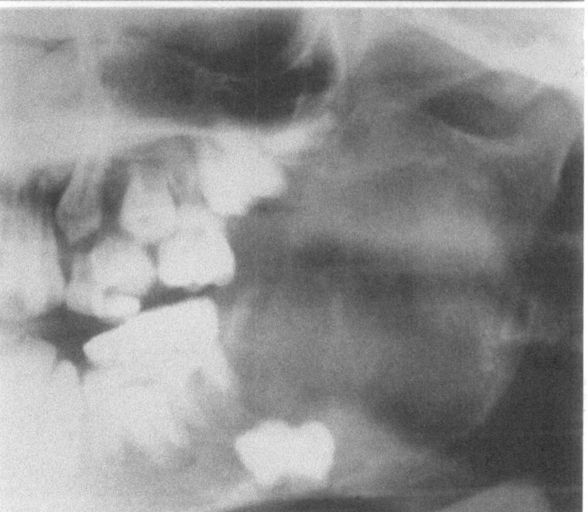

b

Radiologische Symptome

OPG (Abb. 78, 79).

Besonders uncharakteristische Röntgensymptome!

- Ein- oder mehrkammerige Aufhellungen mit meist scharfer Begrenzung bei langsamen Wachstum (Seifenblasenphänomen).
- Fehlende oder durchbrochene Kompaktalamelle bei schnellem Wachstum.
- Zahnkippungen und -verlagerungen.
- Zahnwurzelresorptionen.

Cave: Eine aneurysmatische Knochenzyste kann einen malignen Tumor vortäuschen! (Abb. 78 a).

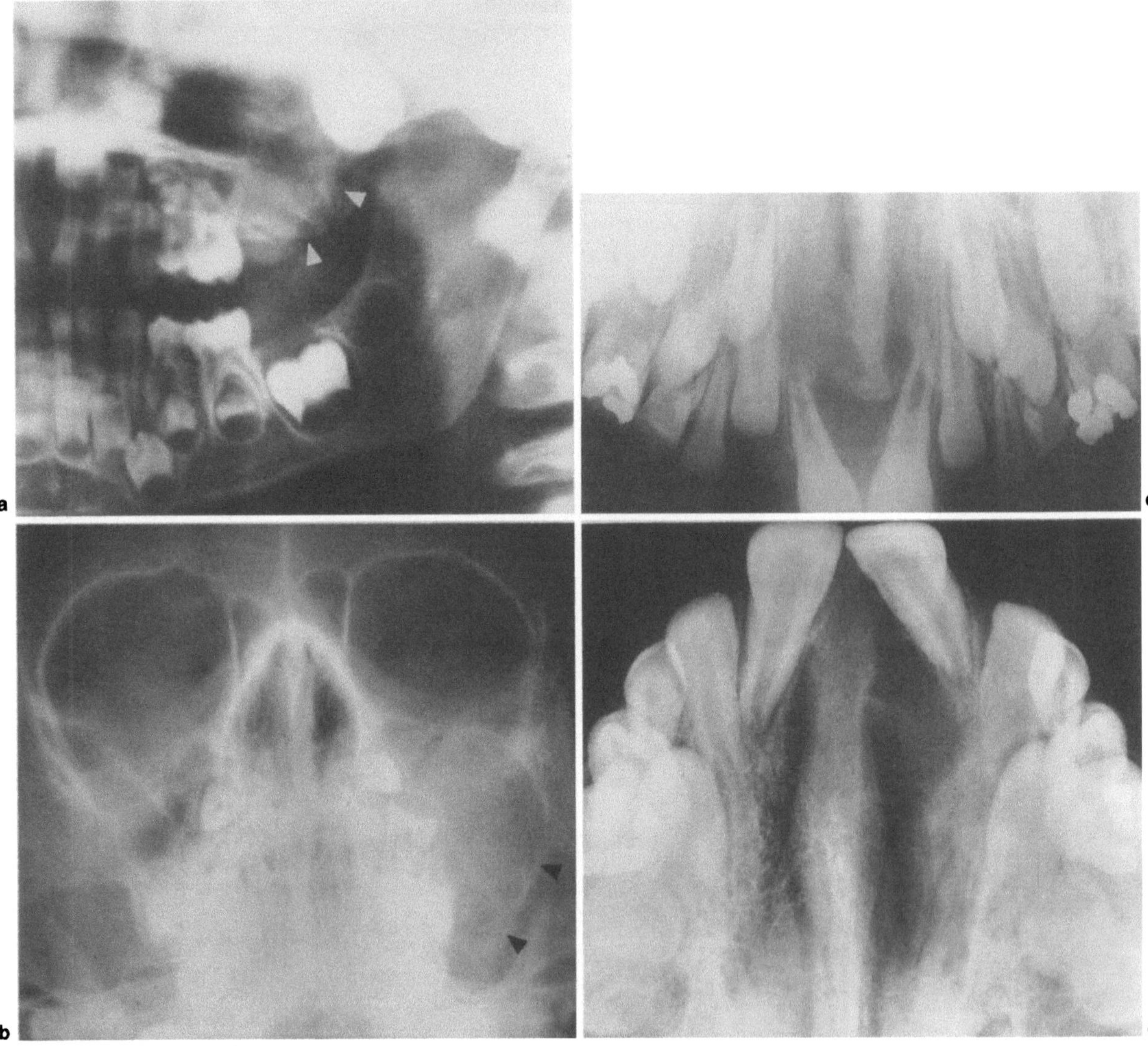

Abb. 79 a–d. Aneurysmatische Knochenzysten des Oberkiefers.
a 4 J. ♂. OPG: Auftreibung des linken Tuber maxillae (►) durch eine rundliche Osteolyse mit zentral undeutlicher Spongiosazeichnung und hochretiniertem und nach distal verlagerten 26. **b** NNH p.a. halbaxial: Ausfüllung der linken Kieferhöhle durch eine weichteildichte Raumforderung mit Auftreibung und Ausdünnung der lateralen Kieferhöhlenwand (►). (DÖSAK-Register TU 2549, München).
c 8 J. ♂. Panoramavergrößerungsaufnahme des Oberkiefers: Interradikulär von 11 und 21 Osteolyse mit konsekutiver Kippung der Zähne. Vergleiche mit nasopalatinalen Zysten (Abb. 72). **d** Oberkieferaufbißaufnahme: Auch hier gut sichtbare interradikuläre Osteolyse mit konsekutiver Zahnkippung. Desmodontalspalten von 11 und 21 erhalten. (DÖSAK-Register TU 3375, Stuttgart)

Ergänzende Röntgendiagnostik
Halbaxiale Unterkieferaufnahme. Evtl. Filmtomographie. Heute spielt die Computertomographie eine entscheidende Rolle: Die zarte Kompaktalamelle und Periostverdickung ist *nur* im CT sichtbar. *Keine* Weichteilbeteiligung. Evtl. Anreicherung nach KM-Infusion.

Radiologische Differentialdiagnosen
- Odontogene Zysten (s. Kap. 6.1),
- Hämangiom (s. Kap. 7.2.9),
- reparatives Riesenzellgranulom (s. Kap. 8.1),
- eosinophiles Granulom (s. Kap. 8.2),
- odontogenes Myxom (s. Kap. 7.1.6),
- Ameloblastom (s. Kap. 7.1.1),
- Metastasen (s. Kap. 7.3.1).

Therapie
Kürettage evtl. mit autologer Spongiosaplastik. (Cave starke Blutung!)
Bei ausgedehnten Prozessen Resektion.
Gutes Ansprechen auf Strahlentherapie, aber Gefahr der Umwandlung in osteogene Sarkome.

Prognose und Rezidivhäufigkeit
Benigne tumorähnliche Läsion. Rezidiv nach Kürettage möglich (ca. 30% nach 3-12 Monaten).

6.3.3 Latente Knochenhöhle des Unterkiefers

Synonyme
Ideopathische/statische/linguale Knochenhöhle, Stafnes idiopatic bone cavity, latente/hämorrhagische Knochenzyste, embryonaler/kongenitaler Unterkieferdefekt, linguale Knocheneindellung, Aberrant salivary gland defect.

Ätiologie und Histologie
Embryonaler Knochendefekt?
Entwicklungsstörung mit Einschluß von dystopen Speicheldrüsengewebe?
Entwicklungsbedingte Dysplasie eines Läppchens der Glandula submandibularis mit Eindellung der lingualen Kompakta der Mandibel?

Alters- und Geschlechtsverteilung
Uncharakteristisch. Die latente Knochenhöhle wurde allerdings noch nie bei Kindern beobachtet.

Typische Lokalisation
Stets vor dem Kieferwinkel unterhalb des Canalis mandibulae, fast immer nur einseitiges Vorkommen.

Klinische Symptome
Völlig symptomlos, kein Krankheitswert.
Radiologischer Zufallsbefund! Evtl. Locus minoris restistentiae mit Frakturgefährdung?

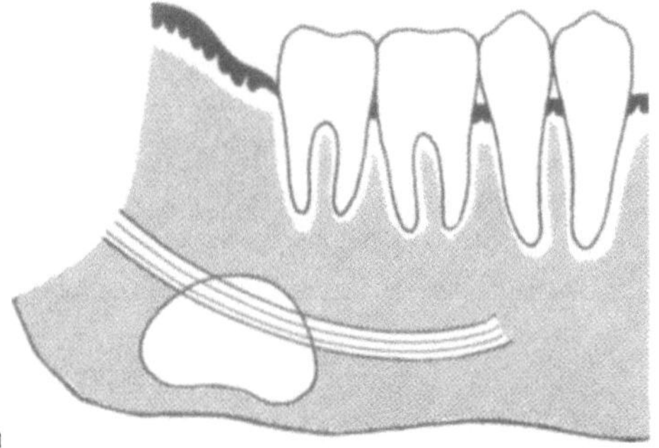

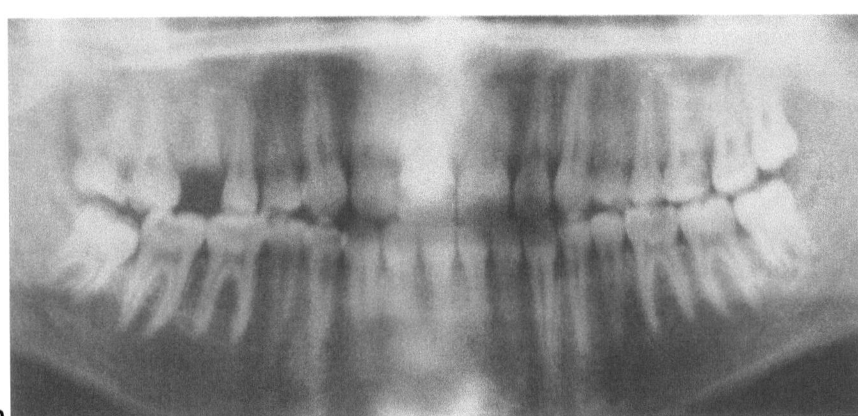

Abb. 80 a, b. Latente Knochenhöhle des Unterkiefers. **a** Schemazeichnung. (Modifiziert nach Becker u. Morgenroth [1979]). **b** 18 J. ♂. Im Seitenzahnbereich lokalisierte, bohnenförmige, scharf begrenzte Aufhellungen. Der nicht verlagerte Mandibularkanal projiziert sich **auf** die Knochenhöhle und zieht **nicht durch** die Knochenhöhle

Radiologische Symptome

OPG (Abb. 80)
- 1–3 cm große, rundliche bis bohnenförmige, scharf begrenzte Aufhellung im Unterkieferkörper stets vor dem Kieferwinkel und unterhalb des Mandibularkanals. Lokalisation entspricht der topographischen Lage des oberen Pols der Glandula submandibularis.
- Bei höherer Lokalisation zieht der Mandibularkanal „durch die Knochenhöhle“ (d. h. projiziert sich *auf* die Knochenhöhle). Keine Verlagerung des Kanals.
- Latente Knochenhöhle vergrößert sich *nicht* bei Verlaufskontrolle.

Ergänzende Röntgendiagnostik
Aufbißaufnahme des Unterkiefers evtl. halbseitig.
Sialographie der Glandula submandibularis bestätigt die Diagnose, wenn sich ein Drüsenlappen in die zystische Aufhellung projiziert.
Die CT kann als einzige Untersuchungstechnik klar beweisen, daß die „Knochenhöhle“ lediglich eine Impression der lingualen Kompakta des Unterkiefers darstellt und mit Weichteilgewebe gefüllt ist.

Radiologische Differentialdiagnose
- Eosinophiles Granulom (s. Kap. 8.2),
- Speicheldrüsenadenom.

Therapie
Erübrigt sich bei gesicherter Diagnose, sonst operative Revision.

Literatur

Altini M, Farman AG (1975) The calcifying odontogenic cyst. Oral Surg 40: 751

Becker R (1973) Zysten im Kiefer- und Gesichtsbereich, Bd 2/7. In: Haunfelder D, Hupfauf L, Ketterl W, Schmuth G (Hrsg) Praxis der Zahnheilkunde. Urban u Schwarzenberg, München

Becker R, Morgenroth K (1979) Pathologie der Mundhöhle. Thieme, Stuttgart

Bhaskar SN, Bernier JL, Godby F (1959) Aneurysmal bone cyst and other giant cell lesions of the jaws. Report of 104 cases. J Oral Surg 17: 30

Düker J (1984) Röntgenologische Differentialdiagnose von Kieferzysten. Radiologe 12: 537

Ellis DJ, Walters PJ (1972) Aneurysmal bone cyst of the maxilla. Oral Surg 34: 26

Fröhlich E (1962) Zur Morphologie und Genese des Ductus und der Zysten des Ductus nasopalatinus. Dtsch Zahn Mund Kieferheilkd 37: 231

Gorlin RJ, Golz RW (1960) Multiple nevoid basal cell epithelioma, jaw cysts and bifid rib. A syndrome. N Engl J Med 262: 908

Gorlin RJ, Pindborg JJ, Clausen EP, Vickers RA (1962) The calcifying odontogenic cyst - a possible analogue of the cutaneous calcifying epithelioma of Malherbe. Oral Surg 15: 1235

Gruskin ES, Dahlin DC (1968) Aneurysmal bone cyst of the jaws. J Oral Surg 26: 523

Hansen LS, Saporre J, Sproat RC (1974) Traumatic bone cyst of the jaws: report of 66 cases. Oral Surg 37: 899

Herzog M, Beyer D, Zanella F (1985) Differentialdiagnose zystischer und zystenähnlicher Läsionen der Kiefer. ROFO 143: 2, 27

Jend-Rossmann J, Jend HH (1983) Anwendungsmöglichkeiten und Indikationen moderner Computertomographie in der Mund-, Kiefer-Gesichtschirurgie Teil I. Allgem. Diagnostik. Dtsch Z Mund Kiefer Gesichtschir 7: 346

Klammt J (1976) Zysten des Kieferknochens. Barth, Leipzig

Langland OE, Langlais RP, Morris CR (1982) Principles and practice of panoramic radiology. Saunders, Philadelphia

Machtens E, Hjørting-Hansen E, Schmallenbach HJ, Werz L (1972) Keratozyste-Ameloblastom, ein klinisch-diagnostisches Problem. Zahn Mund Kieferheilkd 58: 157

Mödder U (1978) Zum Aussagewert von Computertomographie und Filmtomographie bei Prozessen des Gesichtsschädels und der Schädelbasis. Laryngol Rhinol Otol 57: 305

Novak D, Bloss W (1976) Röntgenologische Aspekte des Basalzell-Naevus-Syndroms. ROFO 124: 11-16

Pindborg JJ, Hjørting-Hansen E (1974) Atlas of diseases of the jaws. Munksgaard, Kopenhagen

Prein J, Remagen W, Spiessl B, Uehlinger E (1985) Atlas der Tumoren des Gesichtsschädels. Springer, Berlin Heidelberg New York Tokyo

Schwenzer N, Schmelzle R, Voigt K (1982) Das Computertomogramm in der Tumordiagnostik im Bereich des Mittelgesichtes. Dtsch Z Mund- Kiefer-Gesichtschir 6: 268

Sheteyer A, Lustmann J, Lewin-Epstein J (1978) The mural ameloblastoma: a review of the literature. J Oral Surg 36: 866

Sonesson A (1963) Röntgendiagnostik der Kiefer und Zähne. In: Diethelm L, Strnad F (Hrsg) Röntgendiagnostik des Schädels. Springer, Berlin Göttingen Heidelberg (Handbuch der med Radiologie, VII/2)

Sonnabend E, Hielscher W (1986) Zähne und Kiefer. In: Schinz HR, Baensch WE, Frommhold W, Glauner R, Uehlinger E, Wellauer J (Hrsg) Lehrbuch der Röntgendiagnostik. Thieme, Stuttgart

Stafne EC (1942) Bone cavities situated near the angle of the mandible. J Am Dent Assoc 29: 1969

Toller PA (1967) Origin and growth of cysts of the jaws. Ann R Coll Surg Engl 40: 316

7 Tumoren der Kieferknochen

K. Bohndorf, D. Beyer
M. Herzog, F. E. Zanella

7.1 Odontogene Tumoren und tumorähnliche Läsionen

7.1.1 Ameloblastom

Synonyme
Adamantinom, epitheliales Odontom, adamantine epithelioma, adamantinoblastoma, multilokuläre Zyste.

Ätiologie und Histologie
Leitet sich vom Epithel der Zahnleiste ab.
Histologisch sind Ameloblastome in der Regel benigne, expandierend wachsende, odontogene Tumoren, charakterisiert durch proliferierendes, odontogenes Epithelgewebe.
Ausgesprochen variables histologisches Bild. Es werden der *follikuläre, plexiforme, akanthomatöse, granularzellige* und *Basalzelltyp des Ameloblastoms* unterschieden. Zwei und mehr Subtypen können in einem Tumor beobachtet werden. Entstehung von Ameloblastomen im Auskleidungsepithel benigner Kieferzysten möglich. Lokal invasives Wachstum! Die sehr seltene maligne Entartung wird diskutiert.

Merke: Extrem selten sind bei Patienten unter 30 Jahren metastasierende *maligne Ameloblastome* beschrieben. Die histologische Abgrenzung zum *intraossären adenoidzystischen Karzinom* ist schwierig.

Alters- und Geschlechtsverteilung
Alle Altersstufen betroffen. ⅔ treten vor dem 40. Lebensjahr auf, selten jedoch vor dem 20. Lebensjahr. Langsames Wachstum. ♂ : ♀ = 2 : 1

Typische Lokalisation und Häufigkeit
Unterkiefer bevorzugt (80%). Hier ist überwiegend der Kieferwinkel befallen.

Merke: Das Ameloblastom ist der häufigste odontogene Tumor.

Klinische Symptome
Keine Frühsymptome. Schwellung durch Auftreibung des Knochens, selten schmerzhaft. Zahnlockerung, Begleitinfektion. Bei Lokalisation im Oberkiefer Vordringen in die pneumatisierten Räume und evtl. Nasenbluten.

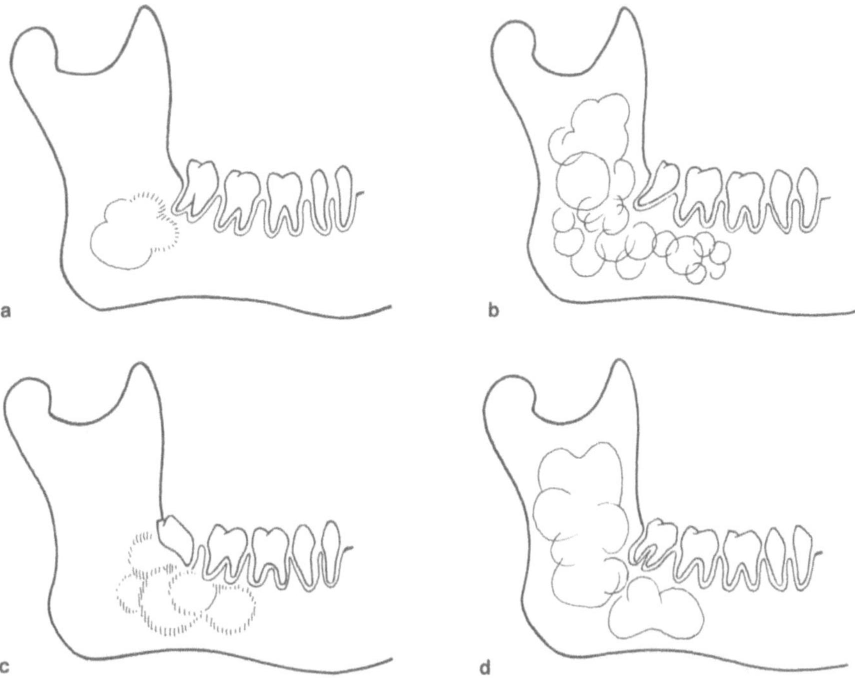

Abb. 81 a-d. Verschiedene radiologische Formen des Ameloblastoms (schematisiert).
a Monolokulärer Typ mit lobulärer Peripherie, **b** multilokulärer Typ mit klein- und großblasigen Komponenten, **c** multilokulärer Typ mit unscharf begrenzter Peripherie, **d** multilokulärer Typ mit großblasiger Konfiguration. (Modifiziert nach Hielscher u. Sonnabend [1966])

Radiologische Symptome

Merke: Eindeutige radiologische Symptome für das Ameloblastom gibt es *nicht!*

OPG

Variationsreiches radiologisches Bild (Abb. 81 a-d):
- Multilokuläre, unterschiedlich große, lytische Aufhellungen des Knochens. Trabekel durchziehen häufig die Läsion (Seifenblase, „honeycomb-configuration") (Abb. 83 a, d; 84 a-c).
- Unilokuläre, lytische Aufhellungen (Abb. 83 b).
- In der Regel glatte oder girlandenförmige, scharfe Abgrenzung zum gesunden Knochen. Sklerotischer Randsaum selten (Abb. 83 a-d).
- Kortikalis des Kiefers häufig verdünnt, aber nur in seltenen Fällen durchbrochen (Spätstadium!) (Abb. 83 d; 85 a).
- Gelegentlich retinierter Zahn in der Läsion nachweisbar (ca. 10% der Fälle) (Abb. 83 b; 85 a).
- Überzählige Zähne.

Merke: Vielfach finden sich Zahnwurzelresorptionen, besonders am Weisheitszahn, was lange als spezifisch für das Ameloblastom galt (Abb. 86 b). Ähnliche Wurzelresorptionen finden sich jedoch auch bei odontogenen Tumoren anderer Histologie und bei malignen Knochentumoren.

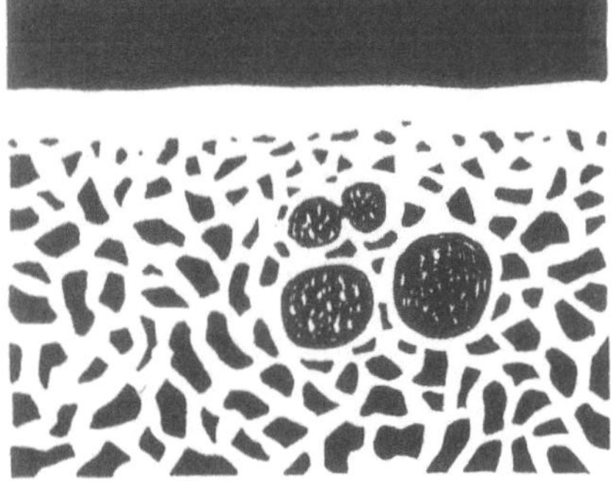

Abb. 82. Ameloblastomrezidiv (schematisiert). Alleinstehende, kleinblasige Aufhellung mit unruhiger peripherer Spongiosastruktur postoperativ. (Modifiziert nach Poyton [1982])

Ergänzende Röntgendiagnostik

Ausdehnung des Oberkieferameloblastoms im OPG nur unvollständig abzubilden, insbesondere die Beziehung des Tumors zu den Wänden des Sinus maxillaris und zum Orbitaboden. Nativdiagnostisch hier hilfreich: NNH halbaxial und Filmtomographie

Merke: Zu *allen* Oberkieferprozessen gehört eine Nasennebenhöhlenaufnahme!

Die CT - in axialer und/oder koronarer Schichtebene - zeigt am klarsten die Ausdehnung des Prozesses und die Beziehung zu den Nachbarstrukturen (insbesondere bei Ausdehnung des Prozesses nach kranial und medial) (Abb. 86a-d). Das trabekuläre und multilokuläre Muster des Ameloblastoms ist im CT sehr gut zu beurteilen. Eine Differenzierung zu nicht infizierten Zysten ist mittels Dichtemessung möglich. CT beweist die fast immer erhaltene kortikale Begrenzung und den fehlenden Durchbruch in die Weichteile und hilft bei der Abgrenzung zu malignen Prozessen.

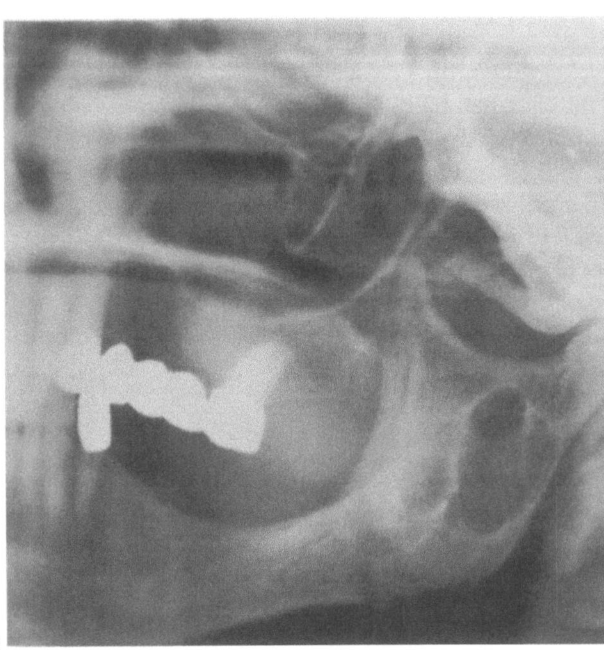

a

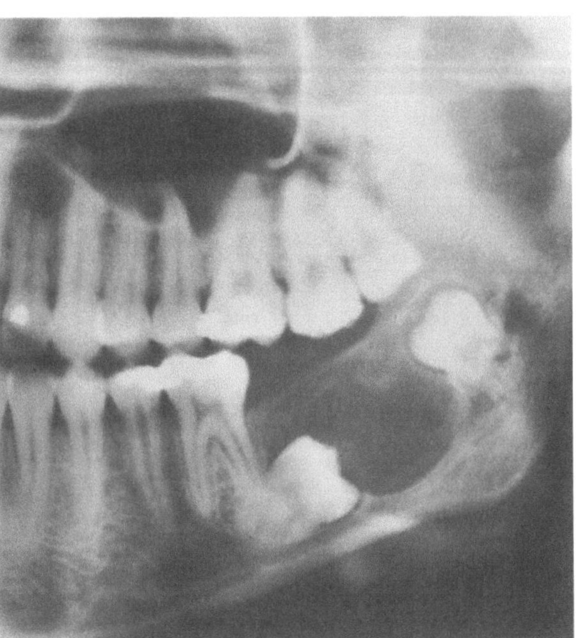

b

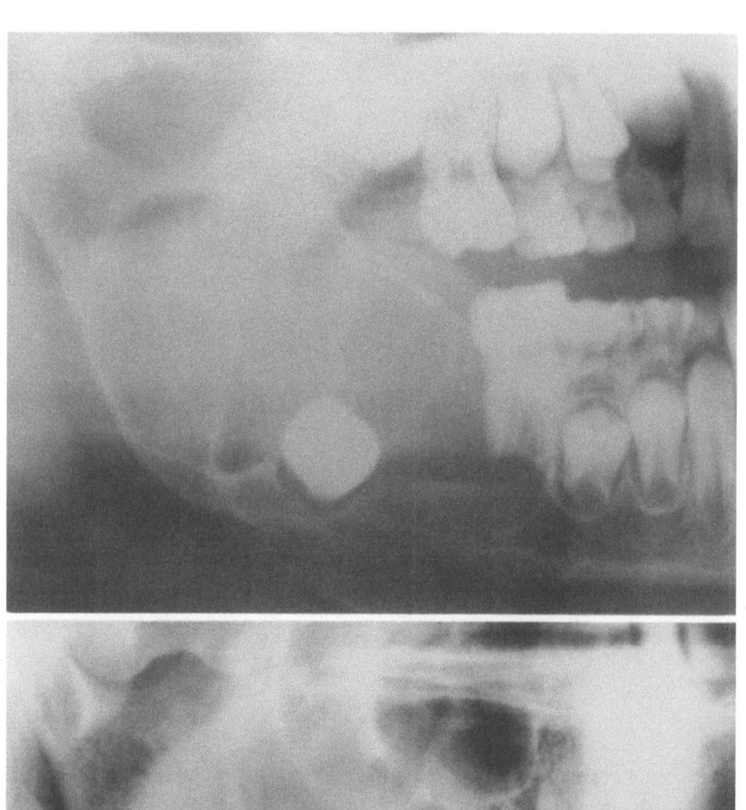

c

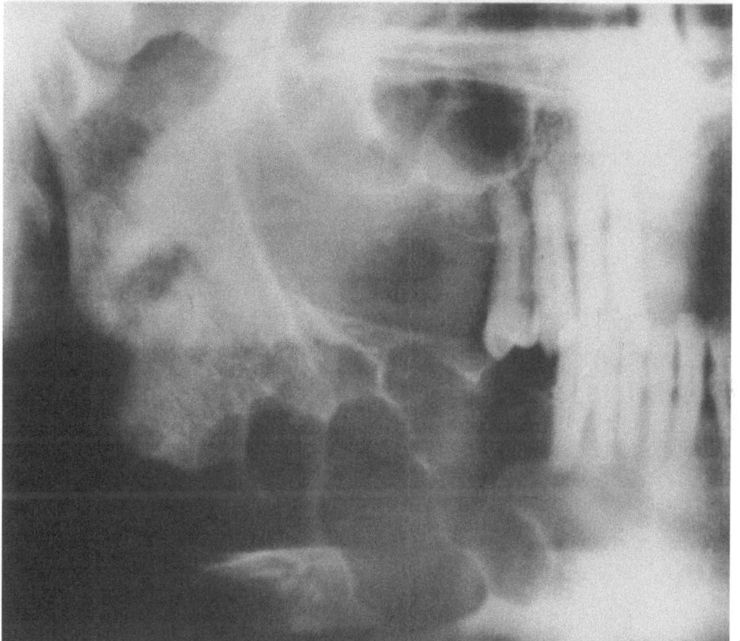

d

Abb. 83 a–d. Ameloblastome des Unterkiefers mit scharfer Randbegrenzung.
a 46 J. ♀. OPG: Multilokuläre Aufhellung im Ramus ascendens mandibulae links mit scharfer Begrenzung zum gesunden Knochen. **b** 18 J. ♀. OPG: Lytische Aufhellung mit scharfem Rand und retinierten 37 und 38. Auftreibung des Kiefers. DD: follikuläre Zyste. **c** Ameloblastom vom plexiformen Typ mit teilweise zystischer Umwandlung. 11 J. ♀. OPG: Massiv blasig aufgetriebener rechter Unterkieferast mit scharfer Begrenzung und deutlicher Verdünnung der Kompakta. Retinierter Wurzelresorption von 46? (DD: Nicht abgeschlossenes Wurzelwachstum.) Wechselgebiß. (DÖSAK-Register TU 3408, Kiel). **d** 56 J. ♂. OPG: Mehrkammerig, septierte Aufhellung mit Auftreibung des Ramus horizontalis des rechten Unterkieferastes mit langstreckigem Kortikalisdurchbruch. (DÖSAK-Register TU 2519, Mainz)

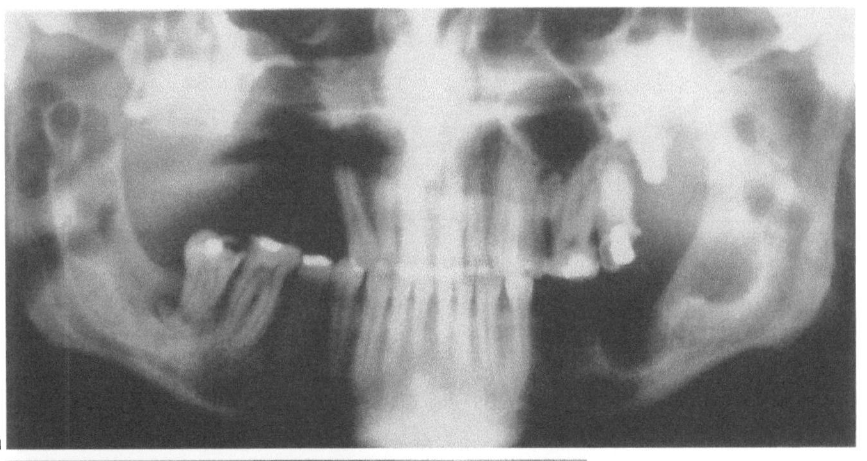

a

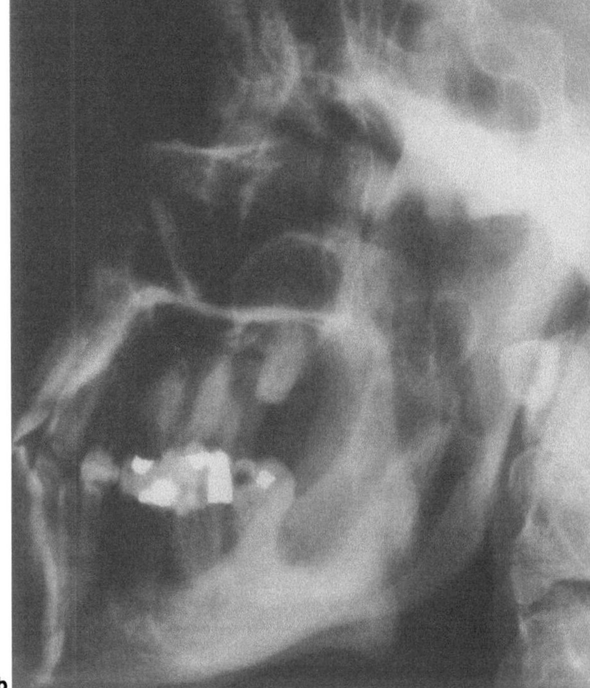

b

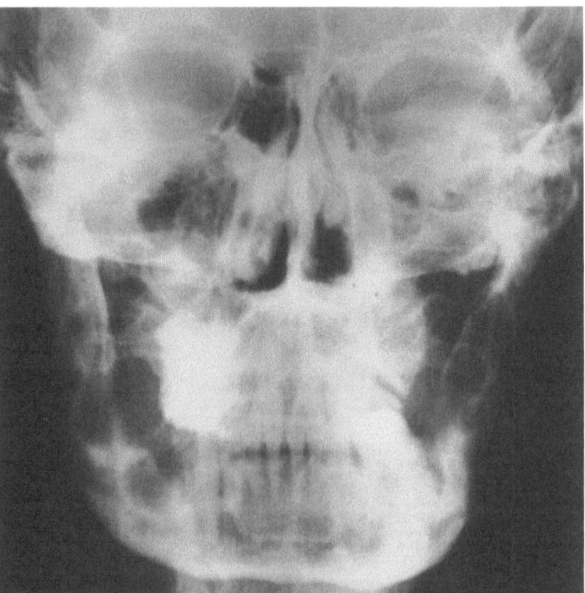

c

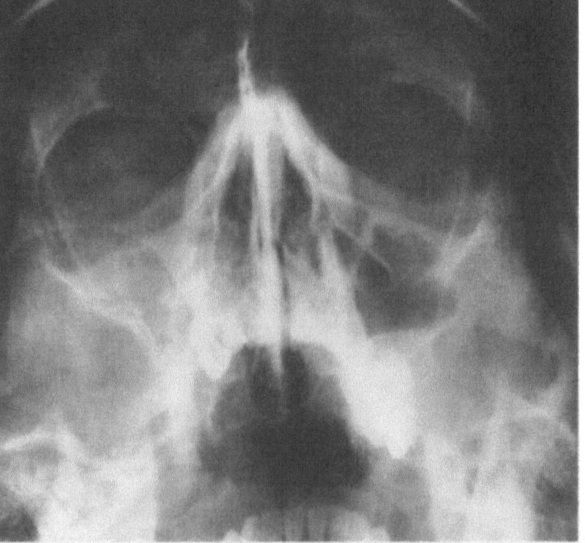

d

Abb. 84 a–d. Multiple Ameloblastome.
30 J. ♂. **a** OPG: Im rechten aufsteigenden Unterkieferast multiple, multilokuläre, links girlandenförmig durch scharfe Kompaktalamelle begrenzte Aufhellungen. Zustand nach Kieferhöhlenoperation rechts mit partieller Resektion des Processus alveolaris des rechten Oberkiefers. Zusätzlich radikuläre Zyste von 28 mit Vorwölbung in die linke Kieferhöhle. Angelhakenförmige Abknickung der Wurzel 47 nach distal. **b** Schädel seitlich: Scharfe, girlandenförmige Abgrenzung der Läsion im Ramus ascendens mandibulae gut zu erkennen. **c** Schädel a.p.: Beachte Auftreibung des aufsteigenden Unterkieferastes beidseits. **d** NNH halbaxial: Verschattung der verkleinerten rechten Kieferhöhle. Operationsfolge? Tumorrezidiv? Klärung durch CT!

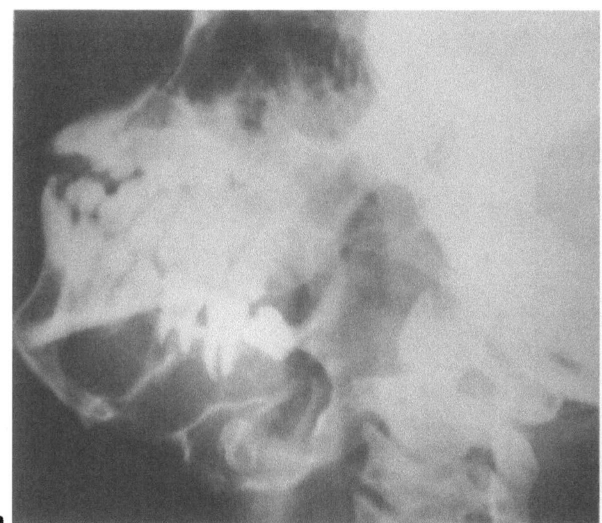

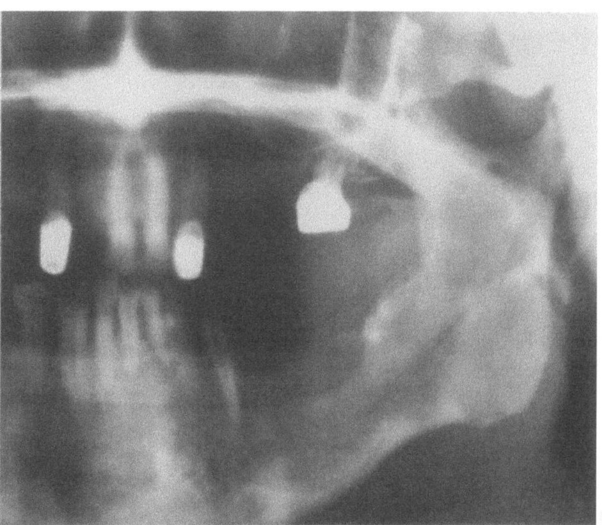

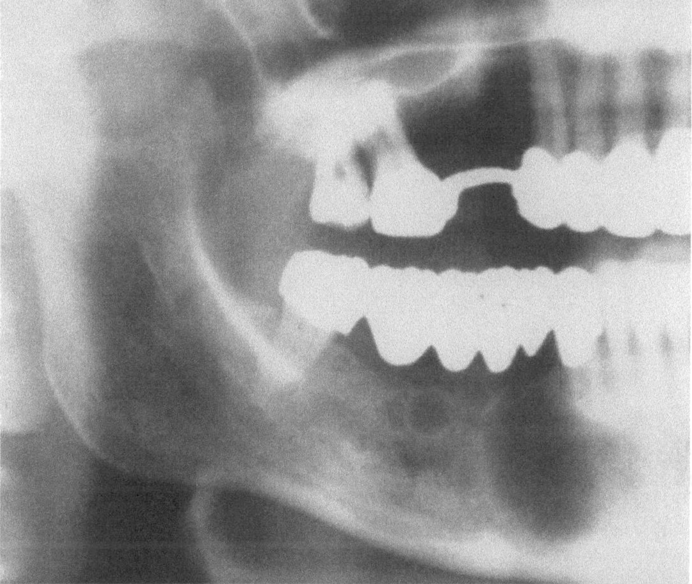

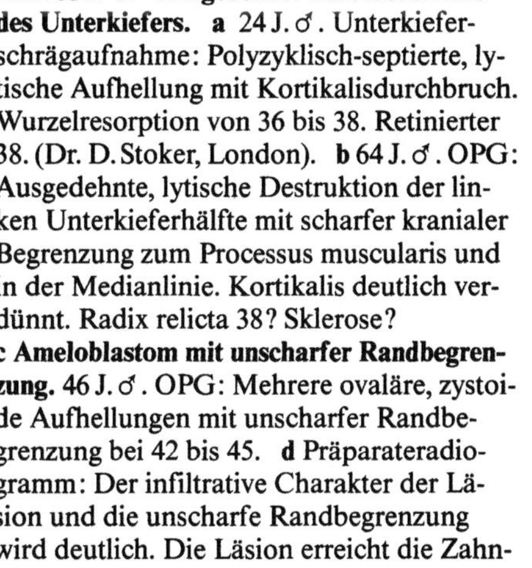

Abb. 85 a–d. Ausgedehnte Ameloblastome des Unterkiefers. a 24 J. ♂. Unterkieferschrägaufnahme: Polyzyklisch-septierte, lytische Aufhellung mit Kortikalisdurchbruch. Wurzelresorption von 36 bis 38. Retinierter 38. (Dr. D. Stoker, London). **b** 64 J. ♂. OPG: Ausgedehnte, lytische Destruktion der linken Unterkieferhälfte mit scharfer kranialer Begrenzung zum Processus muscularis und in der Medianlinie. Kortikalis deutlich verdünnt. Radix relicta 38? Sklerose? **c Ameloblastom mit unscharfer Randbegrenzung.** 46 J. ♂. OPG: Mehrere ovaläre, zystoide Aufhellungen mit unscharfer Randbegrenzung bei 42 bis 45. **d** Präparateradiogramm: Der infiltrative Charakter der Läsion und die unscharfe Randbegrenzung wird deutlich. Die Läsion erreicht die Zahnfächer 43–41

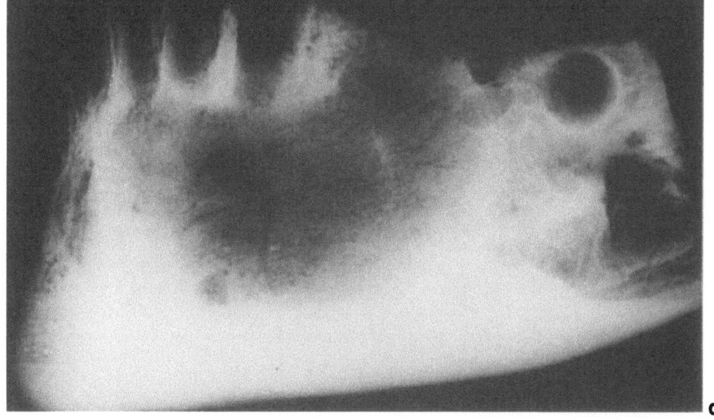

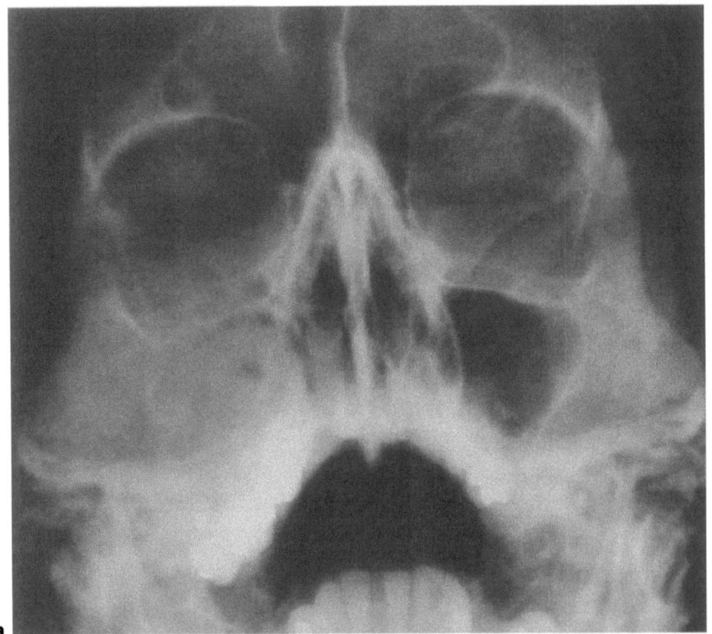

a

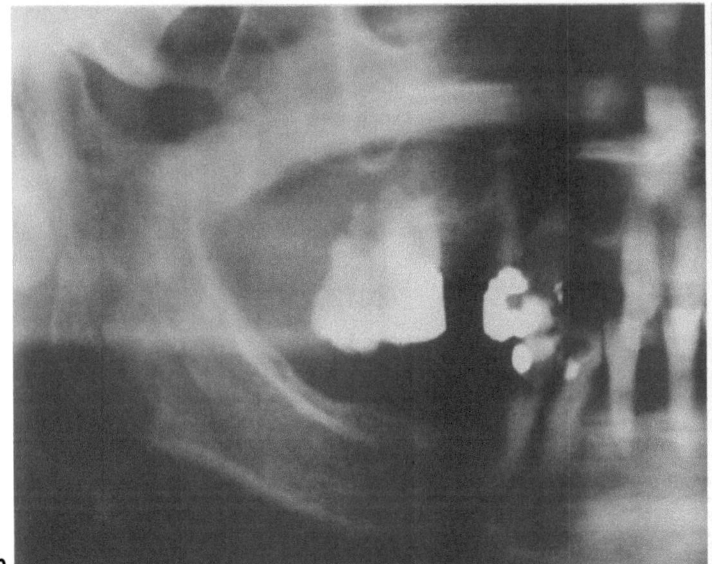

b

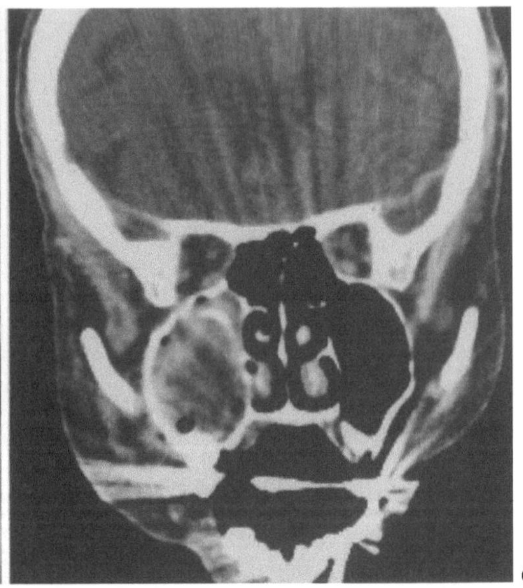

d

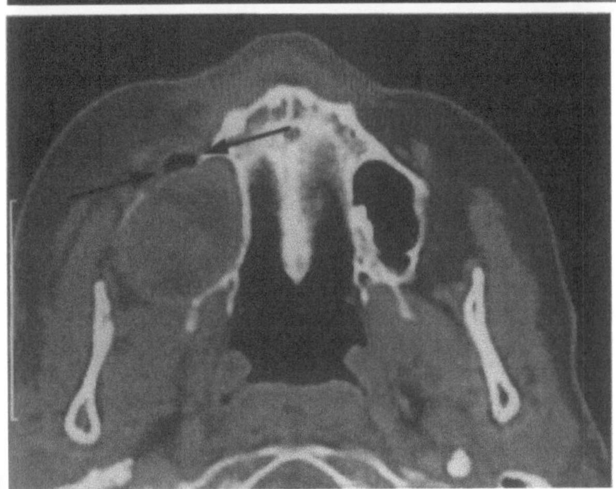

c

Abb. 86 a–d. Ameloblastom der rechten Maxilla. 72 J. ♀. **a** NNH p. a. halbaxial: Homogene Verschattung der rechten Kieferhöhle mit scharfer, nach kranial konvexer Begrenzung. Orbitaboden frei. **b** OPG: Lytische Veränderung des Processus alveolaris des rechten Oberkiefers mit weichteildichter Verschattung der rechten Kieferhöhle. Angedeutete Wurzelresorption 17. Horizontaler und vertikaler Abbau des Processus alveolaris am Ober- und Unterkiefer. Kariöses Restgebiß. **c** CT axial: Weichteildichte inhomogene Raumforderung in der rechten Kieferhöhle. Verdünnung und Ausspannung der medialen, fazialen und dorsalen knöchernen Wand. Scharfe Begrenzung des Tumors. Gasblase in den Weichteilen vor der fazialen Wand der Kieferhöhle nach PE (→). **d** CT koronar: Übersichtliche Darstellung der Raumforderung zum harten Gaumen und zur Nasenhaupthöhle. Gasblasen nach PE, Artefakte durch Zahnfüllungen

Radiologische Differentialdiagnostik
Das Ameloblastom ist gegen eine Vielzahl odontogener Tumoren und Zysten *nicht* abzugrenzen (Kap. 2.2.1, 2.2.2, 2.2.4, 2.2.5).
Das multi- oder unilokuläre Ameloblastom *mit* retiniertem Zahn ist zu verwechseln mit:
- Keratozysten (s. Kap. 6.1.4),
- follikulären Zysten (s. Kap. 6.1.2),
- verkalkenden, epithelialen odontogenen Tumoren (s. Kap. 7.1.3),
- ameloblastischen Fibromen (s. Kap. 7.1.4),
- adenomatoiden odontogenen Tumoren (unilokulär!) (s. Kap. 7.1.2).

Differentialdiagnostisch weiterhin zu erwägen sind insbesondere:
- reparative Riesenzellgranulome (s. Kap. 8.1),
- odontogene Myxome (s. Kap. 7.1.6),
- die fibröse Dysplasie (s. Kap. 9.1.3).

Therapie
Resektion im Gesunden, da es sich um einen infiltrierend wachsenden, leicht rezidivierenden Tumor handelt.

Prognose und Rezidivhäufigkeit
In Einzelfällen sind in der Literatur Metastasen beschrieben (bei Patienten mit multiplen Operationen und Radiotherapie). Lungenmetastasen nach intraluminaler Ausbreitung infolge von Aspiration? Hohe Rezidivhäufigkeit nach Kurretage und Enukleation ohne Mitnahme von ausreichend benachbartem Knochengewebe.

7.1.2 Adenomatoider, odontogener Tumor

Synonyme
Adenoameloblastom, Pseudo-adenoma-adamantinoma, Glandular adamantinoma, Cystic complex composite odontome, Pleomorphic adenoma-like tumor, Ameloblastic adenomatoid tumour.

Ätiologie und Histologie
Entstammt dem Epithel der Zahnleiste. Gut abgekapselter, benigner, vom odontogenen Epithel ausgehender Tumor mit soliden und kleinzystischen Anteilen.

Alters- und Geschlechtsverteilung
Junge Patienten bevorzugt (2.-3. Lebensdekade). Seltener bei alten Menschen. ♀ > ♂

Typische Lokalisation und Häufigkeit
Oberkiefer häufiger als Unterkiefer betroffen (ca. 2:1). Insbesondere im Front- und Eckzahnbereich! Besonders seltener odontogener Tumor!

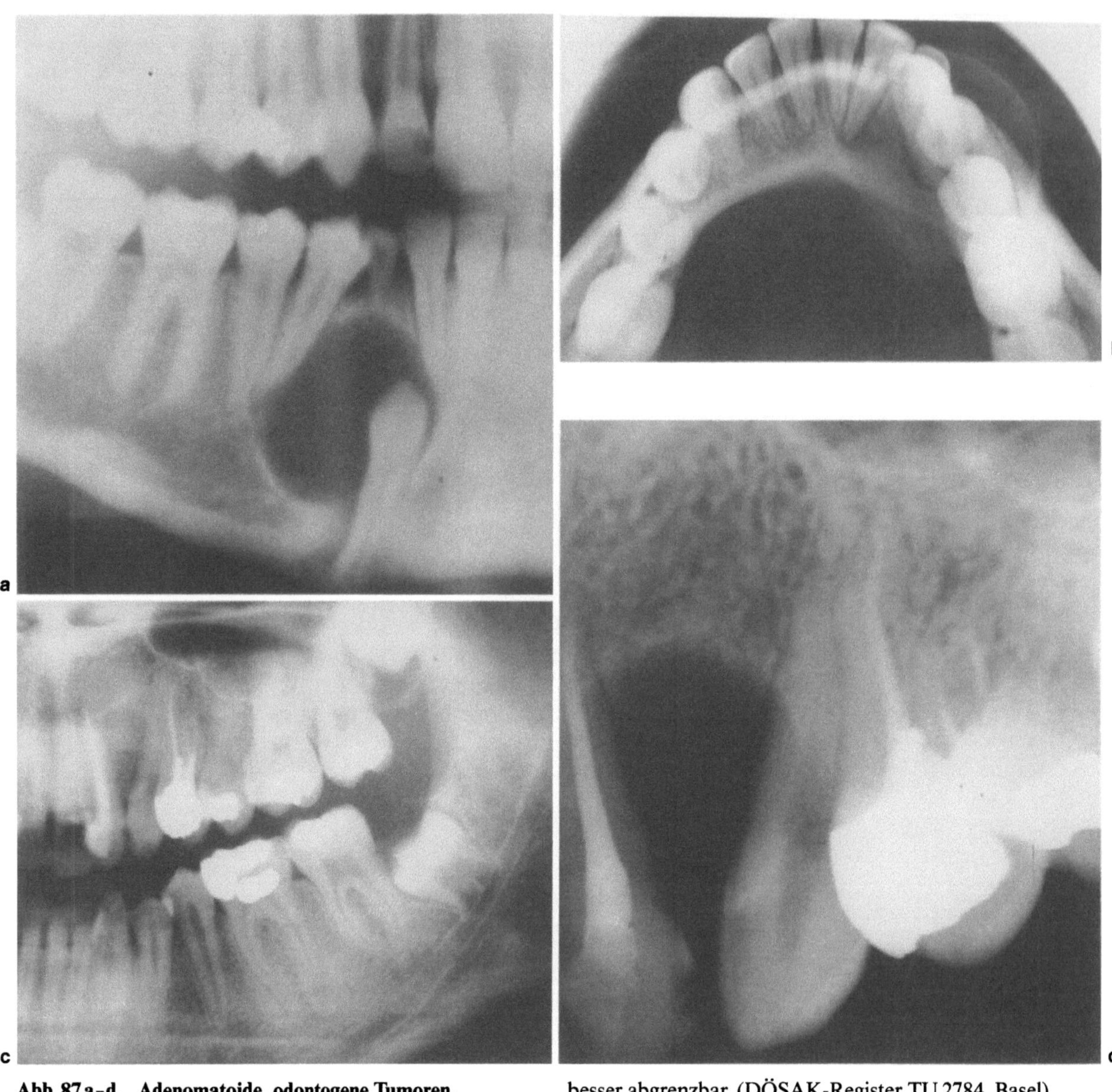

Abb. 87 a–d. Adenomatoide, odontogene Tumoren.
a 12 J. ♀. OPG: Scharf abgegrenzte, monolokuläre, lytische Aufhellung mit sklerotischem Randsaum. Tief retinierter 43 mit Krone in der Osteolyse. Erhaltener 83. Kippung von 42 und 44. **b** Aufbißaufnahme (gleicher Patient): Ausgespannte, verdünnte Kortikalis in bukkaler und lingualer Richtung besser abgrenzbar. (DÖSAK-Register TU 2784, Basel).
c 15 J. ♀. OPG: Lytische, scharf begrenzte, interradikuläre Aufhellung zwischen 22 und 24. Wurzelfüllungen 22 und 24. **d** Der Zahnfilm beweist die scharfe Abgrenzung. Keine Verkalkungen. Karies 22. (DÖSAK-Register TU 3534, Basel)

Klinische Symptome
Schwellung, nur sehr selten schmerzhaft. Zahnkippungen.

Radiologische Symptome

OPG
- Tumor häufig mit einem retinierten Zahn assoziiert (in ca. 60% der Eckzahn, Abb. 87 a).
- Scharf abgegrenzte, monolokuläre, lytische Aufhellung (in der Regel 1-3 cm im Durchmesser) (Abb. 87 a-d).
- Kortikalis häufig leicht ausgespannt, nur sehr selten durchbrochen (Abb. 87 b).
- Zahnwurzelresorption selten.
- Teilweise sind im Tumor kleine Verkalkungszonen nachweisbar.

Ergänzende Röntgendiagnostik
Die Ausdehnung des adenomatoiden, odontogenen Tumors am Oberkiefer nach kranial im OPG häufig nur unvollständig abgebildet. Beziehung zur Kieferhöhle und Nasenhaupthöhle besser mit NNH halbaxial und Filmtomographie.
Die Computertomographie - in axialer und/oder koronarer Schichtebene - zeigt am klarsten die Ausdehnung des Prozesses und die Beziehung zu den Nachbarstrukturen (bei Ausdehnung des Prozesses nach kranial und medial).
Die fast immer intakte Kortikalis ist im CT gut zu beurteilen.
Differenzierung zu nicht infizierten Zysten evtl. mit Dichtemessung möglich.

Radiologische Differentialdiagnostik
Der Tumor ist gegen eine Vielzahl odontogener Tumoren und Zysten nicht abzugrenzen (s. Kap. 2.2.1).
Differentialdiagnostisch ist insbesondere zu denken an:
- follikuläre Zyste (!!), (s. Kap. 6.1.2),
- globulomaxilläre Zyste (s. Kap. 6.2.2),
- Ameloblastom (meist multilokulär!) (s. Kap. 7.1.1).

Therapie
Enukleation des gut abgegrenzten Tumors. Keine Rezidive.

Prognose und Rezidivhäufigkeit
Sicher benigner Tumor. Keine Rezidive.

Cave: Präoperative Verwechslung mit Ameloblastom und konsekutive aggressive Resektionstherapie (jugendliches Alter der Patienten!).

7.1.3 Verkalkender epithelialer odontogener Tumor

Synonyme
Pindborg-Tumor, Calcifying ameloblastoma.

Ätiologie und Histologie
Ätiologie nicht sicher bekannt. Da der Tumor sich nur im zahntragenden Anteil der Kiefer befindet, ist ein odontogener Ursprung zu unterstellen. Entwicklung aus undifferenzierten epithelialen Zellen?

Merke: Es handelt sich um einen benignen, jedoch lokal invasiven Tumor epithelialer Natur.
Histologisch schwierig ist die Abgrenzung zum odontogenen Fibrom mit proliferierten, epithelialen Anteilen.

Alters- und Geschlechtsverteilung
Auftreten des Tumors in allen Altersstufen, selten vor dem 20. Lebensjahr. Durchschnittsalter der Patienten ca. 40 Jahre. ♂ = ♀

Typische Lokalisation und Häufigkeit
Mandibula häufiger betroffen (⅔ der Fälle), insbesondere Prämolar- und Molarregion. Seltener odontogener Tumor!

Klinische Symptome
Meist schmerzlose Schwellung. Langsames Wachstum. Evtl. Zahnlockerung.

Radiologische Symptome

OPG
- Retinierter Zahn im Tumor in der Mehrzahl der Fälle nachweisbar (ca. 50-60%).
- Lytische, teilweise multilokuläre Aufhellung, scharfer Rand zum gesunden Knochen, jedoch „infiltrative" unscharfe Übergangszone möglich (Abb. 88).
- Typische, unterschiedlich angeordnete Verkalkungen (in der vom Tumor gebildeten ameloidartigen Substanz (Abb. 88). - Verkalkungen um die Krone des retinierten Zahnes angeordnet.

Ergänzende Röntgendiagnostik
Bei Lokalisation der Veränderungen in der Maxilla sind NNH halbaxial und Filmtomographie hilfreich.
Bei mandibulären Läsionen Unterkiefer-Schrägaufnahmen und p. a.-Aufnahmen, evtl. Filmtomographie.
Die CT - in axialer und/oder koronarer Schichtebene - zeigt am genauesten die Ausdehnung des Prozesses, insbesondere nach kranial und medial. Beziehung des Tumors zur NNH, zum Oro- und Nasopharynx, zur Nasenhaupthöhle und Orbita gut zu erfassen. Auch feinste Verkalkungen sind sehr genau zu erkennen, eine Differenzierung gegenüber nicht infizierten Zysten evtl. mit der Dichtemessung möglich.

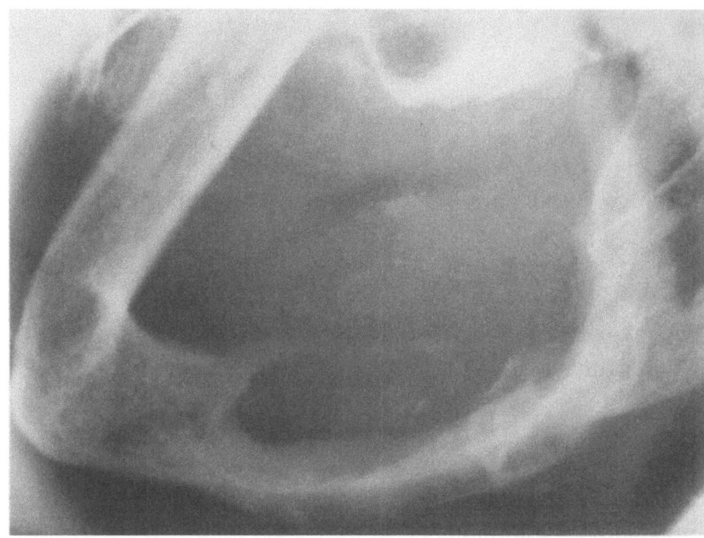

Abb. 88. Verkalkender, epithelialer odontogener Tumor. 68 J. ♀. Unterkieferschrägaufnahme: Scharf begrenzte, lytische Destruktion des horizontalen Unterkieferastes. Kortikalisdurchbruch. Amorphe, intratumorale Verkalkungen. (DÖSAK-Register TU 2555, Hamburg)

Radiologische Differentialdiagnostik

Bei Nachweis eines impaktierten Zahnes mit Verkalkungen ist zu denken an:
- adenomatoiden, odontogenen Tumor (s. Kap. 7.1.2),
- Ameloblastom (s. Kap. 7.1.2),
- ameloblastisches (Fibro-) Odontom (s. Kap. 7.1.8),
- Keratozyste (s. Kap. 6.1.4),
- verkalkende, odontogene Zyste (s. Kap. 6.1.5).

Zusätzlich sind zu erwägen:
- reparatives Riesenzellgranulom (s. Kap. 8.1),
- chondrogene Tumoren (s. Kap. 7.2.5 und 7.2.6),
- follikuläre Zysten (s. Kap. 6.1.2).

Therapie

Kurretage. En-bloc-Resektion bei größeren Tumoren.

Prognose und Rezidivhäufigkeit

Benigner Tumor. Rezidive nach Kurretage sehr selten, dann Resektion.

7.1.4 Ameloblastisches Fibrom und Myxom

Synonyme
Weiches Odontom, amelofibroma, fibroadamantoblastoma.

Ätiologie - Histologie
Ätiologie unbekannt. Es handelt sich um einen *benignen* Tumor, der durch Proliferation von odontogenem Epithel und mesenchymalen Elementen charakterisiert ist.

Alters- und Geschlechtsverteilung
Kinder und Jugendliche betroffen, selten nach dem 20. Lebensjahr.
♀ = ♂

Typische Lokalisation und Häufigkeit
Mandibula bevorzugt, hier insbesondere die Prämolar-, Molarregion (90%!).
Sehr seltener odontogener Tumor!

Klinische Symptome
Schmerzlose Schwellung, langsame Größenzunahme, Zahnkippungen.

Radiologische Symptome

OPG
- Scharf abgegrenzte, monolokuläre, osteolytische Läsion (Abb. 89).
- Sklerotischer Randsaum (Abb. 89).
- Kortikalis häufig ausgespannt.
- Teilweise mit retiniertem Zahn vergesellschaftet (Abb. 89).

Selten: multilokuläre, lytische, scharf begrenzte Aufhellungszone. Nur sehr selten Zahnwurzelresorptionen.

Ergänzende Röntgendiagnostik
Bei Lokalisation der Veränderung in der Maxilla NNH halbaxial und Filmtomographie hilfreich.
Bei mandibulären Läsionen Unterkiefer-Schrägaufnahmen und p. a.-Aufnahmen, evtl. Filmtomographie.
Die CT - in axialer und/oder koronarer Schichtebene - zeigt am genauesten die Ausdehnung des Prozesses, insbesondere nach kranial und medial. Beziehung des Tumors zu NNH und Oro- und Nasopharynx, zur Nasenhaupthöhle und zur Orbita besonders gut zu bestimmen. Die verdünnte und häufig ausgespannte Kortikalis ist überlagerungsfrei darzustellen.
Eine Differenzierung zu nicht infizierten Zysten ist mittels der Dichtemessung möglich.

Radiologische Differentialdiagnostik
Eine Vielzahl odontogener Tumoren und Zysten, aber auch primärer Knochentumoren ist zu bedenken (s. Kap. 2.2.1, 2.2.2).

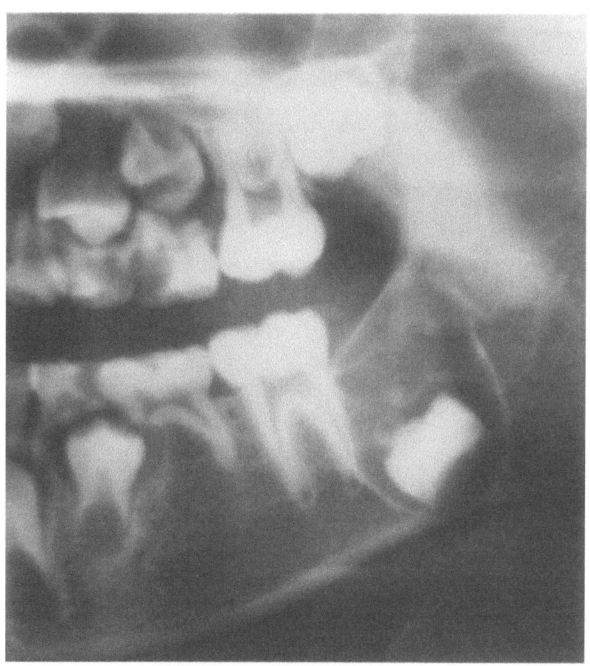

Abb. 89. Ameloblastisches Fibrom.
9 J. ♂. OPG: Perikoronale Aufhellungszone um die Anlage von 37. Scharfer, sklerotischer Randsaum. Einzelne Verdichtungen in der Lyse. DD: follikuläre Zyste. (DÖSAK-Register TU 4252, Stuttgart)

Bei Nachweis eines impaktierten Zahnes:
- follikuläre Zyste (s. Kap. 6.1.2),
- Ameloblastom (s. Kap. 7.1.1);

ohne impaktierten Zahn:
- Ameloblastom (nach dem 20. Lebensjahr!),
- ameloblastisches Fibrosarkom (schnelleres Wachstum! Schmerzen!) (s. Kap. 7.1.5),
- Keratozyste (s. Kap. 6.1.4),
- odontogenes Fibrom und Myxom (s. Kap. 7.1.4),
- Chondrom, Neurinom, desmoplastisches Fibrom (s. Kap. 7.2.5, 7.2.15, 7.2.12).

Therapie
Kurretage.

Cave: Klinisch, radiologisch und histologisch muß ein Ameloblastom mit unnötiger Radikaloperation ausgeschlossen werden!

Prognose und Rezidivhäufigkeit
Benigner Tumor. Sehr selten Rezidive.

7.1.5 Ameloblastisches Fibrosarkom

Synonyme
Ameloblastisches Sarkom, Adamantinoma sarcomatodes, malignes Adamantinom, proliferatives ameloblastisches Fibrom.

Ätiologie und Histologie
Ätiologie unbekannt. Histologisch handelt es sich um einen dem ameloblastischen Fibrom ähnelnden Tumor. Die mesodermale Komponente zeigt jedoch im Gegensatz zum ameloblastischen Fibrom einen sarkomatösen Charakter.

Merke: Eine weitere Variante der odontogenen Sarkome stellt das *ameloblastische Odontosarkom* dar. Es handelt sich um einen extrem seltenen malignen Tumor, bei dem die histologischen Kriterien eines ameloblastischen Fibrosarkoms erfüllt sind, zusätzlich jedoch geringe Mengen dysplastisch veränderter Dentins und Zahnschmelz gefunden werden.

Alters- und Geschlechtsverteilung
Jedes Alter, 2.-4. Lebensdekade bevorzugt. Keine Geschlechtsprädilektion.

Typische Lokalisation und Häufigkeit
Mandibula häufiger als Maxilla, Seitenzahnbereich. Sehr seltener odontogener Tumor!

Klinische Symptome
Schnelles Wachstum. Schmerzen und Schwellung. Zahnlockerung. Sensibilitätsausfall.

Radiologische Symptome

OPG
- Am Unterkiefer eher mono- und polyzystische Aufhellung mit relativ scharfem Rand (Abb. 90 a).
- Kortikalis ausgespannt oder zerstört (Abb. 90 a).
- Kombination mit retiniertem Zahn möglich.
- Am Oberkiefer häufig unscharf begrenzte Destruktionszone mit Verschattung der Kieferhöhle (→CT!).

Ergänzende Röntgendiagnostik
Die Ausdehnung des Tumors im Bereich des Oberkiefers im OPG nur unvollständig abzubilden. NNH halbaxial, Schädel axial und Filmtomographie hilfreich. Bei mandibulären Läsionen teilweise Unterkieferschräg- und p. a.-Aufnahmen sinnvoll.
Die CT - in axialer und/oder koronarer Schichtebene - zeigt am genauesten die Ausdehnung des Prozesses, insbesondere nach kranial und medial. Die Beziehung des Tumors zur NNH, zum Oro- und Nasopharynx, zur Nasenhaupthöhle und zur Orbita am besten zu erfassen.

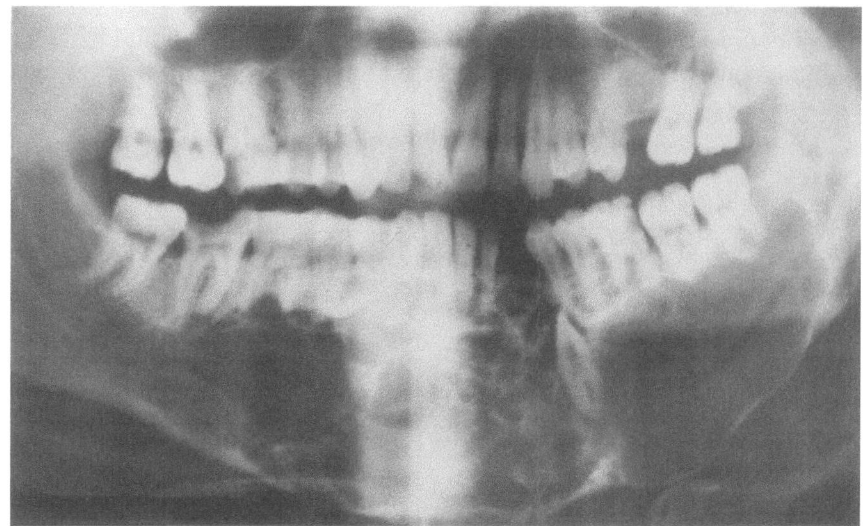

a

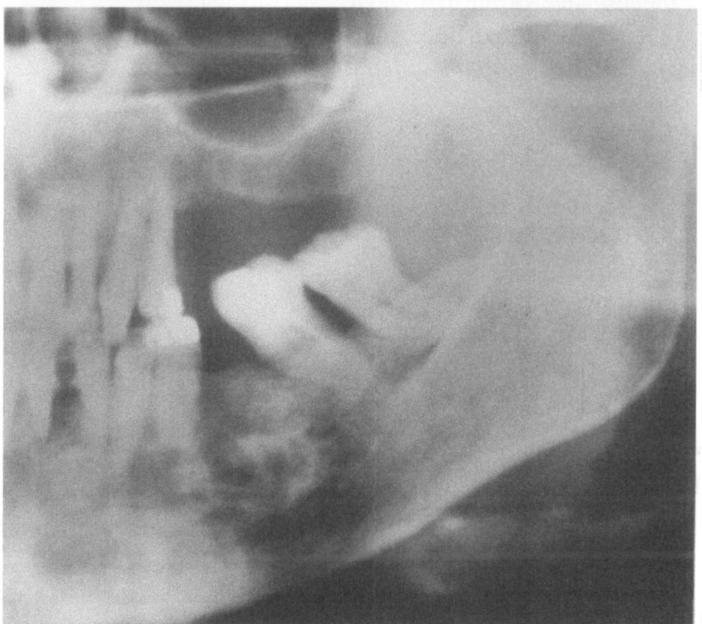

b

Abb. 90 a, b. Ameloblastische Fibrosarkome.
a 24 J. ♂. OPG: Große, mehrkammerige Aufhellungszone im horizontalen Teil der Mandibula. Scharfe Begrenzung. Kortikalis verdünnt und ausgespannt. Retinierter 33. Karies 46. (DÖSAK-Register, TU 665, Basel). **b** 58 J. ♀. OPG: Unscharf begrenzte Osteolyse mit zentraler knöcherner Verdichtungszone. Arrosion des Canalis mandibularis. Unvollständige Wurzelfüllung 36. DD: Osteomyelitis! (DÖSAK-Register TU 336, Basel)

Radiologische Differentialdiagnostik
Der Tumor ist radiologisch gegen eine Vielzahl von malignen und benignen Veränderungen nur schwer abgrenzbar. Differentialdiagnostisch zu erwägen sind insbesondere:
- Ameloblastom/ameloblastisches Fibrom (s. Kap. 7.1.1),
- Kieferhöhlenkarzinom (s. Kap. 7.4.4),
- maligne Knochentumoren (z. B. Chondrosarkom, Osteosarkom).

Merke: Im Gegensatz zum ameloblastischen Fibrom und Ameloblastom sind klinisch beim ameloblastischen Fibrosarkom häufiger Schmerzen und Parästhesien zu beobachten.

Therapie
Resektion.

Prognose und Rezidivhäufigkeit
Hohe Rezidivrate. Klinisches Verhalten wie sog. „low grade“ Sarkome, die terminal anaplastisch werden und metastasieren.

7.1.6 Odontogenes Myxom

Synonyme
Odontogenes Myxofibrom, weiches Odontom.

Ätiologie und Histologie
Ätiologie unbekannt.
Myxome sind benigne, jedoch lokal invasiv wachsende Tumoren. Histologisch typisch ist die stark ausgeprägte, muzinöse Interzellularsubstanz. In einem Teil der Fälle sind zusätzlich Kollagen und Fibroblasten nachzuweisen, so daß häufig auch der Begriff *„Myxofibrom“* verwendet wird. Myxome werden *nur* am Kieferknochen angetroffen.

Merke: Sowohl vom odontogenen Myxom (Myxofibrom), aber auch vom ameloblastischen Fibrom und vom Ameloblastom wird von vielen Autoren das sehr seltene „reine“ *odontogene Fibrom* abgegrenzt. Es handelt sich um einen benignen, fibroblastischen Tumor. Röntgenologisch finden sich scharf begrenzte, lytische Zonen.

Alters- und Geschlechtsverteilung
2. und 3. Lebensdekade bevorzugt. ♂ = ♀

Typische Lokalisation und Häufigkeit
Mandibula Prädilektionsort.
Seltener odontogener Tumor!

Abb. 91. Odontogenes Myxom-Fibrom. Lytische Destruktion des Knochens mit scharfer Abgrenzung. In ca. 40% der Fälle durchziehen Trabekel die Läsion. (Modifiziert nach Poyton, G.)

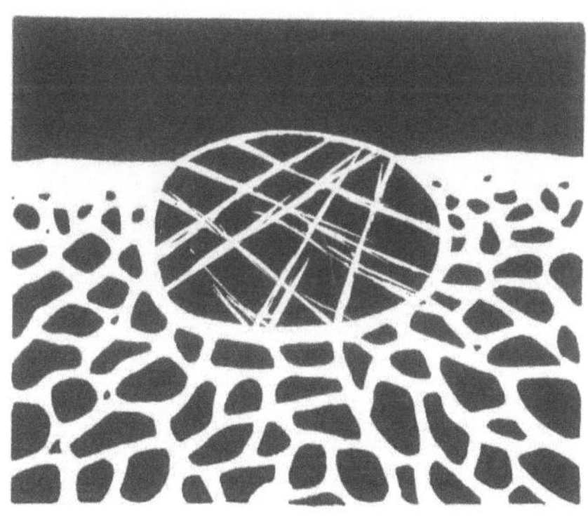

Klinische Symptome
Meist keine klinischen Symptome!
Selten schmerzhafte Schwellung. Unterschiedliches, meist langsames Wachstum. Parästhesien bei Mitbeteiligung des N. mandibularis und Zahnkippungen möglich. Bei Ausdehnung in die Kieferhöhle Anhebung des Orbitabodens und des Bulbus (→CT!).

Radiologische Symptome

OPG
- *Multilokuläre,* lytische Destruktion des Knochens (Abb. 92 a, b).
- Häufig (ca. 40%) durchziehen Trabekel die Läsion („Seifenblase") (Abb. 91, 93 b).
- Kortikalis häufig verdünnt und ausgespannt, teilweise auch durchbrochen (Abb. 92 b, d).
- Weichteilinfiltration möglich (→CT!). Abgrenzung zum gesunden Knochen in der Regel jedoch scharf.
- Zahnresorption und -kippungen möglich (Abb. 92 d).

Ergänzende Röntgendiagnostik
Die Ausdehnung des odontogenen Myxoms im OPG oft nur unvollständig zu erfassen, insbesondere die Beziehung des Tumors zu den Wänden des Sinus maxillaris und zum Orbitaboden. Nativdiagnostisch sind hier hilfreich: Schädel axial, NNH halbaxial, Mandibulaschräg- und a. p.-Aufnahme (Abb. 92 a), Filmtomographie.
Die CT - in axialer und/oder koronarer Schichtebene - zeigt am klarsten die Ausdehnung des Prozesses und die Beziehung zu den Nachbarstrukturen, insbesondere bei Ausdehnung des Prozesses in die Kieferhöhle mit Anhebung des Orbitabodens. Weichteilinfiltration *nur* im CT sichtbar. Das trabekuläre und multilokuläre Muster des odontogenen Myxoms ist im CT besonders gut zu erkennen. Die Beurteilung der Kortikalis gelingt überlagerungsfrei.

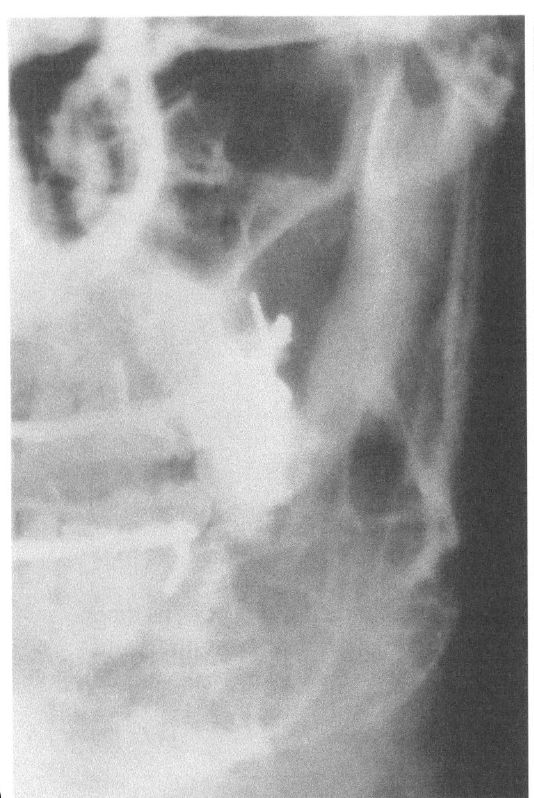

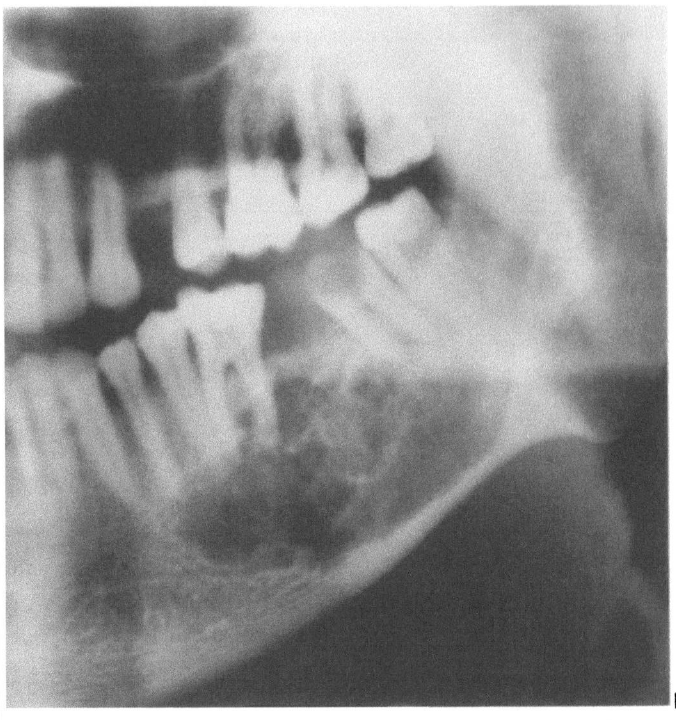

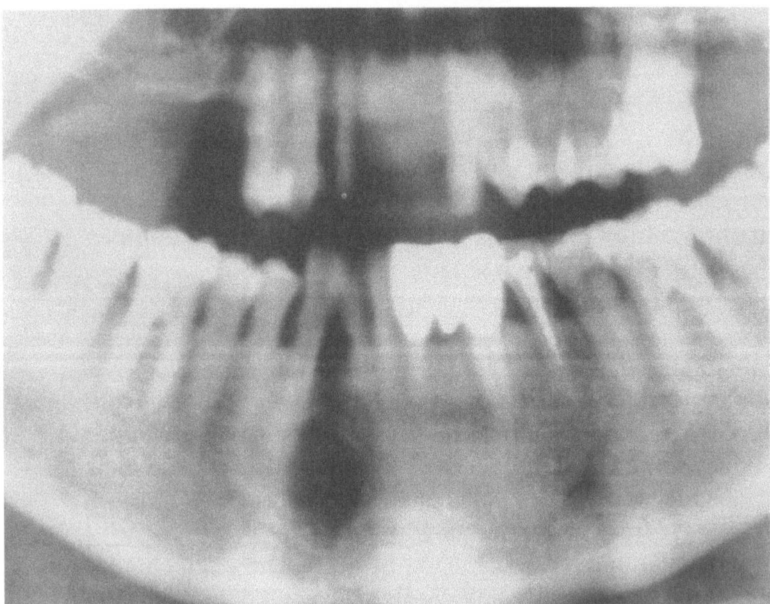

Abb. 92a-d. Odontogene Myxome (Myxofibrome) des Unterkiefers.
a 50 J. ♂. Unterkiefer-p.a. halbaxial: Trabekulierte, lytische Destruktion („Seifenblase") des rechten Kieferwinkels mit pathologischer Fraktur und Schienung. Wurzelresorptionen 36 und 37 auf der schrägen Unterkieferaufnahme besser erkennbar. (DÖSAK-Register, TU 210, Basel). **b** 40 J. ♂. OPG: Mehrkammerige, unruhig strukturierte Osteolyse in der Pars horizontalis mandibulae. Verlagerung des Canalis mandibularis. Relativ scharfe Abgrenzung zum gesunden Knochen bei Verdünnung der Kompakta. Tumorbedingte Diastase zwischen 36 und 37. Tumorbedingte interradikulär Osteolyse 36. 37 tief kariös zerstört. (DÖSAK-Register, TU 3663, Stuttgart). **c** 27 J. ♀. OPG: Solitäre, bis interradikulär reichende Aufhellungszone mit unscharfem Rand (selten!). Einzelzahn- und Aufbißaufnahme empfehlenswert!

Abb. 92 (Fortsetzung)
d 7 J. ♂. OPG: Multilokuläre, lytische, teils unscharf begrenzte Destruktion des linken Unterkieferastes bis in den Processus muscularis reichend. Kortikalis deutlich verdünnt. Kippungen und Retention der Zahnanlagen 36 und 37. Retention und Kippung von 75. (DÖSAK-Register TU 3616, Düsseldorf)

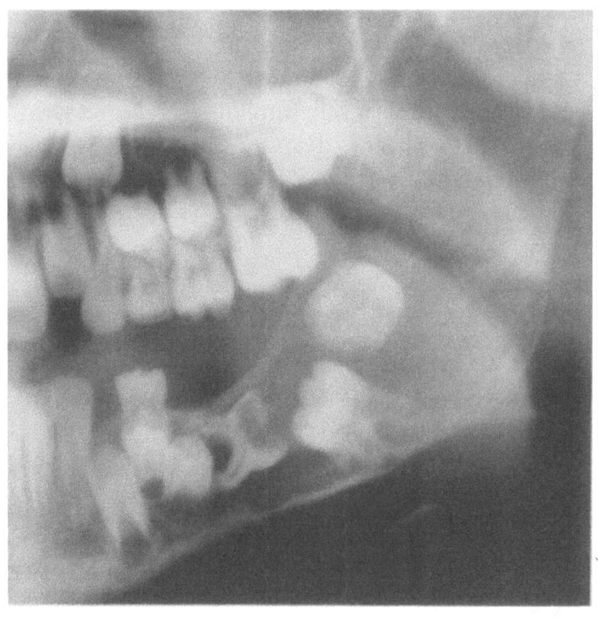

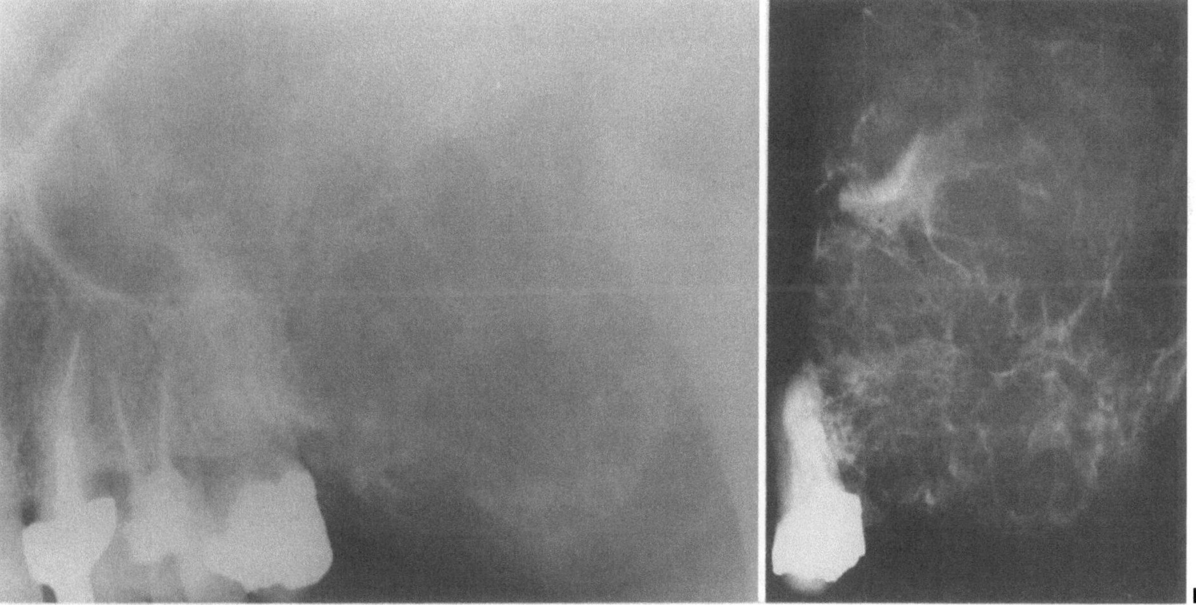

Abb. 93 a, b. Odontogenes Myxom des Oberkiefers. 37 J. ♀. **a** Oberkieferpanoramavergrößerungsaufnahme. Wabige, von multiplen Septen durchzogene Auftreibung des linken Oberkiefers mit Destruktion des Kieferhöhlenbodens und Vorwölbung in die Kieferhöhle. Wurzelfüllungen 24 und 25. **b** Präparateradiogramm: Wabige, seifenblasenartige Struktur der Knochenläsion im Detail erkennbar. (DÖSAK-Register TU 4191, Stuttgart)

Radiologische Differentialdiagnostik
In erster Linie ist zu denken an:
- Ameloblastom (ameloblastisches Fibrom) (s. Kap. 7.1.1, 7.1.4),
- reparatives Riesenzellgranulom (s. Kap. 8.1),
- fibröse Dysplasie (s. Kap. 9.1.3),
- odontogene Zysten (s. Kap. 6.1),
- aneurysmatische Knochenzyste (s. Kap. 6.3.2).

Therapie
Resektion im Gesunden.

Prognose und Rezidivhäufigkeit
Benigner Tumor ohne Tendenz der malignen Entartung. Nach alleiniger Kurretage Rezidivrate von bis zu 25% zu erwarten.

7.1.7 Komplexes Odontom/Verbundodontom

Synonyme
Complex composite odontoma, compound composite odontoma.

Ätiologie und Histologie
Ätiologie unbekannt. Induktionsstörung in der Zahnentwicklung?

Merke: Der Begriff Odontom ist heute auf Tumoren der Kieferknochen beschränkt, die *alle* im normalen Zahn vorkommenden Bestandteile enthalten (Schmelz, Dentin, Zement, Pulpagewebe). Hauptgruppen sind das komplexe und das Verbundodontom. Zusätzlich wird eine Variante, das ameloblastische Fibroodontom, abgegrenzt (S. 7.1.8). Nach neuerer Auffassung werden komplexes und Verbundodontom nicht als echter Tumor, sondern als Mißbildung angesehen.

Histologisch besteht das *komplexe Odontom* aus einem Konglomerat von irregulär angeordnetem Dentin, Schmelz, Zement und Bindegewebe. Im *Verbundodontom* sind diese Bestandteile des Zahngewebes regulärer und geordneter ausgebildet, so daß die Läsion oft aus einer Vielzahl kleiner, zahnähnlicher Gebilde besteht. Eine Vielzahl von Übergangsformen zwischen diesen beiden Entitäten sind möglich.

Alters- und Geschlechtsverteilung
Kinder und Jugendliche bevorzugt, selten Entdeckung nach dem 3. Lebensjahrzehnt. ♂ > ♀

Typische Lokalisation und Häufigkeit
Maxilla häufiger als Mandibula betroffen.
Komplexe Odontome bevorzugt in der Prä- und Molarregion, Verbundodontome im Schneide- und Eckzahnbereich lokalisiert.
Verbundodontome > komplexe Odontome.

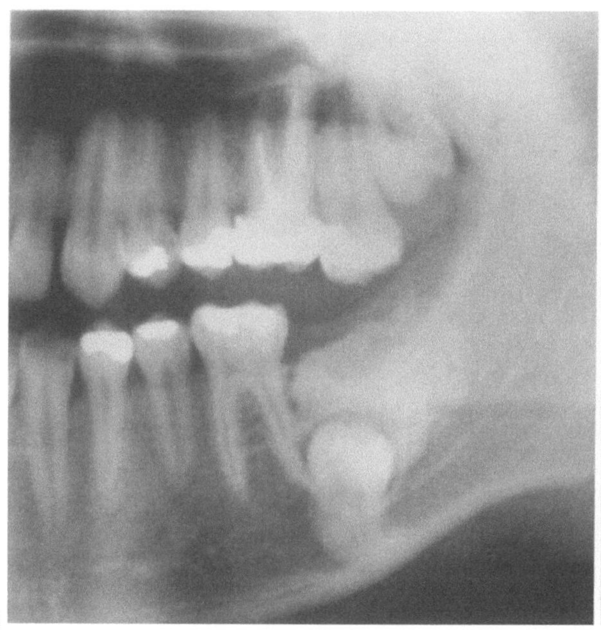

a

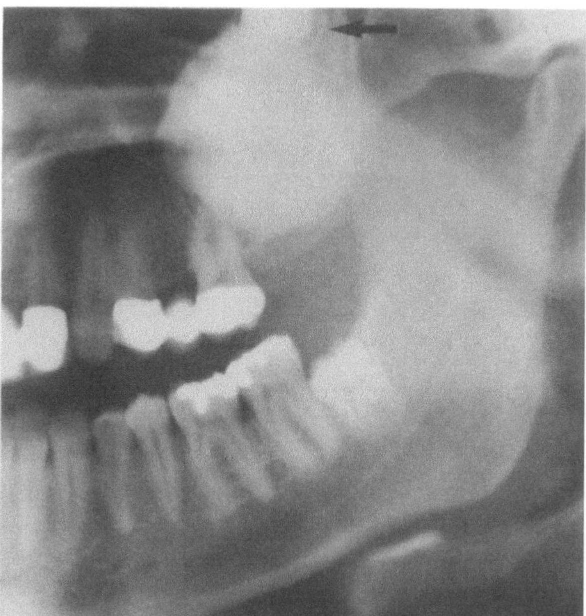

b

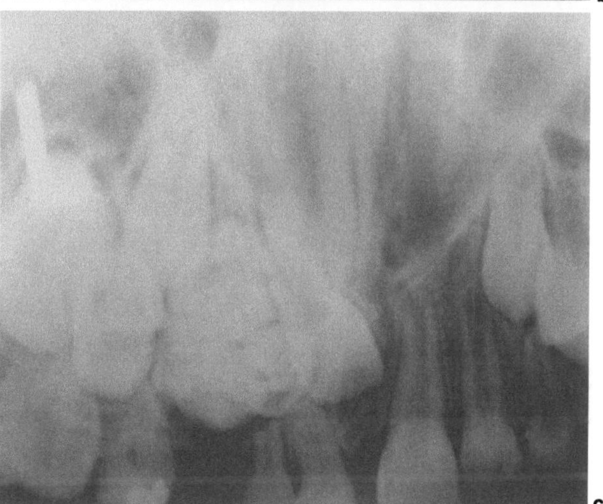

c

Abb. 94 a–c. Komplexe Odontome des Unter- und Oberkiefers.
a 16 J. ♀. OPG: Strahlendichter, scharf abgegrenzter Bezirk im linken Unterkieferast mit feinem peripheren Aufhellungssaum. Tief retinierter 37 mit zarter perikoronaler Aufhellung und hakenförmig nach distal gebogener Wurzel.
Cave: Verlauf des Mandibularkanals bei der Operation! Unterkieferaufbißaufnahme und CT empfehlenswert!
b 20 J. ♂. OPG: Scharf begrenzter, rundlicher Verdichtungsherd vom linken Tuber maxillae in die linke Kieferhöhle einwachsend. Hohe Retention von 28 (→). (DÖSAK-Register TU 4276, Freiburg). **c** 10 J. ♀. Oberkieferpanoramavergrößerungsaufnahme. Strahlendichter Bezirk mit schmalem Aufhellungssaum und Verlagerung von 11, 12, 13. Wurzelresorption von 51 und 52. (DÖSAK-Register TU 2573, Basel)

Klinische Symptome

In der Regel symptomlos, meist radiologischer Zufallsbefund. Zahnkippung und -retention möglich. Bei Größenzunahme schmerzlose Schwellung.

Radiologische Symptome

OPG

Odontome meist mit benachbartem retiniertem Zahn assoziiert (~60–80%).

Komplexes Odontom

Amorpher, sehr strahlendichter Bezirk, in vielen Fällen von kleinem Aufhellungssaum umgeben (Abb. 94 a–c, 95 a–b).

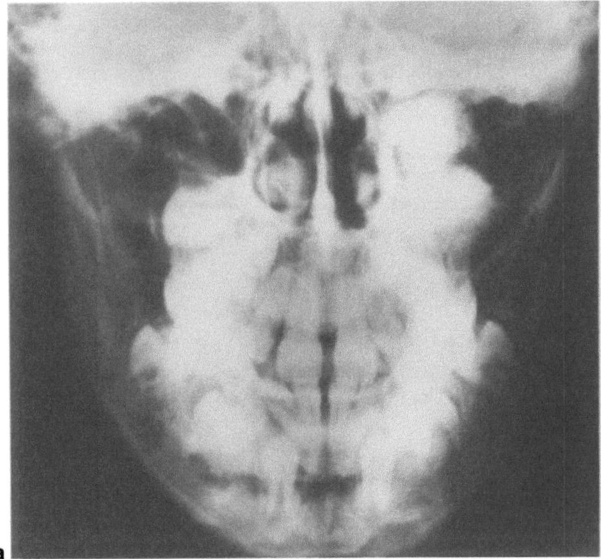
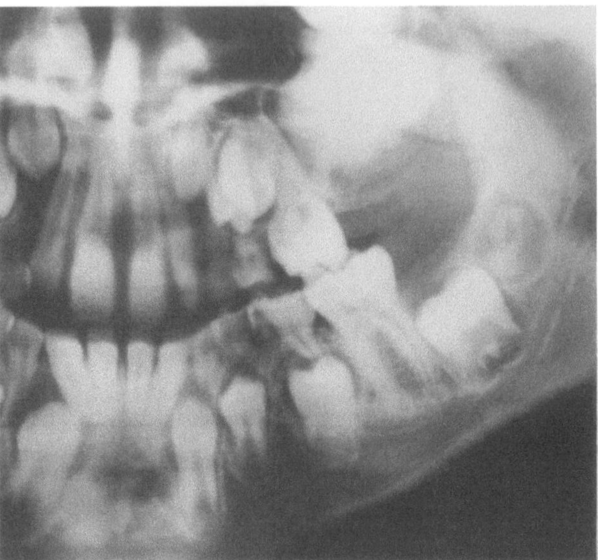

Abb. 95 a, b. Komplexes Odontom.
10 J. ♂. **a** Schädel-a. p.-Aufnahme: Zwei strahlendichte, miteinander verbundene, rundliche Läsionen, ausgehend vom linken Tuber maxillae. Kranialer Anteil des Tumors in die linke Kieferhöhle eingewachsen. **b** OPG: Hier Tumor nur partiell abgebildet. Aufhellungssaum um die Läsion erkennbar. Auftreibung des Tuber maxillae

Verbundodontome

- Vielzahl sehr kleiner Verdichtungsbezirke mit angedeuteter Zahnform (Abb. 96 a).
- In der Regel scharfe Begrenzung des Verdichtungsbezirkes.
- Liegen kleine, meist mißgestaltete Zähnchen vor, Abgrenzung zum komplexen Odontom möglich.

Ergänzende Röntgendiagnostik

Sowohl im Frontzahnbereich der Mandibula als auch bei maxillärer Lokalisation sind zusätzlich zum OPG Einzelzahnaufnahmen, Oberkiefer- und Unterkieferaufbißaufnahmen (Abb. 94 c), Unterkiefer a. p.- und Schrägaufnahmen (Abb. 96 a) und NNH halbaxial, in Einzelfällen die Filmtomographie sinnvoll.
Computertomographie in der Regel ohne Bedeutung.

Radiologische Differentialdiagnostik

- Idiopatische Osteosklerose (meist unregelmäßiger und inhomogener),
- kondensierende Osteosklerose (meist in Assoziation mit einem devitalen Zahn) (s. Kap. 5.1.1),
- Zementome (s. Kap. 7.1.10),
- ossifizierendes Fibrom, Osteoidosteom, Osteoblastom (s. Kap. 7.2.11, 7.2.3).

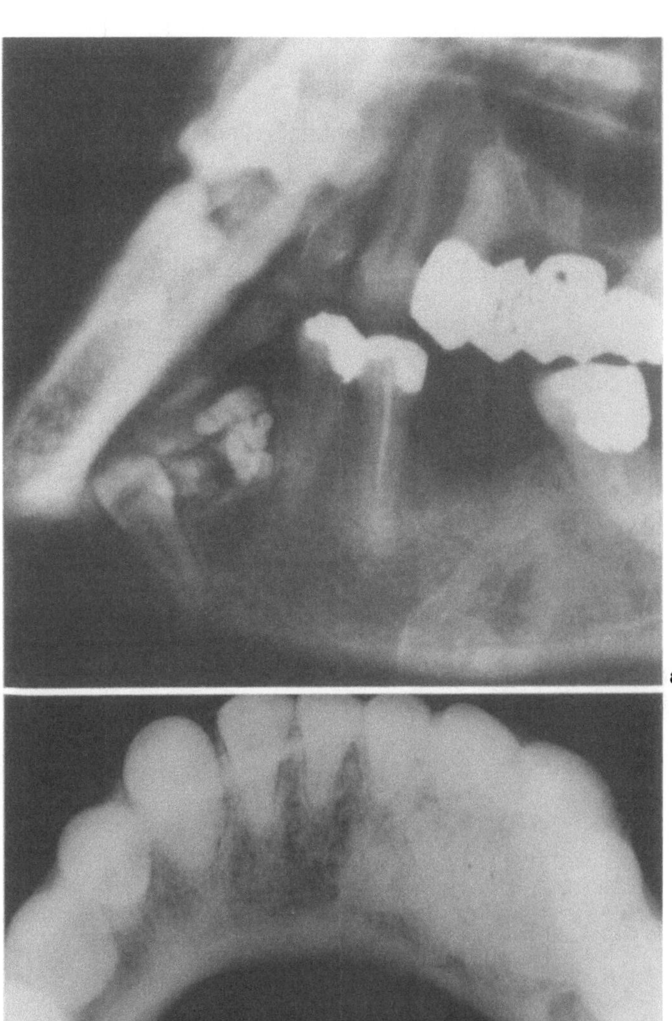

Abb. 96 a, b. Verbundodontome des Unterkiefers.
a 33 J. ♀. Unterkieferschrägaufnahme: Multiple, kleine Verdichtungsbezirke mit angedeuteter Zahnform im rechten Unterkieferast. Kippung von 42 und 44. Tiefe Retention von 43. (DÖSAK-Register: Basel). **b** 44 J. ♂. Aufbißaufnahme: Periapikale, amorphe Strukturverdichtung. Im OPG (nicht dargestellt) angedeuteter Aufhellungssaum. (DÖSAK-Register TU 4271, Freiburg)

Therapie
Operative Entfernung.

Prognose und Rezidivhäufigkeit
Bei unvollständiger Entfernung im sehr frühen, unreifen Stadium Rezidive möglich. Keine Entartung bekannt. Die Läsion hat ein selbstlimitierendes Wachstum.

7.1.8 Ameloblastisches Odontom

Synonyme
Ameloblastisches Fibroodontom, Adamanto-odontoma, Soft odontoma, Odontoblastoma.

Ätiologie und Histologie
Ätiologie unbekannt. Mißbildung?

Merke: Das ameloblastische (Fibro) Odontom ist eine relativ seltene Variante der Odontome. Es erfüllt histologisch die Kriterien eines ameloblastischen Fibroms (epitheliale und mesenchymale Anteile). Zusätzlich sind Dentin und Zahnschmelz in der Geschwulst zu erkennen.

a
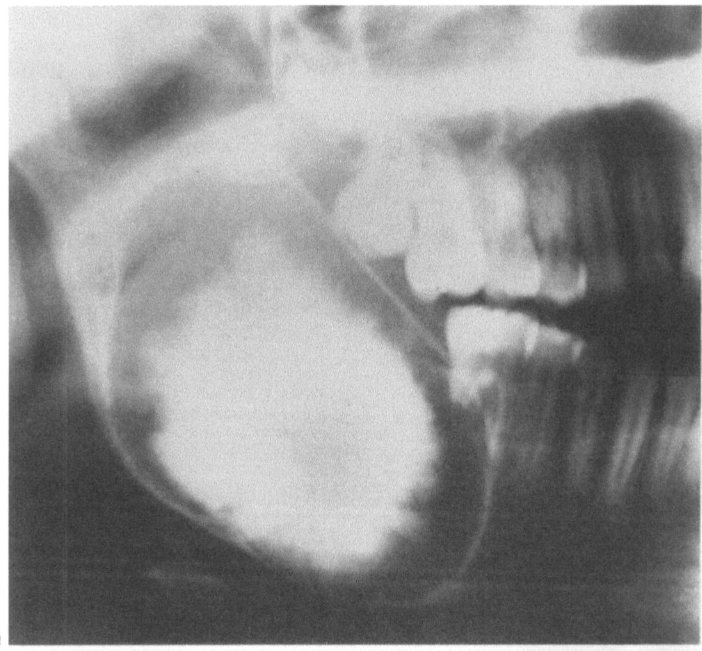

b
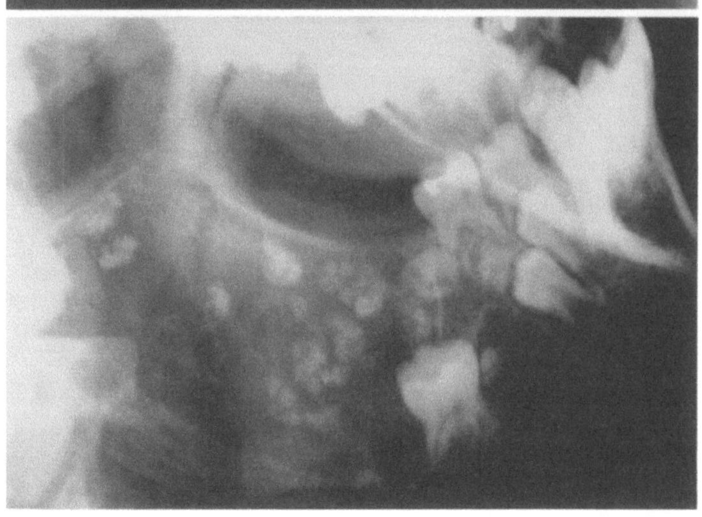

Abb. 97 a–d. Ameloblastische Odontome des Unterkiefers.
a 12 J. ♀. OPG: Scharf begrenzte lytische Aufhellung mit amorpher, strahlenförmig berandeter Verdichtung zentral und massiver Auftreibung des rechten Unterkieferwinkels und der Inzisur. Wurzelresorption 46. Retinierter 47 (→). (DÖSAK-Register TU 2675, Hannover). **b** 10 J. ♀. Unterkieferschrägaufnahme: Große lytische Destruktionszone mit expansivem Charakter. Kortikalis verdünnt, aber nicht durchbrochen. Multiple amorphe Verkalkungsbezirke. Retinierter Molar. (DÖSAK-Register TU 2435, Bochum).

Alters- und Geschlechtsverteilung

In der Regel bei Kindern auftretend. Kaum nach dem 20. Lebensjahr.

♂ = ♀

Typische Lokalisation und Häufigkeit

Oberkiefer häufiger als Unterkiefer. Insbesondere Prämolar-/Molarregion. Von den 3 Odontomformen seltenste Entität.

Klinische Symptome

Sehr langsam wachsende Schwellung. Selten Schmerzen. Zahnfehlstellung bzw. Fehlen von Zähnen. Meist Zufallsbefund im OPG.

Radiologische Symptome

OPG

- Scharf abgegrenzte, lytische Aufhellung. In dieser Aufhellung finden sich in den meisten Fällen amorphe Verdichtungsbezirke (Abb. 97 a–d).
- Immer impaktierte Zähne in Nachbarschaft der Läsion nachweisbar (Abb. 97 a–d).

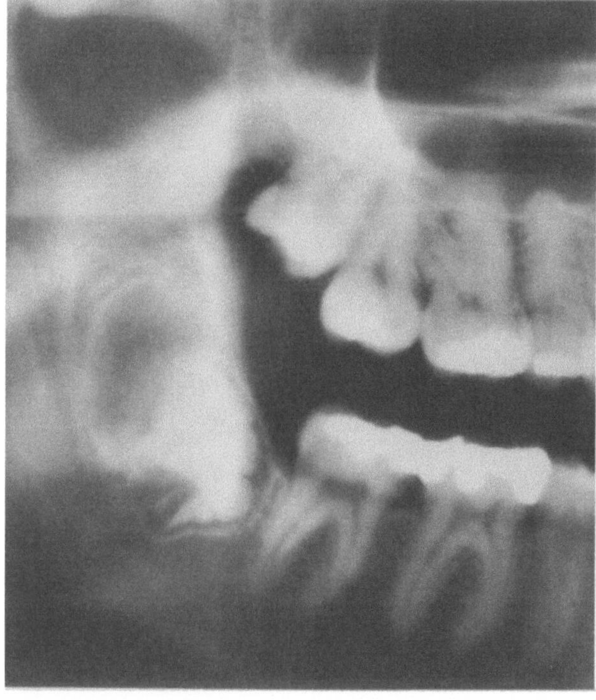

c

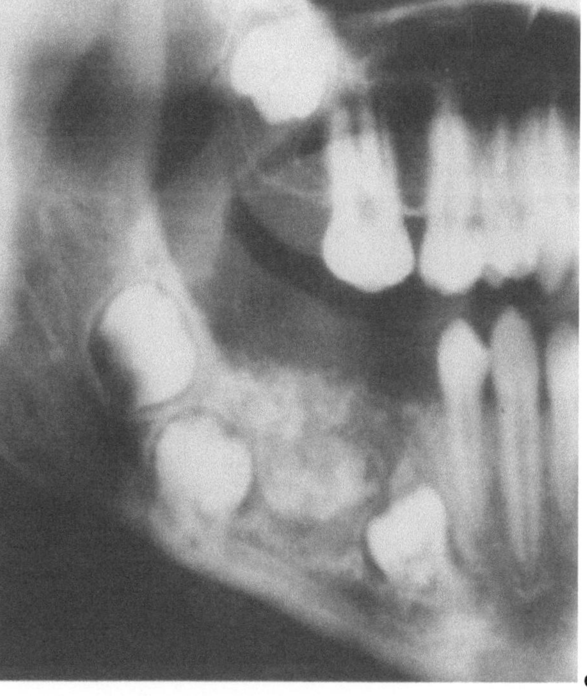

d

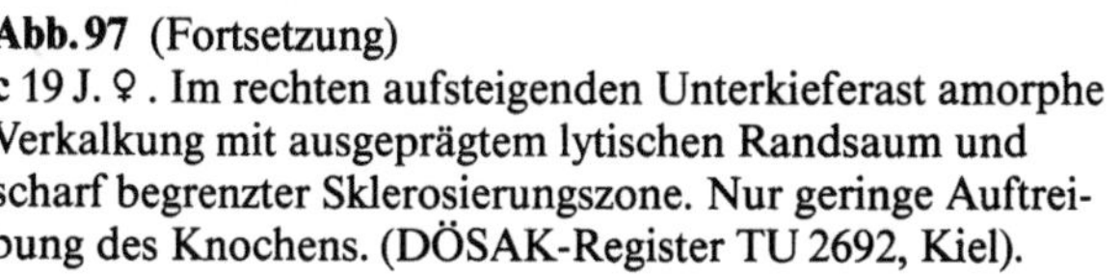

Abb. 97 (Fortsetzung)

c 19 J. ♀. Im rechten aufsteigenden Unterkieferast amorphe Verkalkung mit ausgeprägtem lytischen Randsaum und scharf begrenzter Sklerosierungszone. Nur geringe Auftreibung des Knochens. (DÖSAK-Register TU 2692, Kiel).

d 13 J. ♂. OPG: Unregelmäßiger, strahlendichter Bezirk im rechten Unterkieferast mit tief retiniertem 46 und 47. 18 und 48 in regelrechter Durchbruchstellung. Aufhellungssaum kaudal, unregelmäßige Begrenzung des Processus alveolaris. (DÖSAK-Register TU 4038, Bremerhaven)

Ergänzende Röntgendiagnostik
Bei Lokalisation der Veränderung in der Maxilla sind hilfreich: Einzelzahnaufnahmen, NNH halbaxial und Filmtomographie. Bei mandibulären Läsionen Durchführung von Einzelzahnaufnahmen, Unterkieferschräg- und a. p.-Aufnahmen (Abb. 97 b), evtl. Filmtomographie. CT nur indiziert, wenn übrige Röntgendiagnostik unklar.

Radiologische Differentialdiagnostik
- Verkalkender, epithelialer, odontogener Tumor (s. Kap. 7.1.3),
- adenomatoider, odontogener Tumor (s. Kap. 7.1.2),
- verkalkende odontogene Zyste (s. Kap. 6.1.5),
- Ameloblastom (s. Kap. 7.1.1),
- Dentinom (s. Kap. 7.1.9).

Therapie
Operative Entfernung.

Prognose und Rezidivhäufigkeit
Benigner Tumor. Rezidiv in ca. 10% der Fälle.

7.1.9 Dentinom

Synonyme
Calcified odontoma, composite odontoma, Odontom, mixed odontoma.

Ätiologie und Histologie
Ätiologie unbekannt. Das Dentinom ist ein sehr seltener Tumor, der von den meisten Autoren zu den sog. gemischten odontogenen Tumoren gerechnet wird. Es besteht aus unreifem Bindegewebe, aus dysplastischem Dentin und odontogenem Epithel (letzteres kann fehlen).
Die Abgrenzung des Dentinoms als eigenständiger Tumor wird von manchen Autoren abgelehnt, es wird dann als „ameloblastisches Fibrom mit Dentin- oder Osteodentinbildung" bezeichnet.

Alters- und Geschlechtsverteilung
2. Lebensdekade bevorzugt. ♂ = ♀

Typische Lokalisation und Häufigkeit
Unterkiefer häufiger als Oberkiefer (Prämolar-/Molarbereich).

Merke: Bei der Seltenheit des Tumors sind Angaben bezüglich Alters- und Geschlechtsverteilung, Lokalisation und Häufigkeit nicht repräsentativ.

Klinische Symptome
Schmerzlose Schwellung.

Radiologische Symptome

OPG
- Scharf abgegrenzte Aufhellung (meistens über der Krone eines retinierten Zahnes).
- In dieser Aufhellung unterschiedliche Mengen amorpher Verdichtungen (Abb. 98).

Ergänzende Röntgendiagnostik
Einzelzahnaufnahmen, Unterkieferschräg- und a. p.-Aufnahmen, sowie evtl. Filmtomographie.
Die CT - in axialer und koronarer Schichtebene - zeigt am klarsten die Ausdehnung des Prozesses und die Beziehung zu den Nachbarstrukturen. Die feinen Verdichtungszonen des Dentinoms sind *hochsensitiv* zu erfassen.

Radiologische Differentialdiagnostik
Das Bild des rein lytischen Dentinoms ist unspezifisch, die scharfe Abgrenzung der Osteolyse spricht eher für einen benignen Prozeß. Bei Nachweis von Verdichtungen ist insbesondere an Odontome zu denken.

> *Merke:* Radiologisch ist eine Abgrenzung von Dentinom und Odontom nicht möglich (vgl. Kap. 7.1.7).

Therapie
Operative Entfernung.

Prognose und Rezidivhäufigkeit
Benigner Tumor. Bezüglich der Rezidivhäufigkeit keine sicheren Angaben aufgrund der Seltenheit des Tumors.

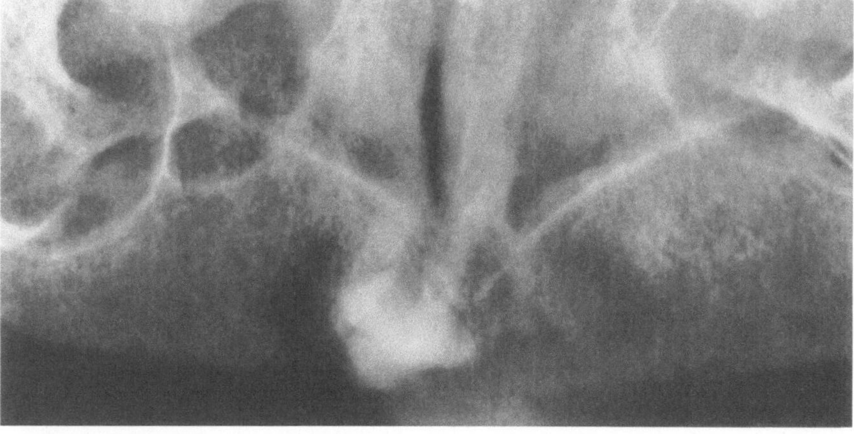

Abb. 98. Dentinom.
53 J. ♀. Große osteolytische Aufhellungszone mit amorphem Verdichtungsbezirk zentral im Oberkieferfrontbereich. (DÖSAK-Register, Bochum)

7.1.10 Zementom

Synonyme
Benignes Zementoblastom: true cementoma;
zementbildendes Fibrom: zementierendes Fibrom;
periapikale Zementdysplasie: periapikale fibröse Dysplasie;
Riesenzementom: Gigantiform cementoma, familial multiple cementoma.

Ätiologie und Histologie
Ätiologie unbekannt. Histologisch handelt es sich bei den Zementomen um eine Gruppe von Tumoren bzw. tumorähnlichen Veränderungen, die durch eine überschießende Produktion von zementartigem Gewebe gekennzeichnet ist.

Merke: In Anlehnung an die WHO-Klassifikation werden heute 4 Hauptgruppen von Zementomen unterschieden, wobei Übergangsformen möglich sind:
a) *benignes Zementoblastom,*
b) *zementbildendes Fibrom,*
c) *periapikale Zementdysplasie,*
d) *Riesenzementome.*
Während Zementoblastome, zementbildendes Fibrom und Riesenzementom als Tumoren gewertet werden, scheint die Zementdysplasie reaktiven Ursprungs zu sein.

Alters- und Geschlechtsverteilung
s. Tabelle 1

Typische Lokalisation und Häufigkeit
s. Tabelle 1

Klinische Symptome
Häufig Zufallsbefund. Seltener Schmerz (da Zahn vital!) und Schwellung (benignes Zementoblastoms, Riesenzementom). Langsames Wachstum. Zahnkippung.

Merke: Zementome werden meist zufällig auf Röntgenaufnahmen entdeckt!

Radiologische Symptome

OPG
s. Tabelle 1.

Ergänzende Röntgendiagnostik
Einzelzahnaufnahmen. In der Regel sind nur bei Läsionen am Oberkiefer zusätzliche Einstellungen, wie NNH halbaxial und Filmtomographie hilfreich.

Tabelle 1. Charakteristika der Zementome

	Benignes Zementoblastom	*Zementbildendes Fibrom*	*Periapikale Zementdysplasie*	*Riesenzementom*
Altersverteilung	Jüngere Patienten unter 25 Jahren bevorzugt	3. und 4. Lebensjahr bevorzugt	Mittleres Lebensalter	Mittleres Lebensalter
Geschlechtsverteilung	♂ : ♀ = 2 : 1	♀ ⋙ ♂	♀ ⋙ ♂	♀ ⋙ ♂
Häufigkeit und Lokalisation	• Mandibula: Maxilla (3:1) • Prämolar/Molarregion • Mit der Zahnwurzel „verschmolzen“ • *Solitär*	• Mandibula • Prämolar/Molarregion • *Solitär*	• Mandibula ⋙ Maxilla • Region der Schneidezähne • *Häufig multipel vorkommend* (70%)	• Häufig multipel und symmetrisch in den Kieferknochen anzutreffen. • Familiäre Häufung. • Vorwiegend bei Negern.
Radiologische Symptome	Gut abgegrenzte, kalkdichte Läsionen. Nicht selten feiner Aufhellungsrand um den Tumor. Abgrenzung zur Zahnwurzel nur selten möglich (Wurzelkontakt!). Zahnwurzelresorption möglich. (Abb. 99 a–d)	Gut abgegrenzte Aufhellungszone mit unterschiedlich viel kalkdichtem Material in der Aufhellung. (Abb. 100 a–d, 101 a–d)	Relativ unscharfe Aufhellungszone mit unterschiedlich viel kalkdichtem Material in der Aufhellung.	Häufig multiple Verdichtungszonen, unterschiedlich scharf begrenzt. *Selten nur periphere Aufhellungszonen.* Expansion der Kieferknochen möglich. (Abb. 104)

Computertomographie in der Regel bei Zementomen ohne Bedeutung. Bei Riesenzementomen am Oberkiefer mit Expansion der Kortikalis kann der Einsatz der CT zur Abschätzung der Beziehung des Tumors zu den Kiefer- und zur Nasenhaupthöhle sinnvoll sein.

Radiologische Differentialdiagnostik

Zementome müssen gegen eine Vielzahl von Läsionen mit kalkdichter Röntgenmorphologie abgegrenzt werden:

- Osteoidosteom, Osteoblastom, ossifizierendes Fibrom, in Einzelfällen Osteosarkom (s. Kap. 7.2.3, 7.2.11, 7.2.4),
- Osteomyelitis (s. Kap. 5.1.2),
- Odontome und verkalkender, epithelialer, odontogener Tumor (s. Kap. 7.1.7, 7.1.3),
- Dentinom (s. Kap. 7.1.9),
- verkalkende odontogene Zyste (s. Kap. 6.1.5),
- Morbus Paget (s. Kap. 9.4).

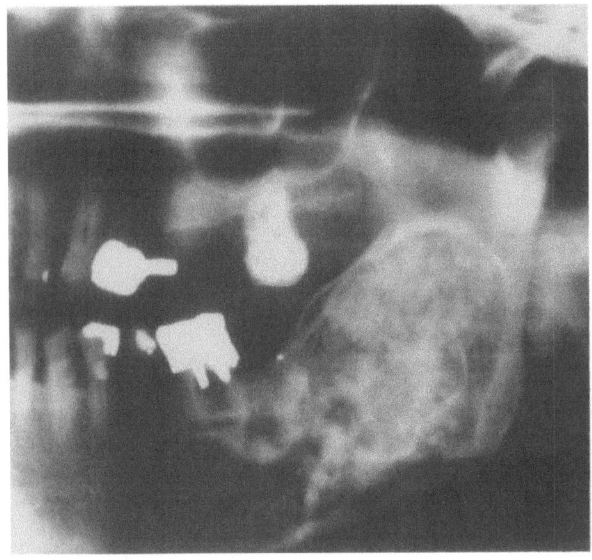

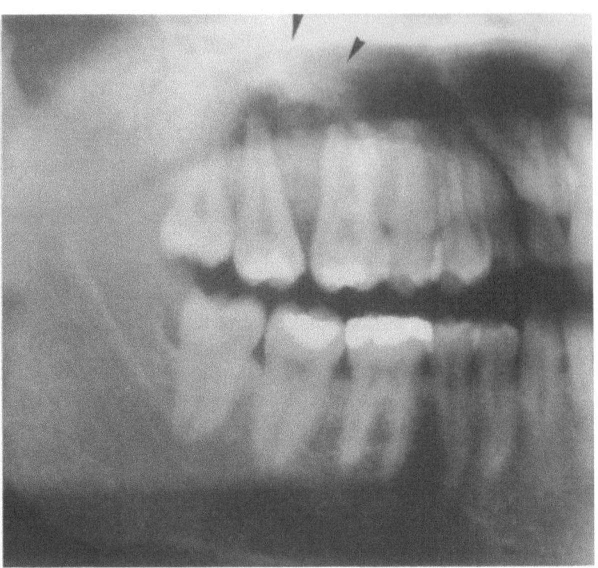

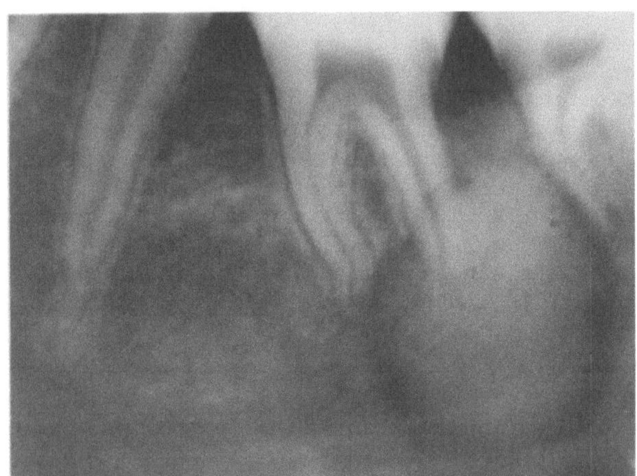

Abb. 99 a–d. Benigne Zementoblastome (Zementome) des Unter- und Oberkiefers.
a 38 J. ♀. OPG: Solitäre, ausgedehnte Osteolyse mit scharfer Begrenzung im deutlich aufgetriebenem linken Unterkieferast. Multiple amorphe Verkalkungen mit unregelmäßigem Verteilungsmuster. Interradikuläre Osteolyse bei 36. Wurzelkaries? Tumorfolge?
b 20 J. ♂. OPG: Diskrete, bimssteinartige, bis nach interdental reichende Verdichtung in der Regio 16 bis 18 mit Vorwölbung gegen den Boden der Kieferhöhle(▶).
c 22 J. ♀. Große, rundliche Verdichtung mit strahlendurchlässigem Randsaum an der distalen Wurzel des ersten Molaren. „Verschmelzung" mit der Zahnwurzel. (DÖSAK-Register TU 2695, Kiel). **d** 30 J. ♀. OPG: Rundliche Verdichtungen mit Randsaum an den Wurzeln retinierter Prämolaren. Mit der Zahnwurzel „verschmolzen". Seltenes, simultanes Auftreten von 2 Zementomen! Retinierte 23 und 48. (DÖSAK-Register TU 1198, Basel)

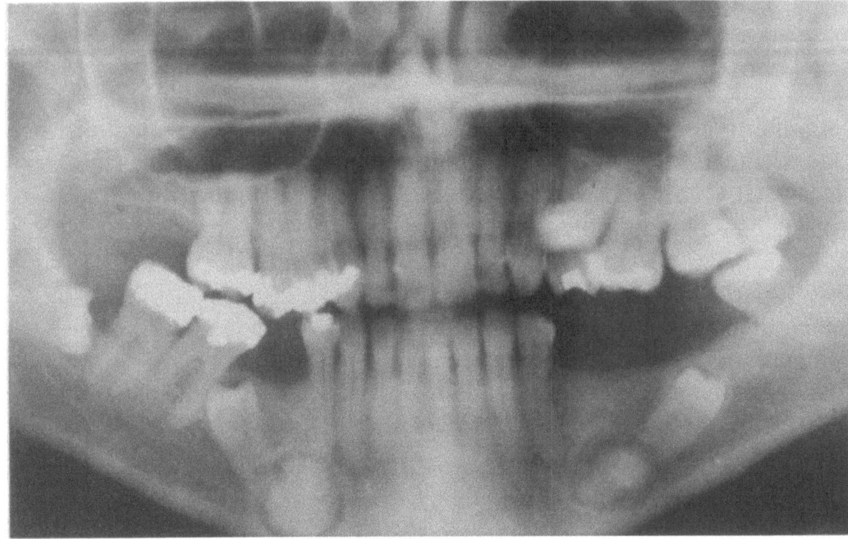

Abb. 100 a–d. Zementbildende Fibrome (Zementome) des Unterkiefers.
a 35 J. ♂. OPG: Amorphe, strahlendichte Zone mit vorgetäuschtem Randsaum durch verlagerten Canalis mandibularis. Expansiver Charakter der Läsion. (DÖSAK-Register TU 3654, Hannover). **b** 25 J. ♀. Unterkieferschrägaufnahme: Scharf begrenzte, multilokuläre Osteolyse im linken Unterkieferast. Kalkdichtes Material röntgenologisch nicht zu erkennen! Wurzelresorptionen von 35 und 36. Leichte Kippung von 37. (DÖSAK-Register TU 2511, Linz). **c** 40 J. ♂. OPG: Solitäre, rundliche Aufhellung mit sklerotischem Randsaum. **d** 45 J. ♀. OPG: Wolkiger, strahlendichter Bezirk im Zentrum einer lytischen Aufhellung. Sklerotischer, intakter Randsaum mit Verdünnung der Kompakta und Verlagerung des Canalis mandibularis. Ausgeprägte progressive marginale Parodontopathie am Ober- und Unterkiefer. (DÖSAK-Register TU 4081, Stuttgart)

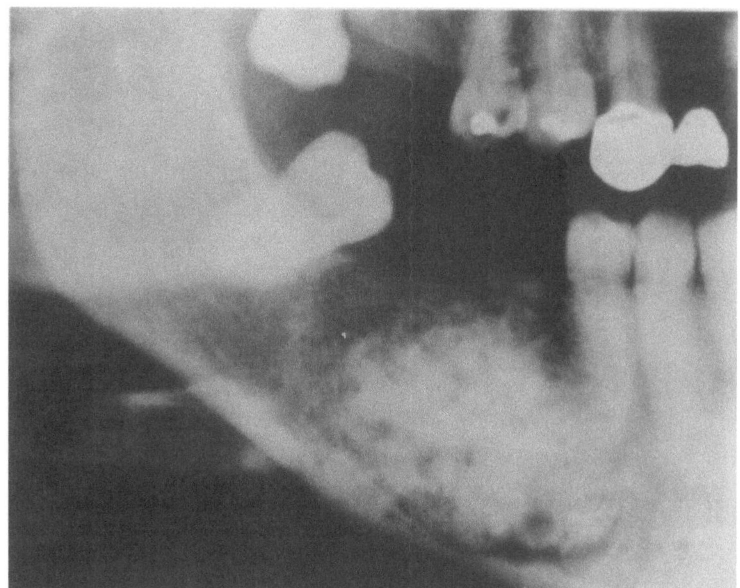
a

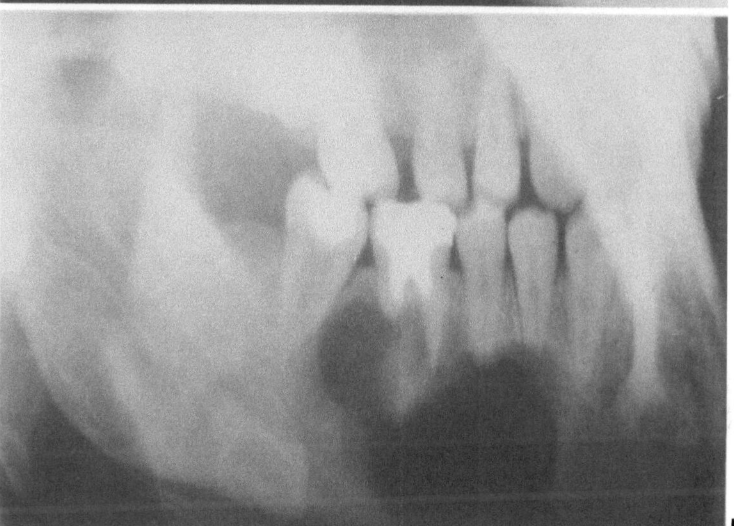
b

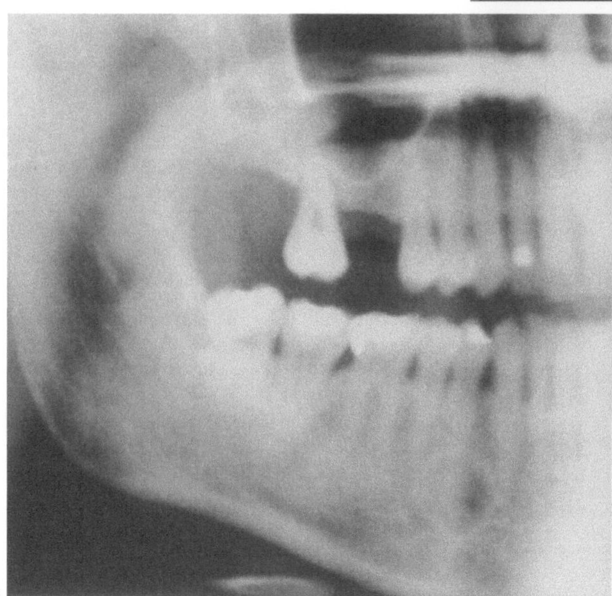
c

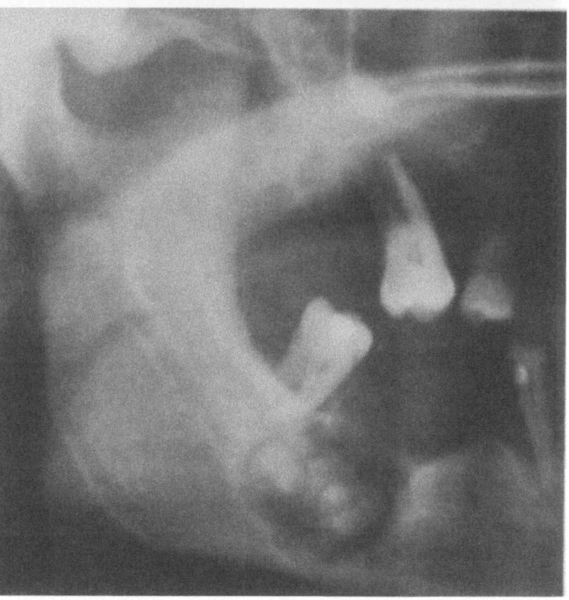
d

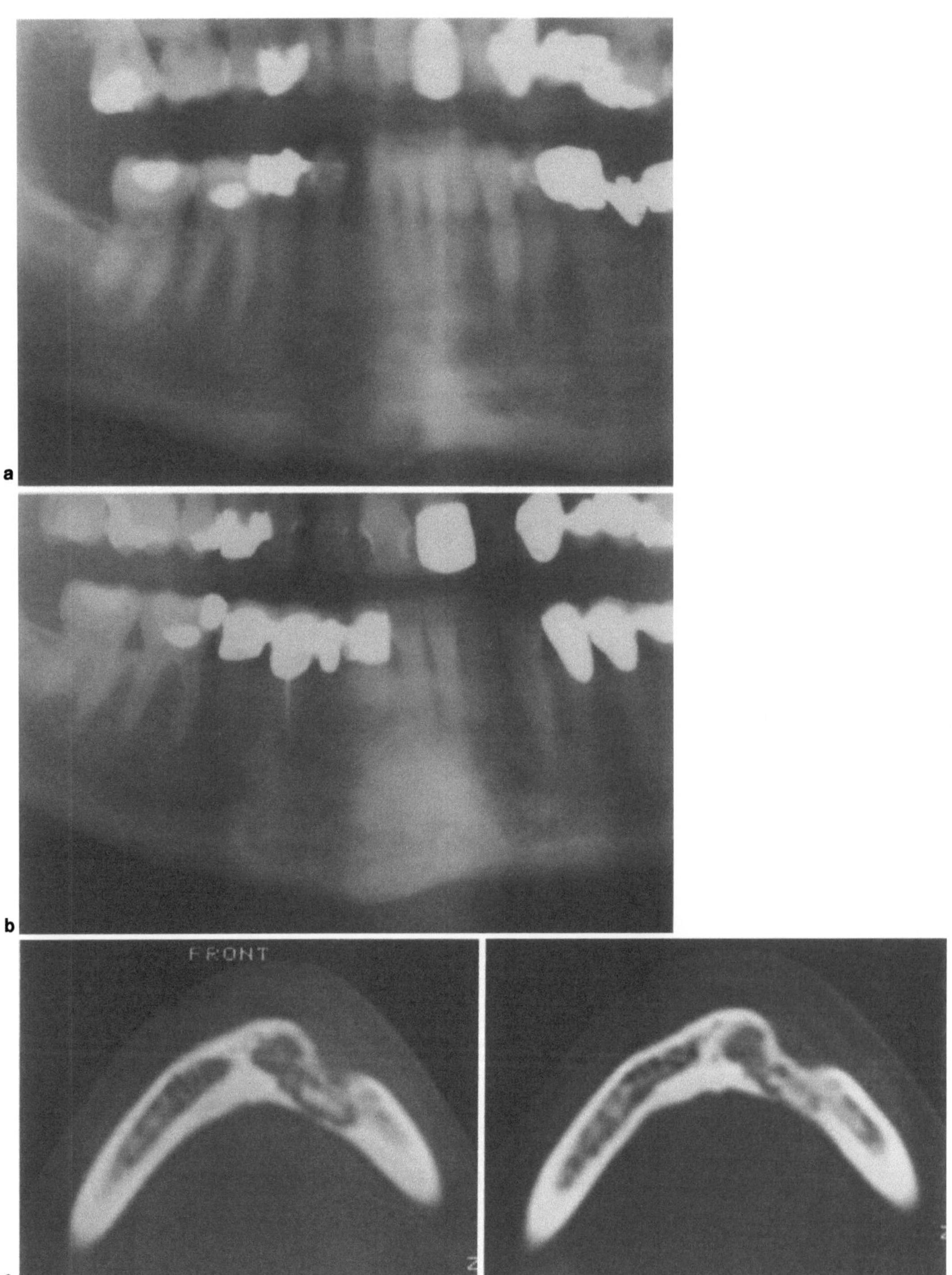

Abb. 101 a–d. Zementbildendes Fibrom (Zementom) des Unterkiefers.
44 J. ♀. **a** OPG (1983): Lobulierte, scharf begrenzte Osteolyse mit zentraler Verdichtung rechts paramedian von 45 bis 31 reichend. Eckzahn extrahiert. **b** OPG (1986): Rezidiv nach operativer Ausräumung 1983. Jetzt 5 cm messende Verdichtungszone mit Aufhellungen. Unvollständige Wurzelfüllung 44 mit periapikaler Osteolyse. Frontzahnbereich insgesamt nur schlecht beurteilbar → Panoramavergrößerungsaufnahme. **c** CT axial (1986): Osteolyse im rechten Unterkieferast mit zentraler Verdichtungszone. Scharfe Begrenzung der teilweise expansiven Läsion und Sklerosesaum nach medial. Kortikalis nach lingual verdünnt. Op-bedingte Kontinuitätsunterbrechung der Kortikalis bukkal. **d** CT axial (2 mm höher): Die intramedulläre Verdichtung dehnt sich bis zu 3 cm im horizontalen Unterkieferast rechts aus

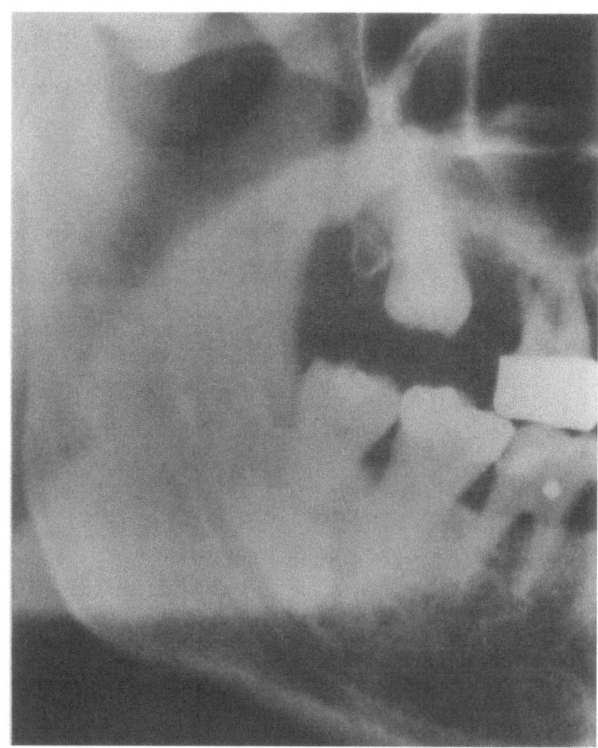

Abb. 102. Knocheninfarkt.
35 J. ♀. OPG: Unscharfe Verdichtungszone periapikal von 48. Mit der Zahnwurzel „verschmolzen". Fehlende Aufhellungszone um die Verdichtung. Läsion schmiegt sich dem Mandibularkanal an ohne ihn zu verlagern. Histologische Diagnose: Knocheninfarkt. Röntgenologisch keine Differenzierung zu Zementomen. Überstehende Kronenränder 16

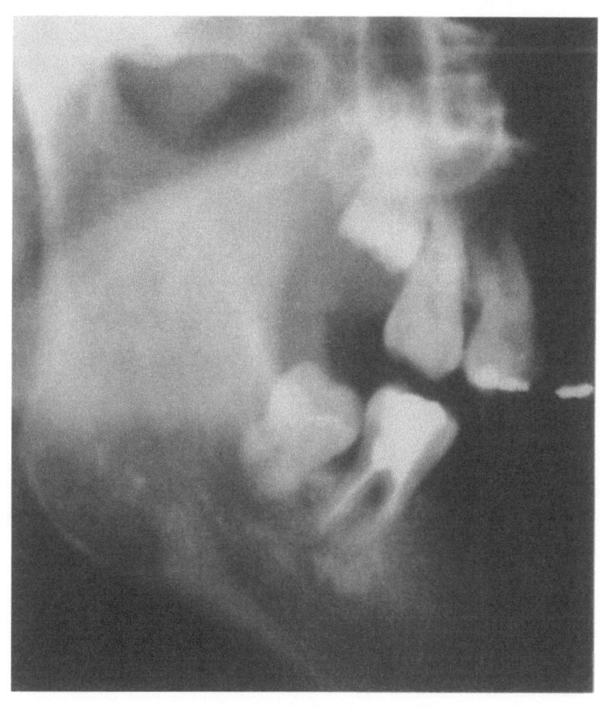

Abb. 103. Periapikale Zementdysplasie.
22 J. ♂. OPG: Polymorphe Verdichtungszone an der mesialen Wurzel von 47 bei Zustand nach unvollständiger Wurzelbehandlung. Partiell unscharfer Aufhellungssaum. DD: Sklerosierende, periapikale Parodontitis

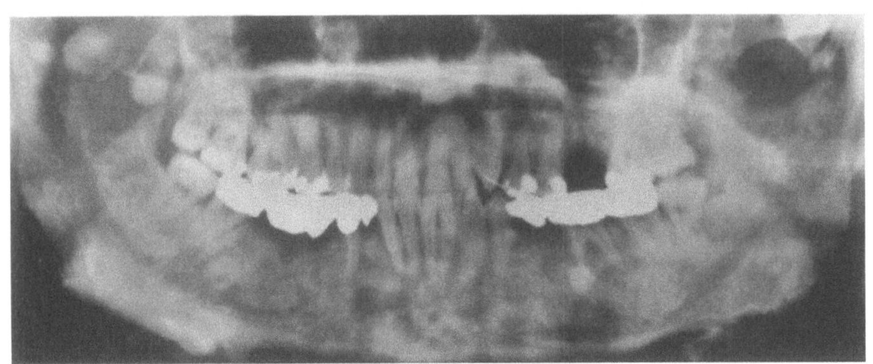

Abb. 104. Riesenzementom. 22 J. ♀. OPG: Durchsetzung aller 4 Quadranten mit fleckförmigen, teils lytischen, vorwiegend jedoch strahlendichten Läsionen. (DÖSAK-Register TU 1181, Freiburg)

Therapie
Operative Entfernung. Teilweise keine Therapie (periapikale Zementdysplasie, Riesenzementom). Evtl. modellierende Eingriffe (Riesenzementom).

Prognose und Rezidivhäufigkeit
Gutartige Läsionen. Nur selten Rezidivneigung.

Literatur

Barros RE, Domingues FV, Cabrini RL (1969) Myxoma of the jaws. Oral Surg 27: 225-236

Bhaskar SN (1971) Synopsis der Mundkrankheiten. Medica, Stuttgart

Budnick S (1976) Compound and complex odontomas. Oral Surg 42: 501-506

Franklin CD, Pindborg JJ (1976) The calcifying epithelial odontogenic tumor. A review and analysis of 113 cases. Oral Surg 42: 753-765

Giansanti JS, Someren A, Waldron CA (1970) Odontogenic adenomatoid tumour (adenoameloblastoma). Survey of 111 cases. Oral Surg 30: 69-86

Gorlin RJ (1970) Odontogenic tumors. In: Gorlin RJ, Goldman HM (eds) Thoma's oral pathology, vol I, 6th edn. Mosby, St. Louis

Hielscher W, Sonnabend E (1966) In: Schinz HR, Baensch WE, Frommhold W, Glauner R, Uehlinger E, Wellauer J (Hrsg) Lehrbuch der Röntgendiagnostik, Bd III. Thieme, Stuttgart

Hooker SP (1976) Ameloblastic odontoma. An analysis of 26 cases. Oral Surg 24: 375-376

Langland OE, Langlais RP, Morris CR (1982) Principles and practice of panoramic radiology. Saunders, Philadelphia

Lucas RBC (1984) Pathology of tumours of the oral tissues, 4th edn. Livingstone, Edinbourgh

Pindborg JJ, Hjørting-Hansen (1974) Atlas of diseases of the jaws. Munksgaard, Kopenhagen

Pindborg JJ, Kramer JRH (1971) Histological typing of odontogenic tumours, jaw cysts and allied lesions. WHO, Genf

Poyton G (1982) Oral radiology. Williams & Wikins, Baltimore

Prein J, Remagen W, Spiessl B, Uehlinger U (1985) Atlas der Tumoren des Gesichtsschädels. Springer, Berlin Heidelberg New York Tokyo

Regezi J, Kerr DA, Courtney RM (1978) Odontogenic tumors: analysis of 706 cases. J Oral Surg 36: 771-778

Small IA, Waldron CA (1955) Ameloblastomas of the jaws. Oral Surg Oral Med Oral Pathol 8: 281-297

Towns TM, Marks RB, Carr RF (1979) Benign (true) ameloblastoma: report of cases. J Oral Surg 27: 342-345

7.2 Primäre Knochentumoren und tumorähnliche Läsionen

7.2.1 Hyperplasien

Merke: Als Hyperplasien werden Gewebsneubildungen ohne Tumormerkmale bezeichnet. Sie entstehen im Sinne einer Überschußbildung aus normalem Gewebe. Typische Weichteilhyperplasien stellen im Kieferbereich die *symmetrischen Fibrome* (Bindegewebswülste meist am Tuber maxillae) und die *Fibromatosis gingivae* (hormonelle Dysregulation; Hydantoinmedikation) dar. Beides sind reine Weichteilprozesse ohne ossäre Veränderungen und daher in diesem Rahmen nicht von Interesse.

Tori

Besondere knöcherne Protuberanzen in der Mittellinie des Gaumens oder entlang der lingualen Oberflächen der Mandibula.

Merke: Beide Formen können gemeinsam auftreten.

Torus palatinus

Ätiologie und Pathogenese
Erblich; tritt primär beidseits an der medialen Begrenzung des Processus palatinus des Os maxillae auf und verschmilzt später.

Alters- und Geschlechtsverteilung
Häufig (>20%); ♀ > ♂.

Typische Lokalisation
Mitte des harten Gaumens.

Klinische Symptome
Keine; nur bei extremer Größe und Beteiligung des gesamten Gaumens Behinderungen beim Sprechen und Kauen. Evtl. bei prothetischem Ersatz störend. Von Schleimhaut überzogener Knochenvorsprung, häufig mit kleiner zentraler Vertiefung als Folge der Verschmelzung.

Radiologische Symptome
- Verschattung in der Mitte des harten Gaumens (Abb. 105),
- evtl. homogen strahlendicht (Abb. 105),
- evtl. nur strahlendichte Ränder (Kortikalis),
- dann zentral Trabekelstruktur.

OPG
- Verschattung in der Mittellinie,
- häufig Überlagerungen angrenzender Strukturen (Frontzahnbereich; Kieferhöhle).

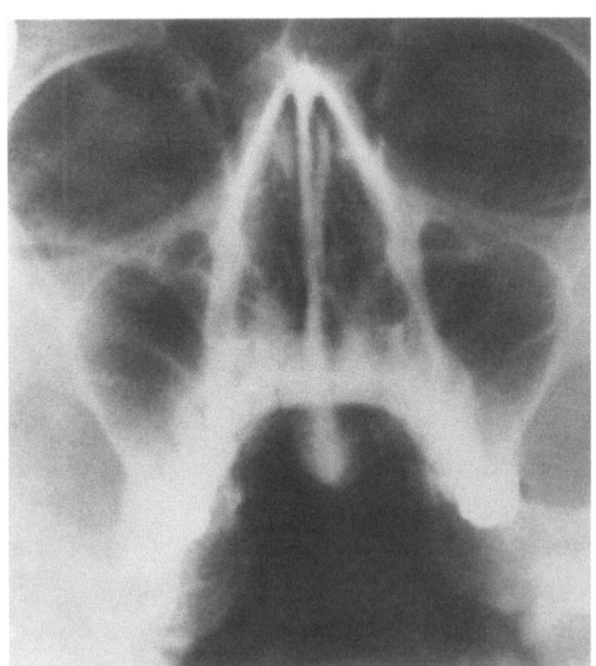

Abb. 105. Torus palatinus.
33 J. ♀. NNH halbaxial: In Projektion auf den harten Gaumen rundliche, knochendichte, glatte berandete Struktur von 13 mm Durchmesser. (Mit freundlicher Genehmigung von Prof. Dr. M. Mödder und Prof. Dr. T. Brusis, Köln)

Cave: Durch die Verwischung projeziert sich der Torus häufig in andere Mundregionen (v. a. bilateral an den Kieferhöhlenboden).

Ergänzende Röntgendiagnostik
Aufbißaufnahme; evtl. Zahnfilm (v. a. vorderer Gaumenbogen); seitlicher Gesichtsschädel (Beurteilung des harten Gaumens); NNH p. a. halbaxial.

Radiologische Differentialdiagnose
Keine; evtl. solitäres Osteom (s. Kap. 7.2.2).

Therapie
In der Regel keine Therapie erforderlich; lediglich bei Störungen des prothetischen Ersatzes, extremer Größe oder bei posttraumatischen Entzündungen und Ulzerationen Exzision empfohlen.

Torus mandibularis

Ätiologie und Pathogenese
Erblich; tritt in der Regel bilateral auf.

Alters- und Geschlechtsverteilung
Häufig (> 7%); entwickelt sich meist im frühen Erwachsenenalter.

Typische Lokalisation
Linguale Fläche beider Seiten der Mandibula, insbesondere in der Prämolarenregion (evtl. auch Schneidezahnbereich).

Merke: Der Torus mandibularis tritt nahezu immer bilateral und symmetrisch auf.

Klinische Symptome
Keine; evtl. bei prothetischem Ersatz störend.

Radiologische Symptome
- Typische symmetrische, meist homogene Verschattung.

OPG
- Evtl. symmetrisch bilaterale Verschattung;
- durch linguale Lokalisation häufig nicht eindeutig zu erfassen;
- runde, ovale oder schüsselförmige Verdichtung am oberen Rand (projektionsbedingt) Verschattung am Processus alveolaris,
- evtl. Überlagerungen des periapikalen Bereichs.

Ergänzende Röntgendiagnostik
Aufbißaufnahme; Zahnfilm.

Radiologische Differentialdiagnose
Dichte, Lokalisation und Symmetrie sind pathognomonisch.

Therapie
Exzision nur bei Beschwerden, z. B. bei extremer Größe, bei Komplikationen mit prothetischer Versorgung und bei posttraumatischen Entzündungen oder Ulzerationen.

Merke: Nach dem Verlust der natürlichen Zähne sollte die Exzision aller Tori oder Exostosen des Kieferknochens erwogen werden, da sie nicht der Atrophie des Alveolarkammes unterliegen und so deutlich prominenter werden können.

7.2.2 Osteom

Synonyme
Elfenbeinosteom, juxtakortikales Osteom, kompaktes Osteom, trabekuläres Osteom.

Ätiologie und Histologie
Unbekannte Ätiologie.
Benigne tumoröse Läsion, die aus gut differenziertem, reifem Knochengewebe besteht. Osteome müssen histologisch von stark ossifizierten Osteochondromen, der fibrösen Dysplasie, traumatischen Exostosen und entzündungsbedingten Sklerosen abgegrenzt werden.
Periphere (subperiostale) werden von *zentralen (medullären) Osteomen* unterschieden. Letztere werden von einigen Autoren als ossifizierte Formen der fibrösen Dysplasie angesehen.
Die Kombination von Osteomen, intestinalen Polypen und epidermalen Zysten wird als das dominant-vererbte *Gardner-Syndrom* bezeichnet.

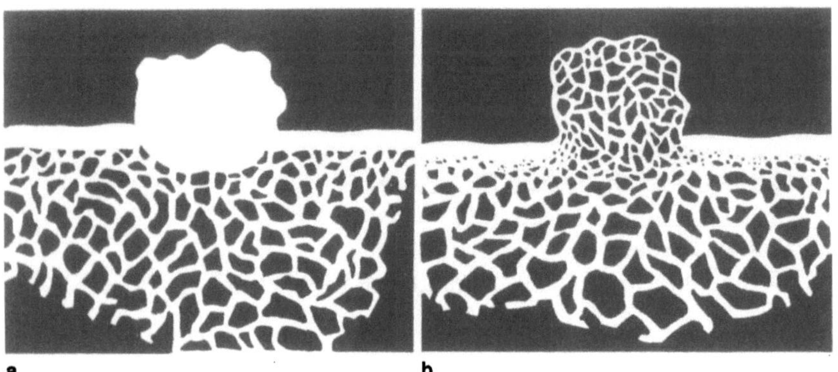

Abb. 106 a, b. Formen des Osteoms am Kiefer.
a Homogen dichte Läsion, der Kompakta aufsitzend.
b Breitbasig der Kortikalis aufsitzende, trabekulierte Läsion mit dünner Knochenlamelle zu den Weichteilen. (Modifiziert nach Poyton [1982])

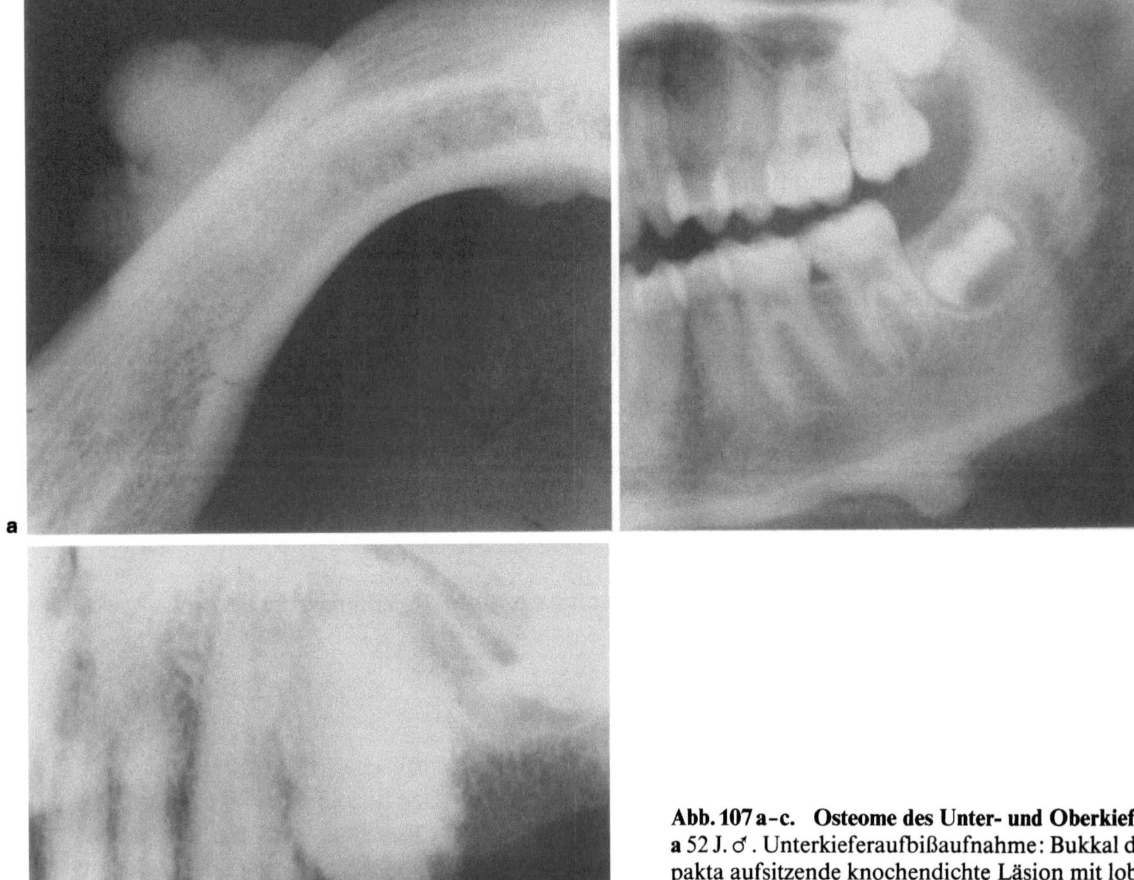

Abb. 107 a–c. Osteome des Unter- und Oberkiefers.
a 52 J. ♂. Unterkieferaufbißaufnahme: Bukkal der Kompakta aufsitzende knochendichte Läsion mit lobulärer Konfiguration. (DÖSAK-Register TU 2526, Stuttgart).
b 12 J. ♂. OPG: Periphere, exostosenartige Knochenverdichtung, die dem Corpus mandibulae aufsitzt.
c 42 J. ♂. Oberkiefervergrößerungsaufnahme: Ovaläre, nicht scharf abgegrenzte knochendichte Läsion bei 25. (DÖSAK-Register TU 1363, Bochum)

Alters- und Geschlechtsverteilung
Alle Altersstufen betroffen. Häufiger nach dem 40. Lebensjahr.
♀ = ♂

Häufigkeit und Lokalisation
Mandibula > Maxilla.
5% in der Kieferhöhle, ca. 50% in der Stirnhöhle.

Klinische Symptome
Schmerzlose Schwellung. Im Bereich des Oberkiefers lange symptomlos. Bei zunehmender Größe und Lokalisation in der Kieferhöhle Behinderung der Nasenatmung und Protrusio bulbi möglich.

Radiologische Symptome

OPG
- Zentral oder peripher gelegene, gut abgegrenzte homogene knochendichte Läsion (Abb. 106 a, 107 a-c).
- Rundliche, ovaläre oder lobuläre Konfiguration (Abb. 107 a-c).
- In der Mandibula selten über 3 cm Größe.
- Das periphere Osteom kann gestielt der Kompakta aufsitzen.
- Breitbasig der Kompakta aufsitzende, stark trabekulierte Läsion mit knochendichtem Randsaum (häufige Lokalisation: Maxilla) (Abb. 106 b).

Ergänzende Röntgendiagnostik
Zur genaueren Lokalisation und zur Beurteilung der Ausbreitung des Tumors in die Nasennebenhöhlen sind an zusätzlichen Einstellungen hilfreich: Schädel axial, NNH halbaxial (Abb. 108 b), OK-Vergrößerungsaufnahme und Filmtomographie. Bei peripherer Lokalisation der Osteome an der Mandibula Einsatz der Unterkieferschräg- und p. a.-Aufnahme. CT: An der Mandibula nur selten zur Ausbreitungsdiagnostik einzusetzen. In der Maxilla Beziehung des Tumors zu den Nasennebenhöhlen, zur Nasenhaupthöhle und zur Orbita exakt bestimmbar.

Radiologische Differentialdiagnostik
In den meisten Fällen charakteristisches Bild! Bei Prozessen vor allem in der Maxilla ist zu denken an:
- stark sklerosierte ossifizierende Fibrome (s. Kap. 7.2.11);

seltener an:
- Osteoidosteom, Osteoblastom (s. Kap. 7.2.3),
- fibröse Dysplasie (s. Kap. 9.1.3),
- ossifiziertes Osteochondrom,
- entzündliche oder idiopathische Osteosklerosen (s. Kap. 5.1.1.2, 5.1.2.3),
- Zementome, Odontome (s. Kap. 7.1.7, 7.1.10),
- Exostosen (Torus mandibularis),
- Morbus Paget (s. Kap. 9.4),
- Fremdkörper.

Therapie
Operative Revision nur bei klinischer Symptomatik.

Prognose und Rezidivhäufigkeit
Benigne. Keine Rezidive.

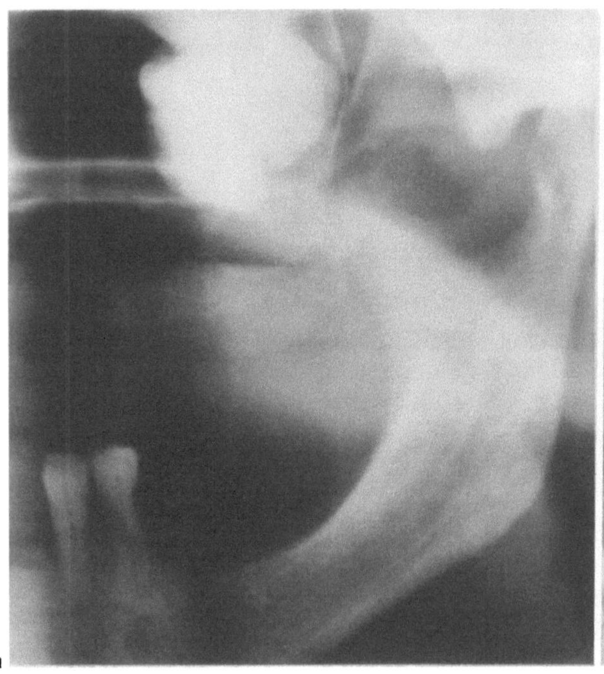

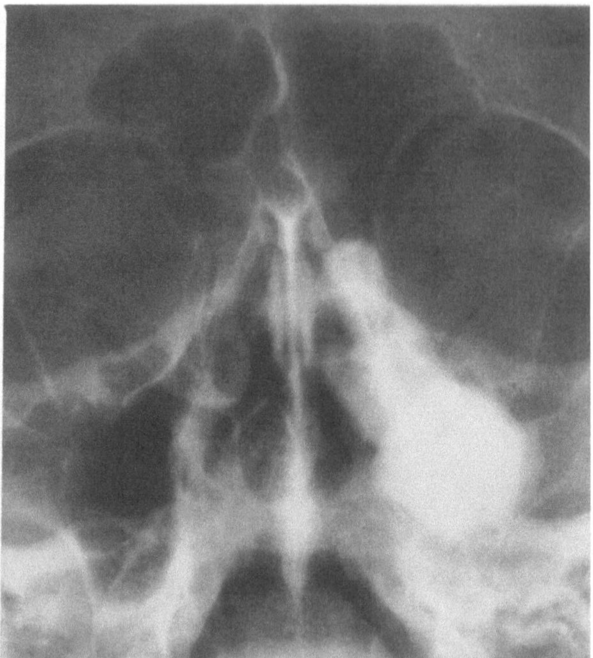

Abb. 108 a, b. Osteom.
66 J. ♀. **a** OPG: In der linken Kieferhöhle polyzyklisch begrenzter, jedoch nur partiell dargestellter strahlendichter Bezirk. **b** NNH halbaxial: Knochenverdichtung in der linken Kieferhöhle mit Ausdehnung bis in die Siebbeinzellen

7.2.2.1 Gardner-Syndrom

Multiple Osteome oder Osteofibrome mit Polyposis coli, Atheromen oder kutanen Fibromen (mesenchymale Dysplasie).

Synonyme
Hereditäre Adenomatosis, Weiner-Gardner-Syndrom.

Ätiologie
Autosomal-dominant vererbt mit unterschiedlicher Penetranz.

Alters- und Geschlechtsverteilung
Nicht vor dem 10. Lebensjahr, häufig erst im 3. Lebensjahrzehnt auftretend.

> *Merke:* Kieferosteome werden häufig bereits frühzeitig durch Deformierungen von Kiefer oder Gesicht entdeckt. Bei multiplem Auftreten röntgenologische Dickdarmuntersuchung erforderlich!

Typische Lokalisation
Schädel: Oberkiefer, Unterkiefer, aber auch Siebbein, Keilbein, Stirnbein, Scheitelbein, Jochbein.
Selten: Lange Röhrenknochen und Rippen.

Klinische Symptome
Multiple Atherome, Dermoidzysten, kutane Fibrome und Leiomyome; fibröse Hauttumoren bevorzugt in Narben; Neigung zu postoperativen Strikturen;
fakultativ: Hautveränderungen (Pigmentnaevi, Hyperkeratose, Akroerytheme, Haarausfall, Urtikaria); Bronchiektasien; Osteome am Gesichtsschädel meist asymptomatisch.

Merke: Charakteristisch für das Gardner-Syndrom sind Kolon- und Rektumpolypen mit hohem Entartungsrisiko.

Radiologische Symptome
Am Schädelknochen (Tabula externa) entweder knochendichte, scharf begrenzte Läsionen oder mehr diffuse unscharf begrenzte Verdichtungen. Lange Röhrenknochen seltener betroffen, dann entweder unregelmäßige Kortikalisverdickung oder der Kortikalis aufliegend.

OPG
- Multiple knochendichte scharf begrenzte Verschattungen am OK und UK, sitzen breitbasig auf oder sind gestielt,
- runde oder ovaläre Konfiguration, evtl. mehr gelappte Oberfläche,
- können in die Kieferhöhle vorwachsen,
- häufig überzählige Zahnanlagen (Hyperdontie) und Hyperzementosen,
- evtl. Retention von Milchzähnen mit verzögerter Eruption entsprechender Dauerzähne,
- endostale Manifestation mit diffusen, z. T. unscharf begrenzten Verdichtungen, manchmal einzelner Quadrant, manchmal gesamter Kiefer betroffen.

Merke: Im Gegensatz zu den Darmpolypen sind am Knochen keine malignen Entartungen bekannt!

Ergänzende Röntgendiagnostik
Altschul, UK halbschräg, NNH, Computertomographie.

Radiologische Differentialdiagnose
Im klassischen Fall pathognomonisch, DD nur solitäre Osteome; bei mehr diffuser Form M. Paget, fibröse Dysplasie und chronische Osteomyelitis.

Therapie
Operative Revision nur bei lokalen Beschwerden.

Prognose
Fraglich wegen der Polyposis coli mit hohem Entartungsrisiko.

Merke: Familienangehörige mituntersuchen!

7.2.3 Osteoblastom/Osteoidosteom

Synonyme
Osteoblastom: Spongiosaosteoblastom, genuine osteoblastoma, giant osteoid osteoma.
Osteoidosteom: Osteoidfibrom, osteogenes Fibrom, kortikales Osteoblastom, circumscribed osteoblastoma.

Ätiologie und Histologie
Ätiologie unbekannt. Es handelt sich um benigne, Knochengrundsubstanz-(Osteoid-)bildende Tumoren.

Merke: Osteoidosteom und Osteoblastom unterscheiden sich durch ihre Größe, Klinik und Röntgenmorphologie. Ihr histologischer Aufbau ist gleichartig.

Alters- und Geschlechtsverteilung
Osteoblastom: Alle Altersstufen betroffen.
Osteoidosteom: In der Regel vor dem 20. Lebensjahr.
♂ : ♀ = 3 : 1.

Lokalisation und Häufigkeit
Osteoidosteom gleich häufig in Mandibula und Maxilla.
Osteoblastom häufiger in der Maxilla.
Zentrale und periphere Lokalisation möglich.

Merke: Osteoidosteom und Osteoblastom sind sehr seltene Kiefertumoren (ca. 1% aller Knochentumoren).

Klinische Symptome
Diffuser Schmerz im Kieferknochen. Nur bei Osteoblastom Schwellung und Taubheitsgefühl.

Radiologische Symptome

OPG

Osteoblastom:
- Rein lytische, expansiv wachsende Läsion (Frühstadium).
- Im weiteren Verlauf zunehmend wolkige, unregelmäßige Dichtezunahme der zentralen Anteile der Läsion (Abb. 110 a–c).
- Charakteristischer schmaler, strahlendurchlässiger Randsaum (Abb. 110 a–c).
- In der Regel scharfe, selten auch unscharfe Übergangszone zum gesunden Knochen (Abb. 110 a–c).
- Wurzelresorption und Zahnverlagerung oft Folge des expansiven Wachstums (Abb. 110 b–c).
- Durchmesser der Läsion über 2 cm (Abb. 110 b–c).

Abb. 109. Osteoid-Osteom.
33 J. ♀. OPG: Kleine, scharf begrenzte, rundliche Osteolyse mit glatt begrenztem strahlendichtem Zentrum. Durchmesser etwa 1 cm. (DÖSAK-Register TU 2029, Basel)

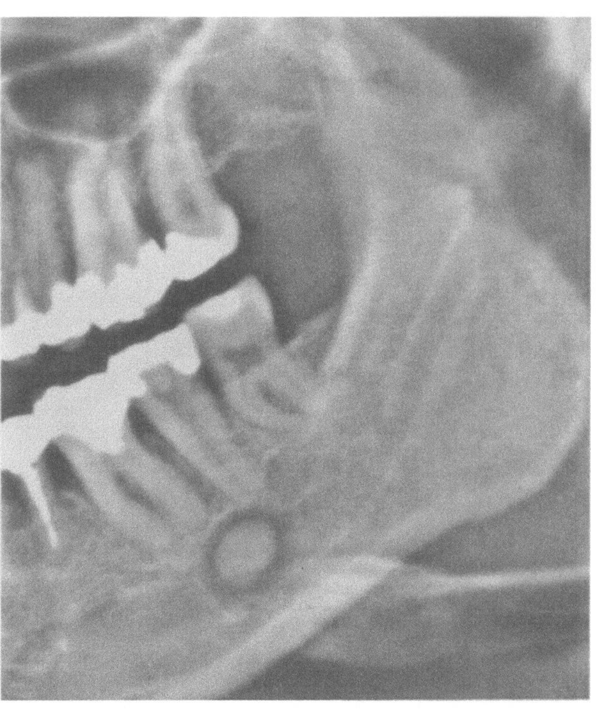

Osteoidosteom:
- Kleine, ca. 0,5-1 cm große, rundlich-ovaläre Aufhellung („Nidus").
- In der Lyse teilweise zusätzlich kleiner Verkalkungsherd sichtbar (Abb. 109).
- Nidus manchmal im OPG nicht erkennbar.
- Dichter sklerotischer Randsaum.
- Häufig periphere Lage im Knochen.

Ergänzende Röntgendiagnostik
Ausdehnung in die Maxilla im OPG nicht ausreichend zu erfassen. Bei Einwachsen des Osteoblastoms in die Kieferhöhle diffuse Verschattung. NNH halbaxial, Orbitavergleichsaufnahme und die Filmtomographie bestimmen besser Grenzen des Tumors und Ausmaß der Destruktion. Nachweis kleiner Verkalkungszonen mit der Filmtomographie.
Nidus des Osteoidosteoms oft nur filmtomographisch zu entdecken.
CT: Bei Lokalisation an der Mandibula selten notwendig, es sei denn bei Verdacht auf Kortikalisdurchbruch (Osteoblastom). Die Beziehung der Osteoblastome zu den Knochenwänden des Sinus maxillaris und zur Nasenhaupthöhle und zum Orbitaboden mit der Computertomographie gut zu bestimmen. Zentrale Verkalkungs- und Sklerosezonen werden hochsensitiv erfaßt.

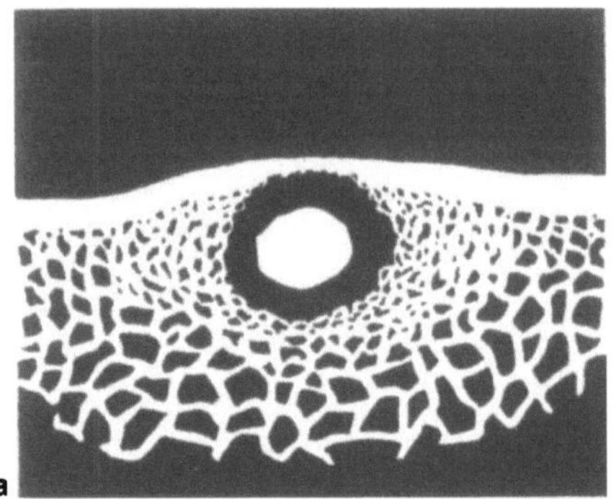

a

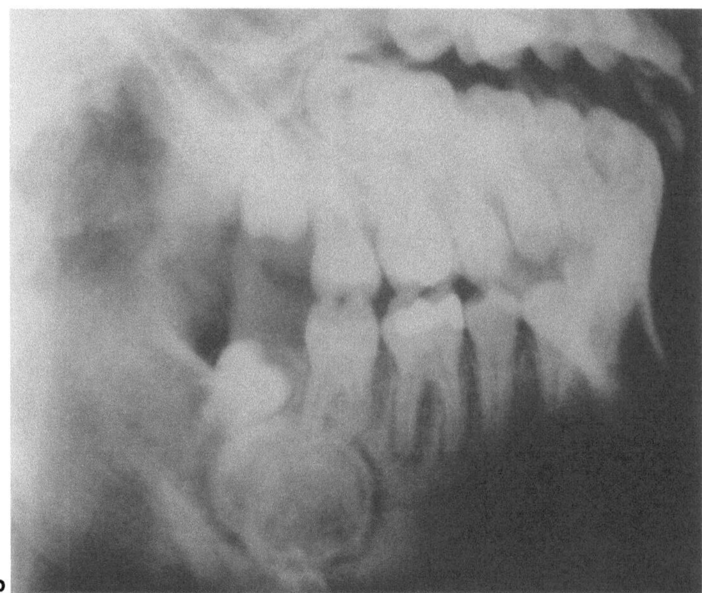

b

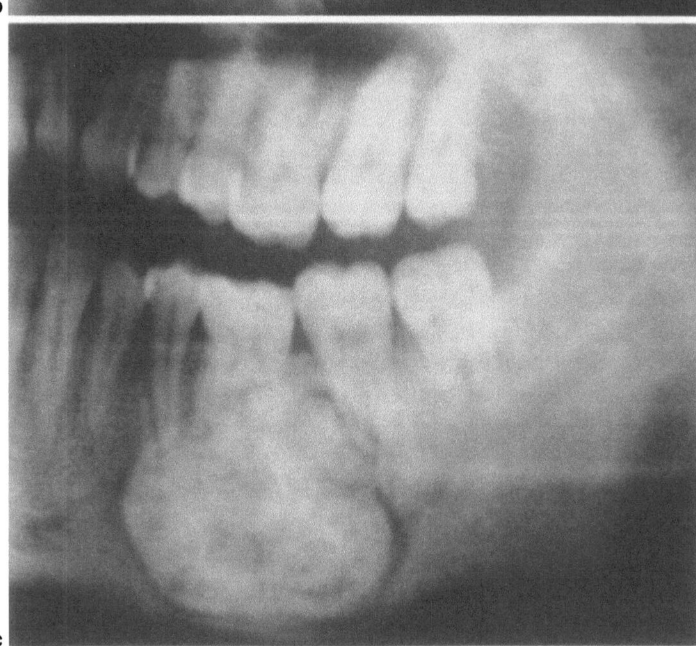

c

Abb. 110 a–c. Osteoblastome.
a Osteoblastom. Osteolyse mit zentraler Verdichtung. Einordnung in die Gruppe der Osteoid-Osteome bzw. Osteoblastome abhängig von der Größe! (Modifiziert nach Poyton [1982]). **b** 15 J. ♂. Unterkieferschrägaufnahme: Periapikale Strukturverdichtung mit perifokalem, glatt begrenztem Aufhellungssaum. Scharfe Abgrenzung des Randsaumes zum gesunden Knochen. Verlagerung von 38. (DÖSAK-Register TU 20, Basel). **c** 21 J. ♂. OPG: 4 cm große, amorphe Verdichtung mit glatt begrenztem strahlendurchlässigen Randsaum und verdünnter Kompakta in der Regio 35 bis 37. Verlagerung des Canalis mandibularis. (DÖSAK-Register TU 2604, Düsseldorf)

Radiologische Differentialdiagnostik

Osteoblastome: Bei Nachweis von Verkalkungen und Sklerosezonen ist zu denken an:
- fibröse Dysplasie (s. Kap. 9.1.3),
- ossifizierende Fibrome (s. Kap. 7.2.11),
- Zementome (s. Kap. 7.1.10),
- Odontome (s. Kap. 7.1.7).

Rein lytische Formen mit unscharfen Rändern schwer von einer Vielzahl tumoröser und tumorähnlicher Knochenläsionen zu unterscheiden (insbesondere vom Osteosarkom!).

Osteoidosteom
- Osteomyelitis (s. Kap. 5.1.1.2, 5.1.2.3),
- Osteome (s. Kap. 7.2.2),
- Kompaktainsel,
- Exostose,
- Zementome (s. Kap. 7.1.10).

Therapie
Primäre, vollständige Resektion, da Osteoblastome am Kiefer ein aggressiveres Verhalten aufweisen als am übrigen Skelett.

Prognose und Rezidivhäufigkeit
Benigner Tumor, maligne Entartung Rarität (Osteoblastome). Rezidive selten, da Tumor gut entfernbar.

7.2.4 Osteosarkom

Synonyme
Osteogenes Sarkom, osteoides Sarkom, Osteofibrosarkom, Osteochondrosarkom, Osteoidsarkom.

Ätiologie und Histologie
Ätiologie unbekannt. Histologisch gehört das Osteosarkom zu den knochenbildenden Tumoren und ist durch die Produktion von Knochengrundsubstanz (Osteoid) charakterisiert. Es können jedoch zusätzlich auch andere Formen der Matrix gebildet werden, so daß histologisch zwischen *osteoblastischen, chondroblastischen, fibroblastischen* und *teleangiektatischen* Formen unterschieden wird.

Merke: Dem *zentralen, medullären Osteosarkom* wird das seltene *periostale* und *parossale (juxtakortikale)* Osteosarkom gegenübergestellt. *Sekundäre Osteosarkome* entstehen auf dem Boden benigner Knochenläsionen (fibröse Dysplasie, M. Paget, ossifizierendes Knochenfibrom) oder als Folge einer vorangegangenen Strahlentherapie.

Alters- und Geschlechtsverteilung
Manifestationsgipfel am Gesichtsschädel: 3. und 4. Lebensdekade. Jedoch alle Altersstufen betroffen. ♂ : ♀ = 3 : 2

Lokalisation und Häufigkeit
Unterkieferkörper bevorzugt. Ansonsten alle Abschnitte des Ober- und Unterkiefers.

Merke: Das Osteosarkom ist auch im Kiefer der häufigste maligne, primäre Knochentumor.
Ca. 2–6% der Osteosarkome sind im Kiefer lokalisiert.

Klinische Symptome
Initialsymptome: Diffuser Schmerz und Schwellung. Parästhesien und Sensibilitätsstörungen am Unterkiefer durch Infiltration des N. mandibularis. Am Oberkiefer mit Ausdehnung in die Kieferhöhle lange symptomlos. Im *Spätstadium* Nasenwegsobstruktion und Bulbushochstand. Alkalische Phosphatase in 50% der Fälle erhöht.

Radiologische Symptome

Merke: Es gibt für das Osteosarkom keine typischen Röntgenzeichen, die eine sichere Diagnose erlauben!

OPG
- *Osteolytischer Typ:* Polymorphe, aber auch rundliche Aufhellung, evtl. mit angedeuteter Gitterstruktur. In der Regel unscharfe Übergangszone zum gesunden Knochen. Knochenkonturen häufig durchbrochen (Abb. 111 a–d). In seltenen Fällen initial asymmetrisch geweiteter Periodontalraum sichtbar.
- *Sklerotischer Typ:* Knochen flocken- oder flächenartig verdichtet. Verdichtungszone überschreitet normale Knochenkonturen fast immer. Grenzen zum normalen Knochen unscharf (Abb. 112 a, b).

Merke: „Rein sklerotische" Osteosarkome existieren praktisch nicht, da zwischen Knochen und sklerotischem Tumor immer kleinere Aufhellungszonen existieren (Tomographie/CT!).

- *Gemischt lytisch-sklerotischer Typ (am häufigsten):* Unregelmäßige, fleckförmige Aufhellungen neben unscharfen, inhomogenen Verdichtungen. Tumoröse Knochenbildungen im Knochen oder parossalen Geschwulstanteil oder in beiden anzutreffen (Abb. 113 a, c).

Merke: Unregelmäßige Spikulaebildung (sog. „Sunburst-Phänomen") findet sich am Kiefer nur selten. Kein pathognomonisches Zeichen für Osteosarkome! Auch Metastasen und die Osteomyelitis rufen ähnliche Periostreaktionen hervor.

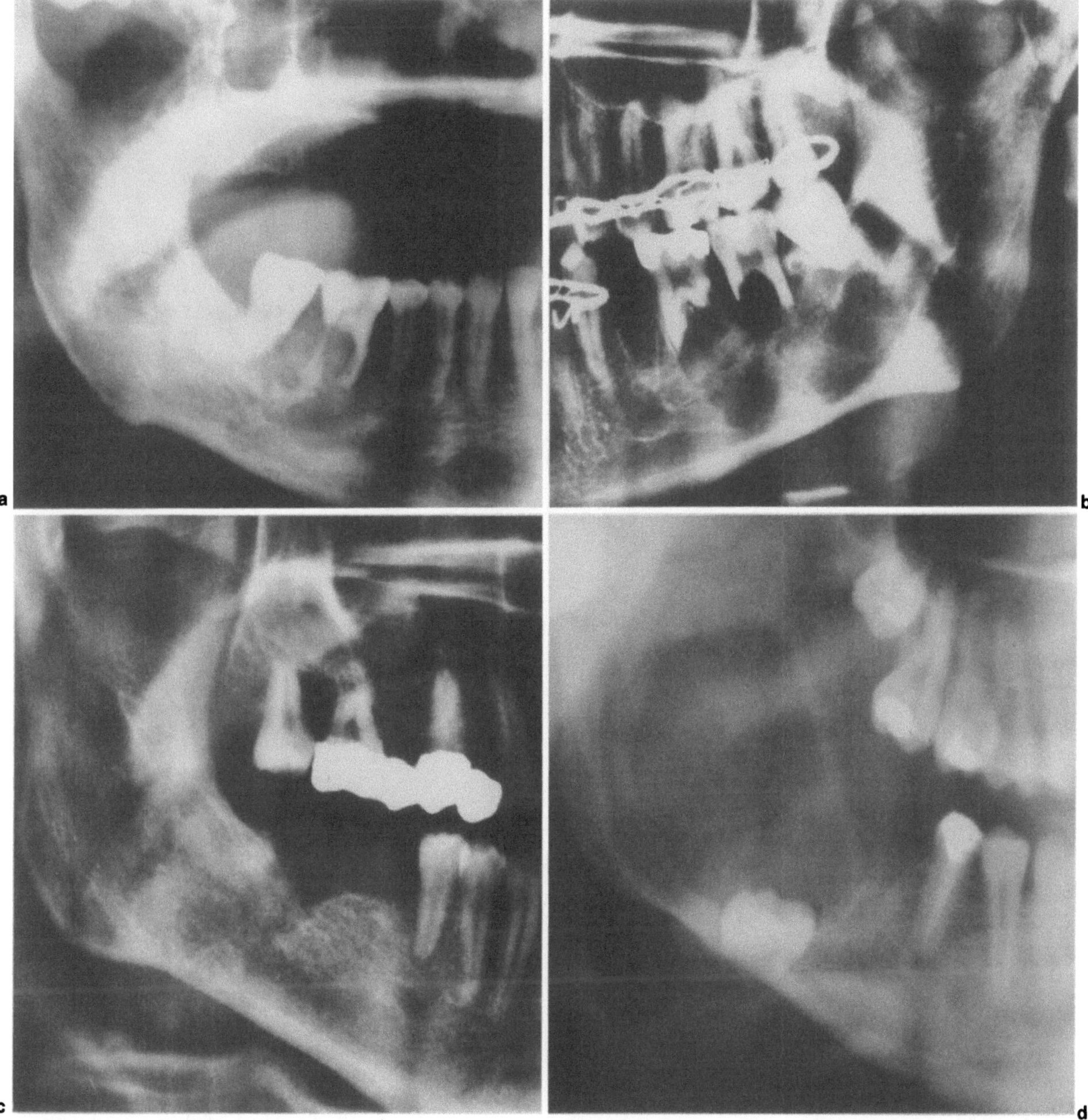

Abb. 111 a–d. Osteolytische Osteosarkome des Unterkiefers. **a** 55 J. ♀. OPG: Im rechten horizontalen Unterkieferast Osteolyse mit ausgeprägter Wurzelresorption von 46 und 47. Unscharfe Begrenzung. (DÖSAK-Register TU 3618, Bochum). **b** 32 J. ♂. OPG: Konfluierende, lytische Destruktionsherde im linken Unterkiefer mit relativ scharfer Abgrenzung. Ausgeprägte Wurzelresorptionen der Molaren. Ober- und Unterkieferschienung. (DÖSAK-Register TU 702, Mainz). **c** 27 J. ♂. OPG: Lytische Destruktion in der rechten Molarregion. Teilweise umschriebene Aufhellung, nach median eher infiltratives Muster. Unscharfe Abgrenzung zum gesunden Knochen. (DÖSAK-Register TU 2646, Mainz). **d** 28 J. ♂. OPG: Expansive, lytische Aufhellung mit Auftreibung des rechten Unterkieferwinkels. Relativ scharfe Begrenzung. Tief am Basalbogen retinierter Molar. Zustand nach Extraktion von 46. (DÖSAK-Register TU 2662, Linz)

a

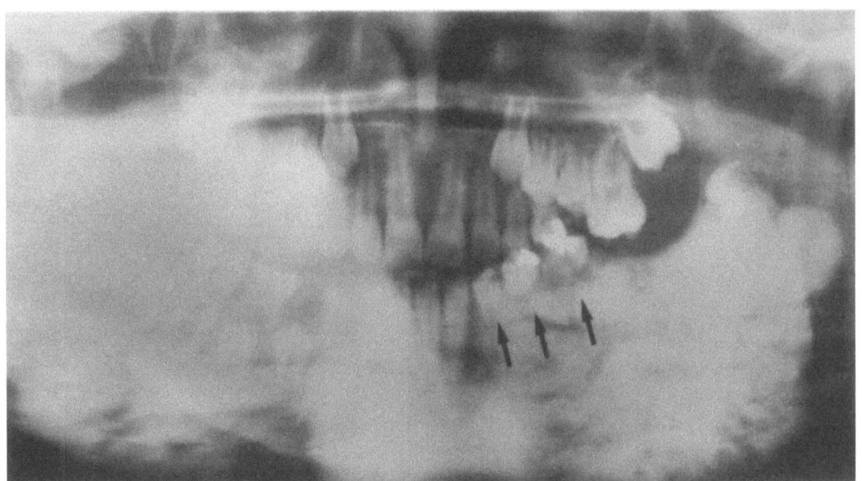

b

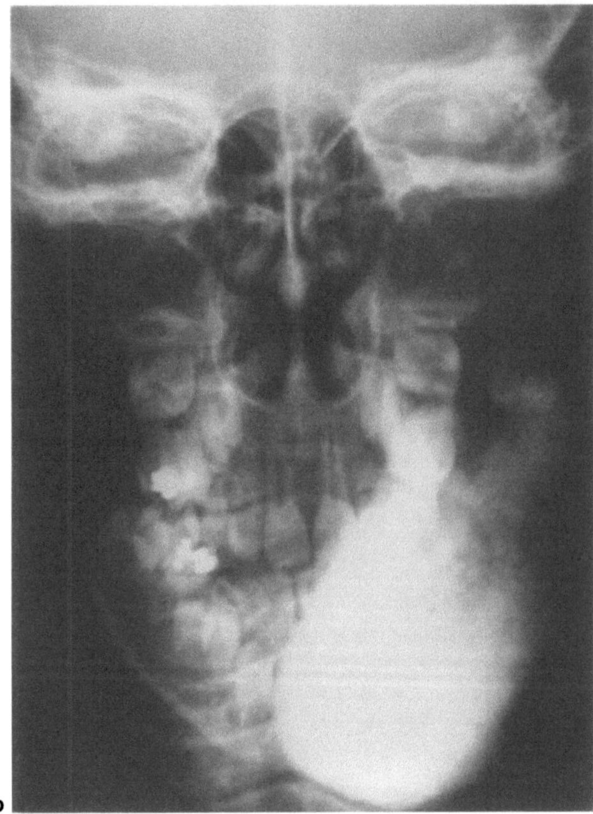

Abb. 112 a, b. Osteosarkom mit sekundärer Osteomyelitis. 9 J. ♂. **a** OPG: Riesiger, die gesamte linke Unterkieferhälfte auftreibender stark sklerosierender Tumor mit Verlagerung von Zahnanlagen (➧) und Milchzähnen (→). Die homogene Verschattung der intakten rechten Unterkieferhälfte ist ein durch die Dichte des Tumors bedingter aufnahmetechnischer Artefakt. Klärung durch: **b** Unterkiefer halbaxial: Der große Tumor ist somit auf die linke Kieferhälfte beschränkt. (DÖSAK-Register, Düsseldorf)

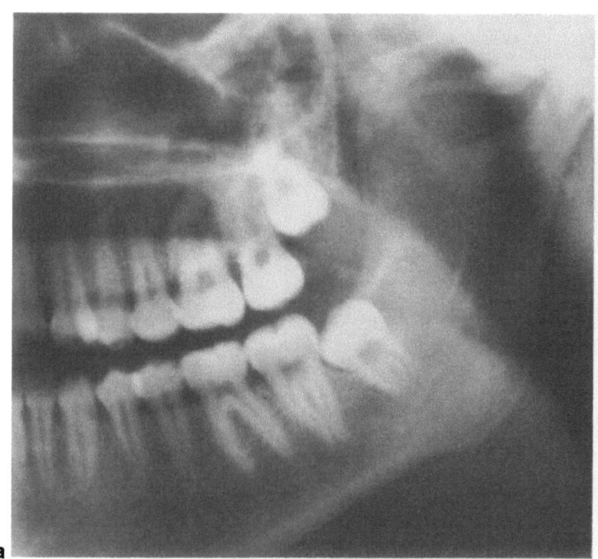

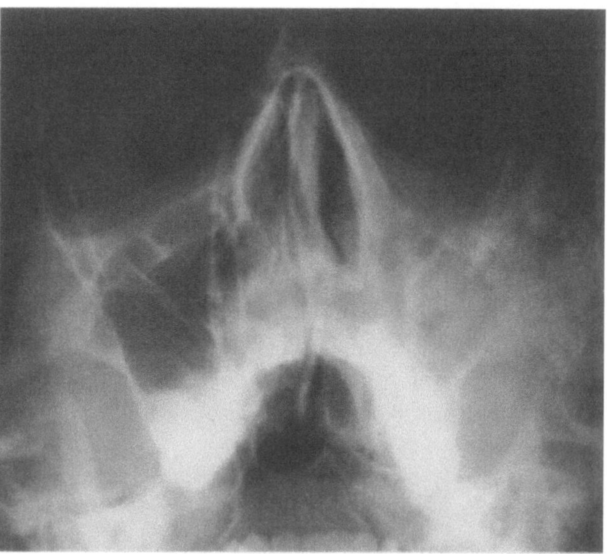

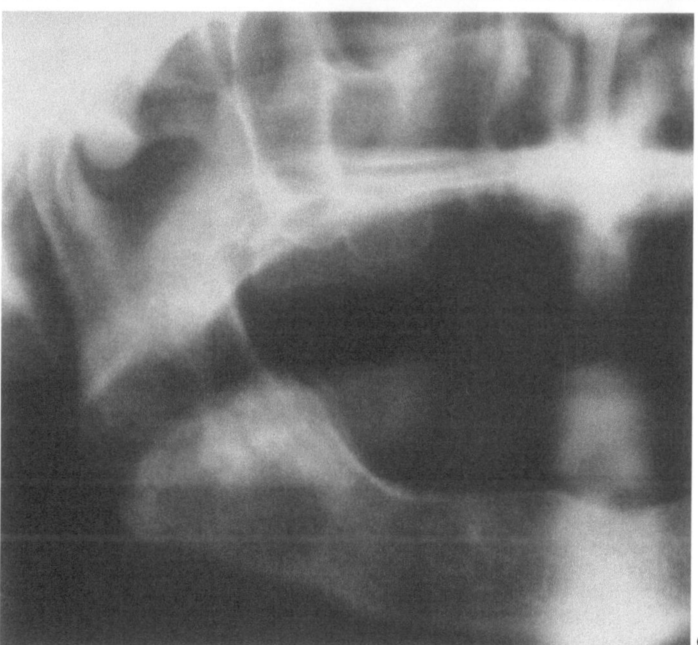

Abb. 113 a–c. Gemischt lytisch-osteoblastische Osteosarkome.
a 19 J. ♀. OPG: Im Bereich des linken Tuber maxillae gemischt lytisch-osteoblastisch expansive Läsion, die in die Kieferhöhle und zum Jochbein vorwächst. **b** NNH halbaxial (derselbe Patient): Vollständige Verschattung der linken Kieferhöhle mit Destruktion der lateralen Wand und des Jochbeinkörpers. Abklärung der wahren Ausdehnung mit CT! (DÖSAK-Register TU 2654, Aachen). **c** 71 J. ♂. OPG: Teils lytischer, teils osteoblastischer, expansiver Knochenprozeß im rechten Kieferwinkel mit unscharfer Begrenzung und Arrosion der Kompakta

Ergänzende Röntgendiagnostik
Je nach Lokalisation des Tumors Ausdehnung des Osteosarkoms im OPG nur unvollständig zu erfassen, insbesondere die Beziehung zu den Knochenwänden des Sinus maxillaris und zum Orbitaboden. Tumoren in den dorsalen Anteilen des Ramus ascendens mandibulae oft nicht vollständig zu erkennen.
Meist sind zusätzliche Einstellungen hilfreich: Schädel axial, NNH halbaxial (Abb. 113b), Unterkieferschräg- und p.a.-Aufnahme (Abb. 112b) und Filmtomographie.
Die CT - in axialer und/oder koronarer Schichtebene - zeigt am klarsten das Ausmaß der Knochendestruktion und einen evtl. parossalen Geschwulstanteil in den Weichteilen. Beziehung des Tumors zu den Nasennebenhöhlen, zu Oro- und Nasopharynx, zur Nasenhaupthöhle und zur Orbita gut zu bestimmen.
Kleine Verkalkungs- und Sklerosezonen hochsensitiv zu erfassen.
Heute Methode der Wahl zur Operationsplanung!

Merke: Der im CT hochsensitiv zu erfassende Kortikalisdurchbruch ist für die Prognose wichtig. Bei Kortikalisdurchbruch um ca. 50% verkürzte Dreijahresüberlebenszeit!

Radiologische Differentialdiagnostik
In Abhängigkeit von der Tumorprogression und dem Nachweis von Tumorknochen ist differentialdiagnostisch zu denken an:
- Metastasen eines unbekannten Primärtumors (selten! Patienten häufig älter!) (s. Kap. 7.3.4).
- Primäre Knochentumoren und tumorähnliche Läsionen (Chondrosarkom, Ewing-Sarkom, Fibrosarkom, fibröse Dysplasie, Riesenzellgranulom).
- Odontogene Tumoren und odontogene Zysten mit unscharfen Rändern (s. Kap. 2.2.4, 2.2.6).

Merke: Die sehr seltenen *juxtakortikalen* Osteosarkome können radiologisch mit gutartigen Tumoren (z. B. Osteom) verwechselt werden.

Therapie
Radikale Resektion mit prä- und/oder postoperativer Chemotherapie.

Prognose und Rezidivhäufigkeit
Prognose des Osteosarkoms mit 40% Fünfjahresüberlebensrate am Unterkiefer und mit 25% am Oberkiefer relativ günstiger als bei Osteosarkomen des übrigen Skeletts. Ergebnisse bei zusätzlicher Anwendung der Chemotherapie verbessert. Späte Metastasierung (vorwiegend Lungen und Skelettsystem).

7.2.5 Chondrom

Synonyme
Enchondrom, zentrales Chondrom, periostales Chondrom, juxtakortikales Chondrom.

Ätiologie und Histologie
Ätiologie unbekannt. Histologisch gehört das Chondrom zu den benignen, knorpelproduzierenden Tumoren. Es werden *Enchondrome (zentrales Chondrom)* und *Ekchondrome (periostale Chondrome)* unterschieden.
Weitere gutartige knorpelbildende Knochentumoren, die jedoch an den Kieferknochen extrem selten sind:
Osteochondrom: Dieser exostotisch wachsende, kartilaginäre Tumor kommt am Kiefer am Processus coronoideus und am Condylus mandibulae vor.
Chondroblastom: Vereinzelt sind Chondroblastome am Condylus mandibulae beschrieben worden. Patienten unter 25 Jahren sind betroffen. In der lytischen Destruktionszone teilweise stippchenartige Verkalkungen.
Chondromyxoidfibrom: Charakterisiert durch myxoide Interzellularsubstanz. Vereinzelt an der Mandibula beschrieben (Abb. 114a-d).

Alters-und Geschlechtsverteilung
Alle Altersstufen betroffen, mittleres Lebensalter bevorzugt. Keine Geschlechtsprädilektion bekannt.
Durch kleine Fallzahlen am Kiefer keine sichere Aussage möglich!

Lokalisation und Häufigkeit
Ober- und Unterkiefer betroffen. In der Mandibula dorsaler Anteil und Processus coronoideus, in der Maxilla fast immer anteriorer Anteil bevorzugt.

Klinische Symptome
Schmerzlose, harte Schwellung. Gelegentlich Zahnkippungen. Bei Lage in der Nähe des Processus coronoideus Bewegungseinschränkung des Unterkiefers.

Radiologische Symptome

OPG
Uncharakteristisches Erscheinungsbild!
- Lytische Destruktionszonen mit in der Regel scharfer Grenze zum gesunden Knochen (Abb. 115).
- Kortikalis häufig durchbrochen.
- Stippenartige Verkalkungen und trabekuläre Strukturen in einem Teil der Fälle.

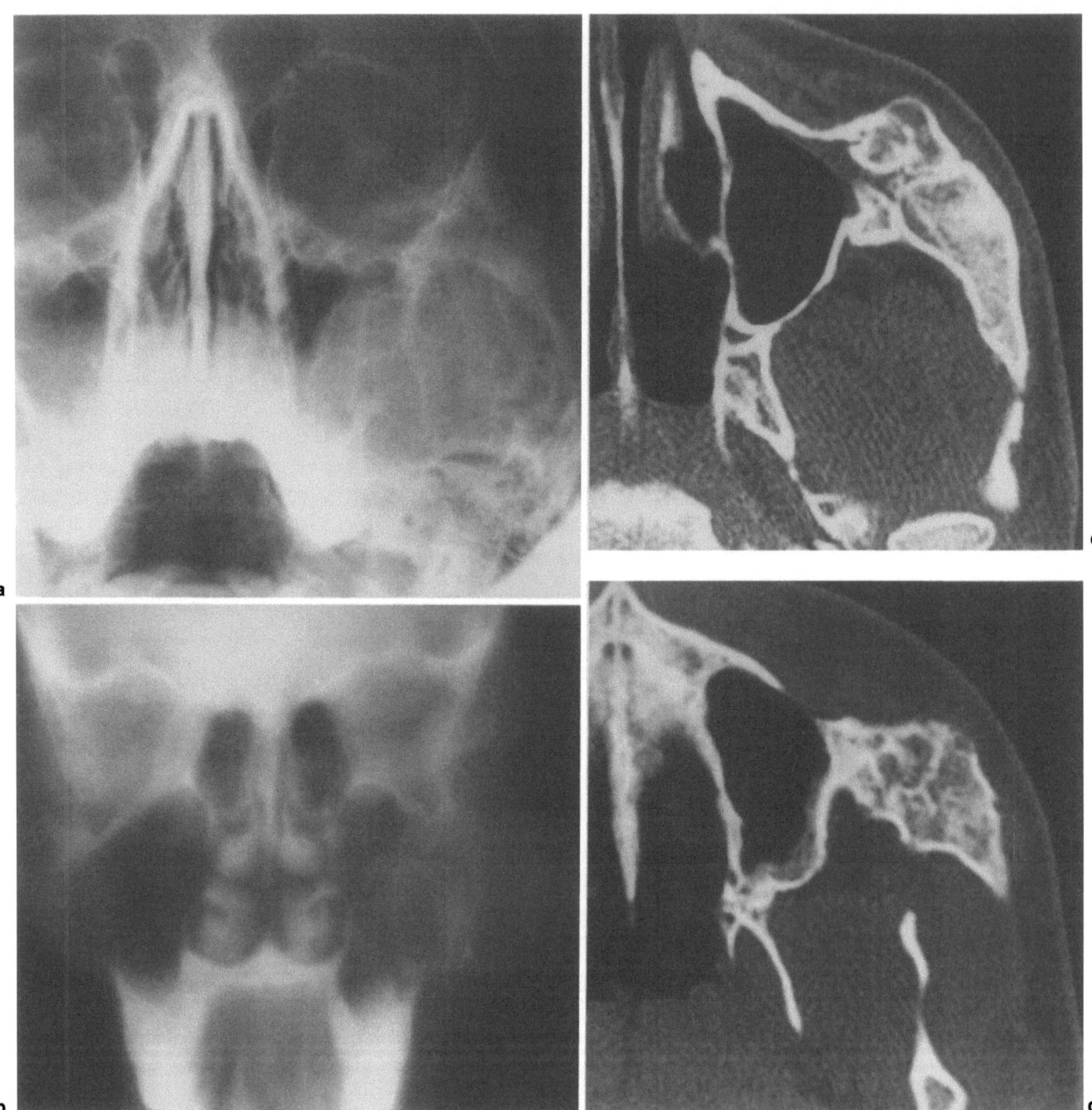

Abb. 114a–d. Chondromyxoidfibrom.
19 J. ♂. 1983 extensive Probeexzision mit Erstdiagnose: Fibröse Dysplasie. Revision der Diagnose 1985. **a** NNH halbaxial (1983, präoperativ): Tumoröse Knochenauftreibung im Bereich der linken Maxilla lateral und des linken Jochbogens. Kieferhöhle subtotal verschattet. Scharfe Tumorbegrenzung zur Kieferhöhle. **b** Tomographie frontal (1983): Expansive, teilweise lobuläre Raumforderung mit Destruktion der lateralen Kieferhöhlenwand und Vorwölbung nach bukkal. **c** CT - High resolution (1985): Deutliche Auftreibung des Jochbeinkörpers mit Beteiligung der lateralen Kieferhöhlenkontur und kleinem Weichteilpolster. **d** Kaudal davon zeigen sich noch deutlich die amorphen Veränderungen und die unregelmäßig konfigurierte, dünne Kompakta. Entfernung des linken Jochbeins in toto. Endgültige Diagnose: Chondromyxoidfibrom

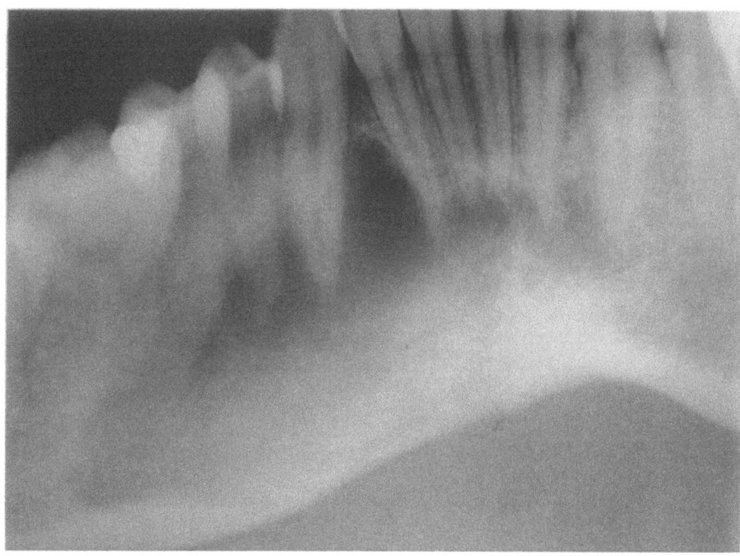

Abb. 115. Enchondrom.
16 J. ♀. Unterkieferpanoramavergrößerungsaufnahme: Lytische bis nach interdental reichende Destruktionszone in der Regio 33 bis 46. Teils scharfe, teils unscharfe Begrenzung. Keine Verkalkungen! Leichte Kippung von 42 und 43

Ergänzende Röntgendiagnostik
Je nach Lokalisation des Tumors Ausdehnung im OPG nur unvollständig zu erfassen, insbesondere die Beziehung des Tumors zum Sinus maxillaris und Orbitaboden. Darstellung der Tumorausdehnung nach lingual und palatinal ebenfalls schwierig. Zusätzliche Einstellungen: Schädel axial, NNH halbaxial (Abb. 114a), Unterkieferschräg- und p. a.-Aufnahme und Filmtomographie (Abb. 114b).
Die CT - in axialer und/oder koronarer Schichtebene - zeigt am klarsten das Ausmaß der Knochendestruktion und einen evtl. paraossalen Geschwulstanteil. Beziehung des Tumors zu den Nasennebenhöhlen, zu Oro- und Nasopharynx, zur Nasenhaupthöhle und Orbita gut zu bestimmen. Verkalkungszonen werden hochsensitiv erfaßt (Abb. 114c + d). Heute Methode der Wahl zur Operationsplanung!

Radiologische Differentialdiagnostik
Bei Nachweis von Verkalkungen keine Unterscheidung zum Chondrosarkom möglich! Bei der rein lytischen Form des Chondroms ist ein ähnliches röntgenmorphologisches Bild zu erwarten bei:
- fibröser Dysplasie (s. Kap. 9.1.3),
- Knochentumoren (Fibrosarkom, Osteosarkom, Chondrosarkom) (s. Kap. 7.2.13, 7.2.4, 7.2.6),
- odontogenen Tumoren und Zysten (s. Kap. 2.2.1-2.2.6),
- Osteochondromen.

Therapie
Radikale Resektion.

Prognose und Rezidivhäufigkeit
Die histologisch benigne erscheinenden Chondrome haben teilweise ein sehr unterschiedliches biologisches Verhalten. Nicht selten muß aufgrund des weiteren klinischen Verlaufes (Rezidiv mit der Tendenz zu Entdifferenzierung, Metastasen) retrospektiv die Diagnose Chondrosarkom gestellt werden.

Merke: Insgesamt sind knorpelproduzierende Tumoren des Gesichtsschädels eher maligne als benigne!

7.2.6 Chondrosarkom

Synonyme
Chondroblastisches Sarkom, chondroides Sarkom, Chondroidsarkom, Osteochondroidsarkom, Chondromyxosarkom.

Ätiologie und Histologie
Ätiologie unbekannt. Histologisch ist der maligne Tumor durch die Produktion von Knorpelmatrix (Chondroid) charakterisiert.

Merke: Man unterscheidet zwischen *primären* und *sekundären* Chondrosarkomen. Letztere entwickeln sich aus Chondromen und Osteochondromen.
Als Sonderform werden die sehr seltenen *mesenchymalen* Chondrosarkome abgegrenzt (Abb. 117a, b).

Alters- und Geschlechtsverteilung
Manifestationsgipfel: 4. und 5. Lebensdekade. Jedoch alle Altersstufen betroffen.
♂ > ♀

Lokalisation und Häufigkeit
Nur ca. 4-6% der Chondrosarkome sind im Kiefer lokalisiert. Häufiger in der Maxilla als in der Mandibula.

Klinische Symptome
Schwellung, die lange schmerzlos ist. Parästhesien (Nervus mandibularis!). Bei Einwachsen in die Kieferhöhle lange symptomarm. Protrusio bulbi bei Einwachsen des Tumors in die Orbita. Behinderung der Nasenatmung, sofern die mediale Kieferhöhlenwand durchbrochen.

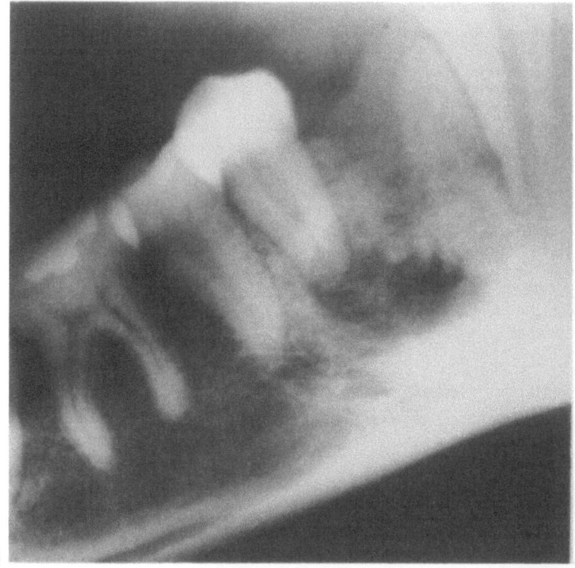

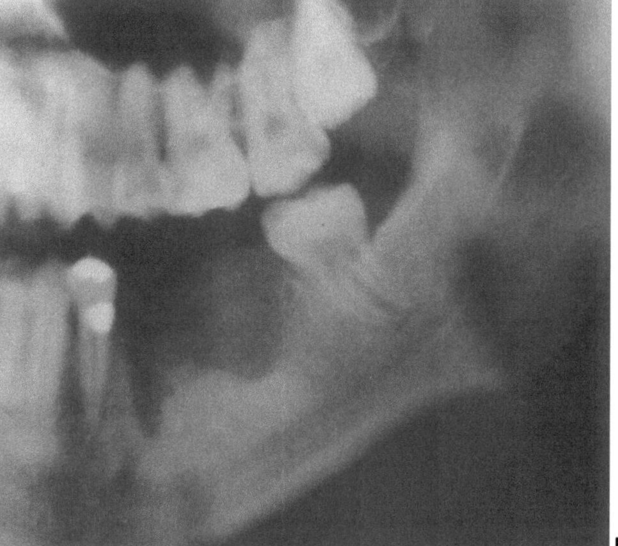

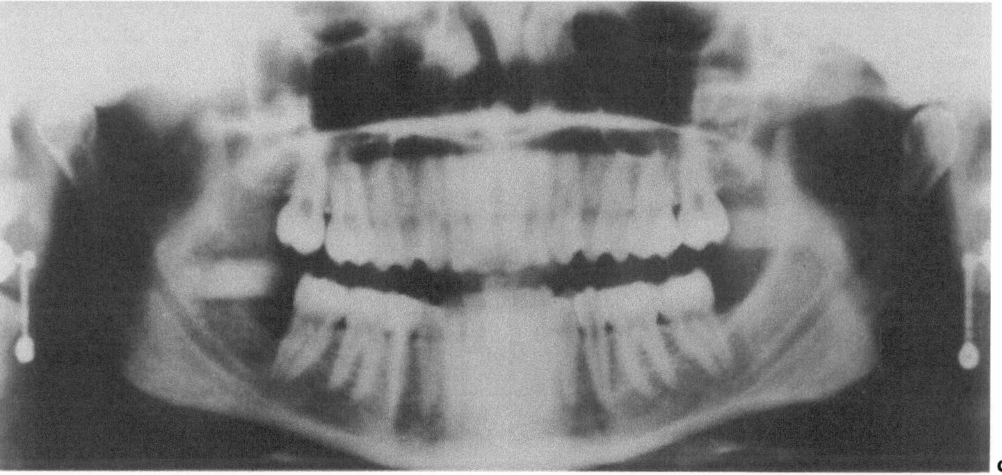

Abb. 116a–c. Chondrosarkome des Unterkiefers.
a 39 J. ♀. Panoramavergrößerungsaufnahme des Unterkiefers: Rundliche, partiell scharf begrenzte Lyse periapikal von 43 (extrahiert) und 44. Der Tumor reicht bis an den Periodontalspalt von 42 und arrodiert initial die Wurzel. Eindeutige Verkalkungen heben sich nicht ab. (DÖSAK-Register TU 2591, Düsseldorf). **b** 18 J. ♂. OPG: In der Regio 35 bis 37 teils osteolytische, teils osteoplastische Raumforderung, die bis an den Canalis mandibularis heranreicht und einen intraoralen Weichteilanteil aufweist. (DÖSAK-Register TU 2598, Düsseldorf). **c** 22 J. ♀. OPG: Längliche, lytische Destruktionszone im rechten Kieferwinkel bei noch erhaltener, allerdings gezackter Begrenzung des Canalis mandibularis. Unscharfe Abgrenzung zum gesunden Knochen. Keine Verkalkungen. Verdichtungszone überlagert horizontal den Tumor (Artefakt durch Ohrringe!). (DÖSAK-Register TU 2750, Lausanne)

Radiologische Symptome

OPG

- Polymorphe lytische Destruktionszone (Abb. 116a–c),
- Grenze zum gesunden Knochen unscharf (Abb. 116b, c),
- Kortikalis meist durchbrochen (Abb. 116b, c; 117c),
- Sofern es zur Kalzifikation des Tumorknorpels kommt, erkennt man stippchen-, flockenartige Verdichtungen in der Lysezone (ca. ½ der Fälle).

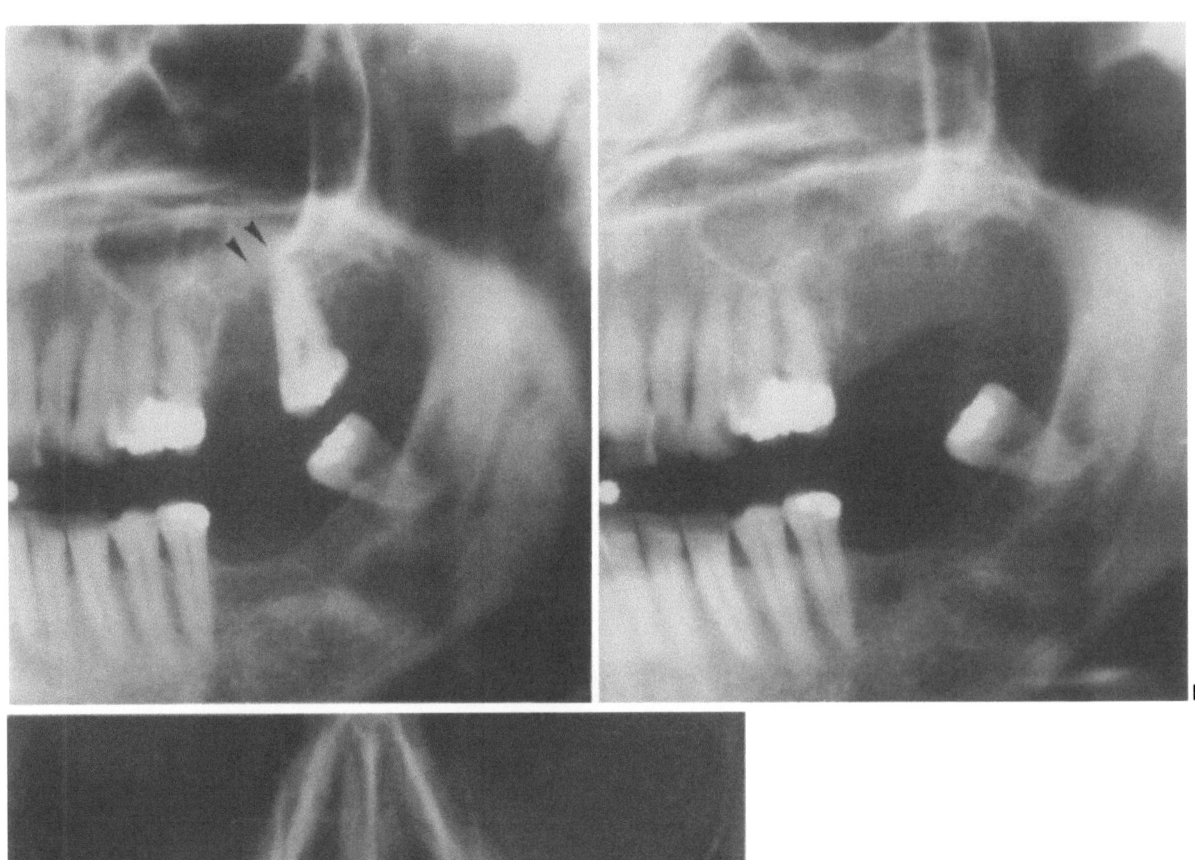

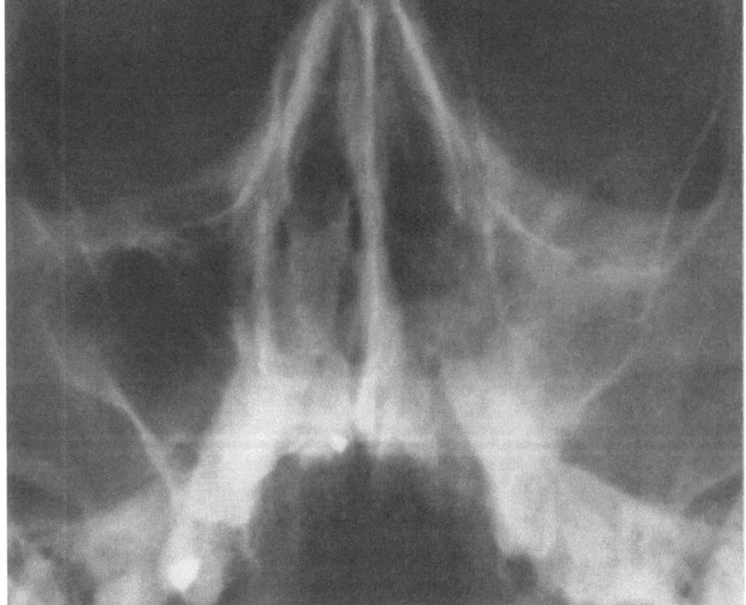

Abb. 117 a–c. Chondrosarkome des Oberkiefers.
a 41 J. ♀. Mesenchymales Chondrosarkom. OPG: Zustand nach Extraktion von 26. Diskrete osteolytische Läsion insbesondere am Tuber maxillae und Kieferhöhlenboden (▶). **b** OPG (4 Wochen später): Weitere Extraktion von 27. Zunahme der Destruktion des linken Kieferhöhlenbodens und der Kieferhöhlenverschattung. (DÖSAK-Register TU 2271, Bochum). **c** 64 J. ♂. Chondrosarkom. NNH halbaxial: Vollständige Verschattung der linken Kieferhöhle mit Destruktion der medialen und lateralen Kieferhöhlenwand

Ergänzende Röntgendiagnostik
Je nach Lokalisation des Tumors Ausdehnung des Chondrosarkoms im OPG nur unvollständig abzubilden, insbesondere die Beziehung des Tumors zum Sinus maxillaris und Orbitaboden. Erfassung der Tumorausbreitung nach lingual/palatinal ebenfalls schwierig. Zusätzliche Einstellung: NNH halbaxial (Abb. 117 c), Unterkieferschräg- und p. a.-Aufnahme und Filmtomographie.
CT heute Methode der Wahl! (Op-Planung!).
Sie zeigt am klarsten das tatsächliche Ausmaß der Knochendestruktion und parossale Geschwulstanteile. Beziehung des Tumors zu den Nasennebenhöhlen, zu Oro- und Nasopharynx, zur Nasenhaupthöhle und zur Orbita gut zu bestimmen. Verkalkungszonen werden hochsensitiv erfaßt.

Radiologische Differentialdiagnostik
Bei Nachweis von Kalzifikationen an Enchondrome denken (häufig besser abgegrenzt).
- Rein lytische Form des Chondrosarkoms nicht von anderen primären Knochentumoren (Osteosarkom, Fibrosarkom) zu unterscheiden.
- Odontogene Tumoren und Zysten mit unscharfen Rändern (s. Kap. 2.2.1-2.2.6),
- Metastasen eines unbekannten Primärtumors (s. Kap. 7.3.1),
- intraossäre Karzinome (s. Kap. 7.4.3).

Therapie
Radikale Resektion des Tumors weit im Gesunden. Tumor nicht sensibel für Radiatio oder Chemotherapie.

Prognose und Rezidivhäufigkeit
Der Tumor wächst in der Regel langsamer als das Osteosarkom und metastasiert sehr spät. Günstigere Prognose als beim Osteosarkom. Lokalrezidive - trotz der makroskopischen Entfernung des Tumors im Gesunden - häufig.

Merke: Insgesamt sind im Bereich des Gesichtsskeletts knorpelproduzierende Knochentumoren eher maligne als benigne.

7.2.7 Ewing-Sarkom

Synonyme
Ewing-Tumor, diffuses Endotheliom des Knochens, endotheliales Myelom.

Ätiologie und Histologie
Ätiologie unbekannt.

Merke: Das Ewing-Sarkom ist ein maligner Knochentumor unklarer Histogenese. Aufgrund der vermuteten Beziehung zu den Stammzellen des Knochenmarks wird er zu den sog. myelogenen Tumoren gerechnet. Verwandtschaft mit dem malignen Lymphom?

Alters- und Geschlechtsverteilung
Manifestationsgipfel: 10–25 Jahre.
♂ : ♀ = 2 : 1

Lokalisation und Häufigkeit
Der Tumor ist am Oberkiefer wesentlich seltener als am Unterkiefer. Nur ca. 3% aller Ewing-Sarkome sind im Kiefer lokalisiert.

Klinische Symptome
Meist kurze Anamnese mit Schmerz und Schwellung und in Einzelfällen Zahnlockerung. Die Haut über dem Tumor manchmal gerötet. Parästhesien, Sensibilitätsstörungen (N. mandibularis!). Protrusio bulbi und Behinderung der Nasenatmung, sofern Orbita und Nasenhaupthöhle beteiligt sind (selten). Auch Allgemeinsymptome wie Fieber, Leukozytose, Anämie und BSG-Erhöhung werden beobachtet.

Radiologische Symtpome

OPG
- Lytische Areale mit unscharfer Übergangszone zum gesunden Knochen (Abb. 118 a),
- Destruktionszonen unilokulär oder konfluierend multilokulär („Mottenfraß") (Abb. 118 c),
- feine periostale Knochenneubildungen bei fortgeschrittenen Fällen häufig nachweisbar (Abb. 118 c),
- die Knochenkonturen häufig vollständig zerstört,
- selten: gemischt lytisch-sklerotische Knochendestruktion mit ausgeprägter periostaler Reaktion.

Ergänzende Röntgendiagnostik
Je nach Lokalisation des Tumors Ausdehnung des Ewing-Sarkoms im OPG nur unvollständig zu erfassen, insbesondere die Beziehung des Tumors zu den Knochenwänden der Maxilla. Auch die Zerstörung der Kompakta und Tumoren im Ramus ascendens mandibulae sind mit zusätzlichen Einstellungen (Schädel axial, NNH halbaxial, Unterkieferschräg- und p. a.-Aufnahme) und der Filmtomographie besser zu beurteilen. Im Frühstadium Einzelzahnaufnahmen!
CT heute Methode der Wahl. Sie zeigt am klarsten das Ausmaß der Knochendestruktion und parossale Geschwulstanteile (Abbb. 118 b). Beziehung des Tumors zu den Nasennebenhöhlen, zu Oro- und Nasopharynx, zur Nasenhaupthöhle und zur Orbita gut zu bestimmen. Periostale Knochenneubildungen kommen gut zur Abbildung. Methode der Wahl zur Operationsplanung.

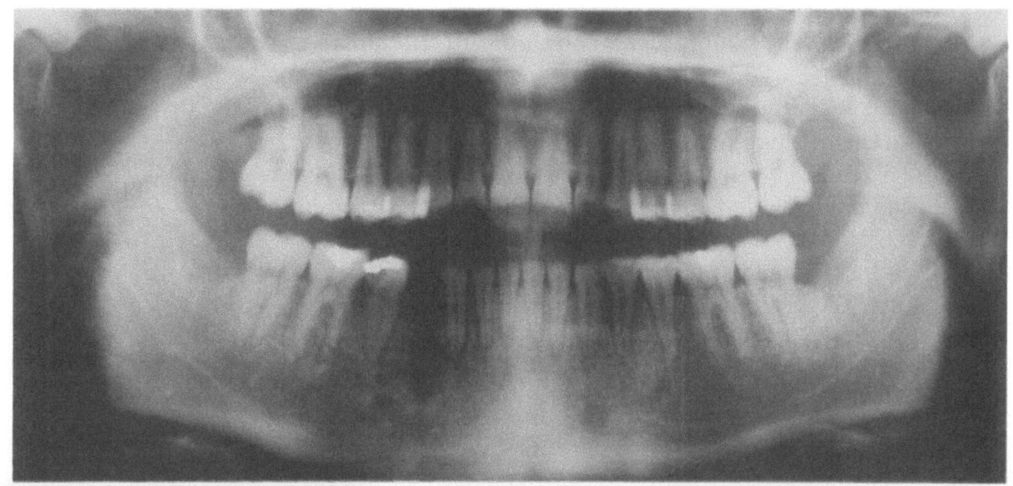

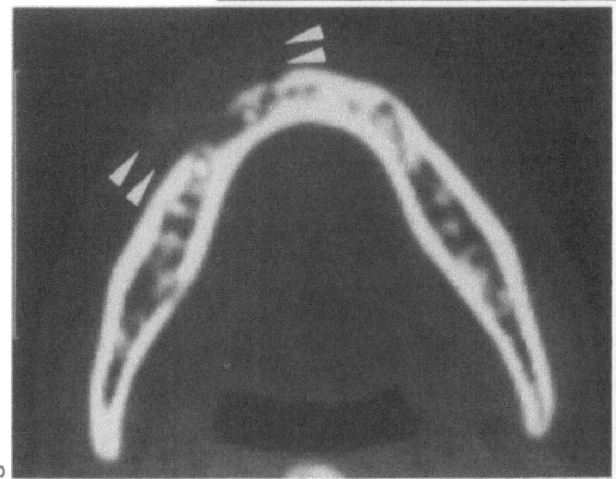

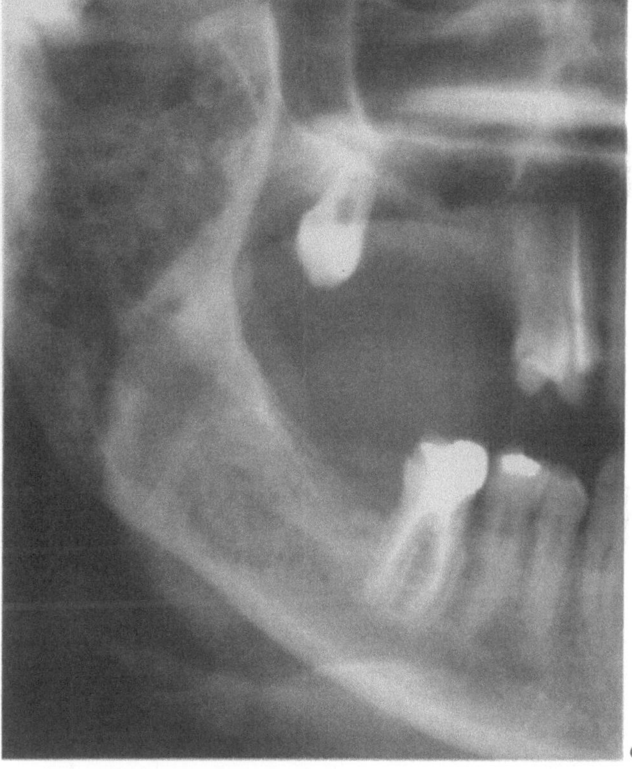

Abb. 118 a–c. Ewing-Sarkome des Unterkiefers.
a 17 J. ♀. OPG: Gemischt lytisch-sklerotische Knochendestruktionszone im Unterkiefer, insbesondere unterhalb des extrahierten 44. Ausdehnung des Tumors schwer erkennbar. **b** CT (Knochenausspielung): Lytische Destruktion im rechten Unterkieferast. Kortikalisdurchbruch und geringe Weichteilschwellung (▶). Innere Kompakta noch erhalten. Das CT zeigt, daß die im OPG sichtbaren sklerotischen Anteile Reste der destruierten Kortikalis darstellen. **c** 20 J. ♀. OPG: Ausgeprägte lytische Destruktion des gesamten aufsteigenden Astes und des Kieferwinkels. Nur geringe Auftreibung des Processus muscularis. Mottenfraßähnlicher Charakter der Destruktion. Periostale Reaktion am Alveolarkamm. (DÖSAK-Register TU 1053, Innsbruck)

Radiologische Differentialdiagnostik
In Abhängigkeit von Tumorprogression sind differentialdiagnostisch zu erwägen:
- primäre Knochentumoren: Osteosarkom (gleiche Altersgruppe!), Fibrosarkom, Retikulumzellsarkom, Plasmozytom (s. Kap. 7.2.4, 7.2.13, 7.2.8, 7.3.2),
- Knochenmanifestation der Leukämie und maligner Lymphome (s. Kap. 7.3.3, 7.3.4),
- Metastasen (Patienten oft älter!) (s. Kap. 7.3.1),
- Osteomyelitis! (auch klinisch manchmal schwierig abzugrenzen) (s. Kap. 5.1.2) (s. auch Aufhellungen mit unscharfen Rändern S. 30).

Therapie
Chemo- und Radiotherapie. In Einzelfällen adjuvante, nicht radikale Operation.

Prognose und Rezidivhäufigkeit
Prognose des Tumors ausgesprochen ungünstig.
Fünfjahresüberlebensrate zwischen 5 und 35%. Seit Einführung der Chemotherapie Ergebnisse verbessert.

7.2.8 Retikulumzellsarkom

Synonyme
Retikulosarkom, Retothelsarkom, primäres malignes Lymphom des Knochens, primäres Non-Hodgkin-Lymphom des Knochens, clasmocytic lymphoma, monocytoma.

Ätiologie und Histologie
Ätiologie unbekannt.

Merke: Der Tumor wird heute zu den Non-Hodgkin-Lymphomen gerechnet. Da das Retikulumzellsarkom des Knochens auch auf lange Sicht primär im Skelettsystem manifest bleibt, wird der Tumor unter die primären Knochentumoren eingereiht.
Histologisch besteht weitgehende Ähnlichkeit zu Formen der extraossären Non-Hodgkin-Lymphome (s. auch Kap. 7.3.3).

Alters-und Geschlechtsverteilung
Alle Altersstufen betroffen, 4.–6. Lebensdekade bevorzugt. ♂ > ♀

Lokalisation und Häufigkeit
Unterkiefer häufiger als Oberkiefer betroffen. Ca. 4% der Retikulumzellsarkome im Kiefer lokalisiert.

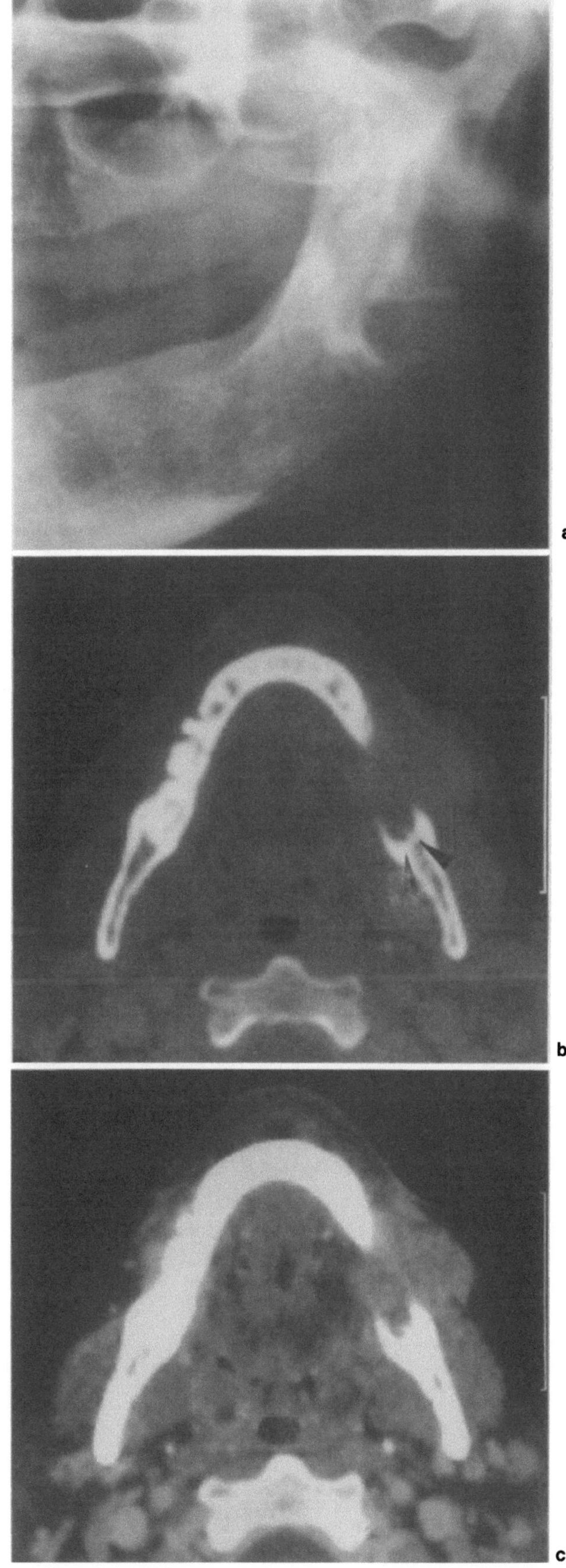

Abb. 119 a–c. Retikulumzellsarkom des Unterkiefers.
a 62 J. ♀. OPG: Ausgedehnte Aufhellungszone im linken Kieferwinkel mit unscharfer Begrenzung und infiltrativ, fleckigem Charakter der Lyse. Kompakta durchbrochen. (DÖSAK-Register TU 4128, Innsbruck).
b, c 59 J. ♂. CT: Axiale Schnittführung. Weichteil- und „Knochenfenster". Vollständige Destruktion des horizontalen Unterkieferastes links. Scharfe, sklerotische Übergangszone zum gesunden Knochen (dorsal gut zu erkennen, ►). Tumor und seine Weichteilanteile nach Kontrastmittelgabe von den umgebenden Weichteilstrukturen gut abzugrenzen

Klinische Symptome
Schmerzen und lokale Schwellung. Je nach Lage des Tumors Parästhesien (N. mandibularis!) und Zahnlockerung. Tumor oft relativ lange symptomlos (langsames Wachstum).

Radiologische Symptome

OPG
- Lytische Areale mit fleckigem, mottenfraßähnlichem Charakter (Abb. 119),
- unscharfe Grenze zum gesunden Knochen (Abb. 119),
- Knochenkonturen ebenfalls unregelmäßig destruiert,
- in seltenen Fällen zystenähnliche Röntgenmorphologie,
- keine periostale Reaktion.

Ergänzende Röntgendiagnostik
Je nach Lokalisation des Tumors Ausdehnung des Retikulumzellsarkoms im OPG nur unvollständig zu erfassen, insbesondere Tumoren der Maxilla. Konturen der Mandibula sind mit zusätzlichen Einstellungen häufig besser zu erfassen: Unterkieferschräg- und p. a.-Aufnahme, Filmtomographie.
CT heute Methode der Wahl, da Tumor meist ausgedehnter als nativradiologisch erkennbar. Sie zeigt am klarsten die Knochendestruktion und parossalen Geschwulstanteile (Abb. 119 b, c). Beziehung des Tumors zu den Nasennebenhöhlen, zu Oro- und Nasopharynx, zur Nasenhaupthöhle und zur Orbita gut zu bestimmen.
Methode der Wahl zur Operationsplanung.

Radiologische Differentialdiagnostik
In Abhängigkeit vom Alter des Patienten ist zu denken an:
- primäre Knochentumoren (Ewing-Sarkom, Osteosarkom) (s. Kap. 7.2.7, 7.2.2),
- Metastasen eines unbekannten Primärtumors (s. Kap. 7.3.1),
- Plasmozytom, Leukämie, maligne Lymphome (s. Kap. 7.3.2, 7.3.3, 7.3.4),
- Osteomyelitis (s. Kap. 5.1.2),
- odontogene Zysten und Tumoren.

Therapie
Resektion mit Nachbestrahlung, evtl. adjuvante Chemotherapie.

Prognose und Rezidivhäufigkeit
Prognose mit einer Fünfjahresüberlebensrate von ca. 35-50% relativ günstig. In fortgeschrittenen Fällen Metastasierung in regionäre Lymphknoten, Lunge und andere Knochen. Lokalrezidive auch Jahre nach Abschluß der Behandlung nicht selten.

7.2.9 Hämangiom

Synonyme
Angiom, benignes Hämangioendotheliom.

Merke: Radiologisch, makroskopisch und mikroskopisch entsprechen *Lymphangiome* des Knochens dem *Hämangiom*, jedoch enthalten die Gefäßräume dann Plasma (Abb. 121).

Ätiologie und Histologie
Ätiologie unbekannt. Unklar ob das Hämangiom des Kiefers als echte Neoplasie oder als Hamartom anzusehen ist. Es handelt sich um eine benigne Läsion vaskulären Ursprungs. Histologisch wird zwischen kavernösen und kapillären Hämangiomen oder deren Mischtyp unterschieden. An den Kieferknochen überwiegt die kapilläre Form.

Merke: In sehr seltenen Fällen können die Kieferknochen beim Kasabach-Meritt-Syndrom (Riesenhämangiom der Körperoberfläche, Thrombopenie, hämorrhagische Diathese) mitbeteiligt sein.

Alters- und Geschlechtsverteilung
Alle Altersstufen betroffen. Häufigkeitsgipfel: 2. Lebensdekade. ♀ > ♂

Häufigkeit und Lokalisation
Mandibula : Maxilla = 2 : 1

Merke: Nur ca. 10% der Hämangiome sind in den Kieferknochen lokalisiert.

Klinische Symptome
Langsam zunehmende (oft über Jahre!) schmerzlose Schwellung mit bläulicher Verfärbung der Gingiva über der Läsion. Schmerzen nur im fortgeschrittenen Stadium. Nur schwer kontrollierbare Blutung bei Biopsie oder Zahnextraktion. Zahnlockerungen. Pulsationen.

Radiologische Symptome

OPG
- Am Oberkiefer meist uncharakteristischer Befund.
- Am Unterkiefer Knochenauftreibung mit trabekulärem, „strahlenförmigem" oder „seifenblasenähnlichem" Muster (neugebildete Knochenbälkchen) (Abb. 120a, b).
- Bei größeren Läsionen Kortikalis verdünnt und ausgespannt (Abb. 120b).
- Bei kleineren Läsionen (ca. 1-2 cm) lytische Areale mit nur einzelnen Trabekeln. Übergangszone zum gesunden Knochen häufig unscharf.
- Wurzelspitzenresorptionen beschrieben.

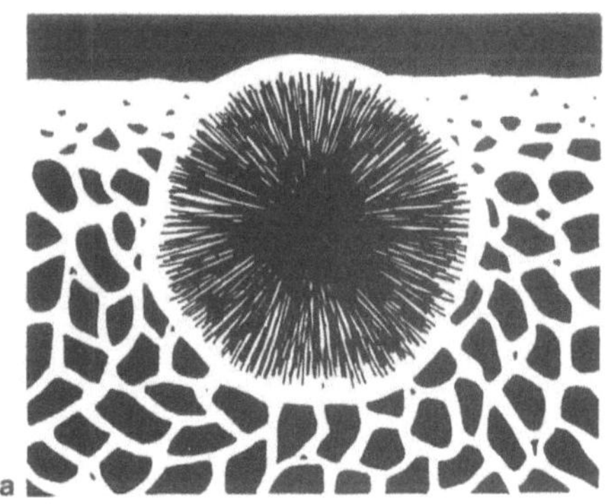

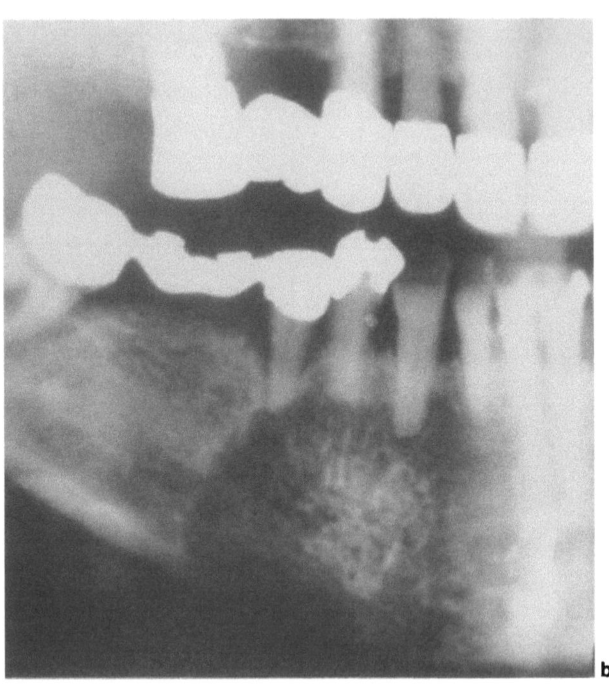

Abb. 120 a, b. Kavernöses Hämangiom.
a Schemazeichnung. Primär lytische Läsion mit radiär angeordneter, strahlenförmiger Knochenneubildung und glatter Begrenzung. (Modifiziert nach Poyton [1982]). **b** OPG (50 J. ♀): Lytische, relativ scharf begrenzte Destruktionszone im rechten Unterkieferkörper. Im Zentrum der Läsion teils wabige, teils radiär angeordnete Knochenneubildung. Wurzelresorption an allen Prämolaren. (DÖSAK-Register TU 2747, Hannover)

Ergänzende Röntgendiagnostik

NNH halbaxial und Filmtomographie.

Die Computertomographie - in axialer und/oder koronarer Schichtebene - zeigt den Tumor in seiner Beziehung zu den Nasennebenhöhlen, zum Nasopharynx und zur Nasenhaupthöhle. Trabekuläres, strahliges Muster der Läsion im CT gut nachzuweisen. Evtl. typisches Enhancement nach KM-Infusion. Der fast immer fehlende Kortikalisdurchbruch (im CT gut zu demonstrieren) weist auf den benignen Charakter der Läsion hin.

Radiologische Differentialdiagnostik

In Abhängigkeit von der Tumorprogression und dem Nachweis strahliger oder trabekulierter Sklerosierungen ist differentialdiagnostisch zu denken an:

- aneurysmatische Knochenzyste (s. Kap. 6.3.2),
- reparatives Riesenzellgranulom, ossifizierendes Fibrom (s. Kap. 8.1, 7.2.1),
- Ameloblastom/ameloblastisches Fibrom (s. Kap. 7.1.1).

Therapie

Vollständige Entfernung. Wegen starker Blutungsneigung präoperative Angiographie evtl. mit Embolisation des zuführenden Gefäßes indiziert. Strahlentherapie bei jungen Patienten wegen Induktion eines sekundären Sarkoms umstritten.

Prognose

Benigner Tumor mit guter Prognose.

Abb. 121. Lymphangiom.
8 J. ♂. OPG: Scharf begrenzte, mehrkammerige Osteolyse im rechten Unterkieferast ohne Störung der Dentition. (DÖSAK-Register TU 3769, Basel)

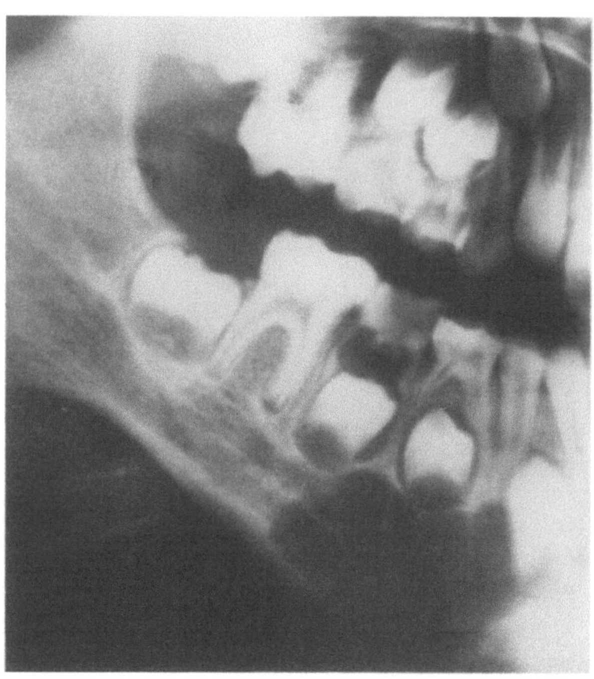

7.2.9.1 Gorham-Stout-Syndrom

Synonyme
Progressive Osteolyse des Viszerokraniums, massive osteolysis of the mandible, Gorham-Krankheit, Gorham-Osteolyse, phantom bone disease.

Ätiologie und Histologie
Hamartie? Dysontogenetische Fehlanlage?
Wahrscheinlich primäre kapilläre Hämangiomatose. Während des aktiven Stadiums Knochenatrophie möglicherweise als Folge einer Hyperoxie. Im Spätstadium fibrotisches Ersatzgewebe.

Alters- und Geschlechtsverteilung
Jugendliches Alter, keine eindeutige Geschlechtsbevorzugung.

Lokalisation und Häufigkeit
In der Weltliteratur nur 19 Fälle im Bereich des Viszerokraniums beschrieben.

Klinische Symptome
Entweder uni- oder multilokulärer, massiver, langsam progredienter Knochenschwund - am häufigsten im Schulter- und Beckengürtel. Typisch sind asymmetrischer Sitz und Beteiligung benachbarter Skelettabschnitte. Klinisch Zahnverlust und ausgeprägte Mikrogenie.

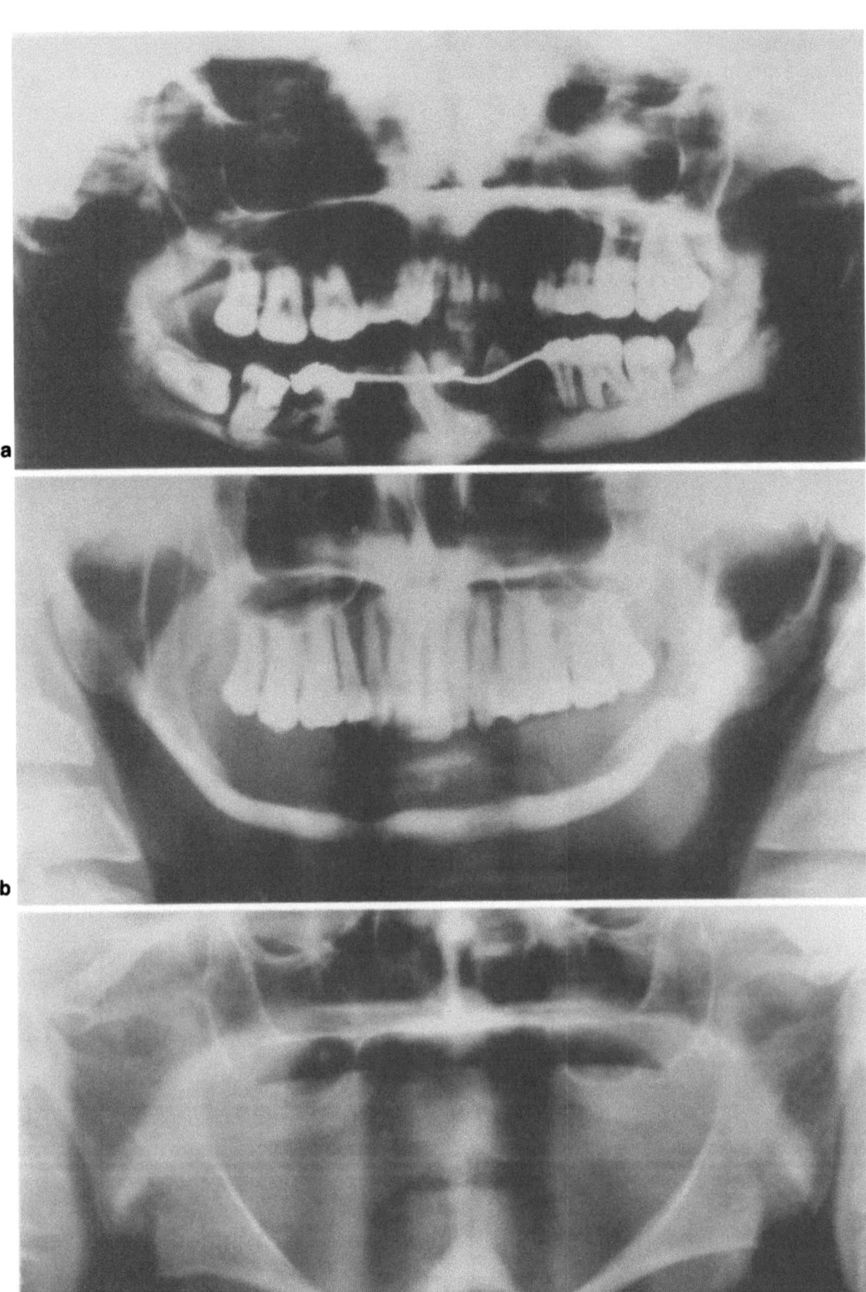

Abb. 122 a–c. Gorham-Stout-Syndrom.
24 J. ♂. **a** OPG 1978: Vollbezahnter Oberkiefer. Teilbezahnter hypoplastischer Unterkiefer. Impaktierter 38 und 48. Multiple radikuläre Osteolysen. Deutlicher horizontaler und vertikaler Abbau des Processus alveolaris. Ausgeprägte Verdickung der Kompaktaspange des Unterkiefers. In den folgenden 4 Jahren zunehmende Zahnlockerungen und sukzessive Entfernung der Zähne des Unterkiefers. Vom Dezember 1982 bis Januar 1983 Strahlentherapie des Unterkiefers über ein rechts- und linksseitiges Stehfeld bis zu einer Gesamtdosis von 35 Gy mit Telekobalt. **b** OPG (März 1983): Spontanfraktur im linken Kieferwinkelbereich. Konsolidierung ohne weitere therapeutische Maßnahmen. Jetzt zahnloser, stark hypoplastischer Unterkiefer, der nur noch aus einer glatt begrenzten Kompaktaspange besteht. (Dr. Hering, Knappschaftskrankenhaus Dortmund).
Extreme Atrophie des Unterkiefers und des Oberkieferalveolarfortsatzes als Differentialdiagnose. **c** 74 J. ♀. OPG: Im Oberkiefer regelrechte Darstellung mäßig bis stark atrophierter Alveolarfortsätze im Molarenbereich. Fehlender Alveolarfortsatz und fehlender knöcherner Nasenboden im Frontbereich. Im Unterkiefer knöcherner Abbau bis auf die basale Kompakta des Unterkiefers, im Kinn verstärkte Strahlentransparenz wegen der hier ansetzenden Muskeln (M. genioglossus). Canalis mandibulae mesial des Kieferwinkels nicht mehr nachweisbar

Radiologische Symptome

OPG

- Zahnlockerung mit sukzessivem Zahnverlust (Abb. 122 a, b),
- zunehmende Atrophie des Unterkiefers evtl. bis auf strichförmige osteoide Verschattungen (Abb. 122 a, b),
- häufig Spontanfrakturen (Abb. 122 b).

Ergänzende Röntgendiagnostik
Einzelzahnaufnahmen, Panoramavergrößerungsaufnahme, NNH und seitliche Gesichtsschädelaufnahme, da Gesichtsschädel oft mitbeteiligt (evtl. CT).

Radiologische Differentialdiagnostik
Unterkieferatrophie nach Zahnverlust (Abb. 122 c).

Therapie
Strahlentherapie (30-50 Gy) unter Hochvoltbedingungen oft effizient. Rekonstruktive chirurgische Maßnahmen erst nach Stillstand des osteolytischen Prozesses angezeigt.

Prognose
Fraglich. Oft nach Telekobalttherapie keine Progredienz. Engmaschige Beobachtung erforderlich.

7.2.10 Maligne vaskuläre Tumoren

Synonyme
Angiosarkom, Hämangioendotheliom, hämangioendotheliales Sarkom, Hämangioblastom, Angiofibrosarkom, angioblastisches Sarkom, Hämangiosarkom.

Ätiologie und Histologie
Ätiologie unbekannt. Maligne vaskuläre Tumoren gehen von mesenchymalen Zellen der Blutgefäße aus. Je nachdem welche Tumorbestandteile vorherrschen, wird eine Vielzahl von Begriffen angewandt (siehe Synonyme).
Die Tumoren sind durch irreguläre Gefäßkanäle, atypische endotheliale Zellen und undifferenziertes Weichteilgewebe gekennzeichnet.
Die Tumoren können in ca. 30% der Fälle multipel auftreten.

Merke: Eine Sonderform maligner vaskulärer Tumoren ist das *Hämangioperizytom*. Der Tumor ist durch eine Vielzahl von Kapillaren, die von Perizyten umgeben sind, charakterisiert.

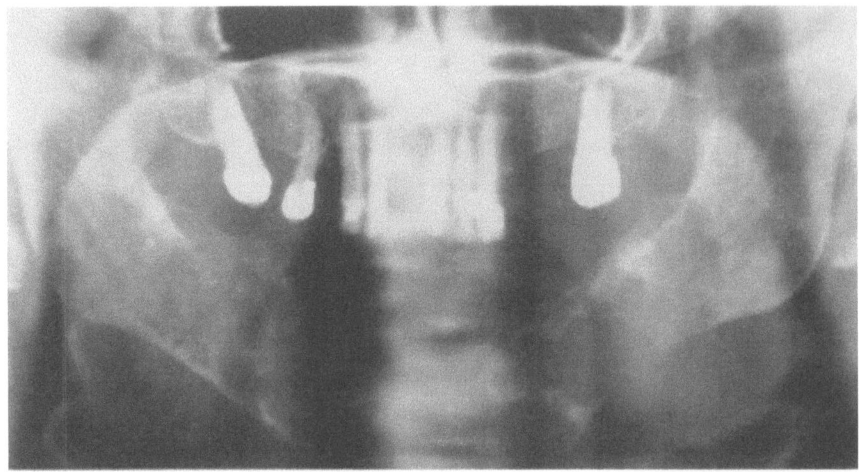
a

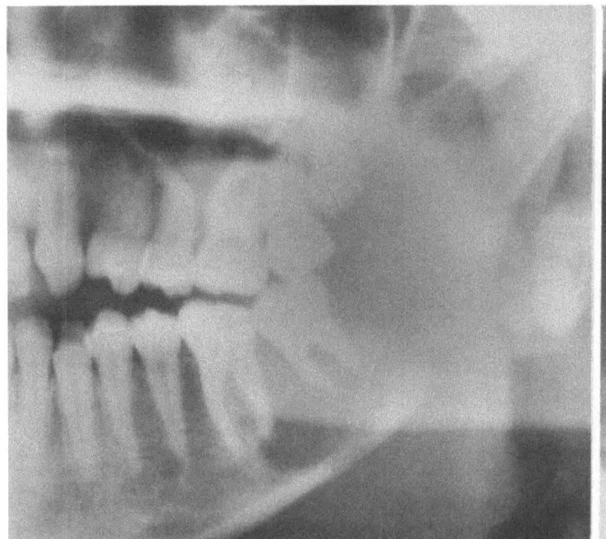
b

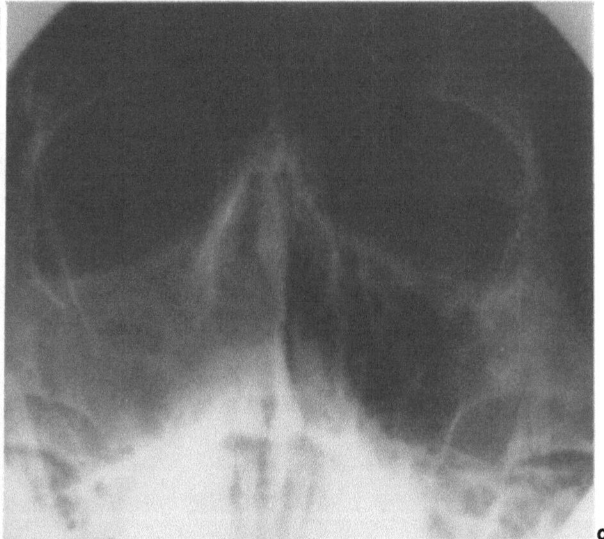
c

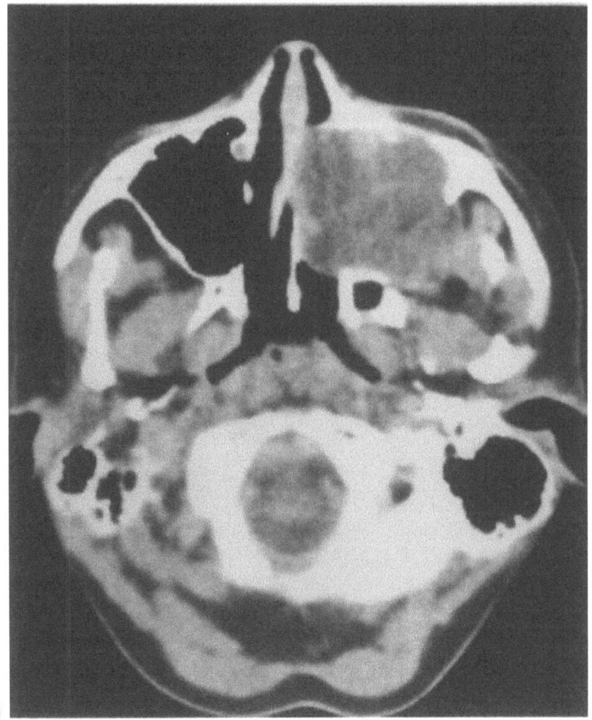
d

Abb. 123 a–d. Maligne vaskuläre Tumoren des Unter- und Oberkiefers.
a Angiosarkom. 51 J. ♀. OPG: Lytische Destruktion des Unterkieferkörpers. Expansive Läsion mit Kortikalisdurchbruch und Weichteilverbreiterung. (DÖSAK-Register TU 3398, Innsbruck).
b Hämangiosarkom. 20 J. ♀. OPG: Osteolyse im linken Kieferwinkel mit Kortikalisdurchbruch. Ausdehnung von 36 bis zur Inzisur. „Schwimmender" 37. (DÖSAK-Register TU 3457). **c Hämangioperizytom.** 32 J. ♂. NNH halbaxial: Vollständige Verschattung der rechten Kieferhöhle und des rechten Nasenhauptganges.
d CT - axiale Schnittführung (gleicher Patient wie c): Weichteildichte Raumforderung in der rechten Kieferhöhle. Mediale und laterale Kieferhöhlenwand zerstört. Tumoreinbruch in die Fossa pterygoidea und rechte Nasenhaupthöhle. (Dr. D. Stoker, London)

Abb. 124a–d. Malignes Hämangioperizytom.
15 J. ♂. **a** OPG: Große unscharfe Destruktionszone im rechten Unterkiefer. Kortikalisdurchbruch. Keine eindeutige Wurzelresorptionen. **b** Unterkieferschrägaufnahme: Bis auf die bessere Darstellung des Kortikalisdurchbruchs keine Zusatzinformation!
c, d CT - axiale Schnittführung: Weichteil- und „Knochenfenster". Knochendestruktion und extraossärer Tumoranteil sowie Einwachsen in die Mundbodenmuskulatur am besten zu erfassen. Kompression des Hypopharynx

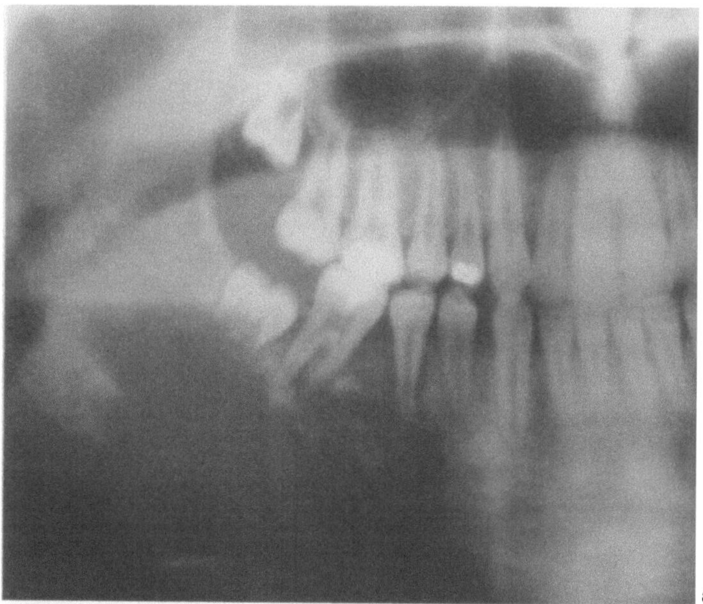
a

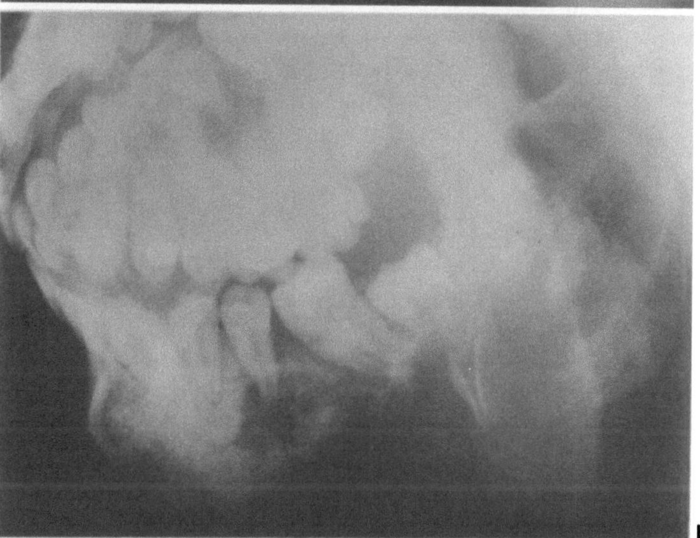
b

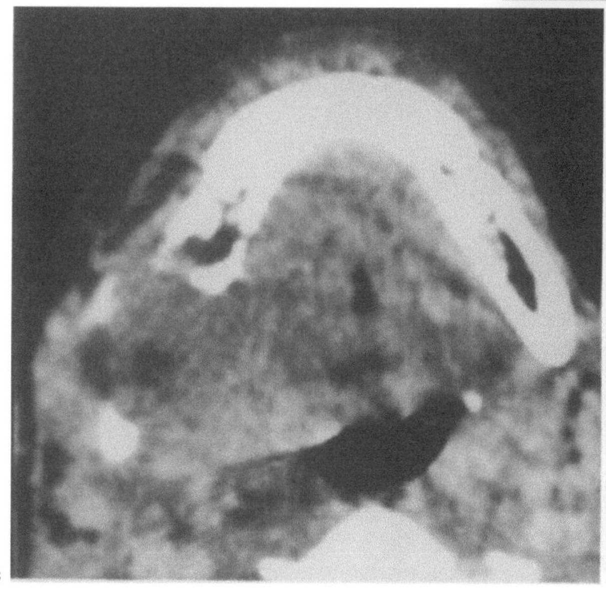
c

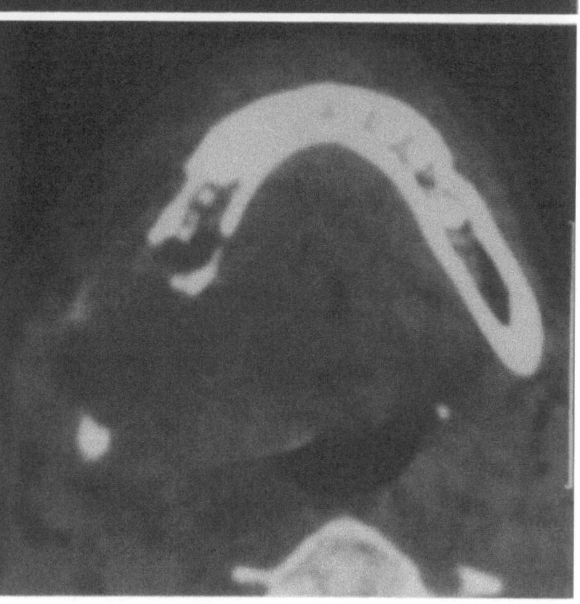
d

Alters- und Geschlechtsverteilung
Alle Altersstufen. Erwachsene bevorzugt.
♀ = ♂. (Geringe Fallzahlen).

Lokalisation und Häufigkeit
Mandibula bevorzugt.

Merke: Ca. 3–7% aller malignen vaskulären Tumoren liegen in der Mandibula. Insgesamt sehr seltene Kiefertumoren.

Klinische Symtpome
Zunehmende Kieferschwellung und Schmerzen. Zahnlockerung.

Radiologische Symptome

OPG
- Unscharf begrenzte lytische Areale (Abb. 123a; 124a),
- häufige Kompaktazerstörung (Abb. 123a, b; 124a),
- lamelläre und spikuläre periostale Reaktionen (nicht regelmäßig),
- bei gut differenzierten Tumoren sklerotischer Randsaum,
- nur selten zentrale reaktive Knochenneubildung, wie bei Hämangiom.

Ergänzende Röntgendiagnostik
OPG bei malignen vaskulären Tumoren nicht ausreichend. Zusätzliche Einstellungen je nach Lokalisation des Knochendefektes: NNH halbaxial (Abb. 123c), Unterkieferschräg- und p.a.-Aufnahme (Abb. 124b) und Filmtomographie.
CT zur präoperativen Ausdehnungsbestimmung Methode der Wahl. Ausmaß der Knochendestruktion und parossaler Geschwulstanteil kommen genau zur Darstellung. Beziehung des Tumors zu den Nasennebenhöhlen, zu Oro- und Nasopharynx, zur Nasenhaupthöhle und zur Orbita gut zu erfassen (Abb. 123d; 124c, d).

Radiologische Differentialdiagnostik
Die DD umfaßt alle lytischen Prozesse mit unscharfen Rändern (s. Kap. 2.2.6).

Therapie
Radikale Resektion anzustreben. Radiotherapie bei chirurgisch nicht sanierbaren Tumoren.

Prognose und Rezidivhäufigkeit
Abhängig vom Differenzierungsgrad des Tumors. Insgesamt sehr schlechte Prognose. Metastasierung primär in Lungen und Skelett.

7.2.11 Ossifizierendes Fibrom

Synonyme
Central cementifying fibroma, central cemento-ossifying fibroma, Fibrocementoma, juveniles ossifizierendes Fibrom, Fibrosteom, fibröses Osteom, sklerosierendes Fibrom.

Ätiologie und Histologie
Ätiologie unbekannt. Histologisch ist das ossifizierende Fibrom ein umschriebener, abgekapselter Tumor aus fibrösem Gewebe. Er enthält metaplastische Knochenanteile und Verkalkungen. Der Tumor hat histologisch große Ähnlichkeit zur fibrösen Dysplasie, wird jedoch aufgrund seines Wachstumsverhaltens zu den benignen Knochentumoren gerechnet.

Merke: Vom ossifizierenden Fibrom wird das sog. *juvenile ossifizierende Fibrom* abgegrenzt. Es ist histologisch mit dem ossifizierenden Fibrom des Erwachsenenalters identisch, tritt bei Kindern und Jugendlichen unter 15 Jahren auf, ist durch sein schnelles aggressives Wachstum charakterisiert.

Alters- und Geschlechtsverteilung
Juveniles ossifizierendes Fibrom: Unter 15 Jahre. Ossifizierendes Fibrom: Häufigkeitsgipfel 3. und 4. Lebensdekade, jedoch in allen Altersstufen.
♀ > ♂

Lokalisation und Häufigkeit
Juveniles ossifizierendes Fibrom: Fast ausschließlich in der Maxilla.
Ossifizierendes Fibrom: Mandibula > Maxilla.

Merke: Das ossifizierende Fibrom ist einer der häufigsten primären Knochentumoren am Kiefer.

Klinische Symptome
Langsam wachsende, schmerzlose Schwellung. Gesichtsasymmetrie beim juvenilen ossifizierenden Fibrom häufig. Bei Oberkieferlokalisation evtl. Behinderung der Nasenatmung und/oder Bulbushochstand.

Radiologische Symptome

OPG

- Umschriebene lytische Aufhellung mit in der Regel scharfem Übergang zum gesunden Knochen (Abb. 125 a; 127 a, b),
- Knochenkonturen bei der juvenilen Form häufig zerstört,
- mit zunehmendem Alter der Läsion in der Lyse stippchenartige Verkalkungen, Trabekel und milchglasartige Verdichtungen (Abb. 125 a, 128 a),
- Zahnkippungen häufig, evtl. Zahnwurzelresorptionen (Abb. 125 a, 127 a),
- starke Auftreibung des Kiefers möglich (juvenile Form!) (Abb. 128 c).

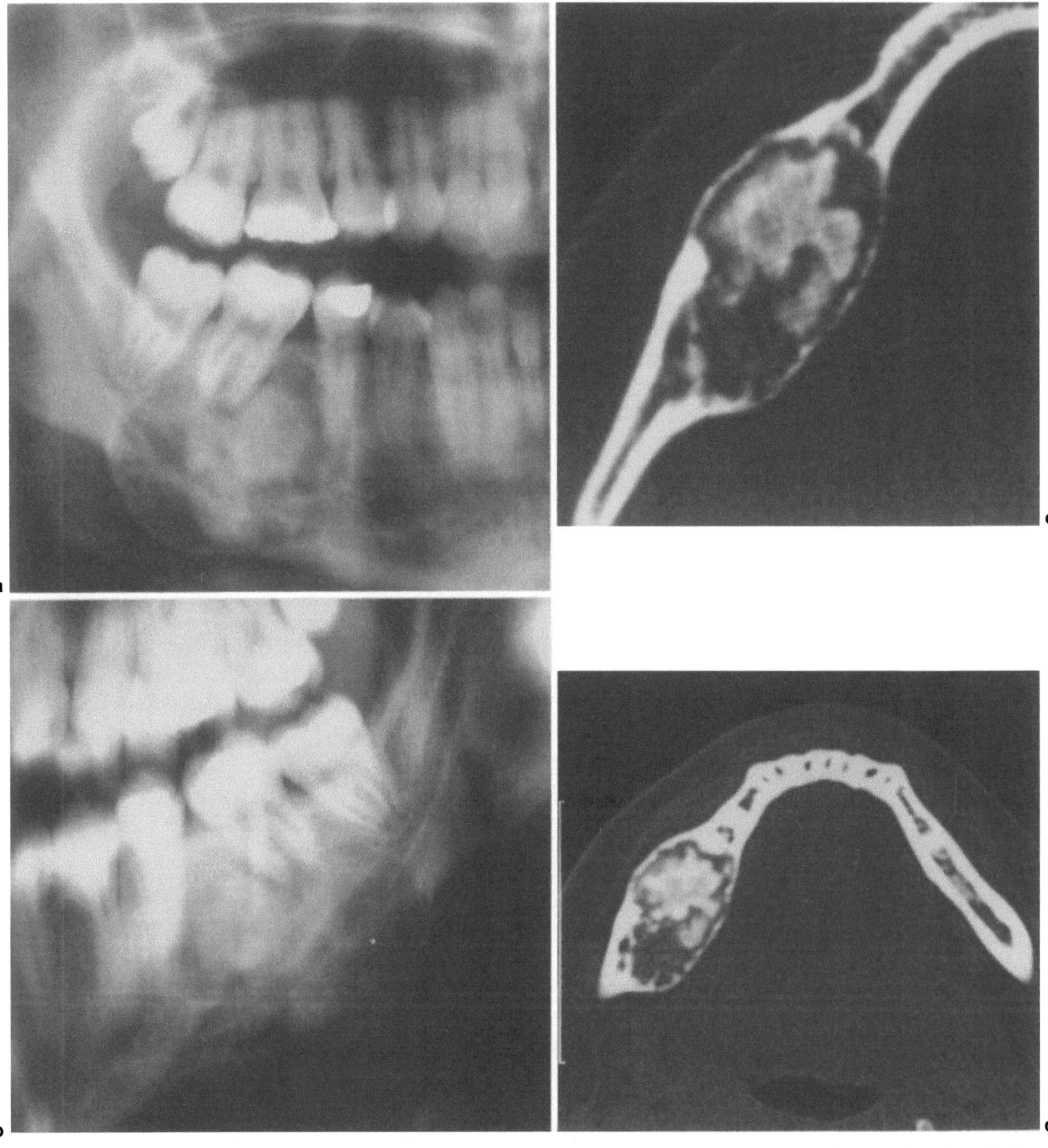

Abb. 125 a–d. Ossifizierendes Fibrom des Unterkiefers. 18 J. ♀. **a** OPG: Scharf begrenzte, expansive Osteolyse im rechten Unterkiefer mit zentraler grobfleckiger Verkalkung. Elevation und Kippung von 47. Desmodontalspalt der mesialen Wurzel 47 deutlich verbreitert. **b** Tomographie seitlich: Bis an das ehemalige Zahnfach von 46 reichende Sklerose. Glatte Tumorbegrenzung und deutliche Ausdünnung der Kortikalis. Glattbogige Verlagerung des Canalis mandibularis ohne Destruktion. **c** CT: Die CT zeigt die Auftreibung nach bukkal und lingual bei intakter Knochenlamelle eindeutig und überlagerungsfrei. Teils stippchenartige, teils homogene, lobulierte zentrale Verkalkung. **d** CT-Ausschnitt: Tumorabgrenzung durch Nachweis eines Sklerosesaumes möglich. Inhomogene Verdünnung und Entkalkung der Kortikalis besonders nach lingual

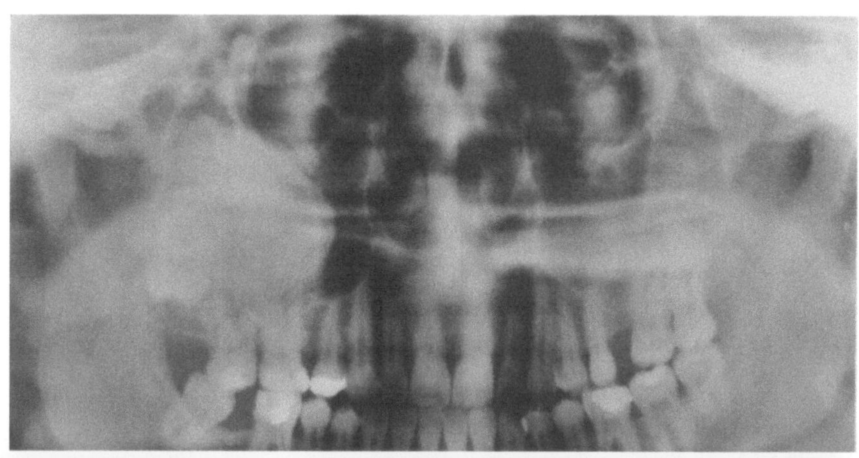

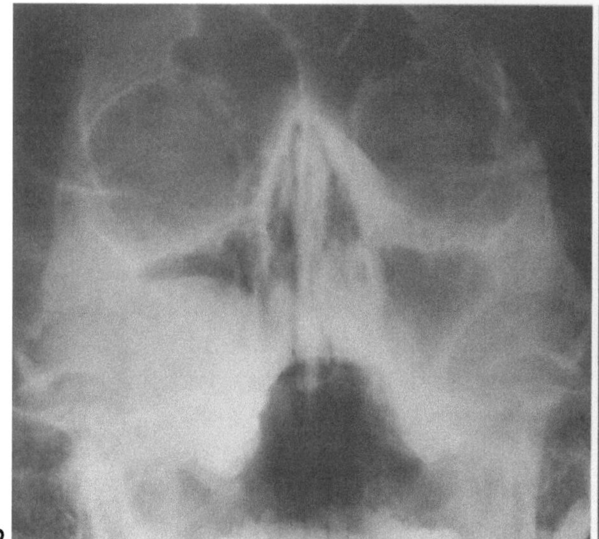

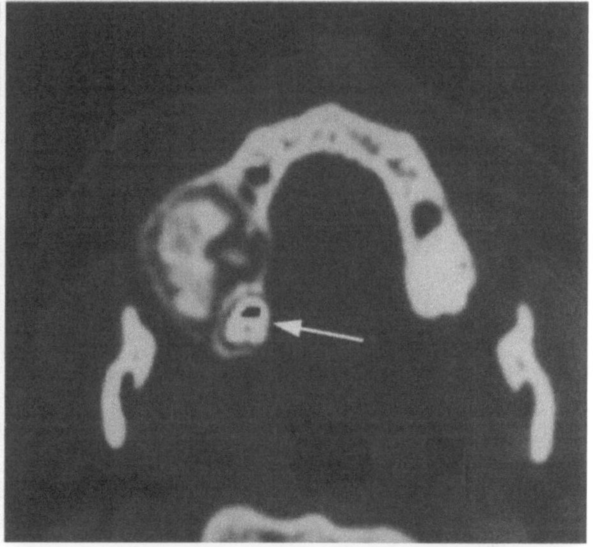

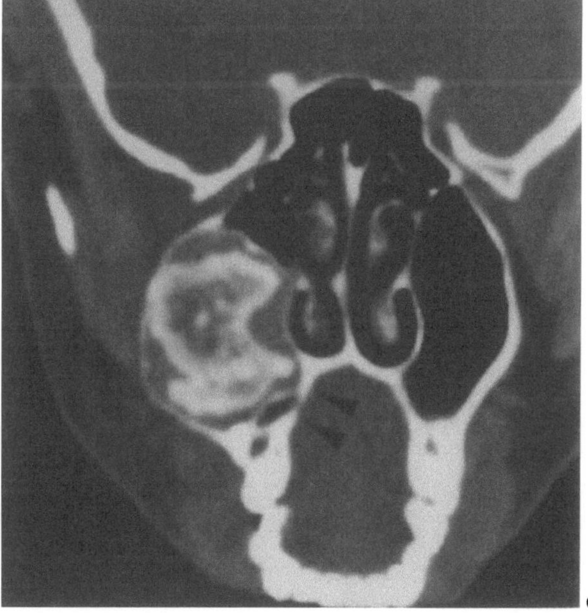

Abb. 126 a–d. Ossifizierendes Fibrom des Oberkiefers. 33 J. ♂. **a** OPG (hoch eingestellt): Rundliche, homogene Verdichtung in der rechten Maxilla mit beginnender Zahnwurzelresorption von 16 und 17 mit hoher Retention von 18. Vorwölbung gegen die noch luftgefüllte Restkieferhöhle. **b** NNH p. a. halbaxial: Subtotale Verschattung der rechten Kieferhöhle. Scharfe Abgrenzung der Raumforderung nach kranial. Laterale Kieferhöhlenwand nicht zu erkennen. **c** CT (axiale Einstellung): Die CT zeigt die Auftreibung des Processus alveolaris vorwiegend nach bukkal, sowie den hoch retinierten 18 (→). **d** CT (koronare Einstellung): Expansiver Charakter der Läsion bei noch intakter, ausgespannter lateraler Kieferhöhlenwand und nur angedeuteter konvexbogiger Verlagerung des harten Gaumens (►). Die CT zeigt im Gegensatz zur OPG- und NNH-Aufnahme den inhomogenen Charakter der zentralen Verkalkung

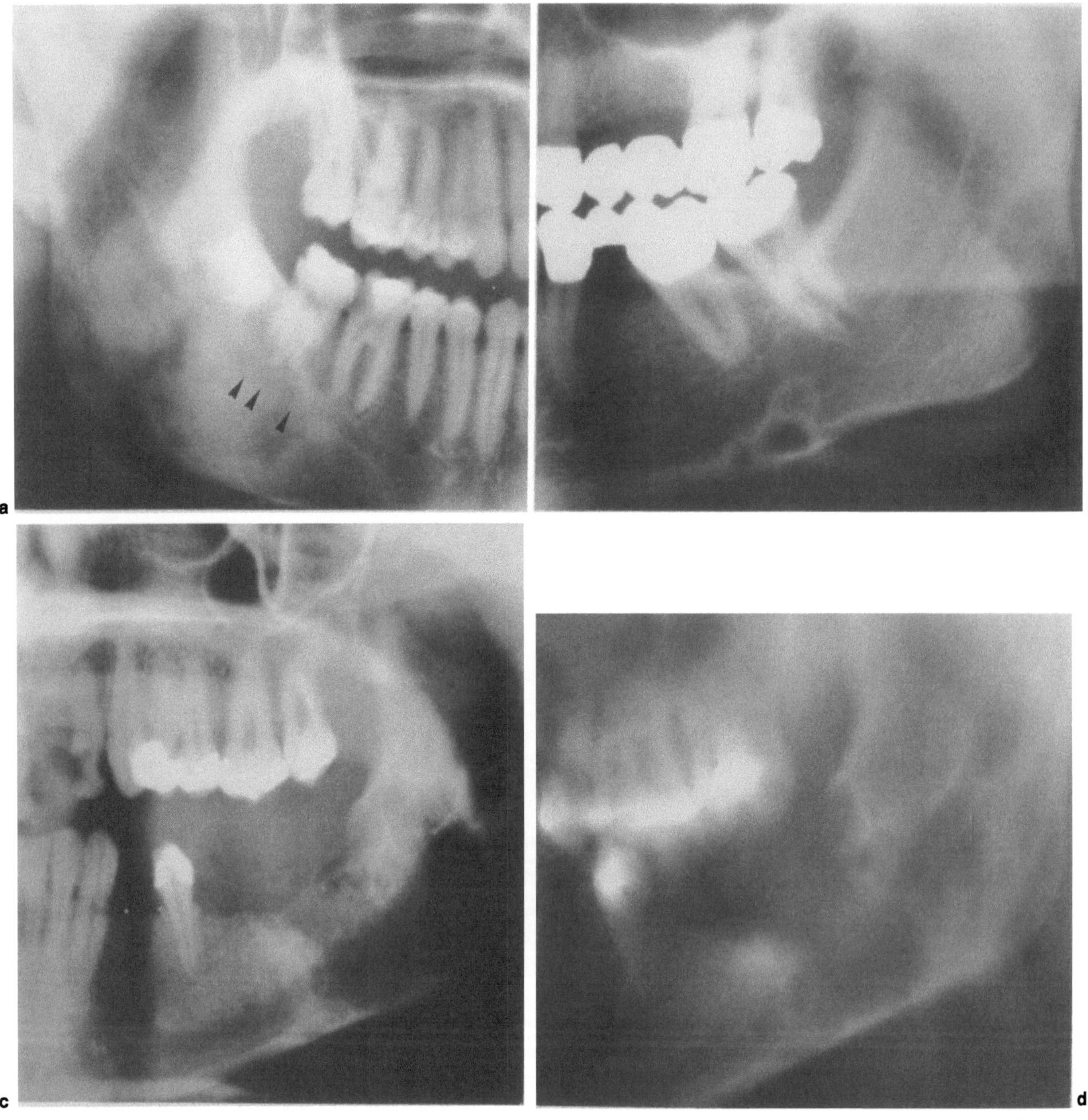

Abb. 127 a–d. Ossifizierende Fibrome des Unterkiefers. **a** 18 J. ♂. OPG: Auftreibung des rechten Kieferwinkels durch eine rundliche Osteolyse mit zentraler milchglasartiger Strukturverdichtung. Geringe Verlagerung des Canalis mandibularis (▶). Keine Zahnkippung. (DÖSAK-Register TU 2512, Linz). **b** 29 J. ♂. OPG: Scharf begrenzte, multilokuläre Aufhellung mit sklerotischem Randsaum ohne Verkalkungen. Ausdünnung der Kortikalis. **c** 20 J. ♂. OPG: Umschriebene, unregelmäßig begrenzte lytische Aufhellung in der linken Molarregion. Canalis mandibularis nicht abgrenzbar. DD zu einem malignen destruktiv wachsenden Tumor und Osteomyelitis unmöglich. **d** Tomographie seitlich (gleicher Patient): Übergangszone zum gesunden Knochen teilweise unscharf. Kompakta arrodiert. Processus alveolaris nicht mehr nachweisbar. Keine sichtbare Verkalkung oder Knochenneubildung

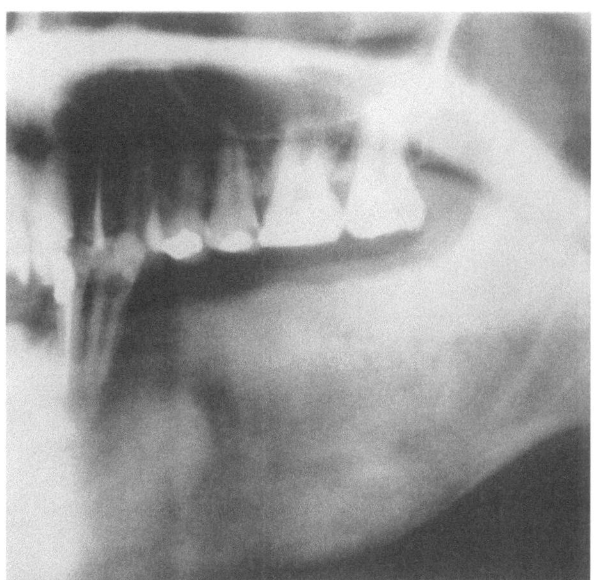

a

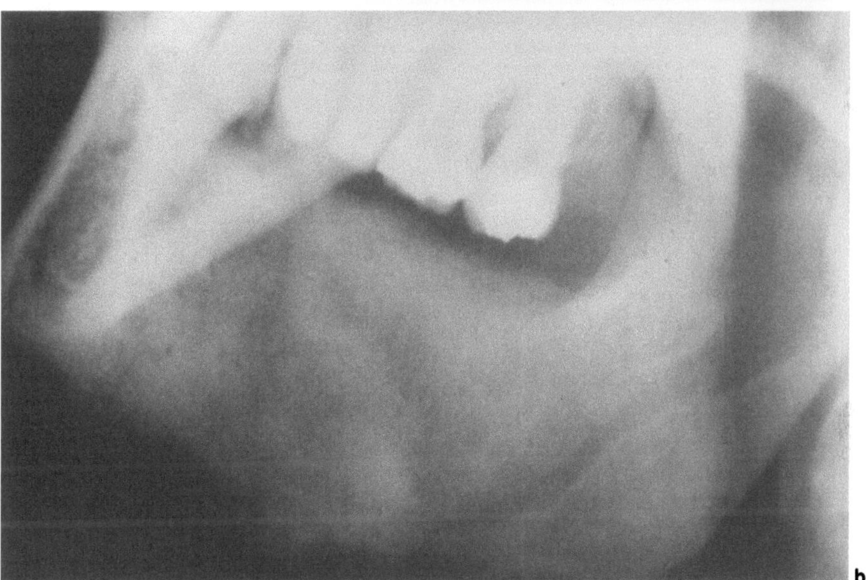

b

Abb. 128 a–d. Ossifizierende Fibrome des Ober- und Unterkiefers.
a 21 J. ♀. OPG: Auftreibung und unregelmäßige Verdichtung der schon zahnlosen linken Unterkieferhälfte. DD: chronisch sklerosierende Osteomyelitis! **b** Unterkieferschrägaufnahme: Homogener Charakter der Verdichtung überwiegt. Deutliche Verlagerung des Canalis mandibularis nach kaudal als Hinweis auf das langsam expansive Wachstum. (DÖSAK-Register TU 1243, Bochum).

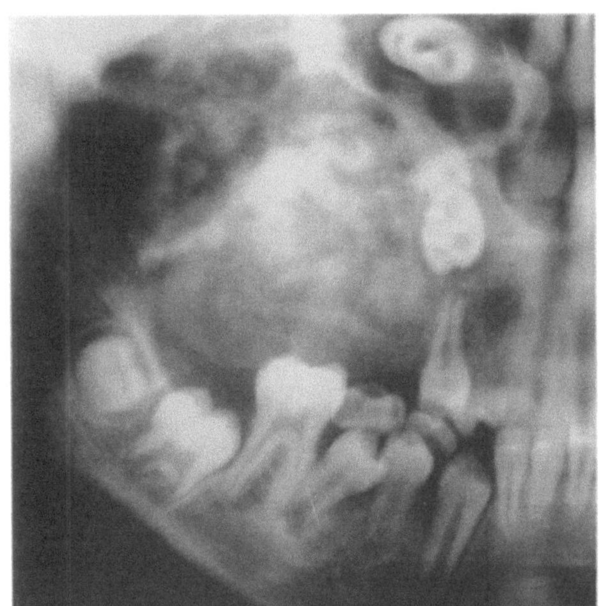

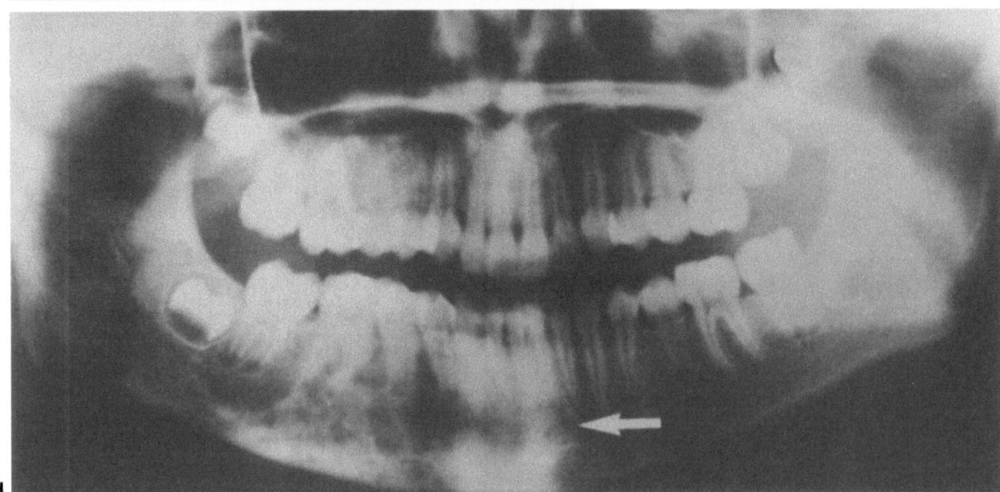

Abb. 128 (Fortsetzung)
c 11 J. ♂. OPG: Tumoröse Auftreibung der rechten Maxilla. Stippchen- und flockenartige Verkalkungen. Nach kaudal scharfe Abgrenzung mit nur geringem lytischen Anteil. Anhebung des rechten Kieferhöhlenbodens. Hohe Retention von 2 bleibenden Zähnen.
d Multizentrisches ossifizierendes Fibrom. 15 J. ♀. OPG: Ausgedehnte, vorwiegend osteolytische, gering auch osteoblastische, bimssteinartige mineralisierte Läsion beginnend bei 32 (→) bis zur Zahnanlage von 48 reichend. Ausdehnung bis in die Interdentalräume der Prämolaren und Molaren

Abb. 129 a–d. Ossifizierendes Fibrom des Oberkiefers. 35 J. ♀. **a** OPG: Homogene, teilweise unscharf begrenzte Verdichtungszone im Processus alveolaris der rechten Maxilla. Leichte Anhebung des Kieferhöhlenbodens. **b** Vergrößerungsaufnahme des Oberkiefers: Die Verdickung des Kieferhöhlenbodens und der homogene Charakter der Strukturverdichtung ist gut erkennbar. **c** CT (transversale Schicht „Knochenfenster"): Die Verdichtung kommt amorpher zur Darstellung. Der Knochen ist am Boden der Kieferhöhle aufgetrieben. **d** CT (kranial von c): Reaktive Knochenmitbeteiligung der rechten Kieferhöhlenwände. Radiologisch keine Differenzierungsmöglichkeiten zur fibrösen Dysplasie!

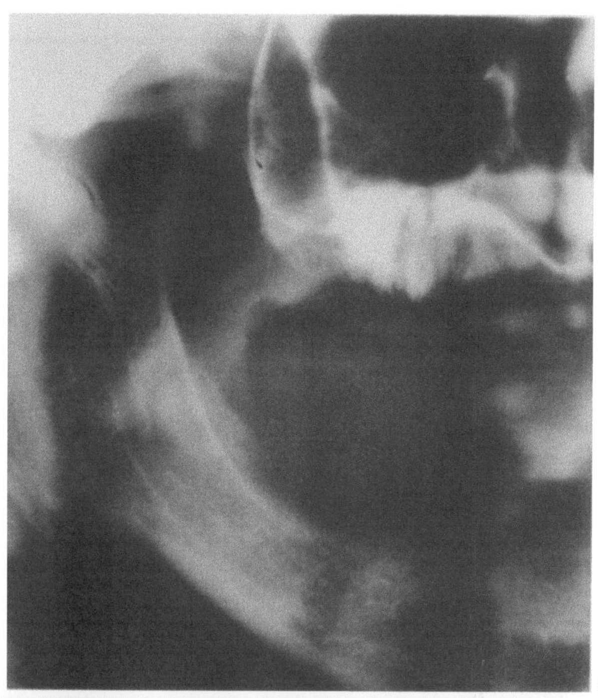

a

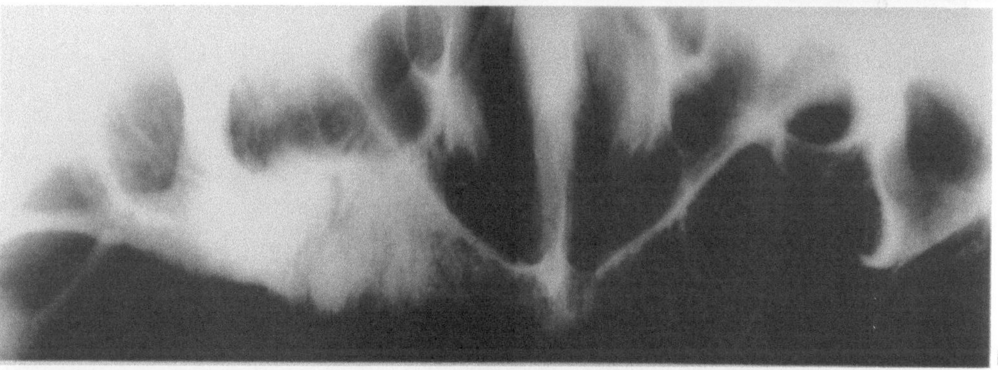

b

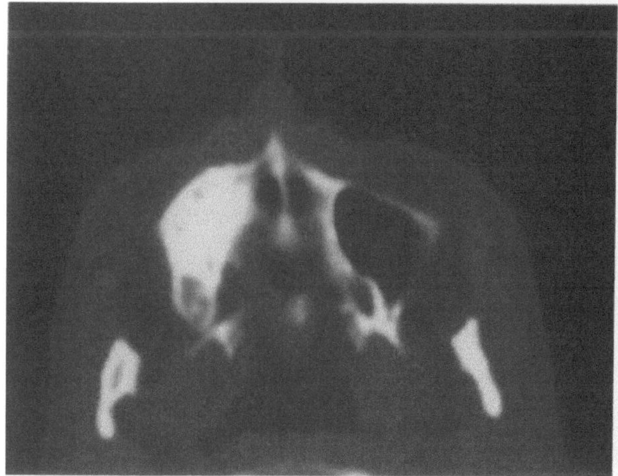

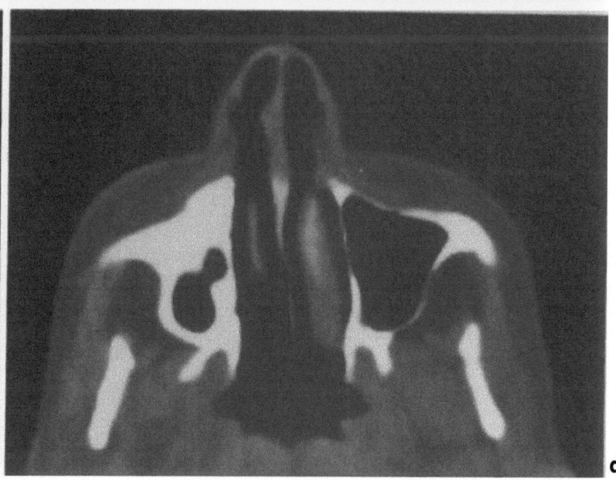

d

a

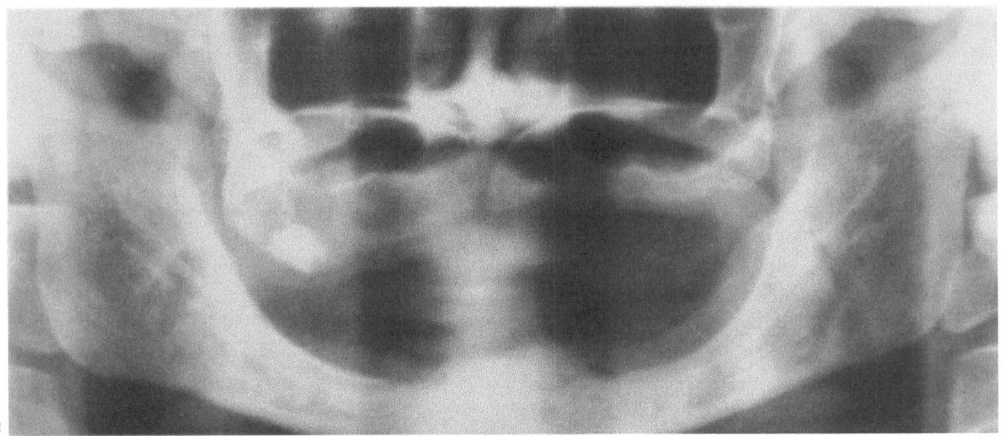

b

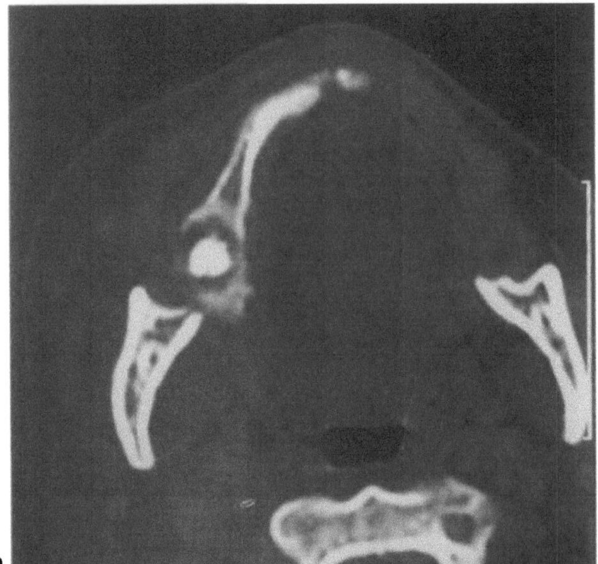

c

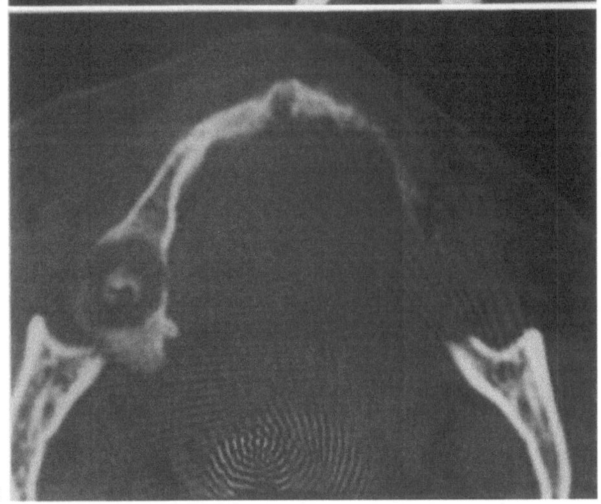

Abb. 130 a–c. Ossifizierendes Fibrom des Oberkiefers. 47 J. ♀. **a** OPG: Expansive Raumforderung am Processus alveolaris des rechten Oberkiefers mit Vorwachsen gegen die Mundhöhle. **b** CT: Zentrale Verdichtung mit zirkulärem Aufhellungssaum und umgebender reaktiver milchglasartiger Sklerose des aufgetriebenen Processus alveolaris. **c** CT-Schnitt kaudal von b: Im Vergleich zum gegenseitig atrophischen Processus alveolaris links (s. OPG) keulenförmig aufgetriebener Processus alveolaris rechts mit rundlicher Lyse und zentraler metaplastischer Knochenneubildung

Ergänzende Röntgendiagnostik

Die Ausdehnung des Tumors in die Maxilla (insbesondere das juvenile ossifizierende Fibrom) mit Verschattung der Kieferhöhle und im weiteren Verlauf mit Wanddestruktion im OPG nicht ausreichend zu erfassen. Nativdiagnostisch weiterführend: NNH halbaxial (Abb. 126 b), Orbitavergleichsaufnahme und Filmtomographie (Abb. 125 b, 127 d). Die CT zeigt die Beziehung des Tumors zu den Nasennebenhöhlen, zu Oro- und Nasopharynx, zur Nasenhaupthöhle und Orbita. Verkalkungszonen und Trabekel werden hochsensitiv erfaßt. Methode der Wahl zur Operationsplanung, insbesondere im Bereich der Maxilla (Abb. 125 c, d; 126 c, d; 129 c).

Radiologische Differentialdiagnostik

Bei Nachweis von Verkalkungen, Sklerosezonen und milchglasartiger Verdichtung:
- fibröse Dysplasie (häufig weniger gut abgegrenzt als ossifizierendes Fibrom, meist multiple Läsionen!) (s. Kap. 9.1.3),
- osteogene und chondrogene Knochentumoren (Osteom, Osteoblastom) (s. Kap. 7.2.2, 7.2.3),
- chronisch sklerosierende Osteomyelitis (s. Kap. 5.1.2),
- radiologisch ähnliche Bilder auch bei odontogenen Tumoren und Zysten mit scharfem Rand (s. Kap. 2.2.1 - 2.2.3).

Therapie

Resektion des Tumors, da invasives Wachstum.

Prognose und Rezidivhäufigkeit

Maligne Entartung unter 0,5%. Lokalrezidive bei unvollständiger Entfernung größerer Tumoren gerade im Bereich der Maxilla nicht selten. Rezidive neigen zur sarkomatösen Entartung.

7.2.12 Desmoplastisches Fibrom

Synonyme

Desmoidfibrom, Desmoid des Knochens, Non-odontogenic fibroma.

Ätiologie und Histologie

Ätiologie unbekannt. Das desmoplastische Fibrom ist histologisch ein benigner, vom Bindegewebe ausgehender Tumor des Knochens.

Alters- und Geschlechtsverteilung

Jüngeres Lebensalter bevorzugt (unter 20 Jahre), auch Erwachsene betroffen (selten über 40 Jahre).
♀ = ♂

Lokalisation und Häufigkeit

Mandibula häufiger als Maxilla betroffen (ca. 10:1). Vorwiegend Molar-und Kieferwinkelregion.

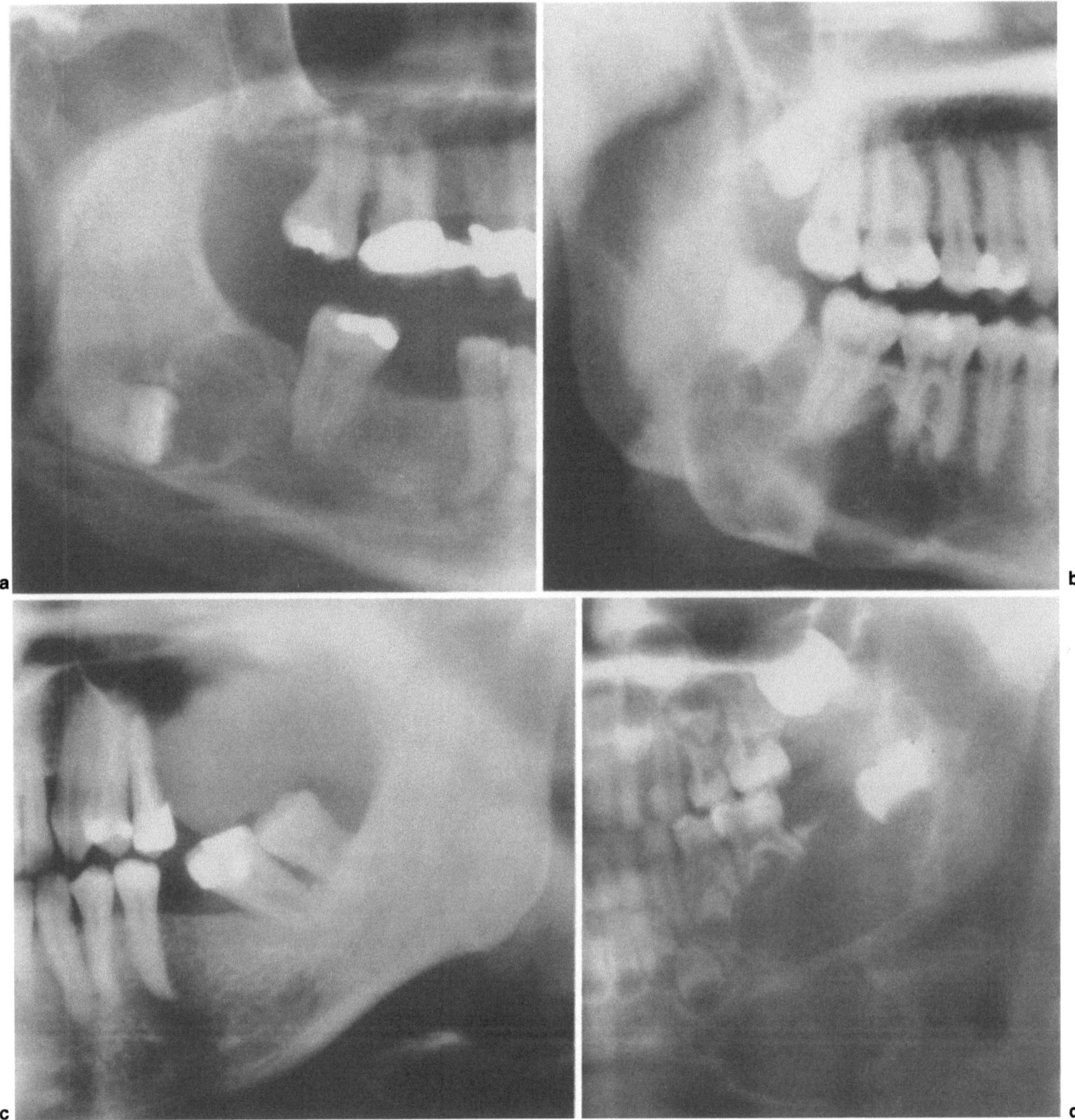

Abb. 131 a–d. Desmoplastische Fibrome des Ober- und Unterkiefers.
a 35 J. ♀. OPG: In der Regio 48 solitäre, zystoide Aufhellung mit unregelmäßigem Sklerosesaum. Die Läsion entwickelt sich scheinbar perikoronal am tief retinierten 48. (DÖSAK-Register TU 4299, Stuttgart). **b** 18 J. ♀. OPG: Multilokuläre, septierte lytische Destruktionszone bis interdental reichend. Grenze zum umgebenden Knochen scharf. Kein Durchbruch der ausgespannten und verdünnten Kortikalis. Wurzelresorption bzw. nicht abgeschlossenes Wurzelwachstum 48. (DÖSAK-Register TU 4088, Bochum). **c** 28 J. ♀. OPG: Destruktion des linken Tuber maxillae und des Kieferhöhlenbodens durch weichteildichte, nicht verkalkte Raumforderung, die sich nach oral vorwölbt. Ergänzende CT erforderlich, um die wahre Ausdehnung des Tumors zu bestimmen! (DÖSAK-Register TU 4035, Basel). **d** 3 J. ♂. OPG: Expansive lytische Destruktion im Seitenzahnbereich des linken Unterkiefers. Der Tumor ist extraossär nach kaudal gewachsen und von einer teilweise unterbrochenen Knochenlamelle umgeben. (DÖSAK-Register TU 3397, Innsbruck)

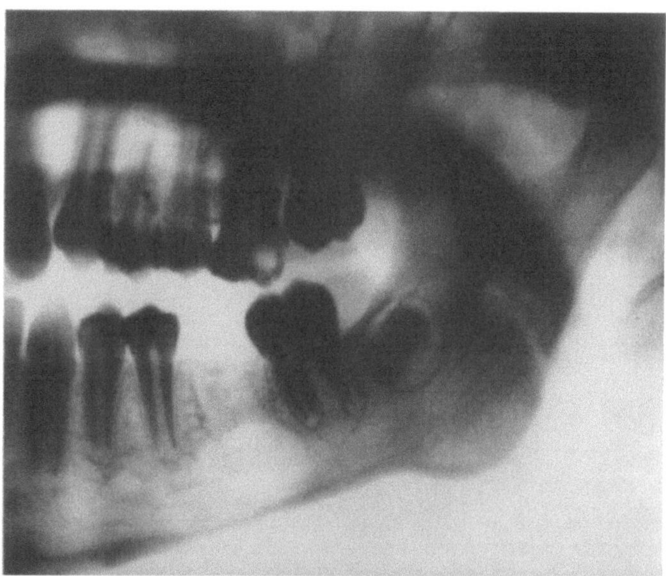

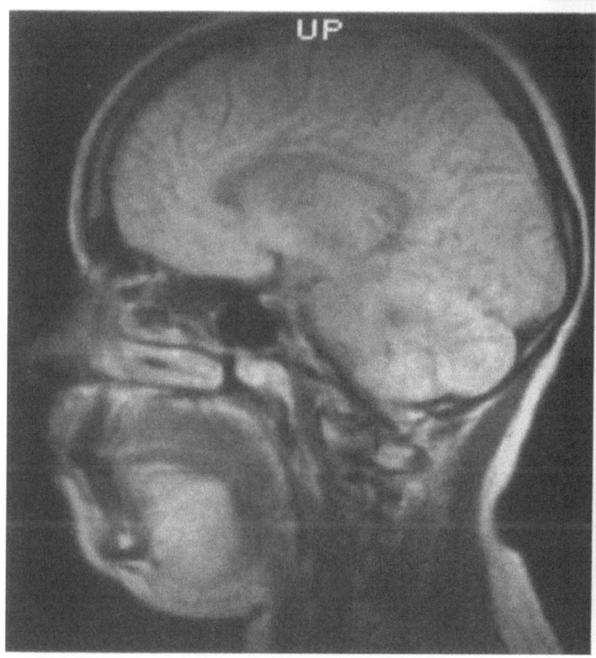

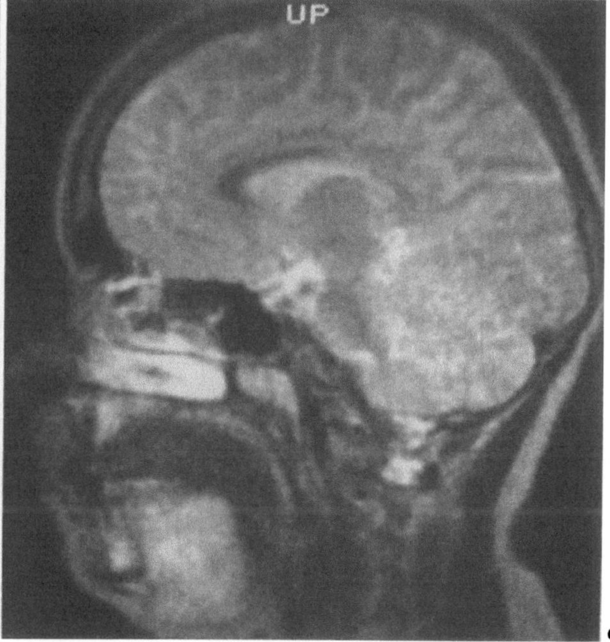

Abb. 132 a–c. Desmoplastisches Fibrom.
12 J. ♀. **a** OPG: Ca. 2 cm großer, umschriebener ovalärer Defekt im linken Unterkieferkörper bei Zustand nach Extraktion von 36. Leichte Verdünnung der Kortikalis. **b** Kernspintomographie - MR (protonengewichtetes Bild, TR 2000, TE 35): Sagittale Schnittführung: Der Weichteilanteil des Tumors wölbt sich aus der Mandibula weit in die Weichteile des Mundbodens vor und drängt den Musculus genioglossus nach kranial ohne die Muskulatur zu infiltrieren. **c** MR (T_2-gewichtetes Bild, TR 2000, TE 120): Deutlicherer Kontrast zwischen Tumor und Mundbodenmuskulatur. (Mit freundlicher Genehmigung von Dr. Uhlenbrock, Radiologisches Institut, Marien-Hospital, Herne)

Merke: Das desmoplastische Fibrom ist ein sehr seltener Knochentumor. Ca. 20% der desmoplastischen Fibrome sind im Kieferknochen lokalisiert.

Klinische Symptome

Schmerzlose, langsam wachsende Schwellung. Nur selten mäßige Schmerzen.

Radiologische Symptome

OPG

- Rundliche oder girlandenförmig begrenzte, lytische Destruktionszone (Abb. 131 a),
- häufig von grobsträhnigen Trabekeln bzw. Septen durchzogen (Abb. 131 b),
- Grenze zum umgebenden Knochen in der Regel scharf (Abb. 131 a, b),
- Kortikalis im fortgeschrittenen Stadium durchbrochen (Abb. 131 d),
- keine Verkalkungen,
- Wurzelresorptionen (Abb. 131 b).

Ergänzende Röntgendiagnostik

An zusätzlichen Aufnahmen sind hilfreich: NNH halbaxial, Unterkieferschräg- und p. a.-Aufnahme und evtl. Filmtomographie. CT erfaßt Trabekel in der lytischen Destruktionszone, genauso wie den Kortikalisdurchbruch. Sie zeigt das Ausmaß der Knochendestruktion und die Weichteilinfiltration, sowie die Beziehung des Tumors zu den Nasennebenhöhlen, zu Oro- und Nasopharynx, zur Nasenhaupthöhle und zur Orbita.

Radiologische Differentialdiagnostik

Das Röntgenbild des desmoplastischen Fibroms ist ausgesprochen uncharakteristisch. Differentialdiagnostisch ist zu denken an:

- odontogene Tumoren und Zysten mit scharfem Rand (s. Kap. 2.2.1 - 2.2.3),
- primäre Knochentumoren und tumorähnliche Läsionen (Fibrosarkom, fibröse Dysplasie, Osteosarkom, Hämangiom).

Therapie

Kurretage bei abgekapselten Tumoren. Resektion im Gesunden, sofern Kortikalis durchbrochen.

Prognose und Rezidivhäufigkeit

Semimaligner Tumor aufgrund des invasiven und infiltrativen Wachstums. 20% Rezidive bei Therapie mit Kurretage. Tumor nicht strahlensensibel.

7.2.13 Fibrosarkom

Synonyme
Fibrospindelsarkom, Spindelzellsarkom.

Ätiologie und Histologie
Ätiologie unbekannt. Fibrosarkom aus fibroblastischen Zellen aufgebaut und durch Bildung von Kollagenfasern charakterisiert.

Merke: Man unterscheidet zwischen primären und sekundären Fibrosarkomen. Letztere entstehen auf dem Boden gutartiger Knochenläsionen (z. B. fibröse Dysplasie).

Alters- und Geschlechtsverteilung
Vorkommen in allen Altersstufen. Bevorzugung der 4.–6. Lebensdekade. ♂ > ♀.

Lokalisation und Häufigkeit
Unterkiefer weit häufiger als Oberkiefer befallen. Nur ca. 10% aller Fibrosarkome im Kieferknochen lokalisiert.

Klinische Symptome
Schmerzen und Schwellung. Am Unterkiefer Parästhesien und Sensibilitätsstörungen (N. mandibularis).
Am Oberkiefer relativ lange symptomlos. Nach Destruktion des Orbitabodens oder der medialen Kieferhöhlenwand Protrusio bulbi und Behinderung der Nasenatmung.

Radiologie Symptome

OPG

- Expansive, eher ovaläre lytische Destruktionszone (Abb. 133 a, c),
- in der Regel unscharfe Grenze zum gesunden Knochen (Abb. 133 a, b),
- meistens größere Anteile des Kiefers betroffen (Abb. 133 b),
- Knochenreste in der Lyse selten,
- Kompakta oft ausgespannt und verdünnt, bei fortschreitendem Tumorwachstum Kortikalisdurchbruch (Abb. 133 a, b),
- Resorption von Zahnwurzeln selten (Abb. 133 c).

Ergänzende Röntgendiagnostik
Ausdehnung des Fibrosarkoms in die Weichteile im OPG oft nicht zu erfassen, insbesondere die Beziehung des Tumors zu Sinus maxillaris und Orbitaboden. Auch die Knochenkonturen der Mandibula (Ramus acsendens) oft nicht umfassend abzubilden. Zusätzliche Einstellungen: Schädel axial, NNH halbaxial (Abb. 134 a), Unterkieferschräg- und p. a.-Aufnahme und Filmtomographie und Panoramavergrößerungsaufnahmen (Abb. 134 b). CT heuteMethode der Wahl, da nur sie die wahre Ausdehnung in die Weichteile erfaßt und die ausgedünnte bzw. durchbrochene Kompakta hochsensitiv darstellt. Beziehung des Tumors zu den Nasennebenhöhlen, zu Oro- und Nasopharynx, zur Nasenhaupthöhle und zur Orbita am besten zu bestimmen, deswegen Methode der Wahl zur Operationsplanung.

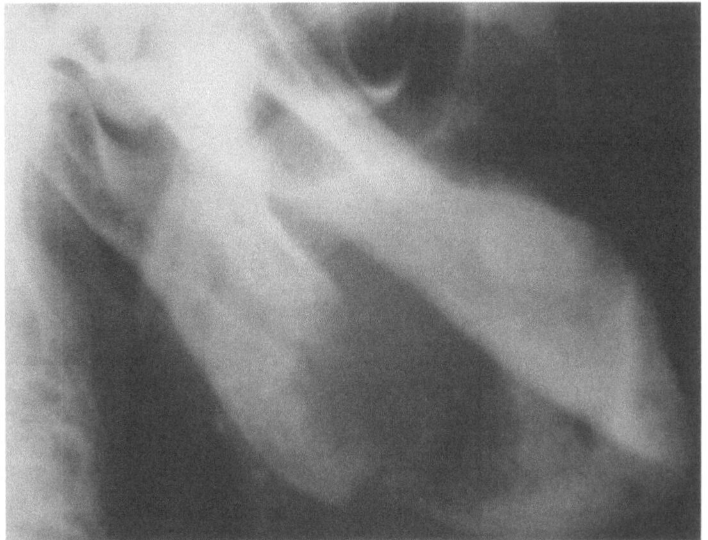

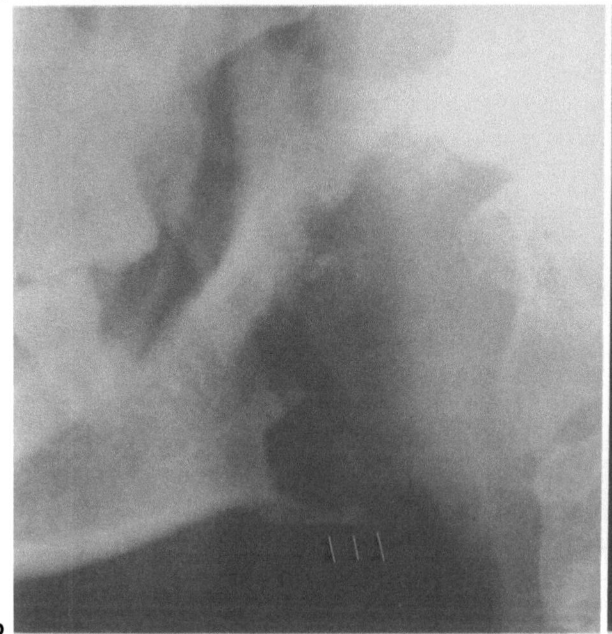

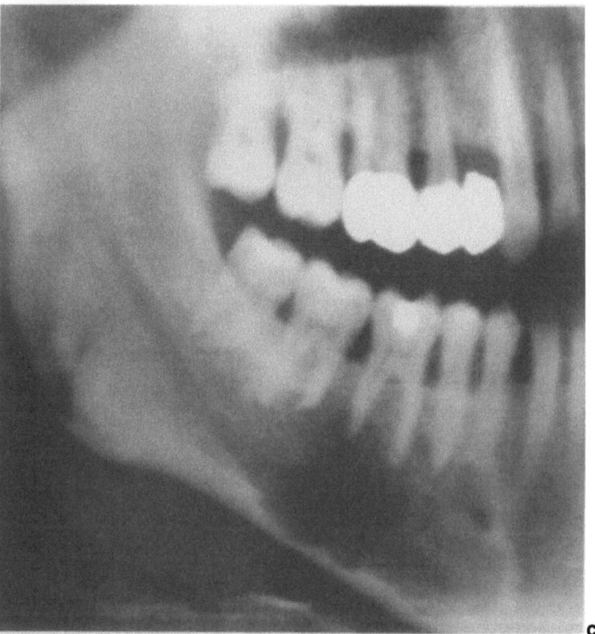

Abb. 133 a–c. Fibrosarkome des Unterkiefers.
a 60 J. ♀. Unterkieferschrägaufnahme: Große lytische Destruktion des linken Unterkieferastes mit pathologischer Fraktur. Unscharfe Übergangszone zum gesunden Knochen und Kortikalisdestruktion im Detail zu erkennen. (Dr. D. Stoker, London). **b** 31 J. ♂. Unterkieferschrägaufnahme: Expansive osteolytische Läsion im linken Kieferwinkel mit unscharfer Randabgrenzung und Kortikalisdurchbruch. Teilweise umgibt eine neugebildete Knochenspange den Tumor (►). (DÖSAK-Register TU 2516, Linz). **c** 40 J. ♂. OPG: Girlandenförmige, scharf begrenzte Osteolyse in der Regio 43 bis 47. Wurzelspitzenresorption von 47. Arrosion der Kompakta und fehlende Abgrenzbarkeit in Richtung des Kieferwinkels. Verlagerung des Canalis mandibularis bei fehlender Abgrenzung im distalen Abschnitt. (DÖSAK-Register TU 3564, Bochum)

Radiologische Differentialdiagnostik

Bei Nachweis einer knöchernen Destruktion mit extraossärem Geschwulstanteil ist zu denken an:

- Metastasen eines unbekannten Primärtumors (s. Kap. 7.3.1),
- Plasmozytom, malignes Lymphom (s. Kap. 7.3.2, 7.3.3),
- primäre maligne Knochentumoren (s. Kap. 7.2).

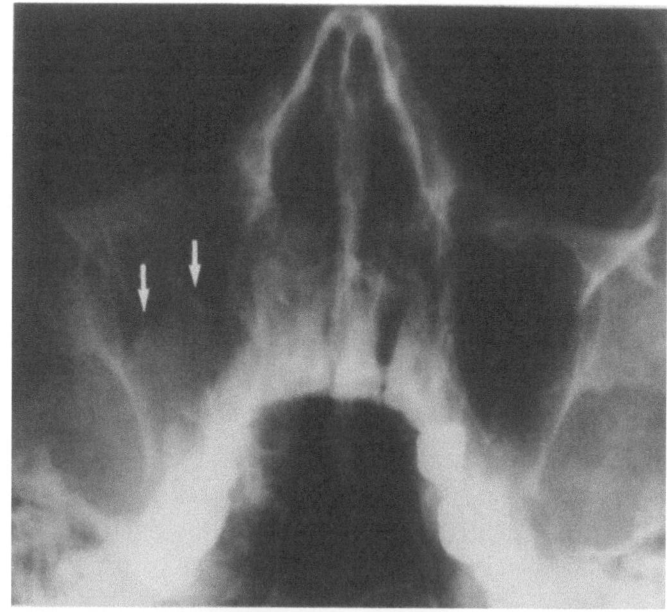

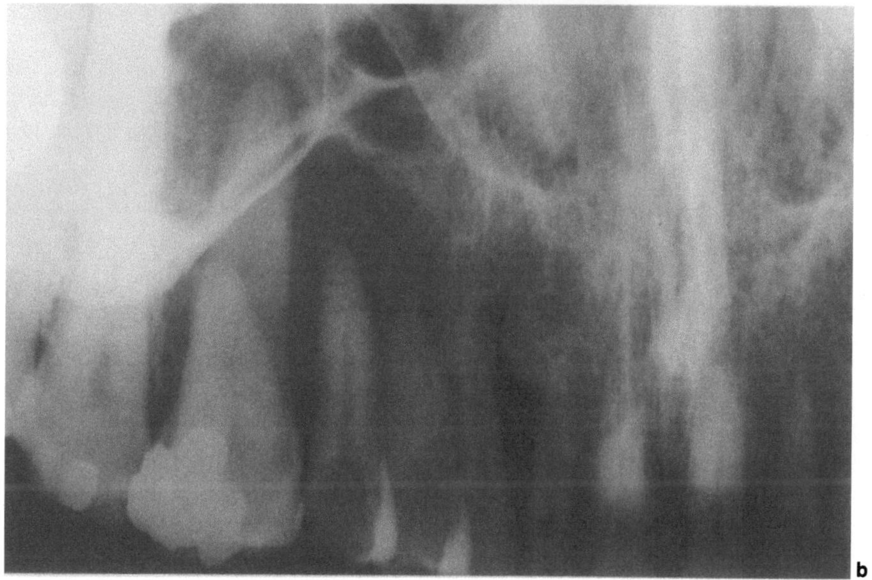

Abb. 134 a, b. Fibrosarkom des Oberkiefers. 36 J. ♂. **a** NNH halbaxial: Scharf begrenzte, nach kranial konvexe weichteildichte Verschattung am Boden der rechten Kieferhöhle (→) mit Lyse des Kieferhöhlenbodens. **b** Oberkiefervergrößerungsaufnahme: Periradikuläre Lyse im Alveolarfortsatz der Maxilla rechts um die Wurzeln 14, 15, 16. (DÖSAK-Register TU 1225, Bochum)

Therapie

Radikale Resektion im Gesunden. Wenn nicht möglich, Strahlentherapie in Kombination mit Chemotherapie.

Prognose und Rezidivhäufigkeit

Fünfjahresüberlebensrate von 30% bei rechtzeitiger Radikaloperation. Die Prognose ist jedoch vom Differenzierungsgrad des Tumors abhängig. Patienten mit entdifferenzierten Formen des Fibrosarkoms überleben selten 5 Jahre.

7.2.14 Lipom

Ätiologie und Histologie
Ätiologie unbekannt. Von Fettzellen ausgehende Tumoren.

Alters- und Geschlechtsverteilung
Alle Altersstufen, 40. bis 70. Lebensjahr bevorzugt. Keine Geschlechtsprädilektion bekannt.

Lokalisation und Häufigkeit
Mandibula bevorzugt. Insgesamt sind intramedulläre Lipome des Knochens extrem seltene Veränderungen. In ca. 10% der Fälle ist die Mandibula betroffen.

Klinische Symptome
Es handelt sich häufig um asymptomatische Zufallsbefunde oder um schmerzlose Schwellungen. Zahnlockerungen und Wurzelresorptionen sind möglich.

Radiologische Symptome

OPG
- Umschriebene, lytische Aufhellung mit in der Regel scharfer, teilweise sklerotischer Übergangszone zum gesunden Knochen (Abb. 135 a, b),
- im Einzelfall unscharfe Randbegrenzung (Abb. 135 a),
- teilweise stippchenförmige Verkalkungen in der Läsion (verkalkte Nekrosen!) (Abb. 135 b),
- Zahnwurzelresorptionen,
- Canalis mandibularis kann bogig verlagert sein (Abb. 135 a),
- Kieferknochenauftreibung (fortgeschrittenes Stadium.

Ergänzende Röntgendiagnostik
Bei Unterkieferprozessen nativdiagnostisch im Einzelfall Unterkieferschrägaufnahmen weiterhelfend.
Die CT zeigt den teilweise expansiven Charakter der Läsion und die nicht zerstörte Kortikalis (Abb. 135 c).
Durch Dichtemessungen (fettäquivalente Hounsfield-Einheiten!) und Nachweis kleiner Verkalkungen artdiagnostische Aussagen mittels CT möglich!

Radiologische Differentialdiagnostik
Nicht von einer Vielzahl odontogener und Knochentumoren, sowie tumorähnlicher Läsionen zu unterscheiden.
Zu denken ist u. a. an:
- Zysten (s. Kap. 6),
- fibröse Dysplasie (s. Kap. 9.1.3),
- ossifizierendes Fibrom (s. Kap. 7.2.11),
- chondromatöse Prozesse (s. Kap. 7.2.5, 7.2.6).

Therapie
Operative Entfernung.

Prognose und Rezidivhäufigkeit
Benigner Tumor. Rezidive nicht beschrieben.

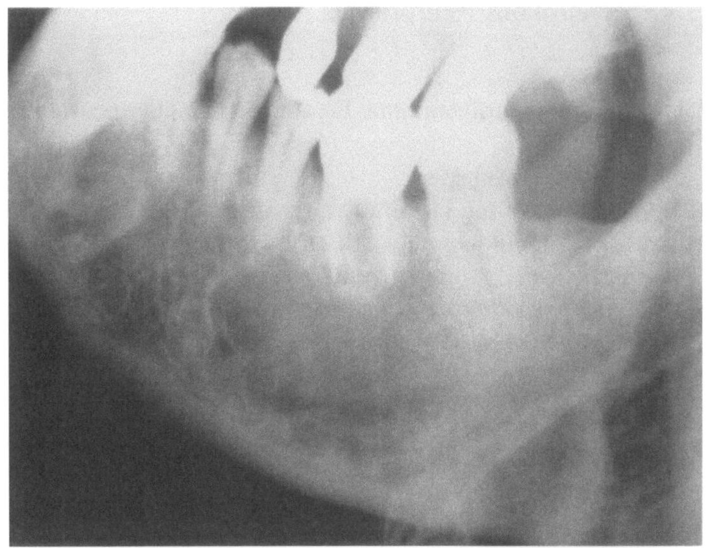
a

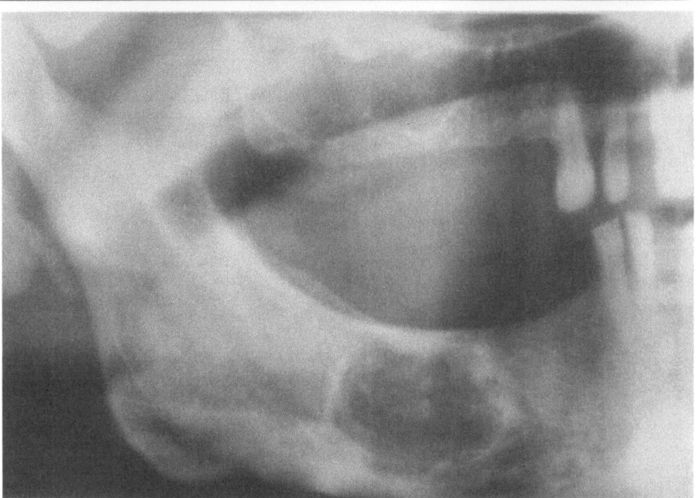
b

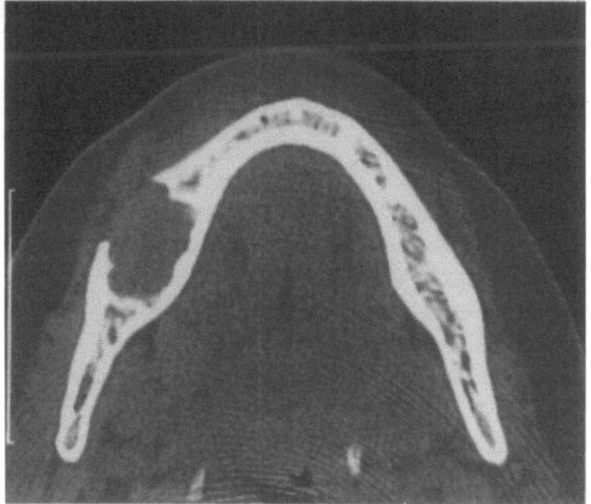
c

Abb. 135 a–c. Lipom des Unterkiefers.
a 36 J. ♂. Unterkieferschrägaufnahme: Im Molarbereich Nachweis einer ovalär konfigurierten, umschriebenen, aber nicht scharf abgegrenzten Lyse. Wurzelspitzenresektion bei 46. Canalis mandibularis bogig verlagert. **b** 48 J. ♀. OPG: Von unregelmäßig breitem Sklerosesaum umgebene Aufhellung im rechten Unterkieferkörper mit bogiger Verlagerung des Canalis mandibularis. In der Läsion kleine stippchenartige Verdichtungen, wahrscheinlich Verkalkungen. **c** CT („Knochenfenster", gleicher Patient wie b): Nach Ausräumung von vestibulär breiter Knochendefekt bukkal. Expansiver Charakter der Läsion mit konvexbogiger Konfiguration der lingualen Knochenspange. Nach Operation ist der lipomatöse Tumor total entfernt, so daß bei der Dichtemessung kein Fettgewebe mehr nachweisbar. CT **vor** PE!

7.2.15 Neurinom/Neurofibrom

Synonyme
Schwannom, Neurilemmoma, Lemmocytoma, Perineural fibroblastoma.

Ätiologie und Histologie
Ätiologie unbekannt. Die am Kiefer vorkommenden vom Nervengewebe ausgehenden Tumoren haben ihren Ursprung in den *Nervenscheiden*. Histologisch wird zwischen dem *Neurinom* (Schwannom, Neurilemmom) und dem *Neurofibrom* unterschieden.

Merke: Das Neurinom ist praktisch immer ein solitärer Tumor. Dies gilt in der Regel auch für das *zentrale, intraossäre Neurofibrom*. Gelegentlich sind intraossäre Neurofibrome Teil der Neurofibromatose (Morbus Recklinghausen, s. Kap. 7.2.12.1).

Alters- und Geschlechtsverteilung
Beim Neurinom alle Altersstufen betroffen. Neurofibrome werden vor dem 45. Lebensjahr gefunden.
Neurofibrom: ♀ = ♂, Neurinom: ♀ > ♂

Typische Lokalisation und Häufigkeit
Mandibula bevorzugt (8 : 1). Seitenzahnbereich.

Merke: Neurinom und Neurofibrom des Knochens sind insgesamt sehr seltene Tumoren und am häufigsten in der Mandibula lokalisiert.

Klinische Symptome
Kieferschwellung, lange schmerzlos. Taubheitsgefühl. Neuralgiforme Beschwerden.

Radiologische Symptome

OPG
- Rein lytischer Defekt (Abb. 136a-c),
- scharfe Abgrenzung zum gesunden Knochen, teilweise sklerotischer Randsaum (Abb. 136a, b),
- beim Neurofibrom sind unscharfe Übergangszonen zum gesunden Knochen möglich,
- zentral im Knochen gelegen. Canalis mandibularis dann aufgetrieben! (Abb. 136b).

Ergänzende Röntgendiagnostik
Zusätzliche Einstellungen, sofern die Erfassung der Tumorgrenzen nach lingual oder bukkal nicht ausreichend im OPG möglich (Unterkieferschräg- und p. a.-Aufnahme, Aufbißaufnahme, Filmtomographie). Beziehung der Oberkiefertumoren zu den Wänden des Sinus maxillaris und zum Orbitaboden besser mit der NNH halbaxial-Aufnahme und der Filmtomographie.
Die CT wichtig zur Erfassung der Knochendestruktion und eines evtl. parossalen Geschwulstanteiles. Wichtig bei der Neurofibromatose! (Abb. 136 d).

Radiologische Differentialdiagnostik
Ein neurogener Tumor kann vermutet werden, wenn der Canalis mandibularis aufgeweitet zur Darstellung kommt. In der Regel radiologisches Bild des Neurinoms/Neurofibroms jedoch uncharakteristisch. Differentialdiagnostisch zu denken ist an:
- odontogene Tumoren und Zysten mit scharfen Rändern (z. B. Ameloblastom, s. Kap. 2.2.1-2.2.3),
- primäre Knochentumoren und tumorähnliche Läsionen (desmoplastisches Fibrom, Chondrom, vaskuläre Tumoren, Fibrosarkom, Chondrosarkom, Osteosarkom).

Therapie
Exzision.

Prognose und Rezidivhäufigkeit
Das Neurinom ist ein langsam wachsender benigner Tumor. Rezidive sehr selten. Dies gilt in der Regel auch für das Neurofibrom. Es sind jedoch maligne Transformationen primär benigner, intraossärer Veränderungen insbesondere im Rahmen der Neurofibromatose beschrieben.
Primär *maligne* Neurinome im Kieferknochen selten (Abb. 136 c, d).

7.2.15.1 Neurofibromatose

Blastomatöse Systemerkrankung mit seltener Manifestation am Kiefer.

Synonyme
Morbus von Recklinghausen; Neurinomatosis universalis; Neurinomatosis centralis et peripherica; Neurofibromatosis generalisata; Elephantiasis neuromatodes; Multiple neurofibromatosis.

Ätiologie und Pathogenese
Autosomal-dominanter Erbgang mit unregelmäßiger Penetranz; Anlagemißbildung des Ekto- und Neuroderms.

Alters- und Geschlechtsverteilung
Im Laufe der Kindheit. Keine Geschlechtsdominanz.

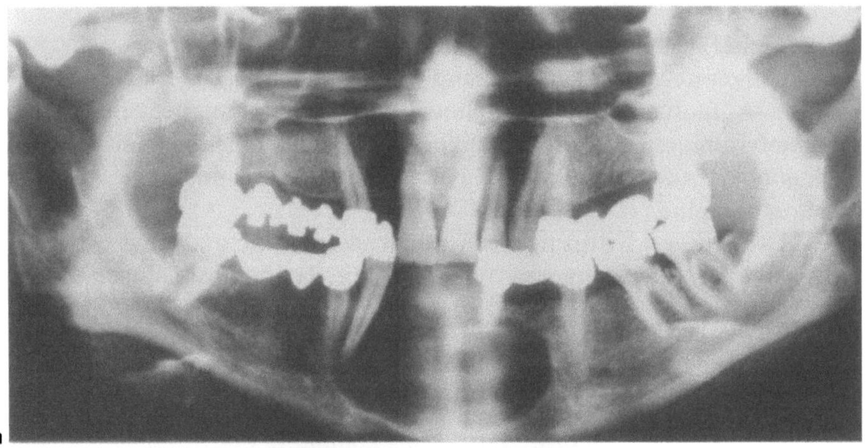

a

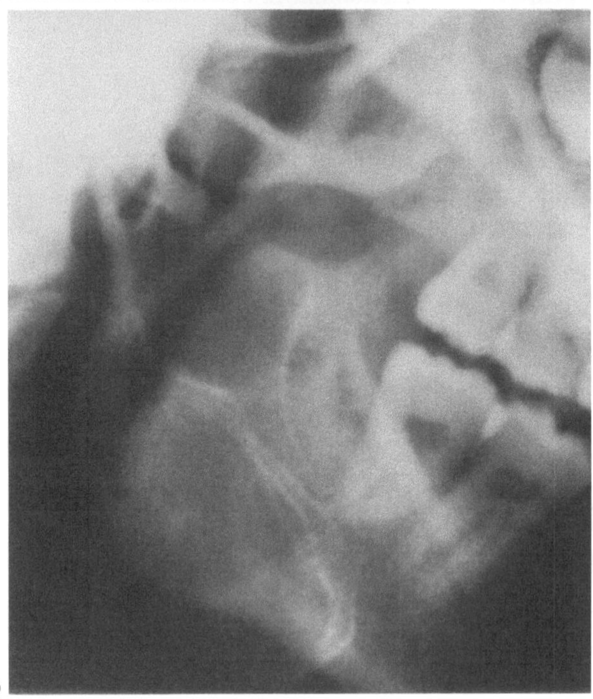

b

Abb. 136 a–f. Neurogene Tumoren des Kiefers.
a Neurinom. 46 J. ♂. OPG: Scharf begrenzte, ovaläre Osteolyse median und paramedian rechts im Corpus mandibulae. Wurzelresorption von 33 und Verlust des Desmodontalspaltes bei 33 und 45. Verdünnung der Kompakta. DD: Radikuläre Zyste. **b Neurinom.** 32 J. ♀. Gesichtsschädel seitlich: Scharf begrenzte, kolbige Aufweitung des Canalis mandibularis des Unterkieferastes rechts.
c Malignes Neurinom. 70 J. ♂. Oberkiefervergrößerungsaufnahme: Große lytische Destruktion der rechten Maxilla. Unscharfe Knochenränder mit Einwachsen in den rechten Kieferhöhlen- und Nasenboden. Zeichen des permeativ-infiltrativen Wachstums. Schwimmender 13. Benachbart Jodoformgaze. (DÖSAK-Register TU 3815, Berlin).

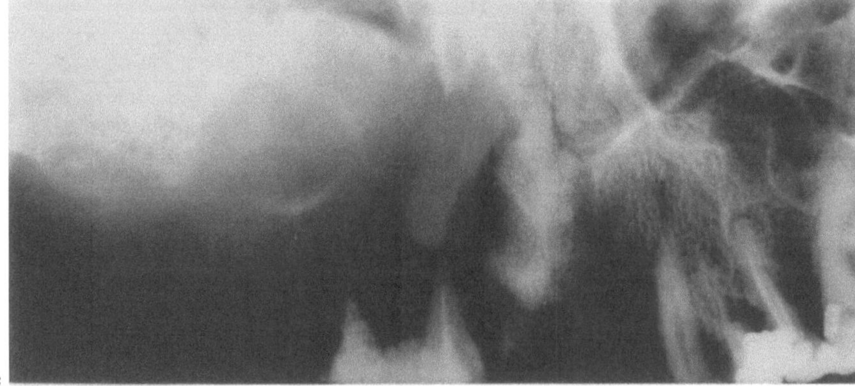

c

Abb. 136 (Fortsetzung)
d Malignes Neurinom. 79 J. ♀. CT axial-High resolution „Knochenfenster". Destruktion des linken Processus alveolaris mit weichteildichtem Tumoranteil der sich gegen den M. masseter vorwölbt.

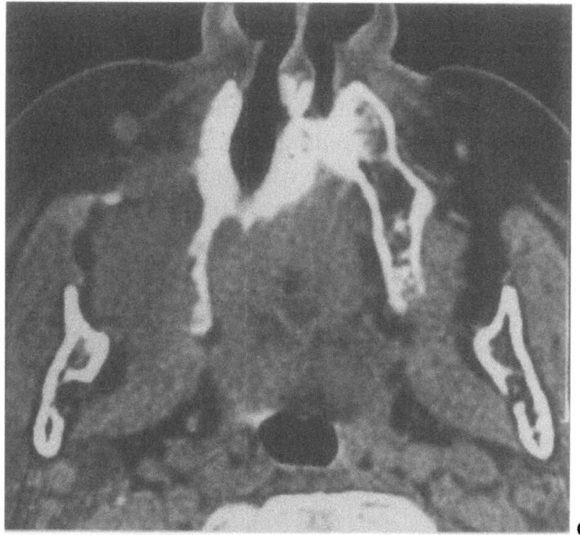

d

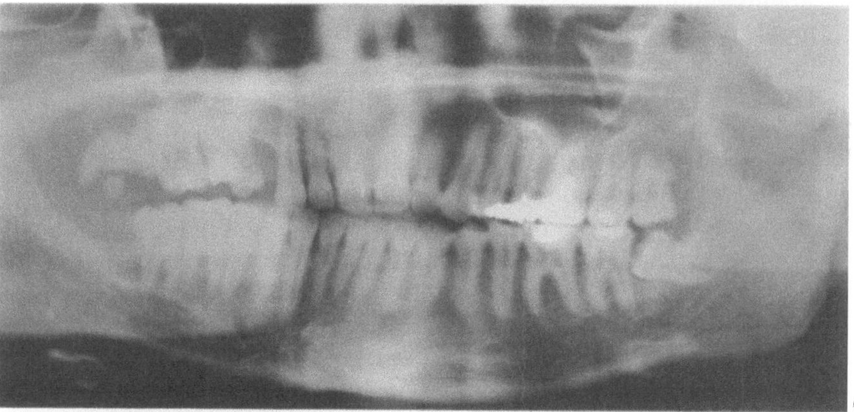

e

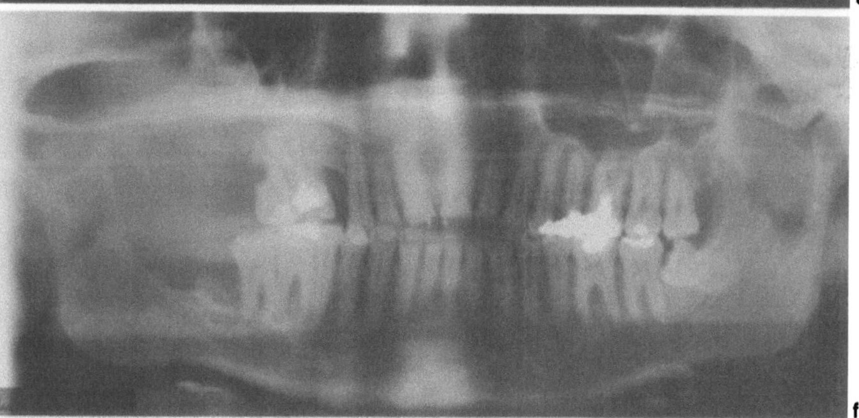

f

Neurofibromatose mit ausgedehntem Weichteilbefall (Verlauf) 26 J. ♂. **e** OPG: Weichteildichte Verschattung des gesamten rechten oberen Quadranten. Der ausgedehnte Weichteilbefall hat zu einer druckbedingten Demineralisierung und Verlagerung des Os maxillae und des Ramus ascendens rechts geführt. Als Folge des expansiven Wachstums Dislokation der rechten Oberkiefermolaren nach medial und Verdrängung des Unterkiefers nach kaudal.
f OPG (nach 7 Jahren): Progredienz mit Verlust der am weitesten distal gelegenen Molaren und Zunahme der Dislokation der verbliebenen. Strahlentransparenzerhöhung des Ramus ascendens und lateralen Os maxillae rechts durch druckbedingten Knochenabbau. Deutliche Verschmälerung des rechten aufsteigenden Unterkieferastes

Klinische Symptome

Komplexes Krankheitsbild. Wichtigste Symptome: Cafe-au-lait-Flecken (im 1. Lebensjahrzehnt in 90% der Fälle); multiple Neurofibrome; Naevi pigmentosi; Fibroma molluscum; Neurome; Neurogliome; elephantiastische Hautlappen; ZNS Tumoren; Lisch-Knötchen; Kyphoskoliose; multiple Mißbildungen mit Knochendefekten; evtl. geistige Retardierung oder Epilepsie; orale Beteiligung in 4-7% (Zungentumoren und Makroglossie); Gesichtsasymmetrien; intraossäre Neurofibrome von UK oder OK selten, dann durch Tumorexpansion Schmerzen und Parästhesien.

Radiologische Symptome

Entsprechend der Komplexität des Krankheitsbildes variable Veränderungen an allen Knochen möglich.

OPG

- Manifestation am Kiefer eher selten,
- meist enge Beziehung zu Nervenverläufen mit symmetrischer Auftreibung des Canalis mandibularis (selten!),
- Druckatrophie der Kiefer durch Weichteilfibrome oder ossäre Destruktion durch fibröses Gewebe (Abb. 136e, f),
- große zystische Aufhellungen im UK und/oder OK mit gelappten Konturen, angrenzende Kortikalis meist intakt,
- zystisch multilokuläres Bild möglich,
- Demineralisation des Alveolarkammes durch periphere oder parossale Neurofibrome mit Druckatrophie (Abb. 136e, f),
- evtl. Verlagerung von Zähnen oder Zahnanlagen durch große Neurinome;
- Verkalkungen selten.

Ergänzende Röntgendiagnostik

Schädel, NNH, Orbita, Filmtomographie, Computertomographie.

Radiologische Differentialdiagnose

Bei Auftreibung des Canalis mandibularis isoliertes zentrales Neurofibrom oder Neurinom, ansonsten sämtliche zystischen Läsionen differentialdiagnostisch möglich (v. a. Riesenzellgranulom).

Therapie

Keine kausale Therapie; operative Entfernung des Neurofibroms, allerdings hohes Rezidivrisiko.

Prognose

Durch die Weichteilveränderungen und tumorösen Neubildungen bedingt; meist langsame, aber stete Progredienz.

Merke: Evtl. sarkomatöse Entartung vor allem der Weichteiltumoren (etwa 5%), insbesondere nach wiederholten Operationen möglich.

7.2.16 Melanotischer neuroektodermaler Tumor

Synonyme
Melanotic progronoma, Melano-ameloblastoma, Pigmented ameloblastoma.

Ätiologie und Histologie
Ätiologie unbekannt.
Nach neuerer Auffassung kein odontogener, sondern von der Neuralleiste ausgehender, benigner Tumor. Melanin in den Tumorzellen nachweisbar.

Alters- und Geschlechtsverteilung
Kinder unter 1 Jahr (insbesondere 1.–3. Monat).
♀ : ♂ = 1 : 1

Lokalisation und Häufigkeit
Maxilla (ca. 80%). Nur selten in der Mandibula.

Klinische Symptome
Schwellung.

Radiologische Symptome

OPG
- Lytische Destruktionszone,
- Übergangszone zum gesunden Knochen häufig unscharf,
- knöcherne Septen in der Aufhellung,
- Verlagerung von Zahnanlagen.

Ergänzende Röntgendiagnostik
Bei Lokalisation in der Maxilla ist NNH halbaxial als Zusatzuntersuchung sinnvoll.
CT zur Operationsplanung von großem Wert. Durchführung in Narkose. Die Ausdehnung des Prozesses und die Beziehung zur Nasenhaupthöhle, zu den Kieferhöhlen, zu Oro- und Nasopharynx und zur Orbita gut zu erfassen.

Radiologische Differentialdiagnostik
Metastasen (z. B. Neuroblastom).

Therapie
Radikale Resektion. Bei lokaler Inoperabilität Versuch mit aggressiver Chemotherapie, um Operabilität zu erreichen.

Prognose und Rezidivhäufigkeit
In der Regel benigner Tumor. Metastasierende melanotische neuroektodermale Tumoren Raritäten! Rezidive nicht selten.

Literatur

Adler CP (1983) Knochenkrankheiten. Thieme, Stuttgart

Allan JH, Scott H (1974) Osteochondroma of the mandible. Oral Surg 37: 556-565

Baum SM, Pochaczevsky R, Sussman R, Stoopack JC (1972) Central hemangioma of the maxilla. J Oral Surg 30: 885-892

Bohndorf K, Stoker DJ (1984) Röntgenmorphologie und Differentialdiagnose der Chondrosarkome mit besonderer Berücksichtigung der selteneren Lokalisationen. Radiologe 24: 187-191

Chaudry AP, Robinovitch MR, Mitchell DF, Vickers RA (1961) Chondrogenic tumors of the jaws. Am J Surg 102: 403-411

Dahlin DC, Ivins JC (1969) Fibrosarcoma of bone. A study of 114 cases. Cancer 23: 35-41

Dominok GW, Knoch HG (1977) Knochengeschwülste und geschwulstähnliche Knochenerkrankungen. 2. Aufl. Fischer, Jena

Ellis GL, Abrams AM, Melrose RJ (1977) Intraosseous benign neural sheath neoplasms of the jaws: report of seven new cases and review of the literature. Oral Surg 44: 731

Eversole LR, Sabes WR, Rovin S (1972) Fibrous dysplasia: a nosologic problem in the diagnosis of fibroosseous lesions of the jaws. J Oral Pathol 1: 189-220

Freedman PD, Cardo VA, Kerpel SM Lumerman DE (1978) Desmoplastic fibroma (fibromatosis) of the jawbones. Oral Surg 46: 386-395

Freyschmidt J (1980) Knochenerkrankungen im Erwachsenenalter. Springer, Berlin Heidelberg New York

Galanski M, Cramer BM, Thun F, Peters PE, Vogelsang H (1983) Radiologische Befunde bei der Neurofibromatose von Recklinghausen. Radiologe 23: 437-450

Gardner EJ (1951) A genetic and clinical study of intestinal polyposis, a predisposing factor for carcinoma of the colon and rectum. Am J Hum Genet 3: 167-176

Gardner EJ, Richards RC (1953) Multiple cutaneous and subcutaneous lesions occuring simultaneously with hereditary polyposis and osteomatosis. Am J Hum Genet 5: 139

Garrington GE, Scofield HH, Cornyn J, Hooker SP (1967) Osteogenic sarcoma of the jaws. Analysis of 56 cases. Cancer 20: 377-391

Goaz PW, White SC (1982) Oral pathology. Principles and interpretation. Mosby, St. Louis

Gorham LW, Stout AP (1955) Massive osteolysis. J Bone Joint Surg [Am] 37 A: 985

Greene GW, Natiella JR, Spring PN (1968) Osteoid osteoma of the jaws. Oral Surg 26: 342-351

Hoch M, Huth F (1970) Der melanotische Kiefertumor im Säuglingsalter. Dtsch Zahn-Mund- Kieferheilkd 54: 226-240

Horch MM (1977) Zwei Beobachtungen von Kasabach-Meritt-Syndrom. Fortschr Kiefer Gesichtschir 22: 220-223

Huvos AG (1979) Bone tumors, diagnosis, treatment and prognosis. Saunders, Philadelphia

Knolle G, Meyer D (1965) Massive Osteolyse im Bereich des Unterkiefers in Folge einer Hämangiomatosis des Knochens. Dtsch Zahn Mund Kieferheilkd 45: 433

Kragh LV, Dahlin DC, Erich JB (1958) Osteogenic sarcoma of the jaw and facial bones. Am J Surg 96: 496-505

Kragh LV, Dahlin DC, Erich JB (1960) Cartilaginous tumors of the jaws and facial regions. Am J Surg 99: 852-856

Langland OE, Langlais RP, Morris CR (1982) Principles and practice of panoramic radiology. Saunders, Philadelphia

Lorsan EL, DeLong PE, Osborn DB, Dolaw KD (1977) Neurofibromatosis with central neurofibroma of the mandible: review of the literature and report of a case. J Oral Surg 35: 733

Lucas RBC (1984) Pathology of tumours of the oral tissues, 4th edn. Livingstone, Edinburgh

Meydam K, Hering KG, Jaspers U, Machtens E (1985) Gorham-Stout-Syndrom - Progressive Osteolyse mit Befall des Viszerokraniums. Strahlentherapie 161: 625

Mulder JD, Poppe M, von Ronnen JR (1981) Primäre Knochengeschwulste. In: Schinz HR, Baensch WE, Frommhold W, Glauner R, Uehlinger E, Wellauer J (Hrsg) Lehrbuch der Röntgendiagnostik, Bd II/2. Thieme, Stuttgart

Pindborg JJ, Hjørting-Hansen E (1974) Atlas of diseases of the jaws. Munksgaard, Kopenhagen

Prein J, Remagen W, Spiessl B, Uehlinger U (1985) Atlas der Tumoren des Gesichtsschädels. Springer, Berlin Heidelberg New York Tokyo

Prescott GH, White RE (1970) Solitary, central neurofibroma of the mandible: report of a case and review of the literature. J Oral Surg 28: 305-309

v. Recklinghausen FD (1882) Über die multiplen Fibrome der Haut und ihre Beziehungen zu den Neuromen. Festschrift für R. Virchow, Berlin

Roca AN, Smith IL (1968) Ewing's sarcoma of the maxilla and mandible. Study of six cases. Oral Surg 25: 194-203

Roca AN, Smith JL, Jung B (1970) Osteosarcoma and parosteal osteogenic sarcoma of the maxilla and mandible. Am J Clin Pathol 54: 625-636

Salzer-Kuntschik M, Wunderlich M (1971) Das Ewing-Sarkom in der Literatur: Kritische Studien zur histomorphologischen Definition und zur Prognose. Arch Orthop Unfallchir 71: 297-306

Schajowitz F (1981) Tumors and tumorlike lesions of bone and joints. Springer, New York Heidelberg Berlin

Schneider G, Tölly E (1984) Radiologische Diagnostik des Gesichtsschädels. Thieme, Stuttgart

Wilner D (1982) Radiology of bone tumours and allied disorders. Saunders, Philadelphia

Wold LE, Ivins JC, Unni KK, Bruckman JE, Beabout JW, Dahlin DC (1982) Hemangioendothelial sarcoma of bone. Am J Surg Pathol 6: 59-70

Worth HM (1963) Principles and practice of oral radiologic interpretation. Year Book Medical, Chicago

Zanella FE, Mödder U, Benz-Bohm G, Thun F (1984) Die Neurofibromatose im Kindesalter - Computertomographische Befunde im Schädel- und Halsbereich. ROFO 141: 498

7.3 Sekundäre oder überwiegend polyostotisch auftretende Skelettveränderungen

7.3.1 Metastasen

Ätiologie und Histologie
Herkunft von Kieferknochenmetastasen (nach Häufigkeit):
- Mammakarzinom,
- Bronchialkarzinom,
- Hypernephrom,
- Schilddrüsenkarzinom,
- Prostatakarzinom.

Im Kindesalter: Neuroblastom.

Merke: Solitäre oder multiple Metastasen in den Kieferknochen gehören zu den selteneren Lokalisationen und sind meist Teilerscheinung einer allgemeinen Skelettkarzinose.

Alters- und Geschlechtsverteilung
Metastasen vor dem 40. Lebensjahr selten. Ausnahme: Mammakarzinom und Bronchialkarzinom.
Geschlechtsverteilung abhängig von der Grunderkrankung.

Lokalisation und Häufigkeit
Verhältnis Mandibula zu Maxilla: 4:1.

Klinische Symptome
Oft lange symptomlos. Häufig bei Routineknochenszintigraphien im Rahmen des Staging und der Verlaufskontrolle von Karzinompatienten entdeckt. Klinische Zeichen meist unspezifisch. Lokale Schmerzen, Taubheitgefühl. Parästhesien (N. mandibularis!). Seltener Knochenauftreibung und Zahnlockerung. Spontanfrakturen.

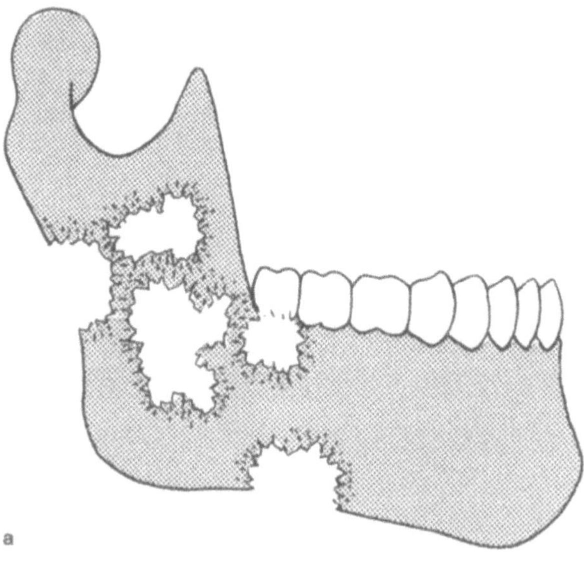

Abb. 137 a (Legende s. S. 257)

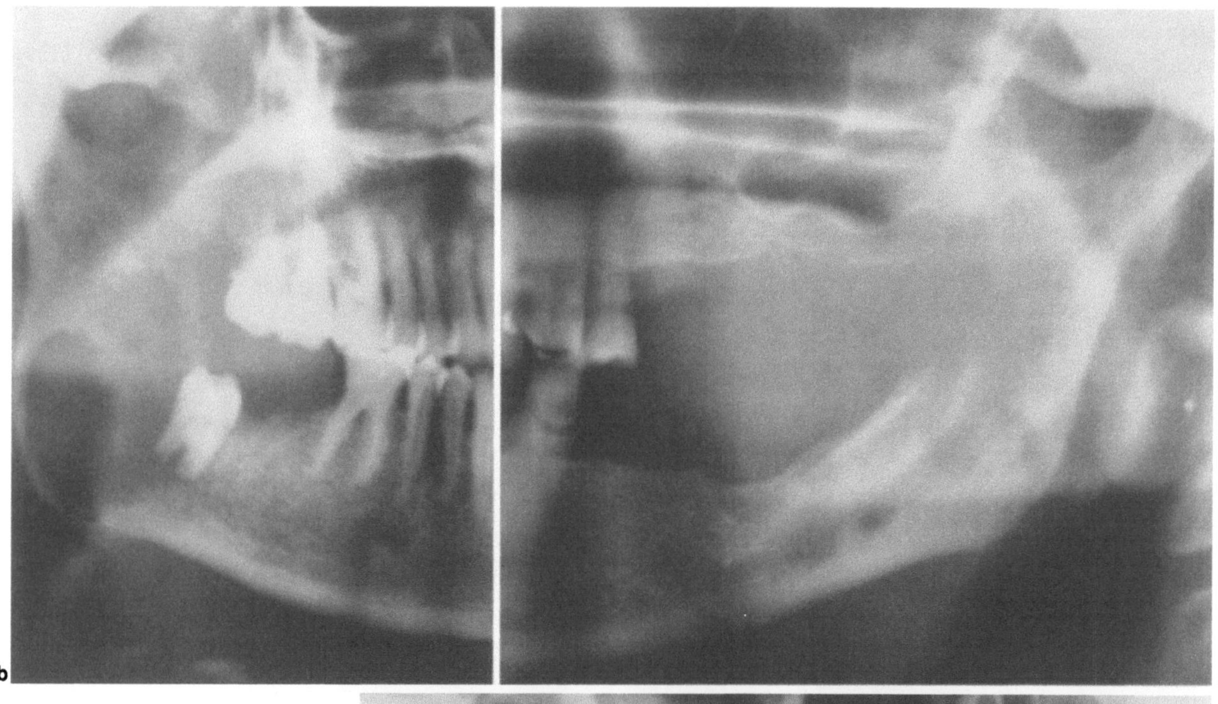

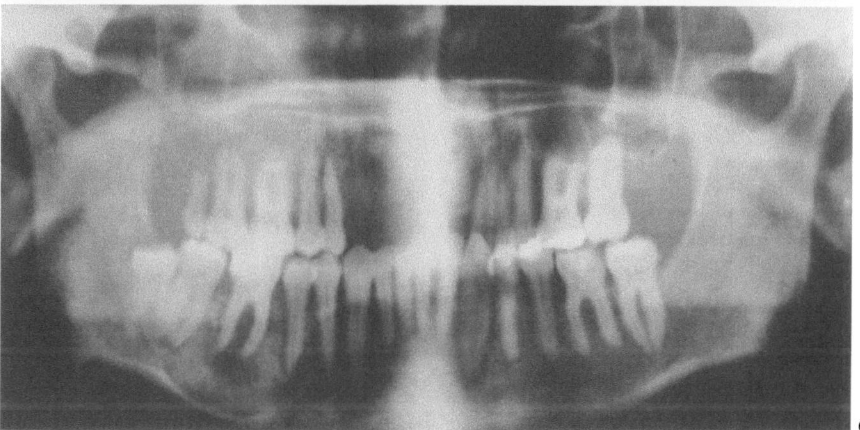

Abb. 137 a–d. Metastasen im Kiefer.
a Metastasen im Unterkiefer, schematisiert. Osteolysen mit unscharfer Randbegrenzung („Mottenfraß"), evtl. mit pathologischer Fraktur und Zahnwurzelresorption. (Modifiziert nach Mittermayer). **b** Metastase im Unterkiefer bei Hypernephrom. 61 J. ♂. OPG: Solitäre, lytische Aufhellung mit ausgeprägt unscharfer Begrenzung. Periostale Reaktion am Unterrand bei pathologischer Fraktur. Wurzelresorption von 48. Destruktion des Canalis mandibularis. **c** Metastase eines kleinzelligen Bronchialkarzinoms im Unterkiefer. 77 J. ♀. OPG: Unscharf begrenzte, lytische Aufhellung im Ramus mandibulae links mit Destruktion des Canalis mandibularis. Weichteilverschattung durch extraossären Tumoranteil. **d** Metastasen eines Chondrosarkoms des linken Femur im Ober- und Unterkiefer. 46 J. ♀. OPG: Umschriebene, relativ scharf begrenzte Läsionen im rechten Unterkiefer mit Ausdünnung der Kompakta und Verlust des Desmodontalspaltes von 46 bis 47. Impaktierter 48. Große Teile der Osteolyse sind homogen verkalkt. Canalis mandibularis nicht abgrenzbar. 2. Metastase auch im Bereich des rechten Oberkiefers mit Einwachsen in die Kieferhöhle

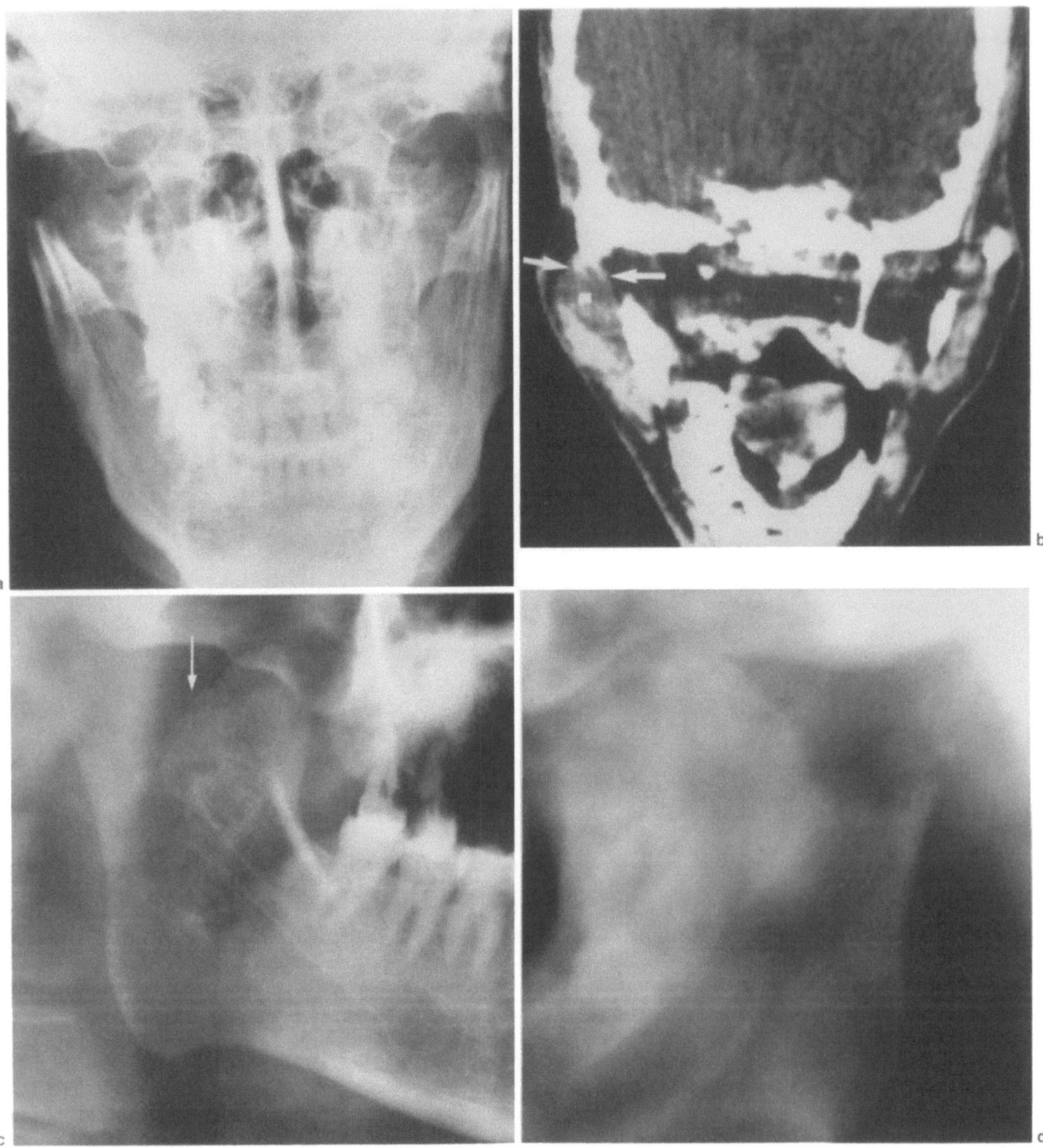

Abb. 138 a–d. Metastase eines Bronchialkarzinoms im Kollum und Kieferköpfchen. (Plattenepithelkarzinom). 42 J. ♀. **a** Unterkiefer halbaxial: Vollständige Destruktion des rechten Kieferköpfchens. **b** CT, koronare Einstellung: Korrespondierend zu a) ist die Durchsetzung und Auftreibung des Bezirkes durch weichteildichten Tumor zu erkennen. Reste des Kieferköpfchens kranial (→). **c** OPG: Destruktion mit einzelnen Knochenresten und unregelmäßiger Osteolyse mit unscharfer Randbegrenzung. Der Processus coronoideus ist dorsal aufgetrieben, und die Kortikalis hier unscharf (→). Canalis mandibularis nicht beteiligt. **d** Tomographie seitlich: Ausmaß der Destruktion wird deutlicher

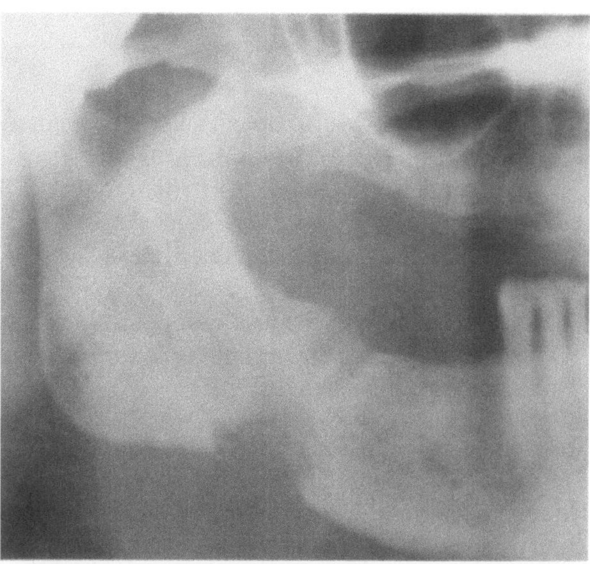

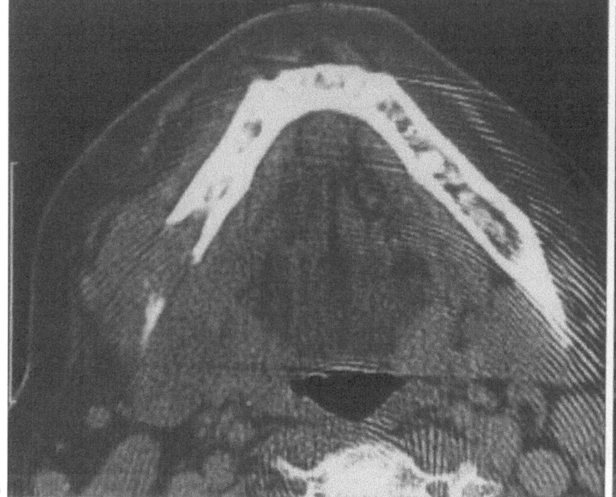

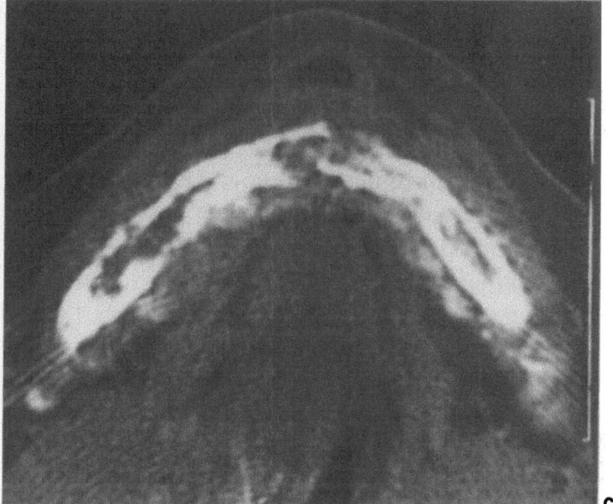

Abb. 139 a–c. Metastase eines Transitionalzellkarzinoms der Blase im Unterkiefer.
65 J. ♀. **a** OPG: Lytische Destruktion am Unterrand des rechten Unterkieferkörpers mit Kortikaliszerstörung. Übergangszone zum gesunden Knochen unscharf. **b** CT („Knochenfenster"): Destruktion der inneren und äußeren Kortikalis der Mandibula. Tumorinfiltration in die Weichteile gut sichtbar. **c** Metastatische Durchsetzung des gesamten Unterkiefers bei Mammakarzinom. 63 J. ♀. CT: Multiple pathologische Frakturen und begleitende periostale Reaktion

Radiologische Symptome

OPG

3 Formen *lytischer* Destruktionen zu unterscheiden:
- Rundliche, ovaläre, rein lytische Aufhellungen mit unscharfem Übergang zum gesunden Knochen. Knochenkonturen oft zerstört (Abb. 137 a-c; 139 a).
- Areale lytischer Destruktion mit in der Läsion gelegenen Knochenresten (Abb. 139 c).
- Multiple kleine, lytische bis 2-3 mm große Aufhellungen, die teilweise konfluieren, aber auch einzeln vorkommen können. Grenzen der Lysen unscharf und nicht sklerosiert.

In seltenen Fällen wird am Kiefer die Kombination von lytischen Destruktionszonen und osteoblastischen Arealen gesehen [Mammakarzinom! Chondrosarkom (sehr selten)] (Abb. 137 d).
Rein osteoblastische Metastasen (Prostatakarzinom) als Knochenverdichtungen mit teilweisem oder vollständigem Verlust der normalen Knochenstruktur.
Pathologische Frakturen selten (Abb. 139 c).

Ergänzende Röntgendiagnostik

Je nach Lokalisation des Tumors Ausdehnung der metastatischen Herde im OPG nur unvollständig zu erfassen (insbesondere Maxilla!). Auch die Beurteilung der Randkonturen der Mandibula ist häufig durch weitere Einstellungen (Unterkieferschräg- und p. a.-Aufnahme) und Filmtomographie besser zu beurteilen (Abb. 138 a-d). Die CT erfaßt sicher Ausmaß und Form der Knochendestruktion und deckt einen evtl. parossalen Geschwulstanteil auf (Abb. 138 b, 139 b). Nur indiziert bei unklarem Befund!

Radiologische Differentialdiagnostik

Kenntnis des Primärtumors und Nachweis multipler Knochenläsion engt die Differentialdiagnose sehr ein. Bei solitären Herd- und unbekanntem Primärtumor ist zu denken an:
- Osteomyelitis (gerade bei der Kombination unregelmäßiger lytischer Areale und zerstörter Knochenreste) (s. Kap. 5.1.2),
- primäre Knochentumoren und tumorähnliche Läsionen (Chondrosarkom, Fibrosarkom),
- odontogene Tumoren und odontogene Zysten mit unscharfen Rändern.

Die DD: singuläre Enostose (Knocheninsel) und osteoblastische Metastase bei Prostata- oder Mammakarzinom kann schwierig sein (Enostose meist mit scharfer Übergangszone zum normalen Knochen).

Therapie

Je nach Ausbreitungsstadium und Tumorhistologie sind Radiotherapie, Hormontherapie (Mammakarzinom, Prostatakarzinom) und Chemotherapie gegebenenfalls in Kombination mit chirurgischer Therapie indiziert.

Prognose

Insgesamt schlecht. Abhängig vom Primärtumor.

7.3.2 Plasmozytom

Synonyme
Morbus Kahler, multiples Myelom, solitäres Myelom, Plasmazellmyelom.

Ätiologie und Histologie
Ätiologie unbekannt. Die Erkrankung ist durch die Wucherung neoplastischer Plasmazellen im Knochenmark, in seltenen Fällen auch extramedullär gekennzeichnet.

Merke: Die Geschwulst entwickelt sich in erster Linie diffus oder herdförmig multipel und tritt polyostotisch auf, kann sich aber auch solitär manifestieren.

Alters- und Geschlechtsverteilung
In der Regel nach dem 40. Lebensjahr. Häufigkeitsmaximum 6.-7. Lebensjahrzehnt.
♂ > ♀ (ca. 3:2).

Lokalisation und Häufigkeit
Bis zu 30% der Fälle Gesichtsschädel mitbetroffen. Praktisch immer simultaner Befall des Schädeldaches!
Mandibula > Maxilla. Primär solitäre Plasmozytome im Kieferbereich selten.

Klinische Symptome
Typisch für die Erkrankung ist der Nachweis monoklonaler Paraproteine im Serum und/oder Urin, Osteolysen und Vermehrung pathologischer Plasmazellen im Knochenmark. Meist sekundäres Antikörpermangelsyndrom als Ursache einer ausgeprägten Infektneigung (häufige Todesursache!).
Am Kiefer stehen Skelettschmerz und Taubheitsgefühl im Vordergrund. Je nach Lokalisation und Ausbreitung der Erkrankung Zahnlockerungen. Die Knochenveränderungen des polyostotischen Plasmozytoms gehen häufig mit einer ausgeprägten Allgemeinsymptomatik einher (Gewichtsverlust, Reduzierung des AZ).

Radiologische Symptome

OPG
- Multiple osteolytische Herde: Scharf begrenzt, „ausgestanzt", selten größer als 1-2 cm (Abb. 140a);
- multiple osteolytische Herde unterschiedlicher Größe: konfluierend mit unscharfen Grenzen; generalisierte Osteoporose (Abb. 141 a, b);
- solitärer osteolytischer Herd: rundlich, relativ scharf begrenzt, unterschiedlich groß;
- lytische Defekte mit Randsklerosen und umschriebene sklerotische Areale sehr selten!
- Periostale Reaktionen auch bei zunehmender Zerstörung der Kortikalis selten (Abb. 140d);
- Aufweitung des Periodontalraumes und Zahnwurzelresorptionen möglich (Abb. 140b, 141 a);
- pathologische Frakturen bei größeren Herden (Abb. 140d).

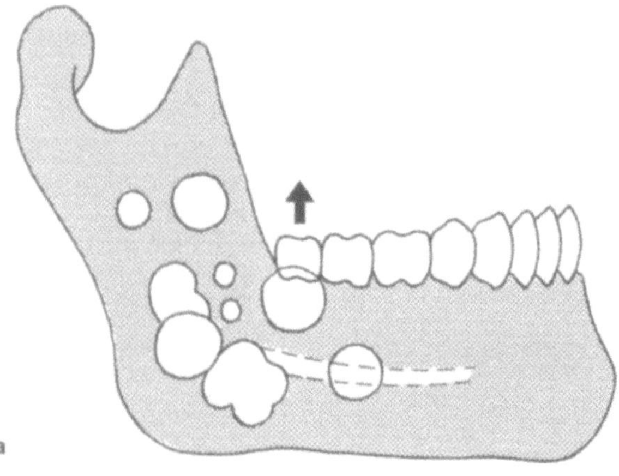

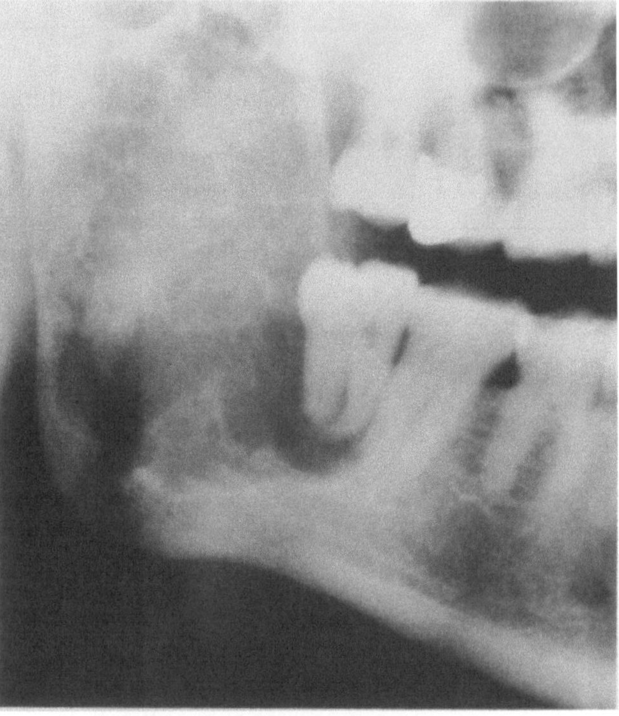

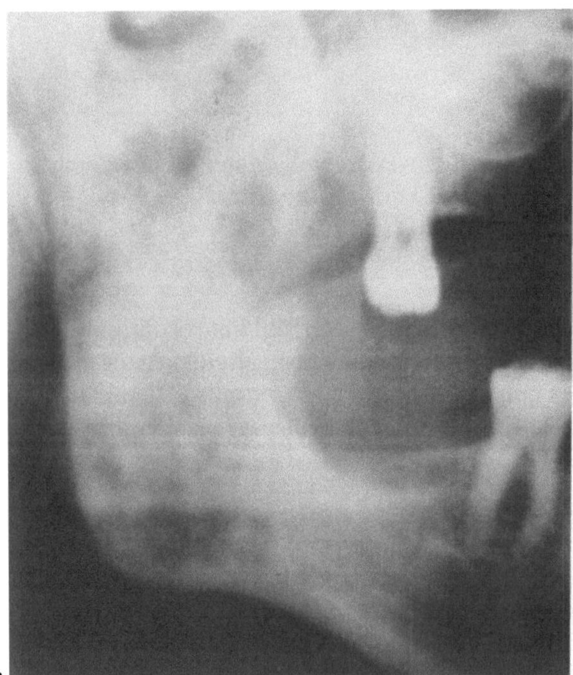

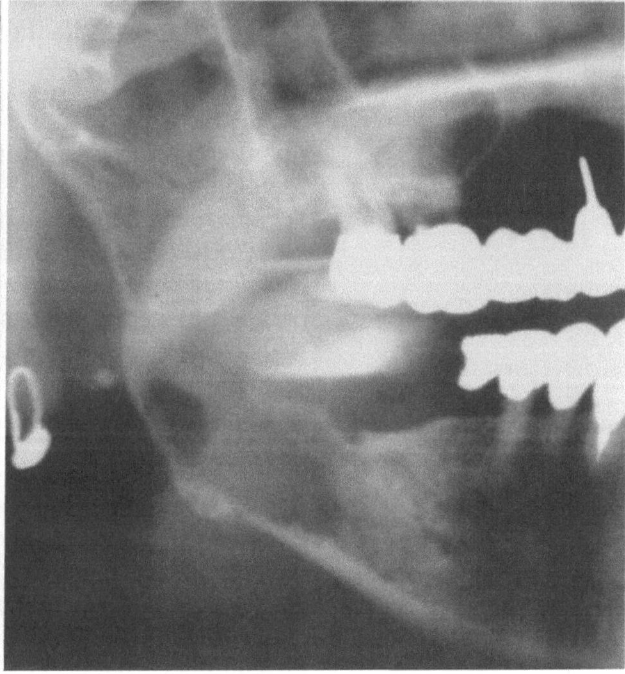

Abb. 140 a–d. Plasmozytom des Kiefers.
a Schemazeichnung. Glatt begrenzte, wie „ausgestanzte", teils konfluierende Aufhellungen, evtl. mit Zahnverlust (→) und Arrosion des Canalis mandibularis. (Modifiziert nach Mittermayer). **b** 51 J. ♀. OPG: Expansive, lytische Destruktionszone im rechten Kieferwinkel und Ramus mandibulae. Läsion von Trabekeln durchzogen und nach kaudal relativ scharf begrenzt. 48 „schwimmt" in der Osteolyse. **c** OPG (gleicher Patient wie b): Kontrolle 5 Jahre nach Radiotherapie. Deutliche Sklerosierung der Läsion, Unterkieferast nicht mehr aufgetrieben. Zustand nach prätherapeutischer Extraktion von 47 und 48. (DÖSAK-Register TU 3449, Bochum). **d** 64 J. ♀. OPG: Unscharf begrenzte Osteolyse im rechten Kieferwinkel mit arrodierter Kortikalis und periostaler Reaktion. In Projektion auf die Mundhöhle Verwischungsartefakt. (DÖSAK-Register TU 3960, Erlangen)

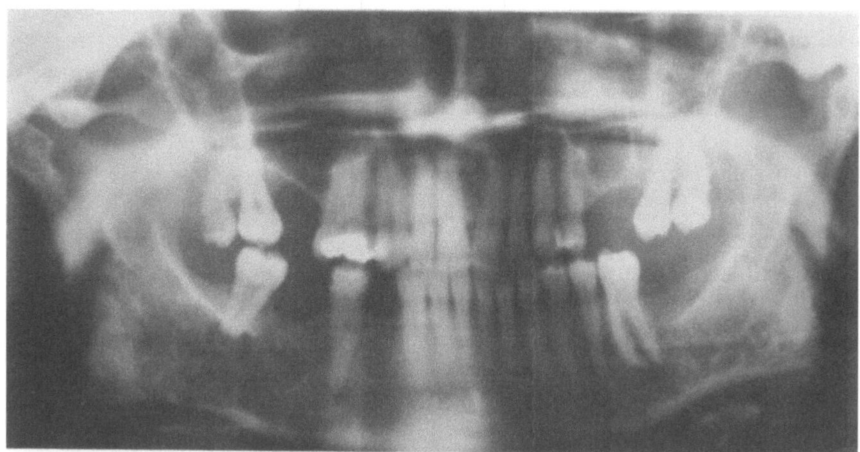

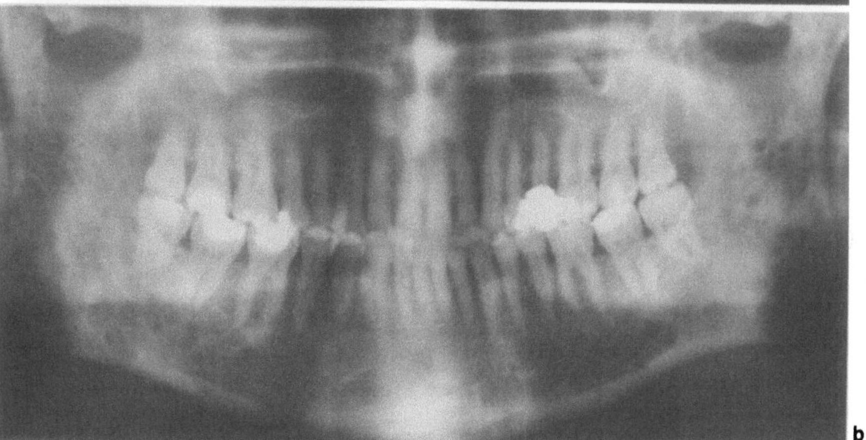

Abb. 141 a, b. Diffuser Plasmozytombefall des Unterkiefers.
a 49 J. ♀. OPG: Multiple, konfluierende kleine Osteolysen im Unterkiefer und rechten Kieferköpfchen. Zahnwurzelresorption 47. Arrosion der Knochenlamelle des Canalis mandibularis beidseits. **b** 46 J. ♂. OPG: Mulitple, teilweise wie „ausgestanzt" wirkende, teilweise konfluierende Osteolysen der gesamten Mandibula. Begrenzung des Canalis mandibularis rechts partiell aufgelöst, links nicht mehr abgrenzbar

Ergänzende Röntgendiagnostik

Ergänzende Aufnahmen (NNH, Unterkieferschräg- und p.a.-Aufnahme, Schädelübersichten) zeigen die fleckig-wabige Osteoporose oft besser, die das einzige radiologische Zeichen des Plasmozytoms sein kann oder zusammen mit Lysen auftritt.

Filmtomographie hilfreich bei der Verifizierung von größeren Osteolysen in einem insgesamt osteoporotischen Knochen. Die CT - in axialer und/oder koronarer Schichtebene - zeigt am klarsten das Ausmaß der Knochendestruktion und einen evtl. parossalen Geschwulstanteil, ist aber nur selten beim Solitärbefall indiziert. Honigwabenartiges Muster bei Auftreten multipler kleiner fokaler Osteolysen.

Radiologische Differentialdiagnostik

Bei Auftreten *multipler* osteolytischer Herde röntgenologische Differenzierung schwierig gegenüber:

- multiplen Metastasen (s. Kap. 7.3.1),
- Osteolysen bei Leukämie und malignen Lymphomen (s. Kap. 7.3.3, 7.3.4).

Das *solitäre* Plasmozytom röntgenologisch nur schwer abgrenzbar gegenüber:

- odontogenen Tumoren und Zysten,
- primären Knochentumoren und tumorähnlichen Läsionen (s. Kap. 2.2.5, 2.2.6).

Therapie
Bei diffuser Ausbreitung Chemotherapie indiziert. Im Einzelfall zusätzliche Radiatio bei größeren Lysen und pathologischen Faktoren. Bei solitärem Auftreten wird die Tumorresektion und Nachbestrahlung angestrebt.

Prognose und Rezidivhäufigkeit
Generalisierte Form der Erkrankung mit ungünstiger Prognose (Fünfjahresüberlebensrate unter 10%).
Solitäre Plasmozytome können nach lokaler Therapie über 10 Jahre rezidivfrei bleiben.

7.3.3 Maligne Lymphome (Morbus Hodgkin, Non-Hodgkin-Lymphome)

Synonyme
Lymphosarkom, Retikulumzellsarkom, Morbus Brill-Symmers, Morbus Sternberg, Lymphogranulomatose.

Ätiologie, Histologie
Für den Großteil der malignen Lymphome unbekannt. Für das lymphoblastische Lymphom vom Burkitt-Typ virale Genese diskutiert.
Der Begriff „malignes Lymphom" umfaßt eine Reihe von Neoplasien, die primär von den Zellen des Lymphknotenparenchyms ausgehen.
Maligne Lymphome umfassen den Morbus Hodgkin und die Gruppe der Non-Hodgkin-Lymphome.
Sie werden nach histologischen, zytologischen und immunologischen Kriterien unterteilt. Im Stadium der Generalisation kann es zu einem sekundären Befall auch der Kieferknochen kommen. Von der sekundären Mitbeteiligung des Knochens muß das primäre, solitäre Non-Hodgkin-Lymphom des Knochens abgegrenzt werden (s. Kap. 7.2.8).
Primäre, ausschließlich ossäre Veränderungen bei Morbus Hodgkin extrem selten.

Alters- und Geschlechtsverteilung
Alle Altersstufen betroffen. Häufigkeitsgipfel in der 2. und 3. sowie 6. und 7. Lebensdekade. Abhängig von den Subtypen der malignen Lymphome.
Männliches Geschlecht überwiegt bei fast allen malignen Lymphomen, nur beim zentroblastisch-zentrozytischen Typ Frauen etwas häufiger betroffen.

Abb. 142 a–d. Maligne Lymphome des Unterkiefers.
a Malignes Non-Hodgkin-Lymphom. 61 J. ♀. OPG: Unscharf begrenzte Osteolyse im rechten Kieferwinkel mit permeativem Charakter. **b** Non-Hodgkin-Lymphom vom Burkitt-Typ. 11 J. ♂. Unterkieferschrägaufnahme: Kleine, unscharfe, teils konfluierende lytische Destruktion im rechten Unterkiefer. Canalis mandibularis nicht abgrenzbar. (Mit freundlicher Genehmigung von Dr. D. Stoker, London). **c** Malignes Lymphom. 40 J. ♀. OPG: Aufhellungsbezirk mit unscharfer Randbegrenzung in der Prämolar-/Molarregion rechts mit Weichteilverbreiterung. Desmodontalspalt von 36 erweitert, Wurzelresorption mesial. Hier 6 Monate später ebenfalls radiologische Zeichen einer Tumormanifestation. Partielle Destruktion des Canalis mandibularis rechts. (DÖSAK-Register TU 376, Basel). **d** Malignes Lymphom. 48 J. ♀. Unterkiefervergrößerungsaufnahme: Teils scharf girlandenförmig, teils unscharf begrenzte Osteolyse des Processus alveolaris der Regio 31, 41, 42 bis an die Wurzel von 44 heranreichend. (DÖSAK-Register TU 1483, Bochum) ▷

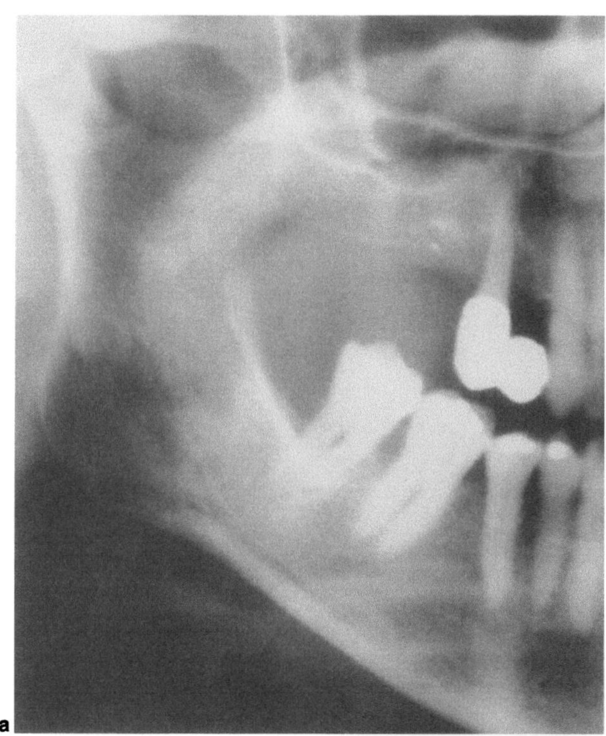
a

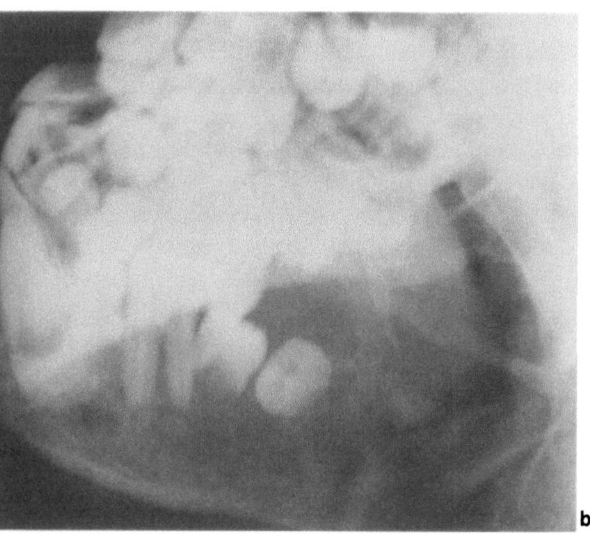
b

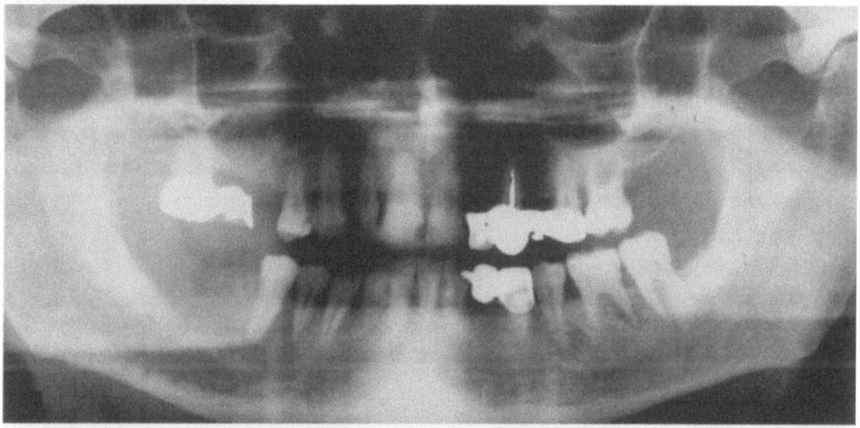
c

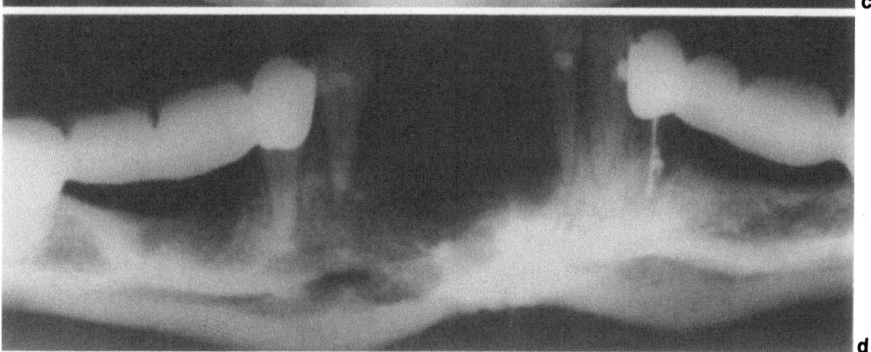
d

Lokalisation und Häufigkeit
Knochenmitbeteiligung in ca. 15-20%. Kieferknochen dabei nur selten betroffen (ca. 2-3% der Fälle mit röntgenologisch sichtbarem Knochenbefall).
Mandibula bevorzugt. Non-Hodgkin-Lymphome des Kiefers können uni- oder multifokal intraossär oder primär in Lymphknoten auftreten mit sekundärer Infiltration des benachbarten Knochens per continuitatem.

Klinische Symptome
Auffällige Symptomarmut der Knochenherde. Schmerzen und Zahnlockerung, gelegentlich Bild der akuten Parodontitis.

Radiologische Symptome

OPG
- Osteolytische, unterschiedlich große Läsionen ohne reaktive Knochenneubildung, häufig multilokulär konfluierend mit mottenfraßähnlichem Charakter (Abb. 142 a-d),
- Mischtyp aus multilokulären, konfluierenden kleinen Lysen mit reaktiven Knochenneubildungen,
- sklerotische Areale mit unscharfer Begrenzung zum gesunden Knochen (sehr selten am Kiefer),
- Zerstörung der Kortikalis und Knochenwände sowie Ausbreitung in die peripheren Weichteile möglich (Abb. 142 b).

Ergänzende Röntgendiagnostik
Je nach Lokalisation des Tumors Ausdehnung im OPG nur unvollständig zu erfassen (Maxilla!). Die genaue Beurteilung der Knochenkonturen auch an der Mandibula erfordert häufig zusätzliche Einstellungen (Unterkieferschräg- und p.a.-Aufnahme) und die Filmtomographie.
Die CT - in axialer und/oder koronarer Schichtebene - zeigt am klarsten das Ausmaß der Knochendestruktion und einen evtl. parossalen Geschwulstanteil. Beziehung des Tumors zu den Nasennebenhöhlen, zu Oro- und Nasopharynx, zur Nasenhaupthöhle und zur Orbita gut zu bestimmen. Gleichzeitig Lymphombefall und Weichteilbeteiligung darzustellen bei Ausbreitung per continuitatem. Bestrahlungsplanung!

Radiologische Differentialdiagnostik
Abgrenzungsschwierigkeiten zu:
- Plasmozytom (s. Kap. 7.3.2),
- Metastasen (s. Kap. 7.3.1),
- odontogene Tumoren (z. B. Ameloblastom),
- primäre Knochentumoren (Ewing-Sarkom, Osteosarkom),
- Osteomyelitis (s. Kap. 5.1.2),
- Parodontalerkrankungen (s. Kap. 5.1.1),
- eosinophiles Granulom (s. Kap. 8.2).

Therapie
Integrierter Einsatz von Chemo- und Radiotherapie, abhängig von Subklassifikation und Stadium.

Prognose
Abhängig vom Subtyp der malignen Lymphome und vom Stadium der Erkrankung zum Zeitpunkt der Diagnosestellung. Sowohl in kurzer Zeit letale Verläufe (z. B. hochmaligne NHL) als auch Dauerremission bis zu 80% (nodulär sklerosierende Form des Morbus Hodgkin) sind möglich. Ebenso jahrelange Spontanverläufe.

7.3.4 Leukämie

Ätiologie und Histologie
Ätiologie unbekannt. Leukämien sind hämatologische Erkrankungen, die aufgrund ihrer Manifestation im Knochenmark auch zu röntgenologisch sichtbaren Strukturveränderungen des Knochens führen können. Sie sind durch neoplastische Proliferation blutbildender Zellen charakterisiert und werden in Abhängigkeit vom Ausreifungsgrad der Zellen und klinischem Verlauf in *akute* und *chronische* Formen unterteilt sowie entsprechend dem beteiligten Zelltyp klassifiziert.

Alters- und Geschlechtsverteilung
Akute lymphatische Leukämien. Erkrankung des Kindes- und jugendlichen Alters mit höchster Inzidenz im 2.-4. Lebensjahr. Akute myeloische Formen dagegen häufiger im zunehmenden Alter. Auch chronische Formen der Leukämie sind Erkrankungen des Erwachsenenalters.
Männliches Geschlecht häufiger erkrankt als das weibliche.

Lokalisation und Häufigkeit
Mandibula häufiger als Maxilla betroffen (bei akuter Leukämie bis in 65% der Fälle). Insgesamt abhängig vom Zeitpunkt der Untersuchung im Verlauf der Erkrankung und vom vorherrschenden Zelltyp (lymphatische Leukämie > myeloische Leukämie). Ossäre Manifestationen bei chronischen Formen seltener.

Klinische Symptome
Generelle Symptome: Schwächegefühl, Blässe, Fieber, Blutungen, Infektionen.
Orale Symptome: Entzündliche Gingivaveränderungen, Petechien, Ekchymosen, Ulzerationen, Blutungen der Mundschleimhaut. Begleitinfektionen (*Cave:* Zahnextraktion!). Zahnlockerungen. Parästhesien.

Radiologische Symptome

OPG
- *Generalisierte* Minderung der Knochendichte,
- Lamina dura nicht mehr nachweisbar,
- geweiteter Periodontalraum,
- bei Kindern Wände der Zahnfollikel verdünnt, unscharf oder nicht mehr erkennbar (am häufigsten in der Molarregion),
- Zahnverlagerungen, in Einzelfällen Zahnwurzelresorptionen,
- lytische, unscharf begrenzte Resorptionszonen im Knochen (seltener!),
- periostale Knochenneubildung (seltener!),
- nur in Einzelfällen diffuse oder umschriebene osteosklerotische Bezirke.

Ergänzende Röntgendiagnostik
Nur in seltenen Fällen zusätzliche Aufnahmen (Unterkieferschräg- und a. p. Aufnahmen) indiziert.
Computertomographie am Kiefer bei Leukämie ohne klinische Relevanz.

Radiologische Differentialdiagnostik
Kenntnis der klinischen Diagnose und in der Regel symmetrische Beteiligung der Kieferknochen engt die Differentialdiagnose ein!
In Einzelfällen denken an:
- Osteomyelitis (umschriebene Prozesse!) (s. Kap. 5.1.2),
- diffuse Metastasierung (bei Kindern Neuroblastom, bei Erwachsenen s. Kap. 7.3.1),
- Plasmozytom, malignes Lymphom (s. Kap. 7.3.2, 7.3.3),
- sekundärer Hyperparathyreoidismus (s. Kap. 9.2.3).

Therapie
Chemotherapie.

Prognose und Rezidivhäufigkeit
Prognose vom Subtyp der Leukämie und Alter des Patienten abhängig.

Literatur

Bernstein JM, Montgomery WW, Balogh K jr (1966) Metastatic tumors of the maxilla, nose and paranasal sinuses. Laryngoscope 76: 621-650
Cash CD, Royer RQ, Dahlin DC (1968) Metastatic tumors of the jaws. Oral Surg 14: 897-905
Curtis AB (1971) Childhood leukemias: osseous changes in jaws on panoramic dental radiographs. J Am Dent Assoc 83: 844-847
Langland OE, Langlais RP, Morris CR (1982) Principles and practice of panoramic radiology. Saunders, Philadelphia
Machtens E, Wannenmacher MF (1972) Metastasierung maligner Tumoren in den Kiefer-Gesichts-Bereich. Dtsch Zahnärztl Z 27: 901-904
Mittermayer C (1984) Oralpathologie, 2. Aufl. Schattauer, Stuttgart
Pindborg JJ, Hjørting-Hansen E (1974) Atlas of diseases of the jaws. Munksgaard, Kopenhagen
Prein J, Remagen W, Spiessl B, Uehlinger U (1985) Atlas der Tumoren des Gesichtsschädels. Springer, Berlin Heidelberg New York Tokyo
Worth HM (1963) Principles and practice of oral radiologic interpretation. Year Book Medical, Chicago

7.4 Veränderungen der Kieferknochen durch Haut- und Schleimhautgeschwülste

7.4.1 Mundschleimhautkarzinom

Ätiologie und Histologie

Ätiologie unklar. Zusammenhang zwischen dem Auftreten oraler Karzinome und Tabak- und Alkoholabusus epidermiologisch jedoch gesichert. Histologisch in 90% der Fälle Plattenepithelkarzinome. Andere Formen oraler Karzinome unterscheiden sich vom Plattenepithelkarzinom der Mundschleimhaut aufgrund ihrer Histologie und Prognose,

- verruköses Karzinom,
- Spindelzellkarzinom,
- adenoid-zystisches Karzinom.

Merke: Im Rahmen maligner Tumoren der Mundhöhle ist zusätzlich das in dieser Lokalisation sehr seltene *maligne Melanom* zu erwähnen. 80% der enoralen Lokalisationen befinden sich am Alveolarkamm des Oberkiefers und am Gaumen. Übergriff auf den Knochen möglich (Abb. 146 a–d).

Alters- und Geschlechtsverteilung

Altersstufen über 50 Jahre überwiegen. Tumor wird jedoch auch bei jüngeren Patienten angetroffen.
♂ > ♀ = (4:1)

Lokalisation und Häufigkeit

Am häufigsten Mandibula betroffen (speziell Region des 3. Molaren).

Merke: Das Mundschleimhautkarzinom ist die *häufigste* maligne Knochenveränderung am Kieferknochen. Orale Karzinome machen ca. 4% aller Krebserkrankungen aus.

Klinische Symptome

Kleinere Läsionen bis etwa 1 cm Durchmesser meistens symptomlos. Zufällige Entdeckung bei routinemäßigen zahnärztlichen Kontrollen. Größere Läsionen: Schmerzen, Schwellung, Taubheitsgefühl, „Sandpapiergefühl".
Bei fortschreitendem Tumorwachstum metastasiert der Tumor in regionäre Lymphknoten. Übergreifen auf den Knochen mit Zahnlockerungen.

Merke: Klinisch wird zwischen papillomatöser und primär ulzeröser Form unterschieden.

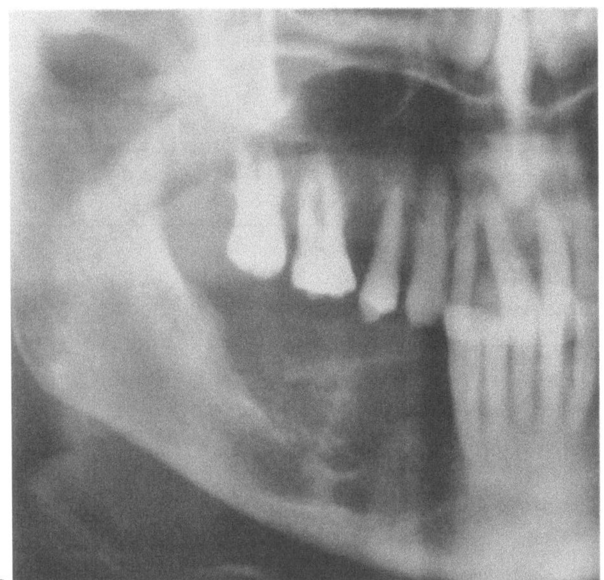

a

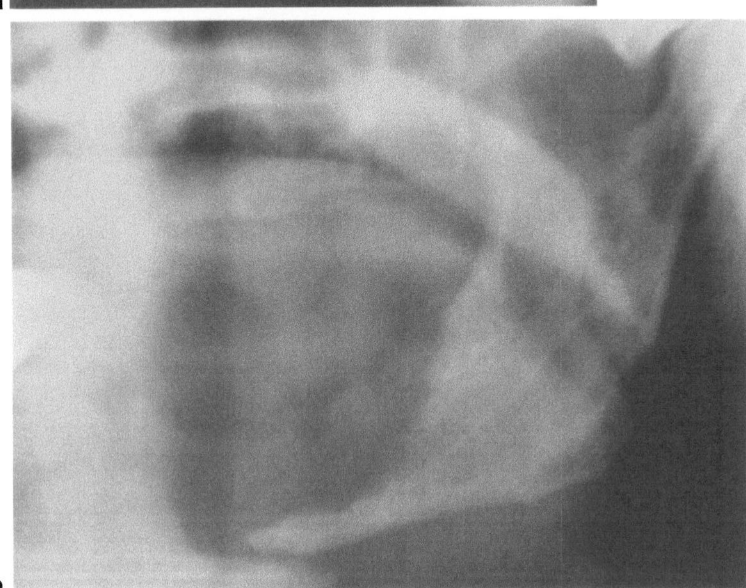

b

Abb. 143 a–d. In den Unterkiefer infiltrierende Mundschleimhautkarzinome.
a Adenoid-zystisches Karzinom. 73 J. ♂. OPG: Schlüsselförmige Osteolyse in der Prämolar-/Molarregion rechts mit teils scharfer, teils unscharfer Randbegrenzung. Zentral mottenfraßähnliche Destruktion. Weichteilvermehrung nach oral. **b** Plattenepithelkarzinom. 56 J. ♂. OPG: Fortgeschrittene Destruktion des linken Unterkieferkörpers, pathologischer Fraktur und langstreckiger Destruktion des Canalis mandibularis.

Radiologische Symptome

OPG

Je nach Wachstumsgeschwindigkeit des Prozesses 2 Arten lytischer Destruktionen zu unterscheiden:

- Schüsselförmige, u-förmige oder girlandenförmige Lysen mit relativ scharfem Rand (Abb. 143 a, 144 a).
- Mehr invasiv, infiltrative Formen der Knochendestruktion mit unscharfen Rändern und mottenfraßähnlichem Charakter (Abb. 143 b, c; 145 a).
- Periostale Reaktionen sind Raritäten.
- Aufweitung des Canalis mandibularis und Foramen mentale (Tumor kann sich selten entlang der Nervenscheide entwickeln).
- Zerstörung der Lamina dura und Zahnwurzelresorptionen (Abb. 146 b).
- In sehr fortgeschrittenen Fällen pathologische Frakturen insbesondere im Bereich der Mandibula (Abb. 143 b).

Abb. 143 (Fortsetzung)
c Plattenepithelkarzinom. 46 J. ♂. OPG: „Ausgefranste" permeative Destruktion des linken Kieferwinkels und des Canalis mandibularis bis zu den Prämolaren reichend. Retinierter 28. **d Hamartom** als Differentialdiagnose zu a und c. 54 J. ♂. OPG: Unscharf begrenzte Aufhellungszone im Frontzahnbereich. Die Läsion hat einen infiltrativ-permeativen Charakter. Keine Differenzierung zu einem malignen Knochenprozeß möglich. Ausgeprägte Parodontitis marginalis progressiva der Restbezahnung

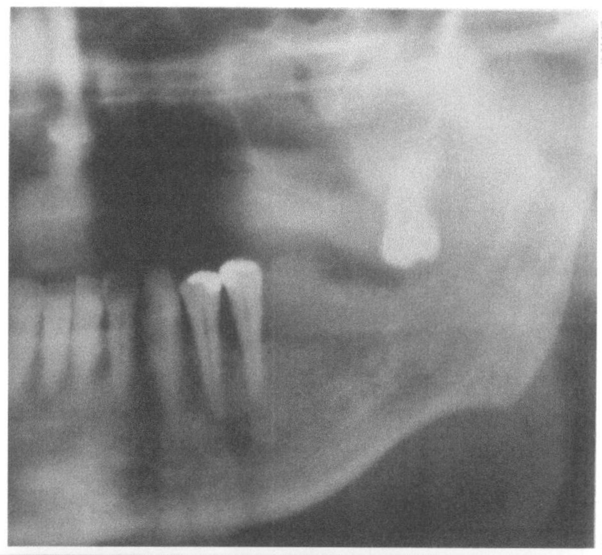

c

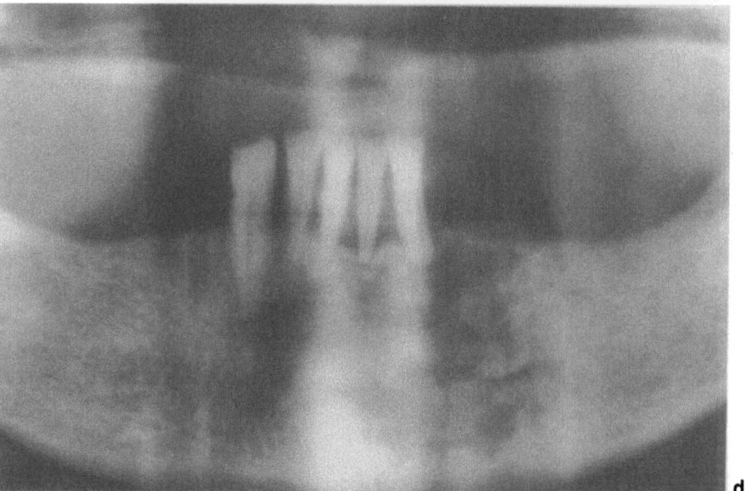

d

Ergänzende Röntgendiagnostik

Zur Sicherung der Diagnose und des Ausmaßes der Knochenbeteiligung bei Mundschleimhautkarzinomen sind Unterkieferschrägaufnahme und Filmtomographie hilfreich.
Die CT - in axialer und/oder koronarer Schichtebene - zeigt am klarsten das Ausmaß der Knochendestruktion und gleichzeitig den Primärtumor mit regionären Lymphknotenmetastasen (Abb. 144a, 145c, 146c, d). Arrosionen an der Innenseite der Mandibula auch im Frühstadium der Knocheninfiltration gut zu beurteilen (Abb. 144b), Bestrahlungsplanung!

Radiologische Differentialdiagnostik

Röntgenmorphologische Ähnlichkeiten mit:
- Osteoradionekrose und Osteomyelitis,
- Metastasen unbekannter Primärtumoren,
- intraossären Karzinomen,
- primären Knochentumoren und malignen Ameloblastomen.

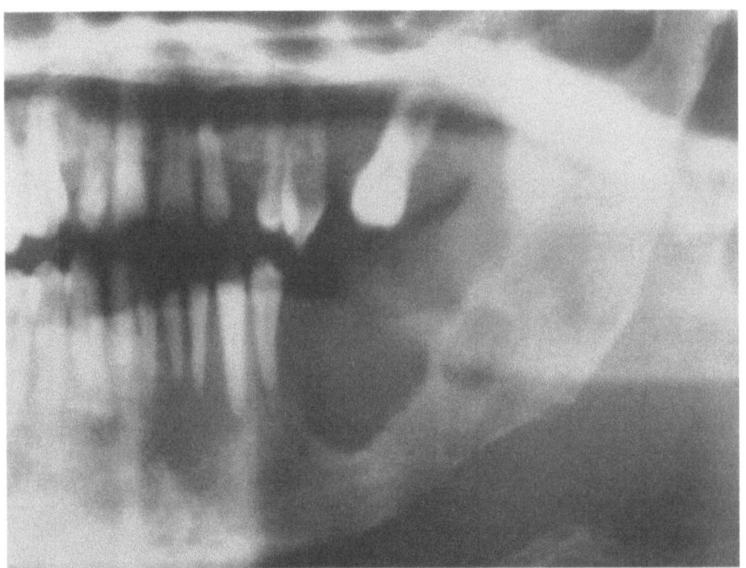

a

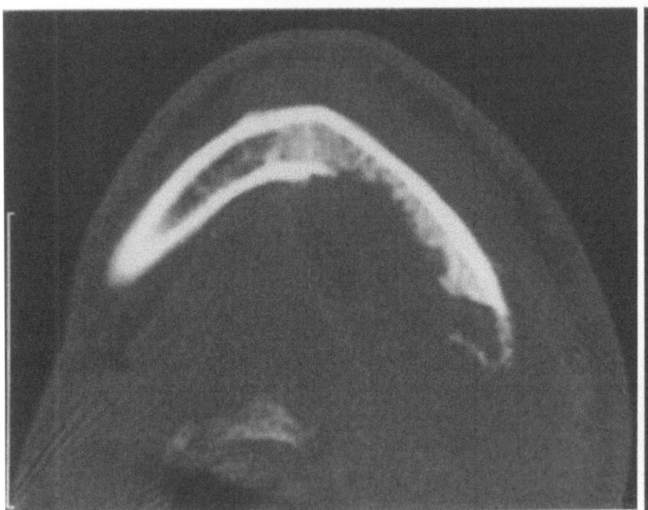

b

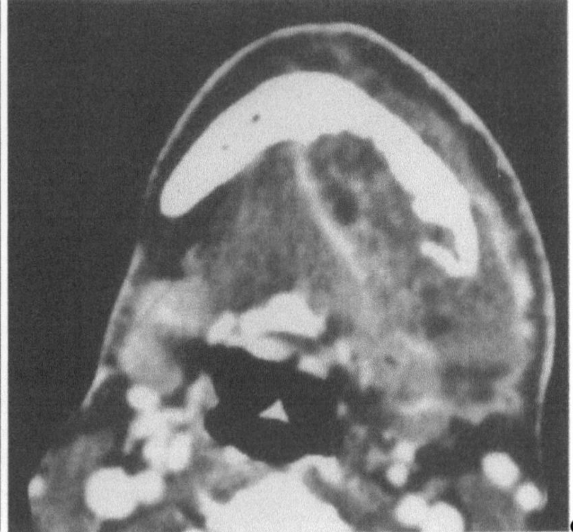

c

Abb. 144 a–c. Mundschleimhautkarzinom (Plattenepithelkarzinom).
35 J. ♂. **a** OPG: Hochgradige und langstreckige Lyse großer Anteile des linken Unterkiefers vom Processus muscularis bis zu den Schneidezähnen mit Verdünnung und mottenfraßähnlicher Knochendestruktion. Canalis mandibularis nicht mehr abgrenzbar. „Schwimmende“ 33 bis 41. Großer Weichteiltumor. **b, c** CT (axial, Weichteil- und „Knochenfenster“): Linguale Kompakta der Mandibula zerstört, äußere partiell durchbrochen. Die von lingual infiltrierende Natur der Läsion ist gut zu erkennen. Der fortgeschrittene Tumor kommt unter Kontrastmittelgabe zentral hypodens mit Randenhancement zur Darstellung

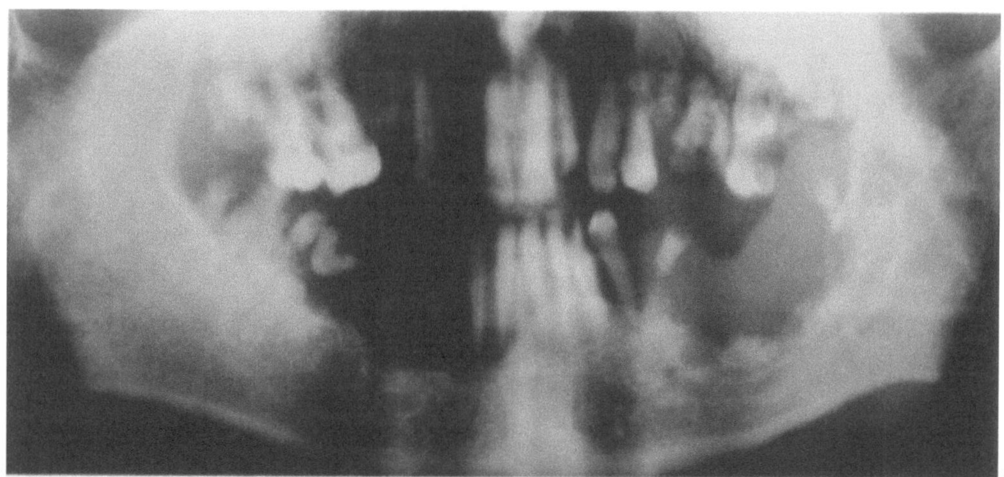

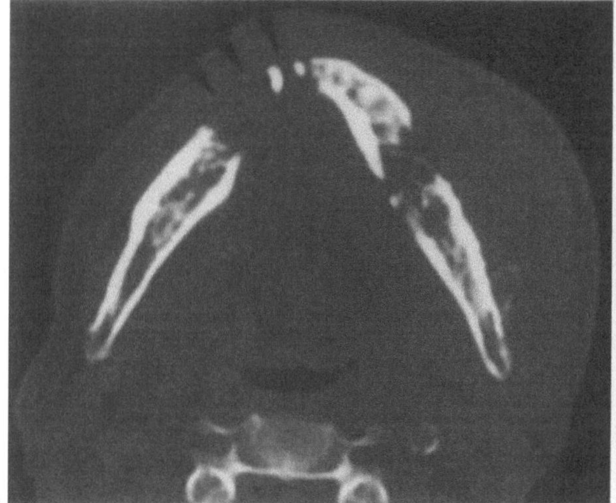

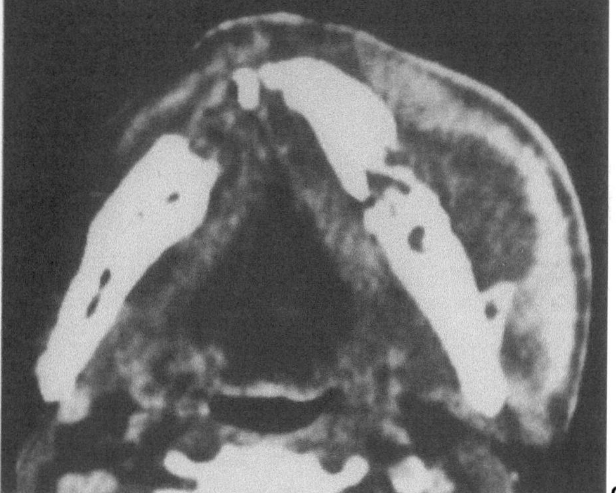

Abb. 145 a–c. Mundschleimhautkarzinom (Plattenepithelkarzinom).
60 J. ♂. **a** OPG: Girlandenförmige, unscharfe Destruktion des Alveolarkammes im linken Unterkiefer mit noch erhaltenem Canalis mandibularis. Schwebende Wurzelreste. Desolates Restgebiß. **b, c** CT axial: Weichteil- und „Knochenfenster". Destruktion der Mandibula durch Infiltration des vom Mundboden ausgehenden Tumors links mit vorwiegend extraoralem Tumoranteil. Pseudoosteolyse der Regio 41 bis 44 durch ausgeprägten Abbau des Processus alveolaris (►)

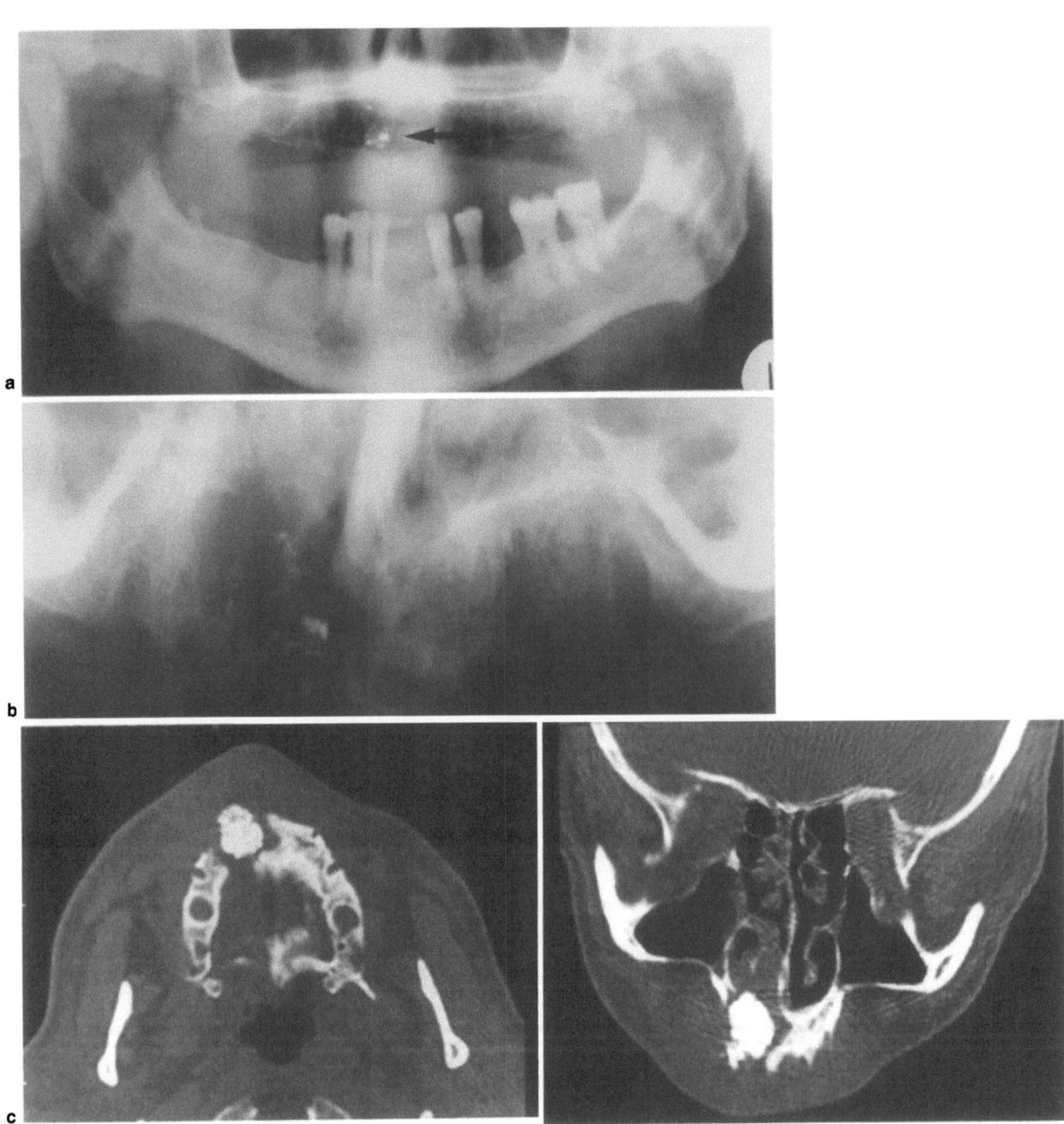

Abb. 146 a–d. Malignes Melanom der Mundschleimhaut. 63 J. ♂. **a** OPG: Kleine unscharf begrenzte Lyse im Processus alveolaris des zahnlosen Oberkiefers rechts mit röntgendichter Jodoformgaze in der Läsion (→). **b** Oberkiefervergrößerungsaufnahme: Oberkieferläsion besser in Ausdehnung und Begrenzung zu erkennen. Nasenboden rechts destruiert. **c** CT (axiale Schnittführung): Rundliche Destruktionszone gut erkennbar. Deutlich störende Jodoformgaze, die vor CT hätte entfernt werden müssen. **d** CT (koronare Schnittführung): Läsion im Processus alveolaris und Destruktion des Nasenbodens sowie Tumoranteile in der rechten Nasenhaupthöhle besser erkennbar!

Therapie
Abhängig vom Stadium der Erkrankung. Radikale Resektion des Tumors mit Ausräumung regionärer Lymphknoten. Evtl. prä- oder postoperative Radiatio, Chemotherapie.

Prognose und Rezidivhäufigkeit
Die Prognose der Erkrankung abhängig von:
Größe des Primärtumors, Infiltrationsgrad, histologischem Differenzierungsgrad, Lokalisation, Alter des Patienten, Lymphknotenstatus.
Die Knochendestruktion korreliert nach neueren Erkenntnissen nicht mit der Prognose.

7.4.2 Malignome der Kieferhöhle

Merke: Die Kieferhöhlen gelten mit ca. 60% als Prädilektionsstelle für Gesichtsschädelneoplasmen. 95% aller Kieferhöhlenkarzinome sind Plattenepithelkarzinome.

Ätiologie, Pathogenese und Histologie
Einteilung in Malignome epithelialer und nichtepithelialer Herkunft.
Karzinome überwiegen mit 80%.
Plattenepithelkarzinome - Plattenepithelmetaplasie.
Adenokarzinome - respiratorische Mukosa.
Ästhesioneuroblastom (Olfaktoriusneuroblastom) - Olfaktoriusmembran.
Adenoidzystische Karzinome (Zylindrom) - Speicheldrüsen.

Alters- und Geschlechtsverteilung
♂ : ♀ = 2 : 1; 95% der Patienten sind älter als 40 Jahre.

Klinische Symptome
Druck- oder Spannungsgefühl in der Wangenregion; behinderte Nasenatmung bei Einbruch in die Nasenhaupthöhle; Schwellung und Rötung der Gesichtsweichteile bei Durchbruch der faszialen Wand; Zahnschmerzen; Zahnverlust bei Destruktion des Alveolarkamms.

Merke: Kieferhöhlenmalignome werden häufig erst spät diagnostiziert, da sie im Frühstadium keine sichtbaren Veränderungen oder schwerwiegenden Funktionsstörungen hervorrufen.

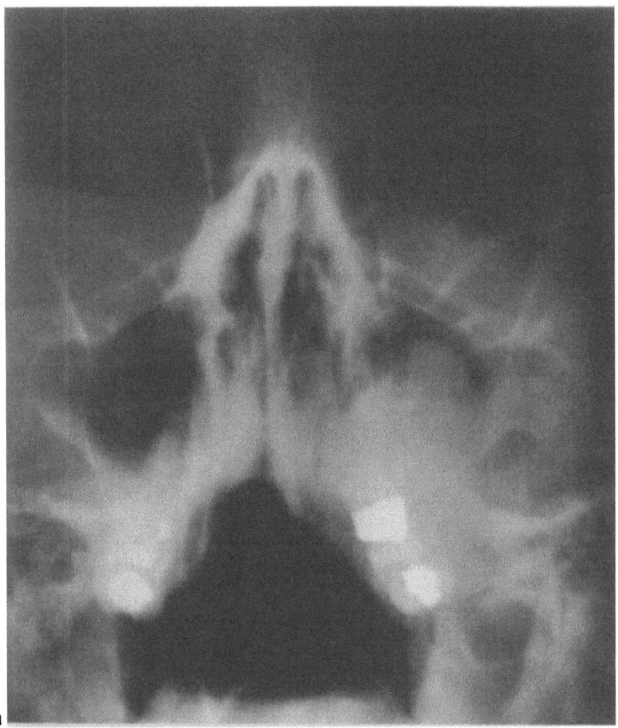

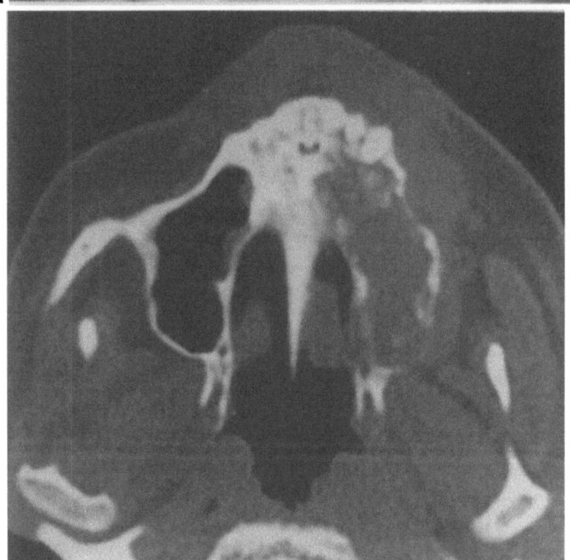

Abb. 147 a, b. Kieferhöhlenmalignom aus der lymphoproliferativen Reihe.
53 J. ♂. **a** NNH: Unauffällige Darstellung der rechten Kieferhöhle. Linksseitig fehlende Abgrenzbarkeit der unteren Anteile der lateralen Kieferhöhlenwand sowie des Kieferhöhlenbodens. Weichteildichte, scharf begrenzte Verschattung am Boden der linken Kieferhöhle. **b** CT axial - Nativ-High-resolution: Weichteildichte Verschattung der unteren Anteile der linken Kieferhöhle. Sämtliche Kieferhöhlenwände sind hochgradig verdünnt, z.T. destruiert. Weichteildichter Randsaum lateral der fazialen Kieferhöhlenwand. Processus pterygoideus nicht beteiligt. Infiltration in den harten Gaumen. Insgesamt zeigt die CT eine deutlich bessere Darstellung der ossären Veränderungen als die Übersicht

Abb. 148 a-d. Kieferhöhlenkarzinom.
59 J. ♂. **a** OPG: Destruktion des Alveolarkamms der linken Maxilla. Strahlentransparenzminderung der linken Kieferhöhle. **b** NNH: Homogene Verschattung des linken Kieferhöhlenlumens. Unterer Anteil der lateralen Kieferhöhlenwand ausgelöscht. Kieferhöhlenboden nicht eindeutig abgrenzbar. Weichteildichte Verschattung in Projektion auf den linken Alveolarkamm des Os maxillae. Beteiligung der linken Nasenhaupthöhle. **c** CT axial - Nativ-High-resolution: Homogen weichteildichtes Fremdgewebe am Boden der linken Kieferhöhle. Die mediale Kieferhöhlenwand ist destruiert, die faziale Kieferhöhlenwand bogig verlagert. ▷ Destruktion des vorderen Alveolarkamms. Randständige Verschattung der kontralateralen Kieferhöhle im Sinne einer basalen Sinusitis. **d** CT koronar - Nativ-High-resolution: Die koronare Aufnahme zeigt die Destruktion des Orbitabodens, des Kieferhöhlenbodens und der medialen Kieferhöhlenwand eindeutig. Der Tumor ist in die linke Nasenhaupthöhle eingebrochen. Deutlich bessere topographische Abgrenzbarkeit der tumorösen Raumforderung als mit konventioneller Nativdiagnostik

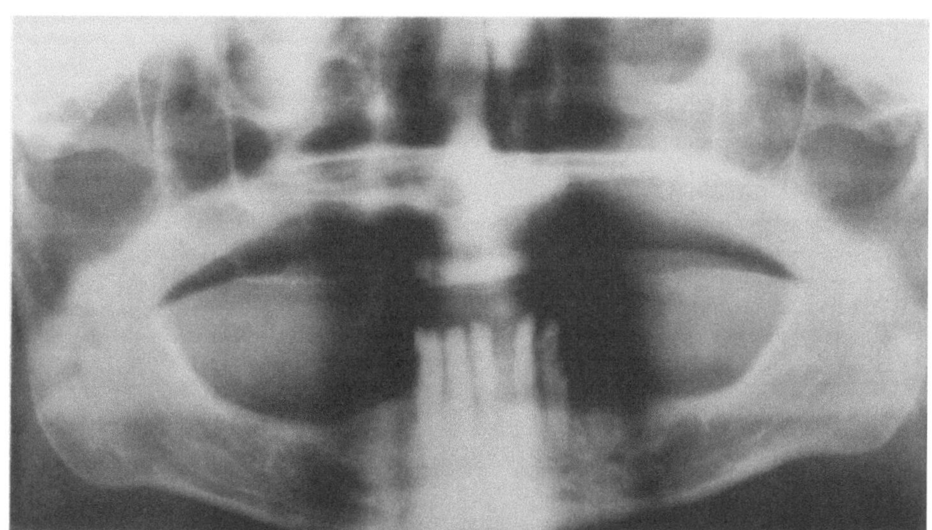
a

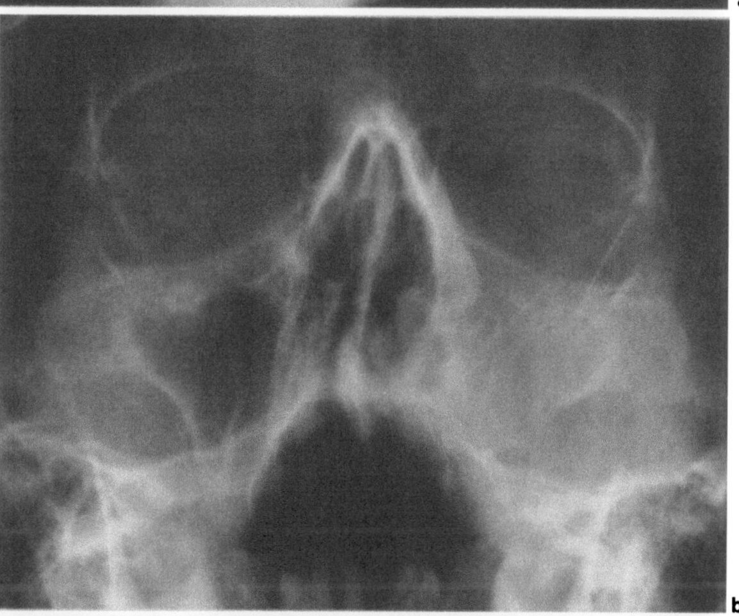
b

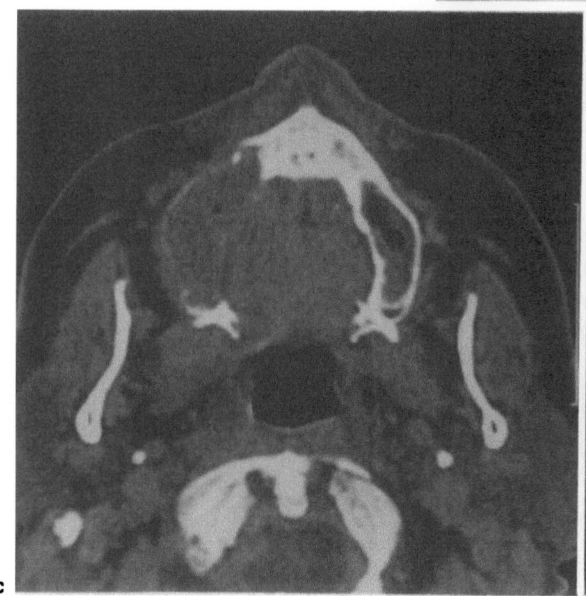
c

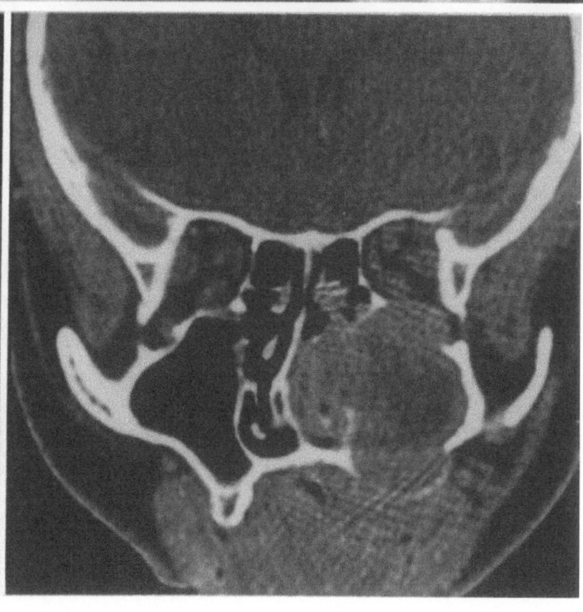
d

Radiologische Symptome

- meist komplette Verschattung der betroffenen Kieferhöhle (Abb. 147 a, 148 b),
- umschriebene Dichteminderung, Usuren oder Destruktionen (Abb. 148 b),
- häufig infiltratives Wachstum in die Nachbarstrukturen,
- Destruktionen der knöchernen Wände in 70–90% der Fälle (Abb. 148 b).

> *Merke:* Ossäre Destruktionen sind zwar immer verdächtig, aber nicht beweisend für einen malignen Prozeß. Von der Röntgendiagnostik ist keine histologische Diagnose zu erwarten.

OPG

> *Merke:* Das OPG zeigt pathologische Veränderungen nur bei kaudalwärts gerichtetem Tumorwachstum.

- Destruktion des Recessus alveolaris der Kieferhöhle (Abb. 148 a),
- Verschattung des Kieferhöhlenlumens (Abb. 148 a),
- frei „schwebende" Zahnwurzeln.

> *Merke:* Die Destruktion des Alveolarkammes zeigt sich insbesondere am zahnlosen Oberkiefer (Abb. 148 a).

Ergänzende Röntgendiagnostik

NNH, Orbitavergleichsaufnahme, Filmtomographie, Sonographie, Computertomographie, Kernspintomographie.

> *Merke:* Zum Tumorstaging gilt heute die Computertomographie als Methode der Wahl, da sie die für die Prognose wichtigen Regionen des Retromaxillarraumes, der Fossa pterygopalatina und der Orbita optimal darzustellen vermag (Abb. 147 b; 148 c, d).

Radiologische Differentialdiagnose

Sämtliche Tumoren (Karzinome, Lymphome, Melanome, Metastasen); spezifische oder unspezifische granulomatöse Erkrankungen (Pilzbefall, Wegener Granulomatose, Sarkoidose, Rhinosklerom, Tuberkulose, Lues) (s. Kap. 5.1.2, 5.2).

> *Merke:* Knochendestruktionen der Kieferhöhle bedürfen einer Biopsie zur histologischen Klärung.

Prognose

Abhängig von Tumorform, -lage und -stadium: T1 auf Mukosa beschränkt; T2 mit Knochenarrosionen; T3 und T4 mit Einbruch in Nachbarstrukturen. Zum Zeitpunkt der Diagnosestellung 10% der Patienten bereits mit regionalen Lymphknotenmetastasen. Durchschnittliche Fünfjahresüberlebenszeit von Plattenepithelkarzinomen 25–45%.

Therapie

Merke: Häufig befallen Kieferhöhlenmalignome durch ihre anatomische Lage frühzeitig vitale Strukturen und verhindern deshalb eine radikale Blockchirurgie.

Abhängig vom Tumorstadium; z. Z. beste Prognose bei Kombination von Operation und Radiotherapie.

7.4.3 Primäres Karzinom der Kieferknochen

Synonyme

Zentrales Kieferkarzinom, primäres, intraossäres Plattenepithelkarzinom, primäres, intraalveoläres Karzinom.

Ätiologie und Histologie

Ätiologie unklar. Es handelt sich um ein Plattenepithelkarzinom, das *im* Kieferknochen selbst entsteht. Es wird angenommen, daß der Tumor von epithelialem Restgewebe, insbesondere von odontogenem Epithel ausgeht.

Merke: In sehr seltenen Fällen ist versprengtes, karzinomatös entartetes *Speicheldrüsengewebe* Ursache für zentrale Kieferkarzinome (histologisch: Adenokarzinom, adenoidzystisches Karzinom, Mukoepidermoidtumoren und Azinuszelltumoren).

Alters- und Geschlechtsverteilung

Vorkommen sowohl bei Kindern als auch bei Erwachsenen. Keine Geschlechtsprädilektion bekannt (kleine Fallzahlen!).

Häufigkeit und Lokalisation

Seltener Tumor vorwiegend in der Mandibula.

Klinische Symptome

Schmerzen, Schwellung und Zahnlockerung stehen im Vordergrund. Bei Kindern sehr schnelles, aggressives Wachstum.

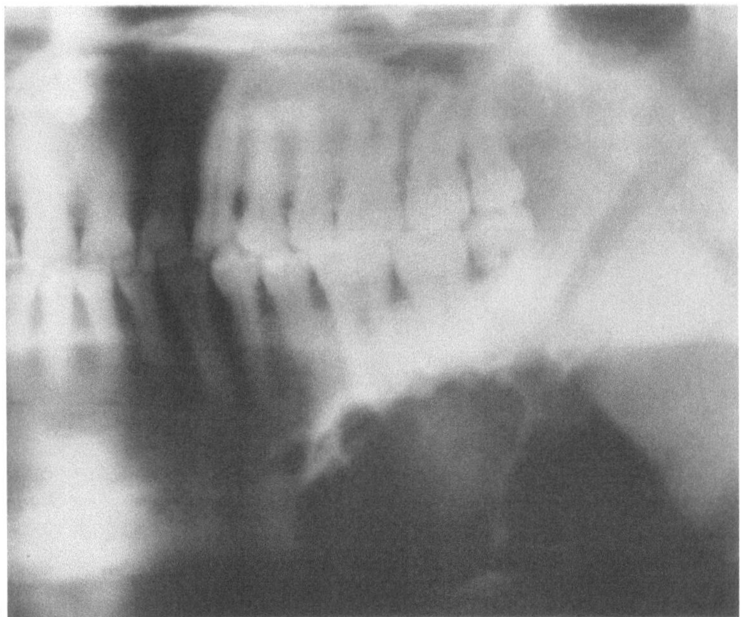

a

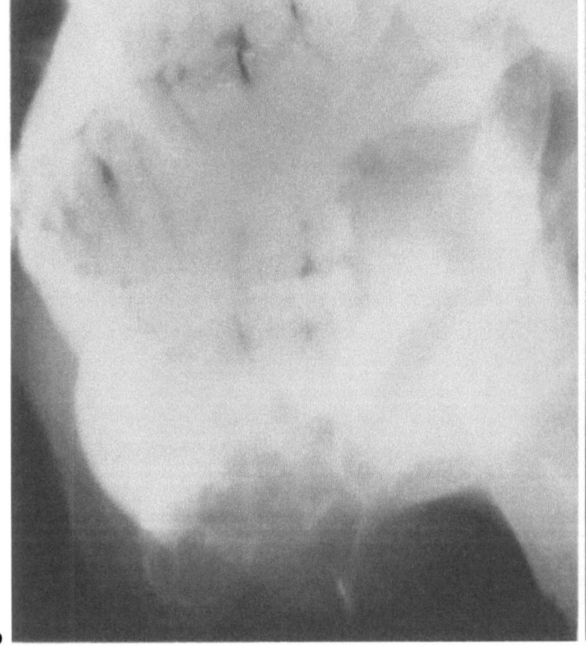

b

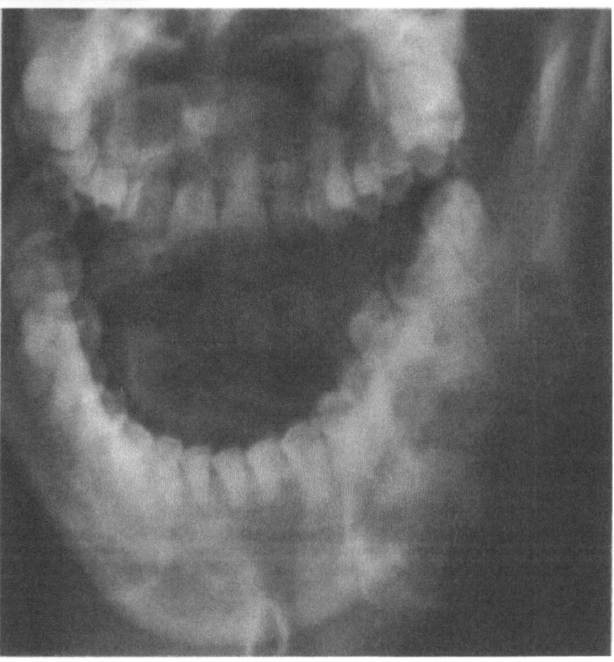

c

Abb. 149 a–c. Primäres Karzinom der Kieferknochen. (Histologie: adenoidzystisches Karzinom).
38 J. ♀. **a** OPG: Relativ scharf, teilweise girlandenförmig begrenzte Osteolyse im linken Unterkieferast. Kortikalis durchbrochen, teilweise trennt noch eine Knochenlamelle Tumor von den Mundbodenweichteilen. Wurzelspitzen von 36 bis 38 nicht zu beurteilen. Mitbeteiligung des Canalis mandibularis. **b** Unterkieferschrägaufnahme: Die Läsion ist von Septen durchzogen und hat einen blasigen Charakter. **c** Unterkiefer halbaxial: Die Osteolyse entwickelt sich primär bukkal und reicht bis an die Prämolaren und Molaren heran. Diese sind nach lingual gekippt

Radiologische Symptome

OPG

- Lytische Destruktionszone mit teils irregulärer, unscharfer, teils relativ scharfer Übergangszone zum gesunden Knochen (Abb. 149 a);
- in vielen Fällen mehr von innen nach außen gerichtete Wachstumsrichtung des Tumors erkennbar (Abb. 149 a-c);
- Knochenkonturen evtl. unterbrochen (Abb. 149 a, b);
- Aufweitung des Periodontalraumes und Zahnwurzelresorption nicht selten.

Ergänzende Röntgendiagnostik

Zur Sicherung der Diagnose und des Ausmaßes der Knochenbeteiligung bei Mundschleimhautkarzinomen sind zusätzlich Unterkieferschrägaufnahmen und Filmtomographie hilfreich (Abb. 149 b, c).
Die CT - in axialer und/oder koronarer Schichtebene - zeigt am klarsten das Ausmaß der Knochendestruktion und deckt den parossalen Geschwulstanteil auf.

Radiologische Differentialdiagnostik

In erster Linie sind Metastasen und primäre Knochentumoren in Erwägung zu ziehen (s. Kap. 2.2.6).

Therapie

Therapie der Wahl ist die Resektion evtl. mit postoperativer Radiatio.

Prognose und Rezidivhäufigkeit

Abhängig vom Stadium der Erkrankung. Weitergehende Erfahrung fehlt aufgrund geringer Fallzahl.

Literatur

Brownand BC, Walchon CA (1975) Central mucoepidermoid tumors of the jaws. Report of nine cases and review of the literature. Oral Surg 40: 631

Ciola B (1978) Pathologic fractures of the mandible following oral carcinomas. Oral Surg 46: 725-731

Goaz PW, White SC (1982) Oral radiology. Principles and interpretation. Mosby, St. Louis

Hasso AN (1984) CT of tumors and tumorlike conditions of the paranasal sinuses. Radiol Clin North Am 22: 119-130

Lucas RBC (1984) Pathology of tumours of the oral tissues, 4th edn. Livingstone, Edinburgh

Mittermayer C (1984) Oralpathologie, 2. Aufl. Schattauer, Stuttgart

Mödder U (1986) Nase, Nasennebenhöhlen und Parapharyngealraum. In: Dihlmann W, Stender HSt (Hrsg) Radiologische Diagnostik in Klinik und Praxis, Bd V/1. Thieme, Stuttgart

Shear M (1969) Primary intra-alveolar epidermoid carcinoma of the jaws. J Pathol 97: 645-650

Silverman S, Galante M (1976) Oral cancer. University of California Press, San Francisco

Schlegel D, Winter WA (1983) Die Tumoren im Bereich der Mundhöhle und dem Kiefer. In: Haunfeld von D, Hupfauf L, Ketterl W, Schmuth G (Hrsg) Praxis der Zahnheilkunde. Urban u. Schwarzenberg, München

Thiel HJ, Rettinger G (1986) Der heutige Stand in der Erkennung und Behandlung maligner Nasen- und Nasennebenhöhlen-Tumoren. HNO 3: 91

Worth HM (1963) Principles and practice of oral radiologic interpretation. Year Book Medical, Chicago

8 Periphere und zentrale Granulome der Kiefer

F. E. Zanella, D. Beyer, M. Herzog

8.1 Reparatives Riesenzellgranulom

Das reparative Riesenzellgranulom ist eine ossäre Läsion, die aus mehr oder weniger zellreichem Bindegewebe, Blutungsherden und mehrkernigen Riesenzellen besteht. 1953 wurde es durch Jaffe vom wahren Riesenzelltumor abgegrenzt. Man unterscheidet eine *periphere* und eine *zentrale Form*.

Merke: Im Gegensatz zum reparativen Riesenzellgranulom ist der „echte" Riesenzelltumor im Kieferknochen extrem selten - sofern er überhaupt vorkommt - und tritt meist nach dem 20. Lebensjahr auf. Radiologisch sind beide Entitäten nicht zu differenzieren.

Synonyme
Reaktiver Granulationstumor; riesenzellhaltiges reparatives Granulom. Epulis granulomatosa (peripher); zentrale Epulis (Enulis).

Merke: Epulis gigantocellularis (Synonym: Neumann-Syndrom; kongenitale Epulis; Epulis congenita) bezeichnet eine benigne Weichteilgeschwulst des Zahnfleisches bei Neugeborenen und Säuglingen, die indolent am Alveolarfortsatz auftreten. Keine ossären Veränderungen im OPG.

Ätiologie und Pathogenese
Unbekannt; Traumafolge diskutiert; Ähnlichkeit mit aneurysmatischer Knochenzyste beschrieben; bei peripheren Riesenzellgranulomen Dauerreiz des Zahnfleisches durch Plomben, Prothesen oder Zahnreste als Ursache möglich.

Alters- und Geschlechtsverteilung
Peripheres Riesenzellgranulom: Mittelwert bei 30 Jahren. ♀ : ♂ = 2 : 1. Zentrales Riesenzellgranulom: am häufigsten zwischen dem 10. und 30. Lebensjahr (50% jünger als 20 Jahre); ♀ > ♂

Merke: Zentrale (intraossäre) Riesenzellgranulome sind seltener als periphere Riesenzellgranulome (etwa 1 : 5)!

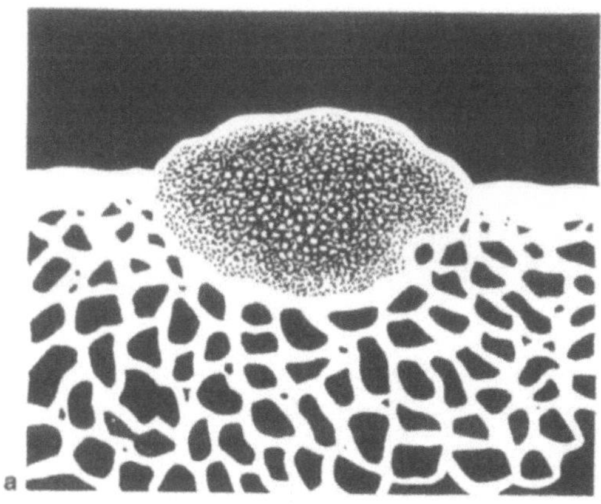

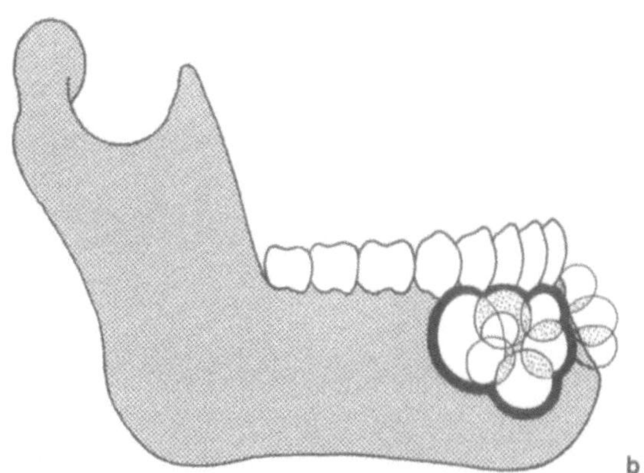

Abb. 150 a, b. Reparative Riesenzellgranulome (Schemazeichnungen).
a Peripheres Riesenzellgranulom: Lokalisation am Ober- und Unterkiefer am Zahnfleisch oder Alveolarfortsatz, gestielt oder breitbasig aufsitzend. (Modifiziert nach Poyton).
b Zentrales Riesenzellgranulom (multilokuläre Form): Lokalisation insbesondere Symphysenregion und Unterkieferkörper. Seifenblasige Aufhellungen mit scharfer Grenze zum Knochen. Häufig nur dünne Schale als Begrenzung zu den Weichteilen. Kortikalis meist vorgewölbt, aber nur bei sehr raschem Wachstum destruiert. (Modifiziert nach Mittermayer)

Typische Lokalisation
Wahrscheinlich nur am Kiefer.
Peripheres Riesenzellgranulom: UK = OK;
zentrales Riesenzellgranulom: UK : OK = 2 : 1;
bevorzugt den vorderen horizontalen Unterkieferanteil; selten in nicht zahntragenden Arealen (Abb. 151 a–c, 152 a, b, 153 a, b).

Klinische Symptome
Peripheres Riesenzellgranulom: lokalisierte Schwellung des Zahnfleisches in bezahnten Kieferabschnitten. Schleimhaut häufig entzündlich verändert bzw. nekrotisch. Später Schmerzen und Blutung.
Zentrales Riesenzellgranulom: meist asymptomatisch. Schmerzlose Schwellung mit langsamer Größenzunahme des Kiefers. Gesichtsasymmetrien. Lockerung und Verlagerung von Zähnen.

Radiologische Symptome

OPG

Peripheres Riesenzellgranulom:
- unter dem Granulom liegender Zahnhalteapparat kann beteiligt sein (Abb. 150 a), dann Erosion oder Defekt im Alveolarkamm mit Sklerosesaum und Schwund des interdentalen Septums.

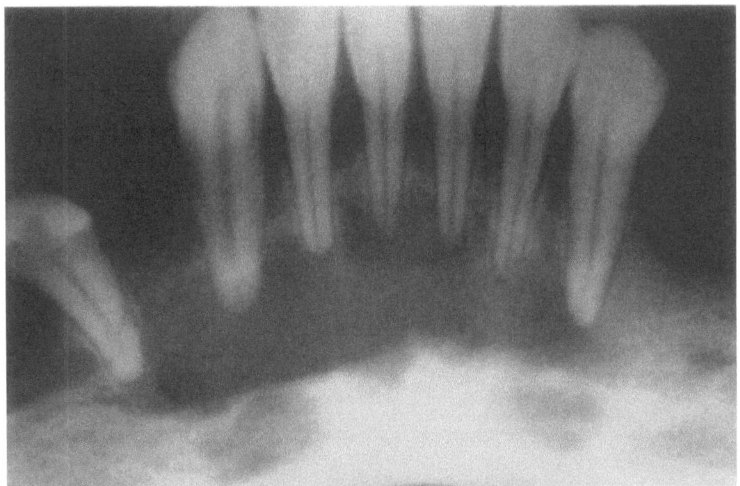

a

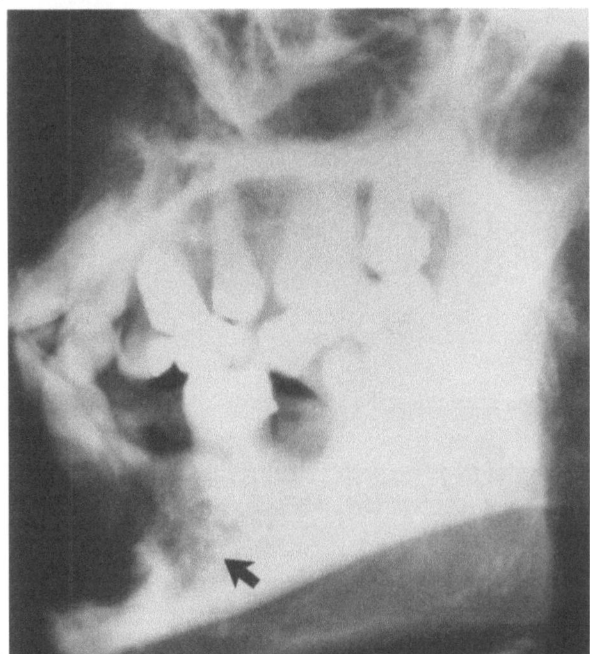

b

Abb. 151 a–c. Reparatives Riesenzellgranulom (monolokulärer Typ).
a 36 J. ♀. Intraorale Aufnahme: Ausgedehnte zum Teil scharf, zum Teil unscharf begrenzte bis nach interradikulär reichende Osteolyse im Frontzahnbereich mit Resorption einzelner Zahnwurzelspitzen und partieller Auflösung des Periodontalspaltes. **b** Gesichtsschädel seitlich (Ausschnitt): Die Aufnahme zeigt die vollständige Destruktion der ventralen Kompakta, die auf dem OPG nicht sichtbar ist. Dorsal unscharfe Begrenzung des Defektes. Das Granulom dehnt sich bis in die Prämolarenregion aus (→). (DÖSAK-Register TU 708, Düsseldorf). **c** 12 J. ♀. Intraorale Aufnahme: Ausgedehnte Osteolyse im gesamten Frontzahnbereich bis in die Molarenregion reichend; als Zeichen des schnellen Wachstums nicht nur Vorwölbung der Kortikalis, sondern auch Destruktion. Fehlender Trabekelnachweis innerhalb des Tumors spricht für monolokulären Typ. Resorption sämtlicher Frontzahnwurzelspitzen und der Periodontalspalten, Zähne scheinen im Granulom zu „schwimmen". (DÖSAK-Register TU 2600, Düsseldorf)

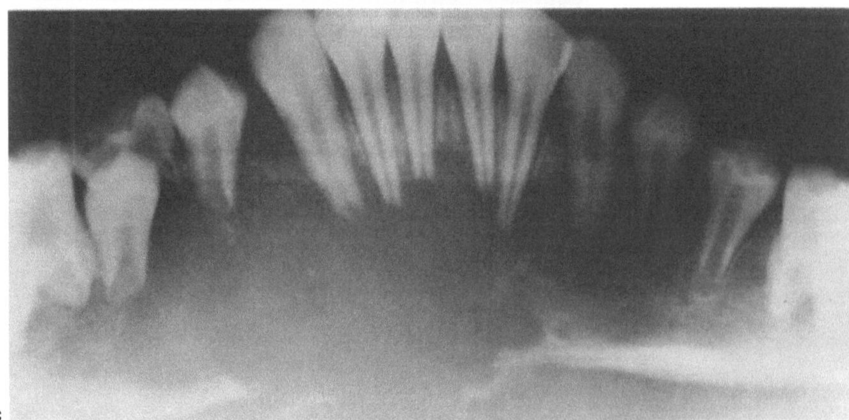

c

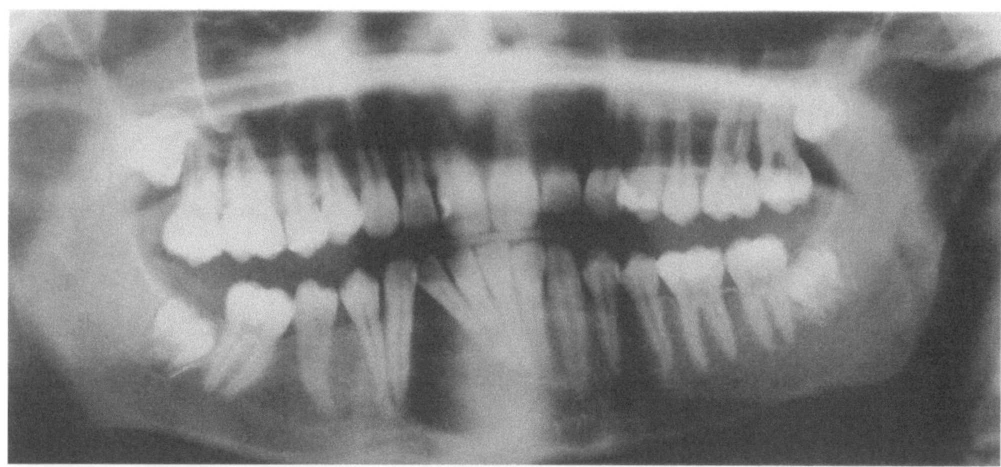

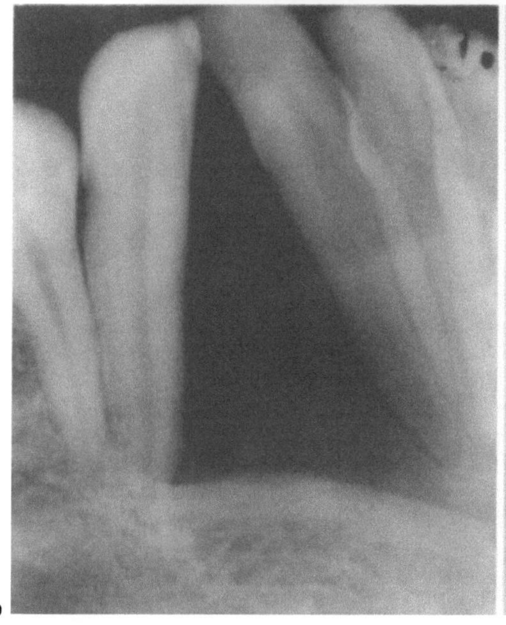

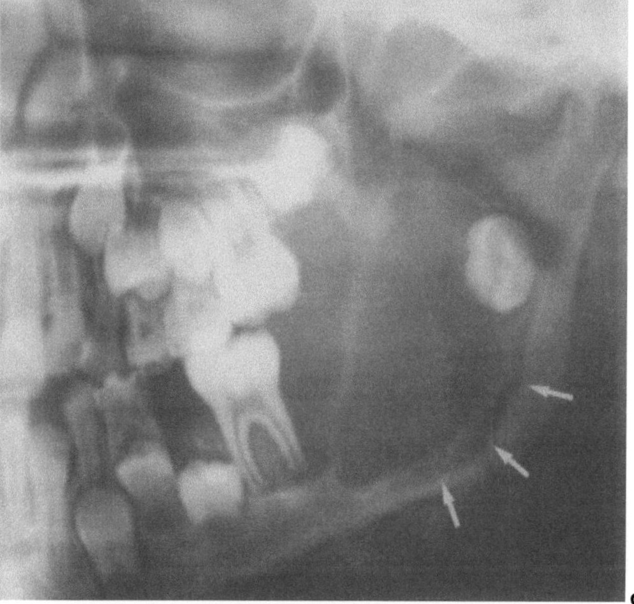

Abb. 152a–c. Reparative Riesenzellgranulome (monolokulärer Typ).
a 16 J. ♂. OPG: Größere, scharf begrenzte Osteolyse im rechten Frontzahnbereich. Keine trabekuläre Zeichnung. Kippung von 42 und 43. Keine Wurzelresorption. **b** Zahnfilm: Zeigt die Kippung von 42 und 43 deutlicher, sowie den Abbau des an das Granulom angrenzenden Desmodontalspaltes von 43. (DÖSAK-Register TU 2525, Stuttgart). **c** 8 J. ♀. OPG: Scharf begrenzte Osteolyse im Kieferwinkel. Hoch retinierter bleibender Molar; mesialer Desmodontalspalt von 36 aufgehoben. Verdrängung des Canalis mandibularis (→). Nicht von Ameloblastom oder odontogener Zyste zu unterscheiden. (DÖSAK-Register TU 2583, Mainz)

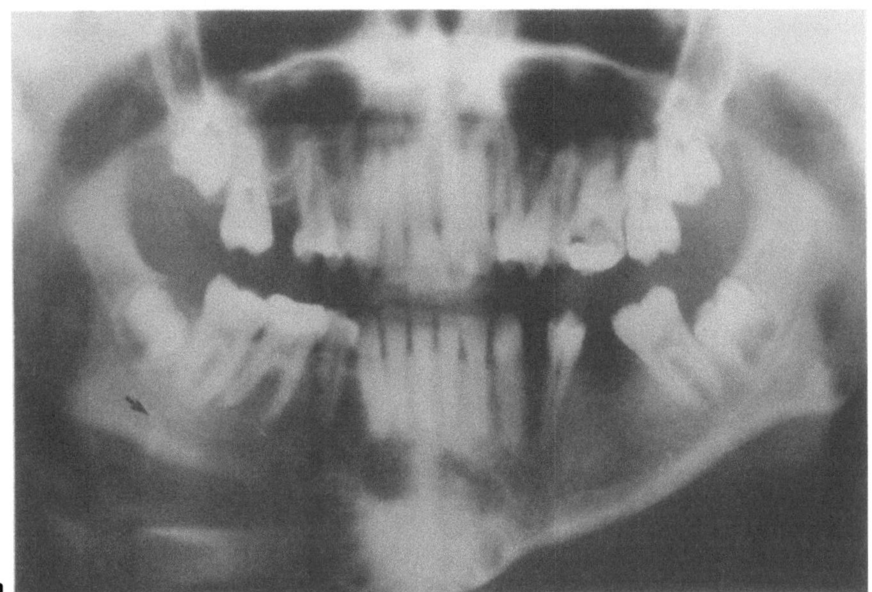

a

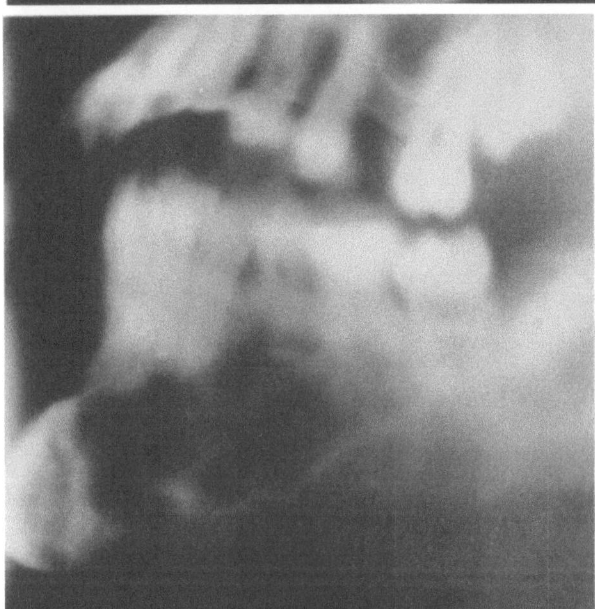

b

Abb. 153a–c. Zentrale reparative Riesenzellgranulome (multilokulärer Typ).
a 18 J. ♀. OPG: Multiple Osteolyseherde mit Trabekeln im Symphysenbereich. Vorwölbung der verdünnten Kortikalis. (→) Die einzelnen Tumorbezirke sind unregelmäßig geformt und unterschiedlich groß. Zweiter osteolytischer Herd im rechten Seitenzahnbereich. **b** Filmtomographie des Unterkiefers: Eindeutiger als auf dem OPG stellt sich die Deformierung und Vorwölbung der Symphysenregion dar. Die hintere Tumorgrenze erreicht die rechte Molarenregion. **c** 14 J. ♂. Präparateradiographie: Mehrkammerige zystische Läsion mit scharfer Begrenzung und Trabekulierung, die den Kieferwinkel auftreibt, die Kompakta vorwölbt und arrodiert. Canalis mandibularis nicht verlagert. Operationsindikation: Verdacht auf osteogenes Sarkom. (DÖSAK-Register TU 1585, Hamburg)

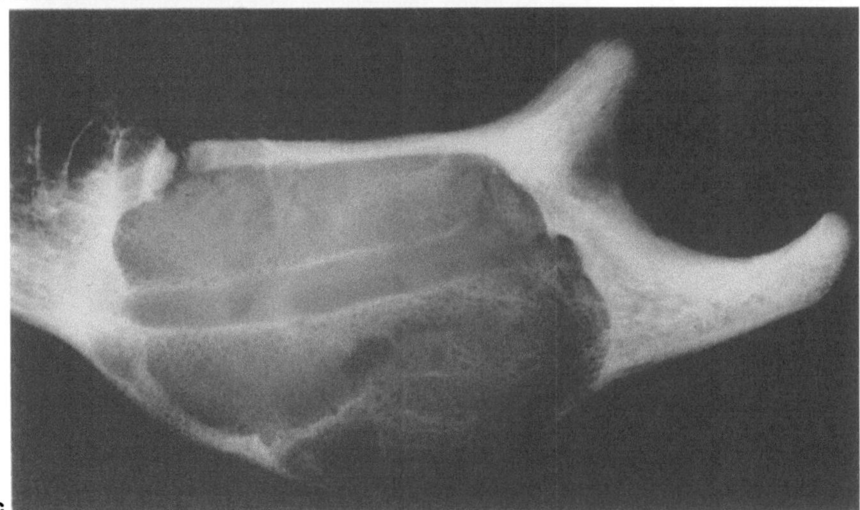

c

Zentrales Riesenzellgranulom:
- monolokuläre Form mit homogenen, meist scharf begrenzten Osteolysen und fehlenden Trabekeln mit teilweiser oder völliger Zerstörung der Kortikalis (Abb. 151 a–c, 152 a–c);
- multiple, unregelmäßig begrenzte Osteolysen mit Trabekeln;
- Verdünnung und Verlagerung der Kortikalis ohne Zerstörung („Seifenblasenbild") (Abb. 150 b, 153 a, b);
- Bild der „tanzenden Zähne" (Abb. 151 a–c);
- meist deutliche Expansionstendenz mit Ausdehnung über die Mittellinie (Abb. 151 a, c, 153 a, b);
- Zähne im Granulombereich verlagert (Abb. 152 a, b);
- Wurzelresorptionen selten (Abb. 151 a, c);
- partielle oder vollständige Auflösung des Periodontalspaltes (Abb. 151 a, c, 152 a, b).

Ergänzende Röntgendiagnostik
Altschul; UK halbschräg; Computertomographie (Abb. 154 d, e, 155 a, b).

Radiologische Differentialdiagnose
- Ameloblastom (s. Kap. 7.1.1),
- Riesenzelltumor,
- Cherubismus (meist bilateral und Ramus ascendens Region) (s. Kap. 9.1.4),
- „braune Tumoren" bei Hyperparathyreoidismus (s. Kap. 9.2.3),
- odontogene Zysten (s. Kap. 6.1),
- fibröse Dysplasie (s. Kap. 9.1.3),
- ossifizierendes Knochenfibrom (s. Kap. 7.2.11),
- aneurysmatische Knochenzyste (s. Kap. 6.3.2).

Merke: Echte Riesenzelltumoren scheinen im Schädelbereich nur in Kombination mit einem M. Paget vorzukommen!

Therapie
Peripheres Riesenzellgranulom: Exzision und Kürretage insbesondere des Zahnhalteapparates. Bei Rezidiven Extraktion des beteiligten Zahnes. Zentrales Riesenzellgranulom: Enukleation und Kürretage (Rezidivgefahr! Verlaufskontrolle); Auffüllung mit autologer Spongiosa möglich.

Cave: Riesenzellgranulome zeigen eine hohe Blutungsneigung!

Prognose
Rezidivhäufigkeit zwischen 10 und 30%; keine malignen Entartungen bekannt.

Merke: Da histologisch keine Differenzierung von „braunen Tumoren" möglich ist, insbesondere bei Rezidiven immer Hyperparathyreoidismus ausschließen (Kap. 9.2.3)!!

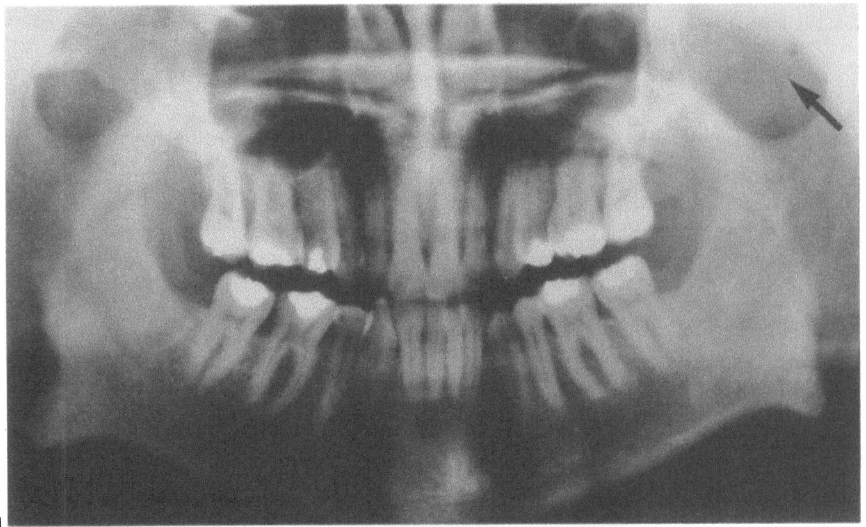
a

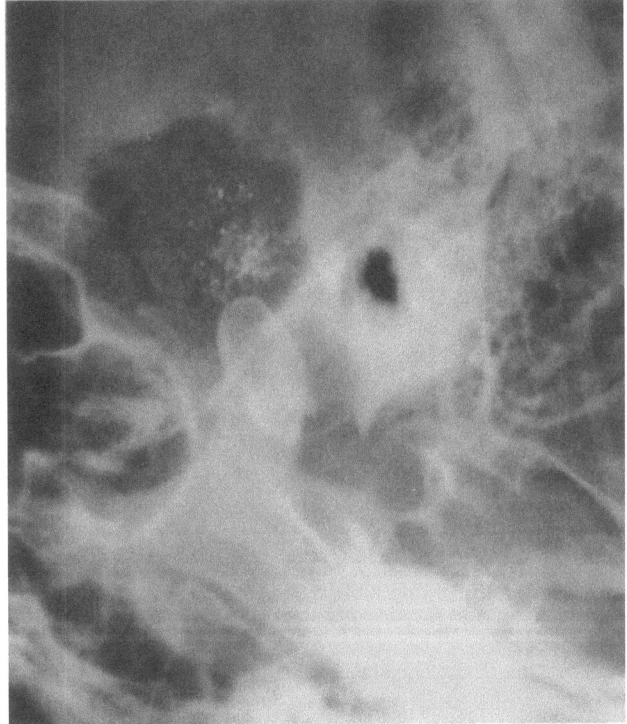
b

Abb. 154 a–e. Reparatives Riesenzellgranulom linke Kiefergelenkregion.
a 33 J. ♂. OPG: Im Seitenvergleich lediglich fehlender Arcus zygomaticus links (→). **b** Aufnahme nach Schüller: Ausgedehnte polyzyklisch begrenzte Osteolyse mit angedeutetem sklerotischem Randsaum, insbesondere im vorderen und hinteren Defektanteil. Dislokation des Kieferköpfchens aus der scheinbar noch intakten Gelenkpfanne. Jodoformgaze im Defekt.

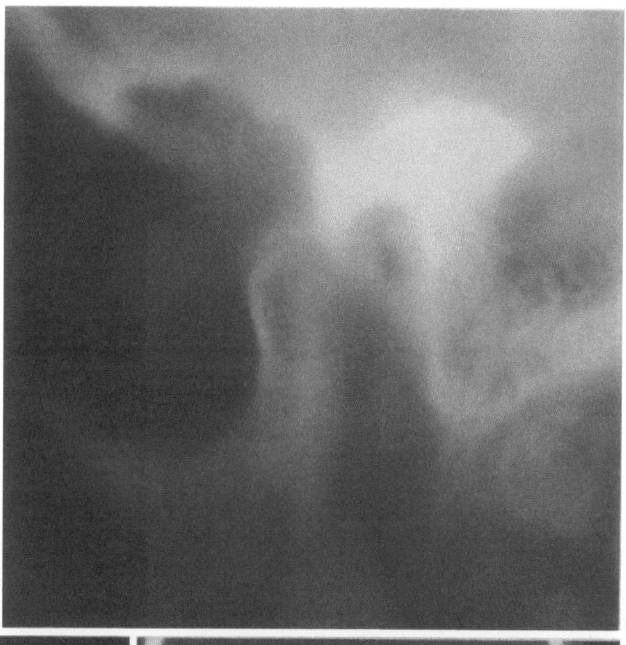

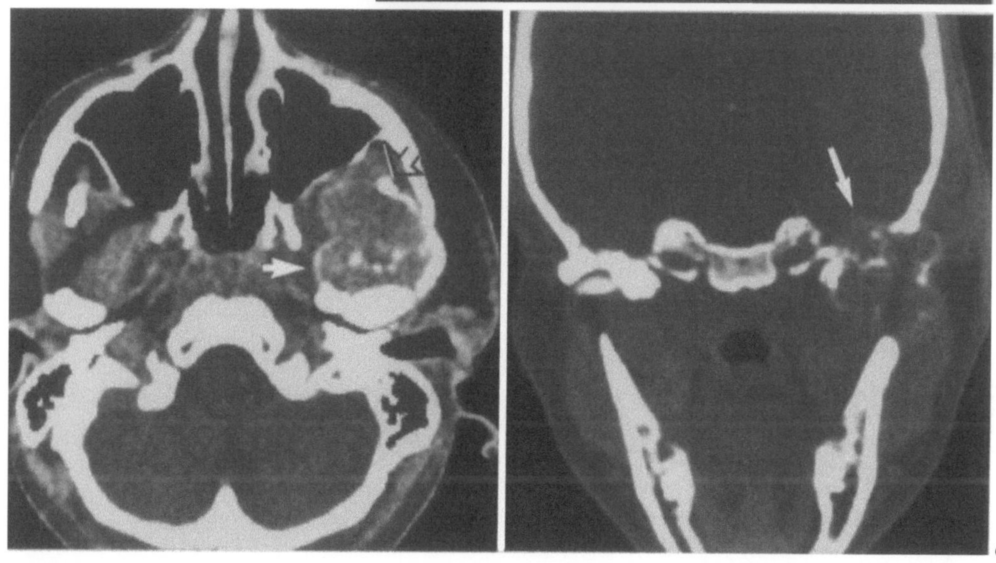

Abb. 154 (Fortsetzung)
c Filmtomographie: Deutlichere Darstellung der Randsklerose des Defektes und der Luxation des Kieferköpfchens. **d** CT axial (nativ): Ausgedehnte weichteildichte Raumforderung, die von einer zarten Knochenlamelle umgeben ist (→) und einzelne punktförmige Verkalkungen enthält. Der Tumor füllt die Fossa temporalis aus. Mitbeteiligung des Processus muscularis mandibulae, die auf den konventionellen Aufnahmen nicht zur Darstellung kommt (⇒). Fettlinie zwischen M. temporalis und M. pterygoideus lateralis aufgehoben. **e** CT koronar (nativ - „Knochenfenster"): Destruktion der Schädelbasis mit Tumoreinbruch nach intrakraniell (→)!! Insgesamt gibt die CT wesentliche Zusatzinformationen hinsichtlich Weichteilanteil, Ausdehnung und Knochendestruktion

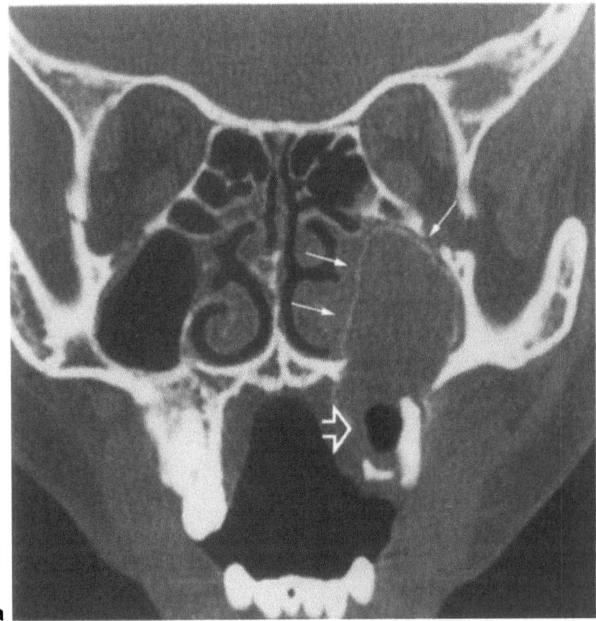

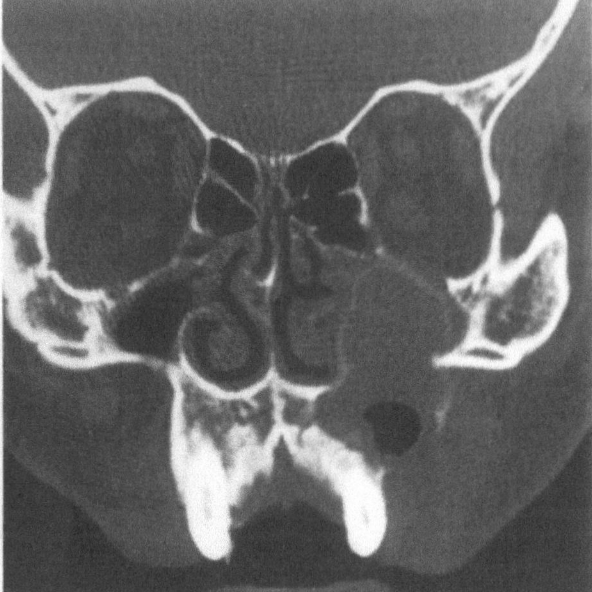

Abb. 155 a, b. Reparatives Riesenzellgranulom.
a 54 J. ♂. CT koronar - nativ - High resolution in Höhe der Kieferhöhlen: Destruktion des linken Os maxillae bis in den Alveolarkamm reichend. Überlegene Darstellung des horizontal verlaufenden harten Gaumens durch die koronare Schnittführung. Die Raumforderung füllt das gesamte Lumen der linken Kieferhöhle aus. Luftansammlung nach Probeexzision (⇒). Pathognomonisch für einen vom Kiefer (und nicht aus dem Sinus) ausgehenden Prozeß ist die feine Knochenlamelle (→). **b** CT koronar - (Nativ - High resolution etwas weiter ventral: Zerstörung des harten Gaumens zweifelsfrei nachweisbar

Literatur

Andersen L, Fejerskov O, Philipsen HP (1973) Oral giant cell granulomas. Acta Pathol Microbiol Scand 81: 606-616

Bergeron RT, Osborn AG, Som PM (1984) Head and neck imaging. Mosby, St. Louis

Gorlin RJ, Goldmann HM (ed) (1970) Thoma's oral pathology, 6th edn. Mosby, St. Louis

Langland OE, Langlais RP, Morris CR (1982) Principles and practise of panoramic radiology. Saunders, Philadelphia

Pindborg JJ, Hjørting-Hansen E (1974) Atlas of diseases of the jaws. Saunders, Philadelphia

Prein J, Remagen W, Spiessl B, Uehlinger U (1985) Atlas der Tumoren des Gesichtsschädels. Springer, Berlin Heidelberg New York Tokyo

Stafne EC (1977) Röntgendiagnostik des Mundes und der Zähne. Medica, Stuttgart

8.2 Histiozytose X

Oberbegriff für verschiedene Krankheitsbilder granulomatöser Histioretikulosen (Retikuloendotheliosen). Lichtenstein faßte diese unter dem Begriff Histiozytose X zusammen (X für unbekannte Genese).
Formen:
- Abt-Letterer-Siwe-Syndrom (akute disseminierte H.; proliferative Phase; maligne Histiozytose).
- Hand-Schüller-Christian-Syndrom (chronische disseminierte H.; xanthomatöse Phase).
- Eosinophiles Granulom (lokalisierte H.; granulomatöse Phase).

Synonyme
Histiocytosis X; Cholesterinkrankheit; Cholesterinspeicherkrankheit; Cholesterinlipiodose; Lipoidhistiozytose; Liporetikulose; xanthomatöse Retikuloendotheliose; Xanthogranulomatose; aleukämische Retikulose (Letterer); Reticulosis maligna; infektiöse Retikuloendotheliose; akute Retikuloendotheliose; histiozytäres Xanthogranulom; histiozytäres Granulom.

Ätiologie und Histologie
Ungeklärt; diskutiert werden immunallergische Reaktionen nach viralen Infektionen, entzündlich-infektiöser, posttraumatischer oder metabolischer Ursprung.
Proliferation von Histiozyten, eosinophilen Leukozyten, Lymphozyten, Plasmazellen und mehrkernigen Riesenzellen; Übergänge der einzelnen Formen beschrieben.

Alters- und Geschlechtsverteilung
- Abt-Letterer-Siwe (A.L.S.): Kinder im 1.-2. Lebensjahr, vereinzelt angeborene Formen. Keine Geschlechtsdominanz.
- Hand-Schüller-Christian (H.S.C.): überwiegend nach dem 5. Lebensjahr mit Erkrankungsgipfel bei ca. 6 Jahren. ♂ > ♀ (ca. 3:1).
- Eosinophiles Granulom (e.G.): überwiegend zwischen 5. und 30. Lebensjahr mit Erkrankungsgipfel bei ca. 13 Jahren. ♂ ≫ ♀

Merke: Das Erkrankungsalter für eosinophile Granulome der Kiefer liegt höher (Mittel ca. 26 Jahre)!

Typische Lokalisation
Schädelkalotte; Rippen; Kiefer (UK:OK = 3:1); Sternum; Wirbel; Becken; Röhrenknochen.

Merke: Der Gesichtsschädel und die bedeckenden Weichteile werden von der Histiozytose häufig betroffen (> 50%)!

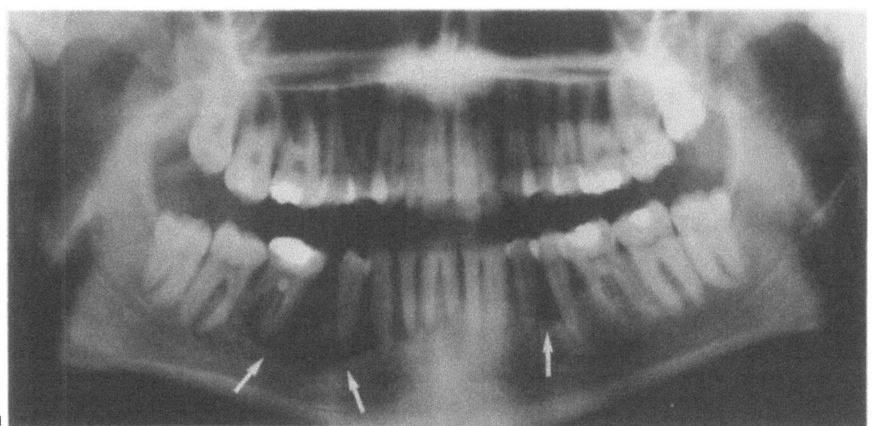

a

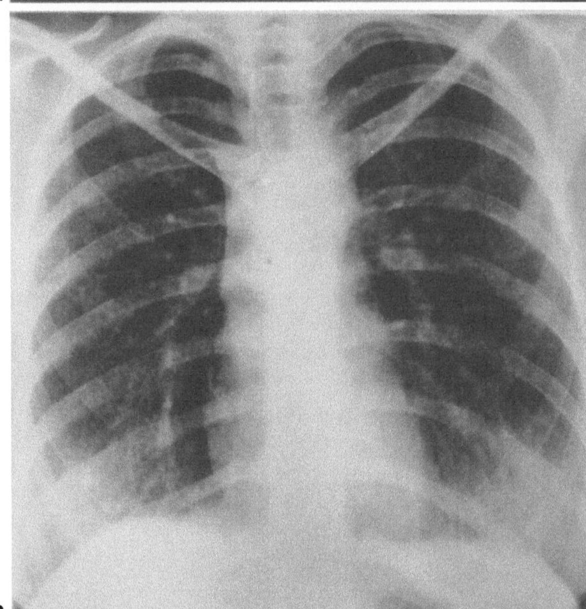

b

Abb. 156 a–d. Histiozytosis X.
a 22 J. ♀. OPG: Ausgedehnte scharf begrenzte rechtsbetonte, jedoch über die Mittellinie hinausreichende osteolytische Destruktion des Alveolarkammes (→), die rechts den Canalis mandibularis erreicht mit z. T. „schwimmenden" Wurzeln. **b** Thorax sagittal: Disseminierter Lungenbefall rechts > links mit multiplen teils kleinfleckigen, teils retikulären Struktuveränderungen; Peripherie betont.

Klinische Symptome

A.L.S.: Septische Fieberschübe; Hepatosplenomegalie; Lymphknotenschwellungen; thrombopenische Purpura haemorrhagica; Hauteffloreszenzen; ulzerös nekrotisierende Veränderungen der Mundschleimhaut; Otitis media häufig; Zahnfleischschwellungen.

H.S.C.: Klassische Trias (nur ca. 10%): Schädeldefekte (100%), Exophthalmus (30%, häufig mit Fundusveränderungen), Diabetes insipidus; Hepatosplenomegalie (v. a. im Spätstadium); Hautveränderungen (Xanthome, Exantheme); fakultativ Wachstumsstörungen und Infantilismus; frühzeitiger Zahnausfall; Zahnfleischschwellungen mit Zahnfleischblutungen und Gingivanekrosen (Foetor ex ore).

e.G.: Nahezu ausschließlich Knochenbefall; symptomloses Anfangsstadium; später meist schnell auftretende Schwellung im Bereich der Knochenherde mit lokalen Schmerzen; Zahnlockerungen mit Verlust; Mitbeteiligung der Mundschleimhaut selten.

Abb. 156 (Fortsetzung)
c Verdacht auf eosinophiles Granulom des Unterkiefers. Histologie: Osteomyelitis.
22 J. ♀. OPG: Unscharf begrenzter Knochendefekt im rechten horizontalen Unterkieferast ohne Randsklerose (→). Am linken horizontalen Unterkieferast bei 34 bis 36 große Knochendefekte am Alveolarkamm mit Verbreiterung des Desmodontalspaltes sowie Alveolarkammabbau im Zwischenzahnbereich. Freiliegende Zahnwurzeln ohne Zeichen der Resorption.
d M. Hand-Schüller-Christian.
19 J. ♂. OPG: Nahezu den gesamten Unterkiefer betreffende Aufhellungen mit unscharfen Rändern ohne Zystencharakter. Die Unschärfe setzt sich in den Alveolarkamm fort und hat den Alveolarsockel destruiert, die kaudale Unterkieferbegrenzung ist jedoch in typischer Weise nicht betroffen. Bereits Verlust zahlreicher Zähne. Die fortschreitenden Veränderungen betreffen die Wurzeln von 32 und 33 sowie die mesiale Wurzel von 36. (DÖSAK-Register TU 1127, Bochum)

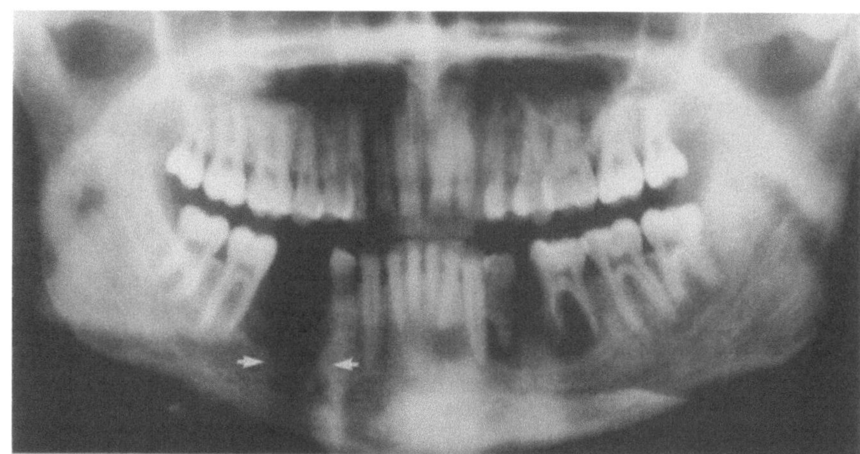
c

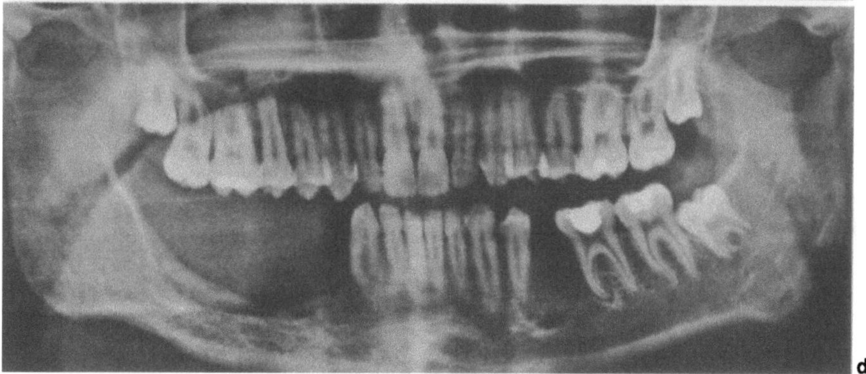
d

Merke: Bei symptomlosen, rasch progredienten und extremen Zahnlockerungen ohne Merkmale einer marginalen Parodontitis (s. Kap. 5.1.1.3) immer eosinophiles Granulom ausschließen!!

Radiologische Symptome

A.L.S.:
- Knochenläsionen nicht obligat (ca. 30%; meist Spätstadien),
- allgemeine Osteoporose,
- destruierende, meist schlecht abgrenzbare Knochenherde,
- kaum reaktive Antwort,
- begleitende miliare Lungenveränderungen häufig (Abb. 156 b).

H.S.C.:
- Aufhellungen ohne reaktive Sklerose, v.a. am Schädel mit Kortikalisdurchbruch („Landkartenschädel");
- evtl. pathologische Frakturen an Becken, Femura und Wirbelsäule.

Merke: 60–70% der Herde beim eosinophilen Granulom sind solitär!

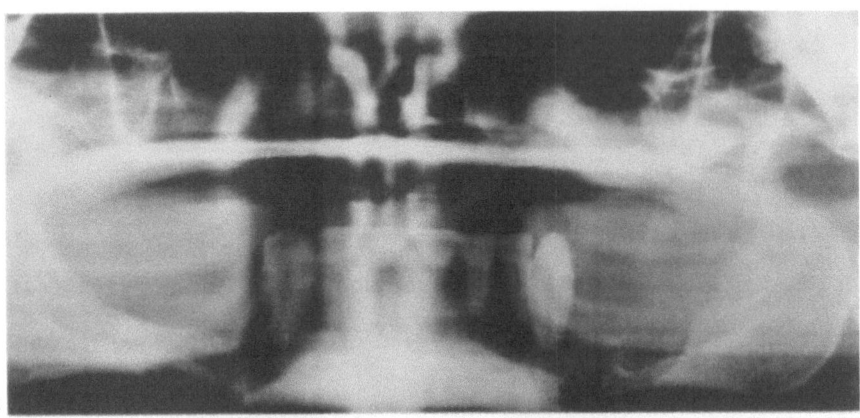
a

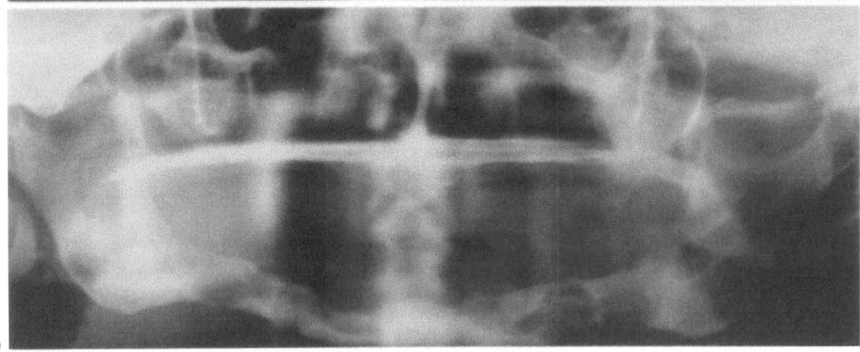
b

Abb. 157 a, b. Eosinophiles Granulom des Unterkiefers.
a 29 J. ♂. OPG: Multiple unscharf begrenzte und konfluierende Osteolysen im Bereich des gesamten Unterkieferkörpers. Die Frontzähne „schwimmen" im Granulom. Drohende Spontanfrakturen. Resorption der Wurzelspitzen.
b OPG (4 Monate nach Therapie): Teilweise Remineralisierung der Defekte mit wieder schärferer Begrenzung und Zeichen des Knochenanbaus. Zusammensetzung aus multiplen Osteolysen weiterhin erkennbar, die jetzt aber schärfer begrenzt sind. Verlust der Frontzähne. (DÖSAK-Register TU 422, Basel)

OPG

- *Zentrale* Form mit rundlich, oval oder polygonal konfigurierten Aufhellungen mit unscharfen Grenzen.
- *Periphere* (parodontale) Form beginnt in den Markräumen der interdentalen oder interradikulären Septen;
- unregelmäßig begrenzte Aufhellungen, im UK meist deutlicher als im OK (Abb. 156 d, 157 a);
- Knochendestruktionen oft im Molarenbereich beginnend (Prädilektionsorte Kieferwinkel und Basis des Corpus mandibulae) mit konsekutivem vorzeitigem schmerzlosem Zahnverlust (Abb. 156 d, 158 a–d);
- oft scharf begrenzte schüsselförmige Kraterbildung am Alveolarkamm (Abb. 156 a);
- Bevorzugung der apikalen Region („parodontale Erkrankung");
- nur geringe periostale Knochenneubildung, dann meist als feine Reaktionslinie abgrenzbar;
- ausgestanzte, strukturlose und scharf begrenzte Osteolysen häufig erst im Spätstadium (nach Alveolarkammabbau);

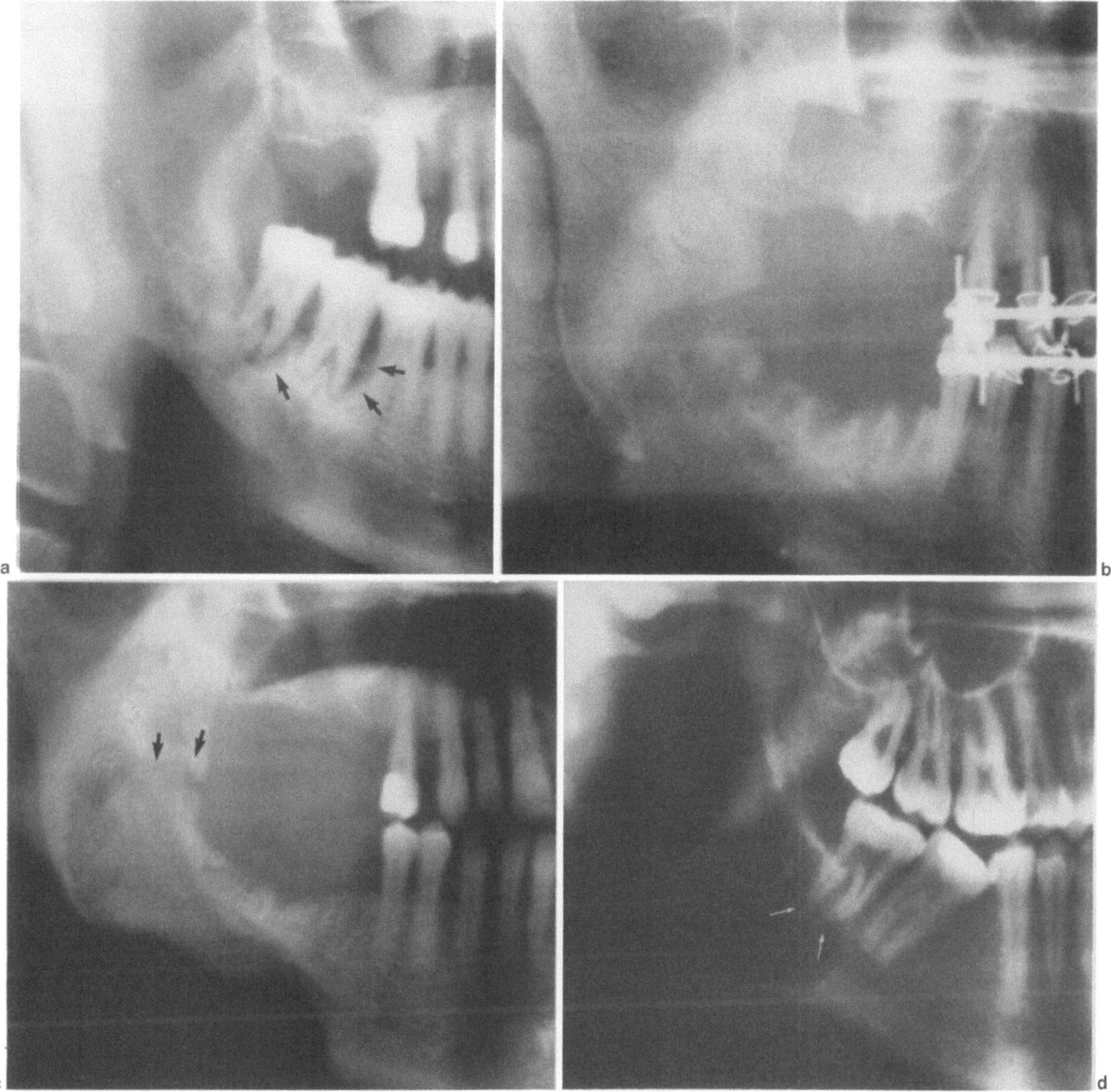

Abb. 158 a–d. Eosinophiles Granulom des rechten Unterkiefers (Verlauf).
a 51 J. ♀. OPG: Scharf begrenzte solitäre Osteolyse am kaudalen Rand des rechten Kieferwinkels mit Kompaktaverlust und deutlicher Erweiterung des Desmodontalspaltes um die Wurzeln 47 und 48 (→). Canalis mandibularis kaum abgrenzbar. **b** OPG (nach 4 Wochen): Pathologische Fraktur mit Destruktion des gesamten Knochens und unscharfer Begrenzung bis in den Alveolarfortsatz. Zustand nach Extraktion von 47 und 48; Canalis mandibularis nur schemenhaft abgrenzbar. Schienung im Ober- und Unterkiefer mit intermaxillärer Fixation. **c** OPG (7 Monate nach Therapie): Fortschreitende Konsolidierung mit jetzt wieder schärferer Begrenzung und Zeichen des Knochenanbaus, insbesondere im Alveolarfortsatz und im aufsteigenden Ast. Ehemalige Frakturlinie noch andeutungsweise nachweisbar (→). Canalis mandibularis wieder abgrenzbar. (DÖSAK-Register TU 2032, Koblenz). **d** 21 J. ♂. OPG: Ausgedehnte Osteolyse des rechten Kieferwinkels und aufsteigenden Astes. Der Unterkiefer ist in diesem Bereich nur noch als Rahmenstruktur nachweisbar, die kaudale Begrenzung ist verschwunden. Wurzelspitzen von 48 im Tumor (→). Canalis mandibularis nicht sichtbar. (DÖSAK-Register TU 2139, Linz)

- evtl. pathologische Frakturen (Abb. 157 a, 158 b);
- erst im Spätstadium (meist Ausheilungsphase) einsetzende Randsklerose (Abb. 158 c);
- Desmodontalspalt kann auf der erkrankten Seite völlig aufgelöst sein (auf der gesunden Seite normal) (Abb. 156 a, d);
- Zähne scheinen zu schweben („tanzende Zähne“) (Abb. 156 a, 157 a);
- Wurzelresorptionen nicht selten (Abb. 157 a).

Merke: Bei den disseminierten Formen (A.L.S. und H.S.C.) treten die Veränderungen rascher und ausgeprägter auf, so daß bereits frühzeitig der gesamte Alveolarknochen ausgelöscht werden kann (Abb. 157 a). Die „pathognomonischen“ ausgestanzten Herde treten meist erst als Spätzustand auf!

Ergänzende Röntgendiagnostik
UK halbschräg, Altschul; Computertomographie; Filmtomographie.

Radiologische Differentialdiagnose
- *A.L.S.:* Retikulosarkom (s. Kap. 7.2.8).
- *H.S.C.:* Fibröse Dysplasie (s. Kap. 9.1.3),
- Cherubismus (bilateral) (s. Kap. 9.1.4),
- Tuberkulose (s. Kap. 5.2.1),
- Neurofibromatose (s. Kap. 7.2.15),
- Osteoporosis circumscripta,
- Osteomyelitis (Abb. 156 c) (s. Kap. 5.1.2),
- Plasmozytom (Alter) (s. Kap. 7.3.2).
- *e.G.:* Parodontitis marginalis (s. Kap. 5.1.1.3),
- chronische apikale Parodontitis (s. Kap. 5.1.1.2),
- odontogene Zysten (s. Kap. 6.1),
- zystische Tumoren (Ameloblastom),
- Osteodystrophia fibrosa generalisata (s. Kap. 9.2.3),
- Riesenzellgranulom (s. Kap. 8.1),
- Metastasen (s. Kap. 7.3.1).

Merke: Im Gegensatz zur Parodontitis bleibt das marginale Parodontium beim eosinophilen Granulom zunächst reizarm! Im Spätstadium (Superinfektion!) häufig nicht mehr zu unterscheiden!

Therapie
- *A.L.S.:* Therapie der Knochenherde nicht sinnvoll.
- *H.S.C.:* Knochenherde werden so weit wie möglich exzidiert oder bestrahlt.
- *e.G.:* Meist frühzeitiges Eingreifen ratsam (rasch progrediente Knochendestruktion); Kürettage und Spongiosaplastik; postoperative Radiotherapie bei Einzelherden; Osteoplastik bei multiplen oder ausgedehnteren Herden (alleinige Exkochleation kann hier zu Verunstaltungen führen);
  gute Schmerzbeeinflussung durch Radiotherapie, jedoch alleinige kurative Bestrahlung wegen Sekundärschäden (Osteoradionekrose, Entartungsrisiko) *abzulehnen;* bei Rezidiven Kombinationstherapie mit Kortikoiden und Zytostatika.

Cave: Extraktionswunden im Krankheitsbereich heilen schlecht! Ausbildung von Mund-Antrum-Fisteln durch Knochendestruktion möglich.

Prognose

- *A.L.S.:* Schlecht, meist foudryanter Verlauf mit letalem Ausgang; unter Zytostase protrahierter Verlauf, aber Heilung extrem selten.
- *H.S.C.:* Langwieriger, langsam progredienter Verlauf mit zweifelhafter Prognose (Mortalität: 30–60%).
- *e.G.:* Spontane Ausheilung innerhalb von 2–10 Jahren möglich; bei Solitärherden gute Prognose, zunehmende Verschlechterung mit Zahl der Herde und bei frühzeitigem Erkrankungsbeginn; hohe Rezidivneigung (häufig erst Jahre später).

Merke: Bei e.G. weitere Herde röntgenologisch ausschließen!

Literatur

Abt AF, Denenholz EJ (1936) Letterer-Siwe disease. Am J Dis Child 51: 499–522

Christian H (1920) Defects in membranous bones, exophthalmus and diabetes insipidus, an unusual syndrome of dispituitarism. Med Clin North Am 3: 849

Feyrter F (1955) Über die Beziehungen zwischen der Abt-Letterer-Siwe'schen Erkrankung, dem eosinophilen Granulom des Knochens (der eosinophilen Granulomatose) und der Hand-Schüller-Christian'schen Erkrankung. Medizinische, Stuttgart, S 1019–1025

Hand A (1921) Defects of membranous bones, exophthalmus and polyuria in childhood. Is it dispituitarism? Am J Med Sci 162: 501

Letterer E (1924) Aleukämische Retikulose (Ein Beitrag zu den proliferativen Erkrankungen des retikuloendothelialen Apparates). Frankf Z Pathol 30: 377

Lichtenstein L (1953) Histiocytosis X. Arch Pathol 56: 84–102

Prein J, Remagen W, Spiessl B, Uehlinger U (1985) Atlas der Tumoren des Gesichtsschädels. Springer, Berlin Heidelberg New York Tokyo

Schüller A (1915) Über einen eigenartigen Schädeldefekt im Kindesalter („Landkartenschädel"). ROFO 23: 12–18

Siwe SA (1933) Die Retikuloendotheliose, ein neues Krankheitsbild unter den Hepatosplenomegalien. Z Kinderheilkd 55: 212

Wolff HH, Janka GE (1978) Morbus Abt-Letterer-Siwe. Zur Diagnostik und Therapie. Monatsschr Kinderheilkd 126: 425–430

9 Osteopathien der Kiefer

F. E. Zanella, D. Beyer, M. Herzog

9.1 Anlagebedingte Dysostosen

9.1.1 Osteogenesis imperfecta

Angeborene Störung der Osteoblastentätigkeit mit mangelhafter Osteoidbildung und Knochenbrüchigkeit. Störung des normalen Knochenaufbaus und der Transformation im Verlauf des Wachstums. Zwei *wesentliche* Verlaufsformen:

Osteogenesis imperfecta congenita (Vrolik 1849)

Synonyme
O. i. letalis; O. i. congenita; O. i. gravis; Fragilitas ossium; fetale Osteoporose; periostale Dysplasie oder Aplasie; myeloplastische Malazie; Osteopsathyrosis congenita; Porak-Durante periostal dysplasia; Vrolik's disease.

Ätiologie
Kongenital autosomal-rezessiv vererbt; spontane Mutationen möglich; Kollagenreifungsstörung als Basisdefekt.

Klinische Symptome
Häufig Totgeburt; hochgradige Knochenbrüchigkeit mit zahlreichen frischen und älteren Frakturen bereits bei der Geburt; Mikromelie; Kraniotabes mit weit offenen Nähten und Fontanellen. Häufig blaue Skleren.

Radiologische Symptome
- Knochenauftreibungen durch massive Kallusbildung,
- Schädelknochen unvollständig verknöchert,
- multiple angeborene Frakturen mit Deformierung der Extremitäten,
- ausgeprägte Osteoporose, „glasiger" Knochen,
- dünne Kortikalis und spärliche, weitmaschige Spongiosa.

OPG
- Deutliche Osteoporose,
- Kortikalis verdünnt, erkennbar insbesondere am kaudalen Unterkieferrand, der Begrenzung des Canalis mandibularis und dem Kieferhöhlenboden.

Ergänzende Röntgendiagnostik
Pränatale Ultraschalldiagnostik.

Radiologische Differentialdiagnose
Dentinogenesis imperfecta.

Therapie
Nicht möglich.

Prognose
Kinder überleben selten das 1. Lebensjahr.

Osteogenesis imperfecta tarda (Lobstein 1833)

Synonyme
Osteopsathyrosis idiopathica; hereditäre Fragilitas ossium; Fragilitas ossium tarda; Ekman-Lobstein-Syndrom; Lobstein-Krankheit; Lobstein disease; Periostal aplasia.

Ätiologie
Autosomal-dominanter Erbgang; ⅓ Familienanamnese, dann oft leichtere Verlaufsformen und spätere Manifestation.
Normale Kalzifikationsvorgänge bei mangelhafter periostaler Knochenbildung durch fehlende Osteoblastenaktivität. Knochenumsatz verdreifacht!

Klinische Symptome
Kinder bei Geburt unauffällig; dann Minderwuchs, Mikromelie; geringere Knochenbrüchigkeit als bei Typ Vrolik. Großer, leicht verformbarer Schädel mit Zunahme des Transversaldurchmessers und Vorwölbung der Temporal- und Okzipitalschuppen; charakteristische Gesichtsform (pilzförmiges Aussehen); häufig blaue Skleren (bilden sich mit zunehmendem Alter zurück) und bläuliche Säume an den Zähnen. Im späteren Alter (häufig in der 3. Lebensdekade beginnend) in etwa 30% Schwerhörigkeit durch Otosklerose (van-der-Hoeve-Syndrom); Zähne häufig durchsichtig, dunkeln im Alter nach.

Radiologische Symptome
- Verdünnte Kompakta langer Röhrenknochen,
- Verdickung der Röhrenknochen durch Frakturkallus,
- im späteren Alter häufig Deformierungen (Extremitätenverbiegungen, Kartenherzbecken, Kyphoskoliose),
- normale Knochenkernentwicklung,
- Schädel: verzögerte Ossifikation; Platybasie; dünne Kalotte; zahlreiche Schaltknochen.

OPG
- Generalisierte Osteoporose,
- Obliteration der Pulpakammern und verplumpte, verkürzte Wurzeln unterschiedlicher Ausprägung,
- verdünnte Kortikalis (v. a. am UK).
- *Fakultativ:* Dentinogenesis imperfecta (Milchzähne in 80%, bleibende Zähne in 35% alteriert); Dentitio tarda; Form- und Stellungsanomalien der Zähne; Lippen-Kiefer-Gaumen-Spalte.

Merke: Im Gegensatz zu langen Röhrenknochen zeigen die Kiefer keine erhöhte Frakturgefährdung!

Ergänzende Röntgendiagnostik

Pränatale Ultraschalldiagnostik.

Radiologische Differentialdiagnose

- Fibröse Dysplasie,
- Battered child-Syndrom,
- sekundäre Osteoporose (Inaktivität, Immobilisation, hormonelle Störung, Leukämie),
- idiopathische Osteoporose,
- Rachitis,
- Möller-Barlow-Krankheit.

Therapie

Keine ursächliche; evtl. Gabe von Anabolika.

Cave: Pubertas praecox durch Anabolika.

Prognose

Keine nennenswerte Beeinträchtigung der Lebenserwartung; meist spontane Besserung der Knochenbrüchigkeit im Erwachsenenalter.

Merke: Die Einteilung in O. i. congenita und O. i. tarda ist rein willkürlich. Wahrscheinlich existieren mindestens 4 Unterformen, wobei die Ausbildung von der Art der Genmutation abhängt!

Literatur

Fesseler A, Haunfelder D (1972) Systemerkrankungen der Kieferknochen. In: Haunfelder D, Hupfauf L, Ketterl W, Schmuth G (Hrsg) Praxis der Zahnheilkunde. Urban u Schwarzenberg, München

Harnisch R, Teller WM (1978) Osteogenesis imperfecta. Monatsschr Kinderheilkd 127: 597-606

Jani L, Ganz R (1977) Osteogenesis imperfecta. Frakturen- und Deformitätenbehandlung sowie medikamentöse Therapie. Orthopäde 6: 19-23

Leiber B, Olbrich G (1981) Die klinischen Syndrome. Urban u Schwarzenberg, München

Lobstein J (1833) De la fragilite des os ou l'osteopsathyrose. Traite de l'anatomie pathologique (Paris) 2: 204-212

Pindborg JJ, Hjorting-Hansen E (1974) Atlas of Diseases of the jaws. Saunders, Philadelphia

Poyton HG (1982) Oral radiology. Williams & Wilkins, Baltimore

Senn DO, Danks DM (1979) Genetic heterogenity in osteogenesis imperfecta. J Med Genet 16: 101-116

Stafne EC (1977) Röntgendiagnostik des Mundes und der Zähne. Medica, Stuttgart

Vrolik W (1849) Tabulae ad illustrandum embryogenesim hominis et mammaliam, tam naturalem quam abnormem. Amstelodami

9.1.2 Marmorknochenkrankheit

Synonyme
Morbus Albers-Schönberg; Osteopetrosis familiaris; Osteosclerosis congenita diffusa; Osteosclerosis fragilis generalisata; Osteopetrosis generalisata; generalisierte Osteopetrose; Osteosis eburnisans monomelica; Albers-Schönberg disease; Ivory bones; Marble bones disease; Osteopetrosis; Condensing disseminated osteopathy.

> *Merke:* Bei der Marmorknochenkrankheit ist der dichte, im Röntgenbild weiß erscheinende Knochen *nicht* Ausdruck des Härtegrades!

Sie unterteilt sich in 2 Formen:

Angeboren-frühmanifeste maligne Form mit Anämie

Ätiologie und Pathogenese
Autosomal-rezessiv vererbt; Resorptionsstörung primärer Spongiosa infolge qualitativer und quantitativer Osteoklasteninsuffizienz.

Typische Lokalisation
Alle Knochen betroffen.

Klinische Symptome
Häufig Totgeburten, Minderwuchs, Wachstumsverzögerung, abnorme Knochenbrüchigkeit mit Spontanfrakturen, Makrozephalus, verzögerte psychomotorische Entwicklung, ausgeprägte aplastische Anämie mit extramedullärer Blutbildung; Hepatosplenomegalie; Adenopathien; evtl. Optikusatrophie, Innenohrschwerhörigkeit und Fazialisparese.

Radiologische Symptome
- Homogene, nahezu strukturlose, intensive Sklerose des gesamten Skeletts (Marmorknochen) mit Einengung des Markkanals langer Röhrenknochen durch verbreiterte Kompakta,
- Epi-, Meta- und Diaphysen gleich betroffen,
- Enden der langen Röhrenknochen oft flaschenförmig aufgetrieben,
- „Sandwichform" der Wirbelkörper,
- „Bone-in-bone"-Bild an Karpal- und Tarsalknochen.

OPG
- Partielle oder totale Verödung der Markräume,
- Schmelzhypoplasie,
- verzögerte Dentition und verplumpte, deformierte Wurzeln,
- häufig begleitende Osteomyelitis der Mandibula oder Maxilla.

Radiologische Differentialdiagnose
In Kombination mit der Klinik pathognomonisches Bild.

Therapie
Keine.

Prognose
Schlecht; Patienten sterben meist im 1. Lebensjahrzehnt an Sekundärkomplikationen.

Spätmanifeste, dominant-erbliche, benigne Form

Ätiologie und Pathogenese
Überwiegend autosomal-dominant vererbt; letzte Phase der enchondralen Ossifikation unterbleibt; einmal gebildete Knochenhartsubstanz persistiert; genaue Pathogenese unklar, wahrscheinlich Osteoklasteninsuffizienz; gestörte Blutversorgung des Knochens durch verengte Havers-Kanäle mit Osteomyelitisgefährdung.

Typische Lokalisation
Alle Knochen beteiligt.

Klinische Symptome
Unterschiedliche Expressivität; häufig Zufallsbefund bei Spontanfrakturen; breites Gesicht mit stumpfer Nase und Hypertelorismus; Neigung zur Osteomyelitis; Knochenschmerzen oder Gehbeschwerden durch Mikrofrakturen; Fazialisparese, Abduzensparese, Optikusatrophie und sensoneurale Taubheit durch Einengung der Foramina möglich; in 30% progressive Anämie.

Radiologische Symptome
- Generalisierte Osteosklerose, meist weniger homogen als bei der malignen Form,
- Spongiosa evtl. von unscharf begrenzten sklerotischen Herden durchsetzt,
- Metaphysen und Diaphysen der langen Röhrenknochen verdichtet und verbreitert, kleine Röhrenknochen selten beteiligt,
- keine Störung von Epiphysenverknöcherung und -schluß,
- Platyspondylie (Sandwichwirbel) und „Bone-in-bone"-Bild,
- Schädel: Verödung der diploetischen Räume bei verbreiterter Schädelkalotte; Schädelbasis verstärkt sklerosiert mit Einengung der Schädellöcher.

OPG
- Sklerose mit Verlust der Trabekelzeichnung des spongiösen Knochens (Abb. 159 a-d),
- ovaläre Verdichtungen des alveolären Knochens v. a. im Molarenbereich,
- Desmodontalspalt meist verschwunden,
- Zahnkaries,
- Neigung zur Osteomyelitis des minderwertigen Knochens (Abb. 159 a-d),
- Wachstum des Oberkiefers bleibt durch gestörte Pneumatisation der meist obliterierten NNH zurück (Abb. 159 d),
- Entwicklungsstörungen vor allem der bleibenden Zähne und Wurzeln (Abb. 159 a, d),
- retinierte und impaktierte Zähne mit verengtem Pulparaum (Abb. 159 a, d),

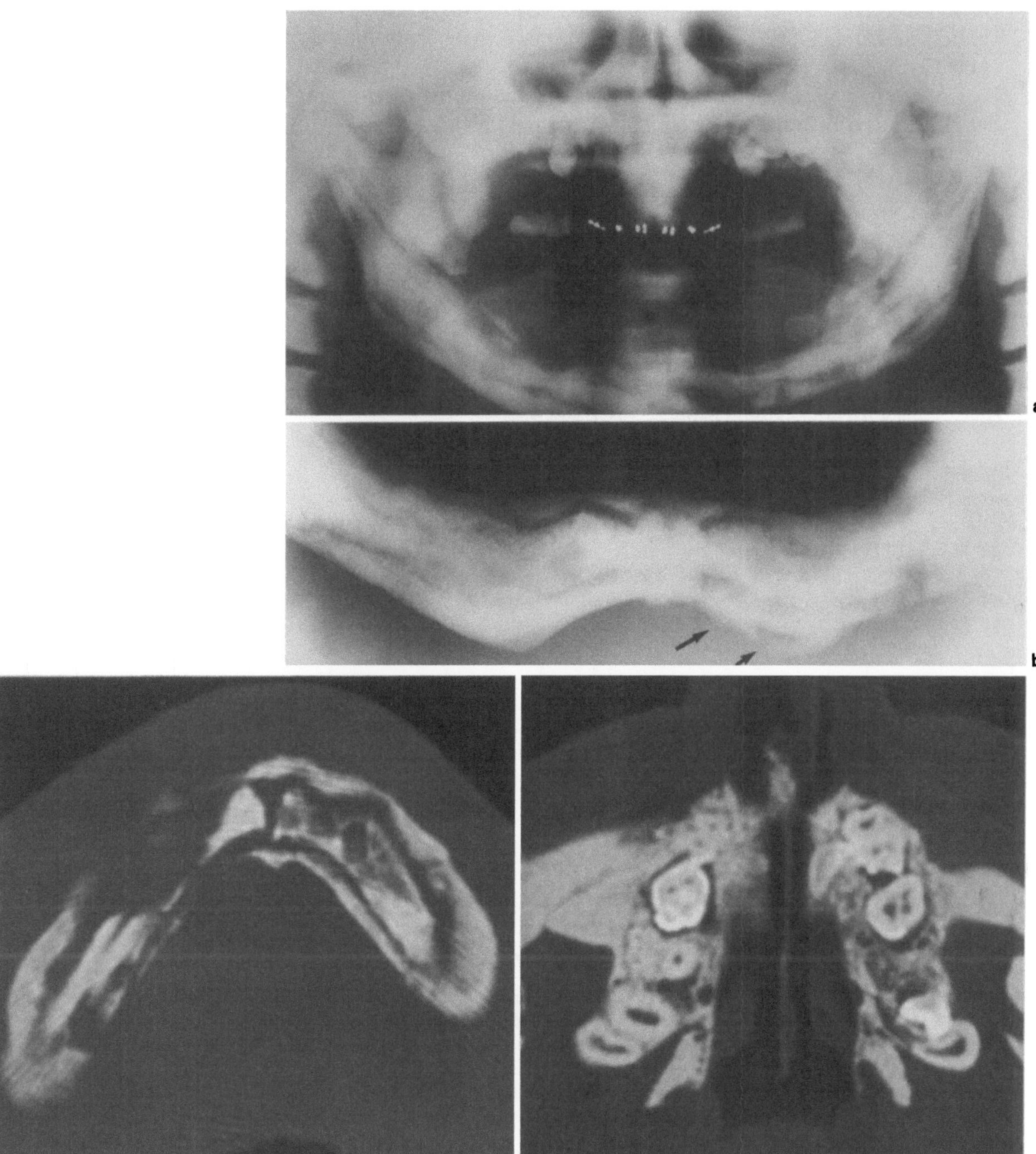

Abb. 159 a–d. Osteopetrose Albers-Schönberg (Marmorknochenkrankheit).
a 30 J. ♂. OPG: Vermehrte Strahlendichte aller erfaßten Knochen. Keine eigentlichen Markräume mehr abgrenzbar. Streifenförmige, unscharf begrenzte Aufhellungslinien v. a. im Unterkiefer als Ausdruck einer chronischen Osteomyelitis. Am zahnlosen Unterkiefer Unschärfe und Abbau des Alveolarkammes. Kieferhöhlenlumina nicht abgrenzbar. Hohe Retention multipler bleibender Zähne im Oberkiefer. Belassene Oberkieferprothese. **b** Intraorale Aufnahme: Deutlichere Abbildung der Verdichtung der gesamten von Aufhellungsbändern unterbrochenen Mandibula. Als Ausdruck der chronischen Osteomyelitis Unschärfe des Knochens auch an der kaudalen Begrenzung (→). **c** CT axial - Nativ - High resolution: Entsprechend der konventionellen Diagnostik Nachweis der knöchernen Verdichtung. Die als Ausdruck chronisch entzündlicher Veränderungen zu wertenden Aufhellungsbänder zeigen im CT einen mehr ringförmigen Charakter (periostale Reaktion). Frakturgefährdung im Bereich des linken Corpus mandibulae. **d** CT axial - nativ - High resolution: in Höhe der Maxilla: Verdichtung und Verbreiterung aller erfaßten Knochenabschnitte. Völlige Obliteration der Kieferhöhlenlumina. Mitangeschnittene hoch retinierte Zähne

- gehäuft Dentikel, Hyperzementosen möglich,
- verdichtete Lamina dura, verdichtete Ränder des Canalis mandibularis (Abb. 159a),
- bei ausgeprägten Formen durch Verödung der Markräume Abgrenzung der Zahnwurzeln vom verdichteten Knochen unmöglich.

Merke: Der Unterkiefer ist meist beteiligt; eine Röntgenaufnahme weist nicht selten erstmals auf die Erkrankung hin!

Radiologische Differentialdiagnose
Chronische Knochenmarkerkrankungen (Osteomyelosklerose), diaphysäre Dysplasie, Osteodystrophia deformans (M. Paget), symptomatische Osteosklerosen, Vergiftungen (Vitamin D, Fluoride, Schwermetalle); Hyperostosis corticalis generalisata.

Therapie
Keine. Bei Osteomyelitis Antibiotika und evtl. Operation.

Merke: Kariesprophylaxe ist die beste Therapie zur Vermeidung der Osteomyelitis. Sanierung aller devitalen Zähne, präoperative Antibiotikagabe! Bei Operationen am Kiefer immer Frakturgefahr!

Prognose
Je jünger der Patient, um so schlechter die Prognose; Osteomyelitis am Kiefer mit zweifelhafter Prognose; prolongierte Heilung.

Literatur

Albers-Schönberg HE (1904) Röntgenbilder einer seltenen Knochenerkrankung. MMW 51: 365

Bergeron RT, Osborn AG, Som PM (1984) Head and neck imaging. Mosby, St. Louis

Fesseler A, Haunfelder D (1972) Systemerkrankungen der Kieferknochen. In: Haunfelder D, Hupfauf L, Ketterl W, Schmuth G (Hrsg) Praxis der Zahnheilkunde. Urban u Schwarzenberg

Gorlin RJ, Goldmann HM (eds) (1970) Thoma's Oral Pathology. 6th edn. Mosby, St. Louis

Klümper A (1982) Knochenerkrankungen. Thieme, Stuttgart

Langland OE, Langlais RP, Morris CR (1982) Principles and practice of panoramic radiology. Saunders, Philadelphia

Leiber B, Olbrich G (1981) Die klinischen Syndrome. Urban u Schwarzenberg, München

Pindborg JJ, Hjorting-Hansen E (1974) Atlas of diseases of the jaws. Saunders, Philadelphia

Stafne EC (1977) Röntgendiagnostik des Mundes und der Zähne. Medica, Stuttgart

Valvassori GE, Potter GD, Hanafee WN, Carter BL, Buckingham RA (1984) Radiologie in der Hals-Nasen-Ohren-Heilkunde. Thieme, Stuttgart

9.1.3 Fibröse Dysplasie

Synonyme
Jaffe-Lichtenstein-Uehlinger-Syndrom, Osteofibrosis deformans juvenilis (Uehlinger), Osteodystrophia fibrosa unilateralis, Osteodystrophia fibrosa disseminata, Ostitis fibrosa disseminata, monostotische Fibroplasie, polyostotische fibröse Dysplasie Jaffe-Lichtenstein, Fibrous dysplasia of bone, Monostotic fibrous dysplasia.

Formen
monostotisch; polyostotisch; polyostotisch mit Hautpigmentation und Pubertas praecox (Albright-McCune-Syndrom)!

Ätiologie und Histologie
Wahrscheinlich anlagebedingte Fehldifferenzierung knochenbildenden Mesenchyms mit Ersatz der Spongiosa und des Knochenmarks durch fibröses spindelzellreiches Grundgewebe.

Merke: Die fibröse Dysplasie gilt als Erkrankung, bei der weder hinsichtlich der Häufigkeit, der prozentualen Verteilung in mono- bzw. polyostotische Form, des röntgenologischen Erscheinungsbildes noch der Klassifizierung Übereinstimmung herrscht!

Alters- und Geschlechtsverteilung
Häufigkeit etwa 1:4000-10000; Beginn meist zwischen 5-15 Jahre;
♀ : ♂ 2-3:1

Merke: Der monostotische Typ ist häufiger als der polyostotische!
Bei der fibrösen Dysplasie gibt es keine Spätmanifestationen, lediglich Spätdiagnosen!

Typische Lokalisation
Schädel häufiger als Stammskelett befallen mit Betonung der Fronto-Temporo-Orbitalregion.

- Monostotischer Typ: Rippen, Femur, Tibia, *Maxilla, Mandibula,* Kalotte;
- Polyostotischer Typ: Femur, Tibia, Becken, obere Extremität, in etwa 50% der Fälle bilateral; *OK > UK.*

Prädilektionsstellen am Oberkiefer: meist dorsale und seitliche Anteile, Region der Tubera, Jochbein;
Prädilektionsstellen am Unterkiefer: Corpus und Ramus mandibulae.

Merke: Die Kieferköpfchen sind meist ausgespart.

Klinische Symptome
Langsam zunehmende schmerzlose Knochenauftreibung; Spontanfrakturen (v. a. Femur) mit Belastungsdeformität; schubweiser Verlauf mit symptomfreien Intervallen, selten kontinuierliche Progredienz; Stillstand oder Rückbildung nach der Pubertät typisch; evtl. Atembehinderung durch Beteiligung von Kiefer- und Nasenhaupthöhle; Sehstörungen durch Einengung des Sehnervkanals; Prothese paßt nicht mehr!

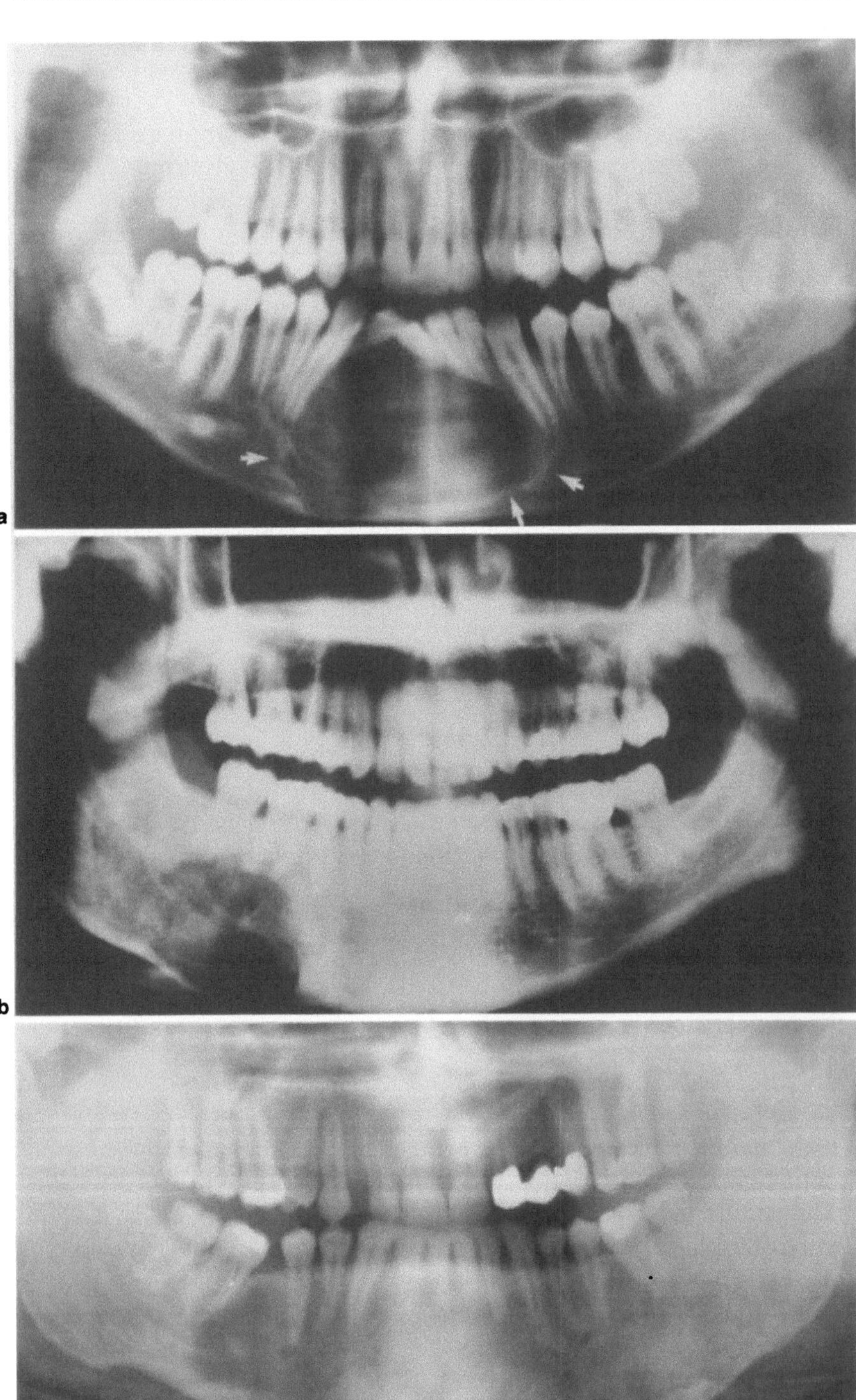

Abb. 160 a–c. Fibröse Dysplasie des Unterkiefers.
a 13 J. ♂. OPG: Solitäre zystoide Osteolyse mit vorwiegend scharfer Begrenzung. Schmaler sklerotischer Randsaum (→). Kaudale Kortikalis verdünnt, aber nicht vorgewölbt. Die osteolytische Läsion überschreitet die Mittellinie und führt zu einer Kippung der Frontzähne mit Wurzelresorption und Verlust des Periodontalspaltes. Keine Verkalkungen (vgl. Abb. 136 a). (DÖSAK-Register TU 2669, Bochum) **b** 29 J. ♀. OPG: Solitäre, scharf begrenzte Osteolyse im rechten Unterkieferkörper mit hochgradiger Verdünnung und Auftreibung der kaudalen Kortikalis. Keine periostale Knochenneubildung. Beginnende Wurzelresorption von 46 und 47 mit Auflösung des Desmodontalspaltes. (DÖSAK-Register TU 3906, Erlangen) **c** 35 J. ♂. OPG: Kolbige bis in die Molarenregion beidseits reichende Auftreibung des Unterkiefers durch teils scharf begrenzte Osteolyse, teils fein strukturierte knochendichte Verschattung. Auftreibung des Knochens mit Anhebung der Frontzähne des Unterkiefers; keine Destruktion der Kortikalis. Dislozierter retinierter 23. (DÖSAK-Register TU 3756, Basel)

Abb. 161 a, b. Fibröse Dysplasie/ossifizierendes Fibrom (Verlauf).
a 23 J. ♀. OPG (Ausschnitt): Im rechten Kieferwinkel unscharf begrenzte, kugelige Auftreibung mit feinfleckiger knochendichter Struktur. Osteolyse des Basalbogens. Wurzelspitzenresorption 44, 46 und 47. Canalis mandibularis durchgezeichnet und kaum verlagert. Übergreifen der ossären Veränderungen auf die Frontzahnregion (→). **b** OPG (nach 4 Jahren): Deutliche Progredienz. Verlust von 47 und 48 Zunahme der Auftreibung der Kieferwinkelregion mit Anhebung der Zähne. Dislokation von 46 mit unveränderter Wurzelresorption (→). Zunahme der kleinfleckigen Verkalkungen. Unveränderter Verlauf des Canalis mandibularis. (DÖSAK-Register TU 1497, Linz)

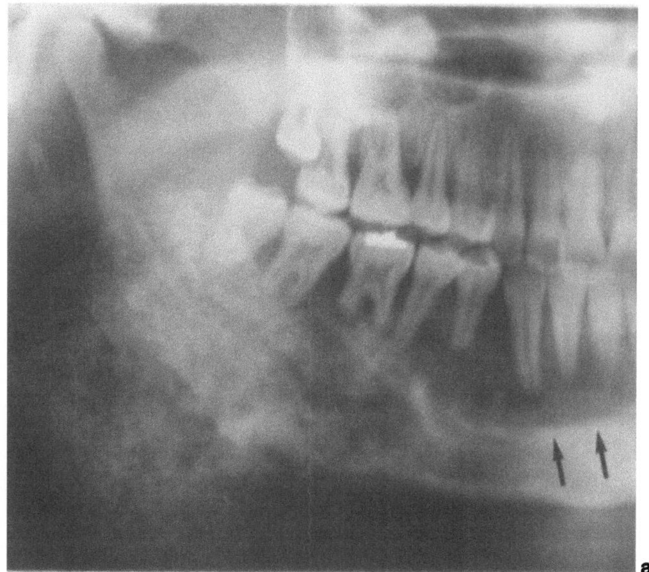

a

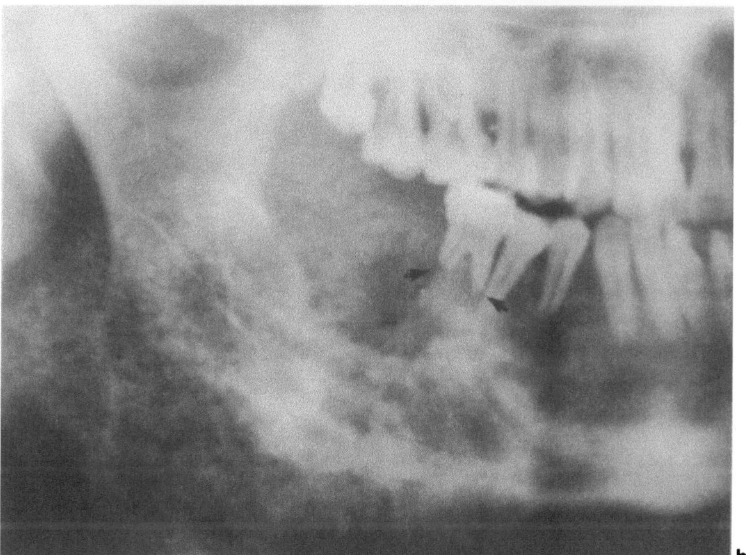

b

Polyostotische Formen häufig mit endokrinen Störungen (Hyperthyreose, Akromegalie) kombiniert.

Merke: Im Gesichtsschädelbereich fällt die fibröse Dysplasie meist durch Knochenasymmetrie auf. Schmerzen als Initialsymptom sind selten und dann häufiger an den Extremitäten durch pathologische Frakturen!

Merke: Albright-McCune-Syndrom
Sonderform der polyostotischen fibrösen Dysplasie mit ausgedehnten Pigmentflecken der Haut im Bereich der Knochenveränderungen und Pubertas praecox bei Mädchen. Häufigkeit etwa 1:30–40 Fälle mit polystotischer fibröser Dysplasie!

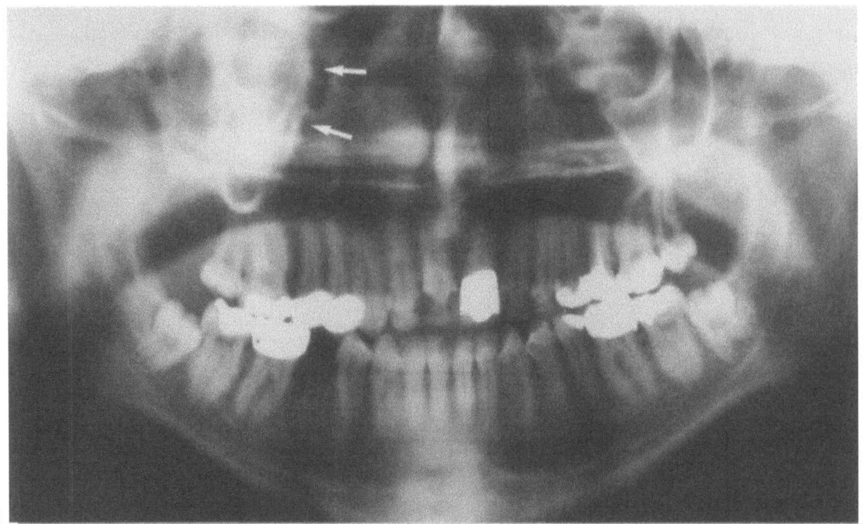

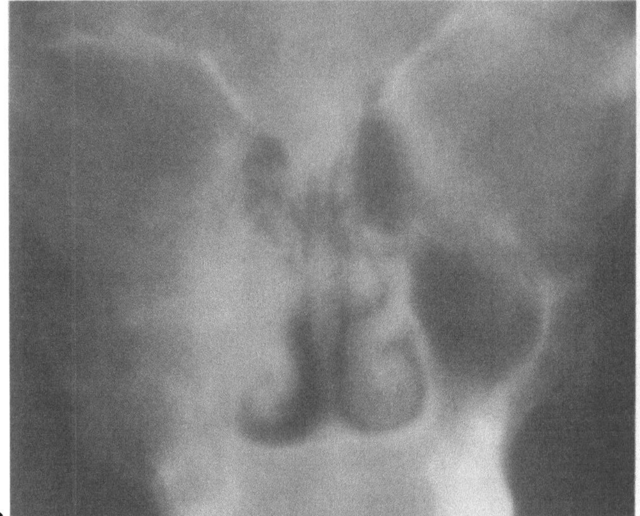

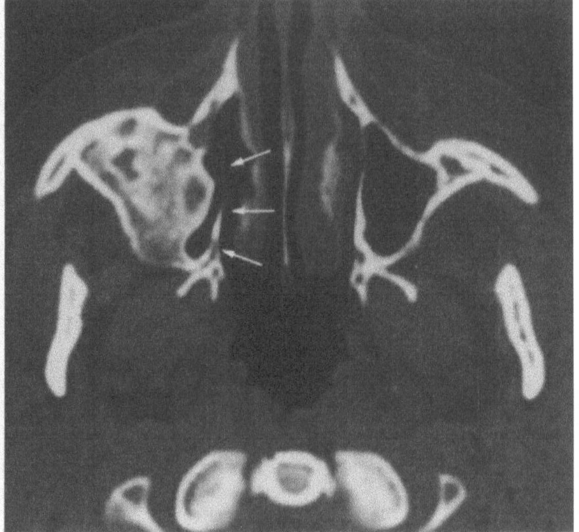

Abb. 162 a–c. Fibröse Dysplasie rechter Oberkiefer.
a 20 J. ♀ 1. OPG: Vermehrte Sklerosierung im rechten Kieferhöhlenareal (→). Kieferhöhlenboden nicht mehr eindeutig abzugrenzen. Keine Beteiligung des Alveolarkammes. **b** Filmtomographie: Obliteration der rechten Kieferhöhlenlumens durch knochendichtes Fremdmaterial mit unscharf begrenzter, milchglasartiger Trübung. Alveolarkamm unbeteiligt. **c** CT axial - nativ - High resolution: Inhomogene vorwiegend knochendichte Auftreibung des rechten Oberkiefers mit glatter Begrenzung. Die Läsion entwickelt sich in das rechte Kieferhöhlenlumen, das nur noch in seinem medialem Anteil lufthaltig ist (→)

Radiologische Symptome
Große Variabilität; je nach Überwiegen der Umbauvorgänge gemischte (pagetoide), sklerotische oder (pseudo-)zystische Formen!

Merke: An den langen Röhrenknochen überwiegend (pseudo-)zystische, an Schädelbasis und Gesichtsschädelknochen überwiegend sklerotische Läsionen!

- Unscharfe Grenze zwischen Läsion und gesundem Knochen,
- Wechsel von zystischen, meist ovalären, überwiegend zentral gelegenen Aufhellungen und Verschattungen (je nach Stadium der Erkrankung),
- charakteristisches „Milchglasbild“ als Folge einer Mischung aus Bindegewebe und Knochen,
- Auftreibung, Verlängerung und Verkrümmung langer Röhrenknochen („Hirtenstab“ des Femur) mit exzentrischer Verschmälerung und Verlagerung der nicht durchbrochenen Kompakta mit zystisch-blasiger Aufweitung des Markraumes,
- Abnahme der Veränderungen von distal nach proximal,
- Epiphysen, Hand- und Fußwurzelknochen stets, Wirbelsäule meist unbeteiligt,
- nie generalisierte Knochenveränderungen, immer monostotisch oder polyostotisch verteilt,
- im Gegensatz zum M. Paget kein Überschreiten der Nähte zum Nachbarknochen. Gilt nicht für den UK, da Mittellinie keine Naht im eigentlichen Sinn.

Merke: Frakturen heilen zeitgerecht mit auffallend geringer Kallusbildung. Bei Befall *einer* Gesichtshälfte entsteht das Bild der Leontiasis!

OPG

- Oberkiefer (wie Keilbein, Siebbein und Stirnknochen) eher sklerosiert (Abb. 162 a-c, 163 a-e), Unterkiefer eher osteolytisch (Abb. 160 a-c).

Merke: Weniger als 2% der Patienten mit Kieferbeteiligung haben weitere knöcherne Läsionen, aber 15% der polyostotischen Formen haben Kieferläsionen! Die Asymmetrie des Schädelskeletts und Gebißanomalien sind häufig führende Symptome!

- V. a. am Oberkiefer häufig stippchenförmige oder granulierte Knochenstruktur („Orangenschale“),
- Oberkiefer häufig gemeinsam mit Jochbein erkrankt (Abb. 163 a), evtl. mit monströsen Entstellungen und Gesichtsasymmetrien (Abb. 163 d),
- Oberkiefer häufiger als Unterkiefer befallen, gleichzeitige Beteiligung möglich,
- Kieferhöhlen können obliterieren (Abb. 162 a-c, 163 a-e),
- am Unterkiefer v. a. Auftreibung durch multiple unscharf begrenzte, zystische Herde (Seifenblasenbild) mit ausgeprägter Atrophie der Kompakta ohne vollständige Auflösung (Abb. 160 b),
- am UK grundsätzlich die Prämolarenregion beteiligt (Abb. 160 a-c, 161 a, b),
- Canalis mandibularis auch in fortgeschrittenen Stadien gut abgrenzbar (Abb. 160 a-c, 161 a, b),
- meist keine periostale Reaktion (Abb. 160 b, c),
- irreguläre Kalkeinlagerungen (insbesondere im Alter) möglich,
- Verlust der Lamina dura (Abb. 160 a, c, 161 a),
- Kippung, Verdrängung, Drehung oder verzögerte Eruption der Zähne und Wurzelresorptionen möglich (Abb. 160 a-c, 161 a, b).

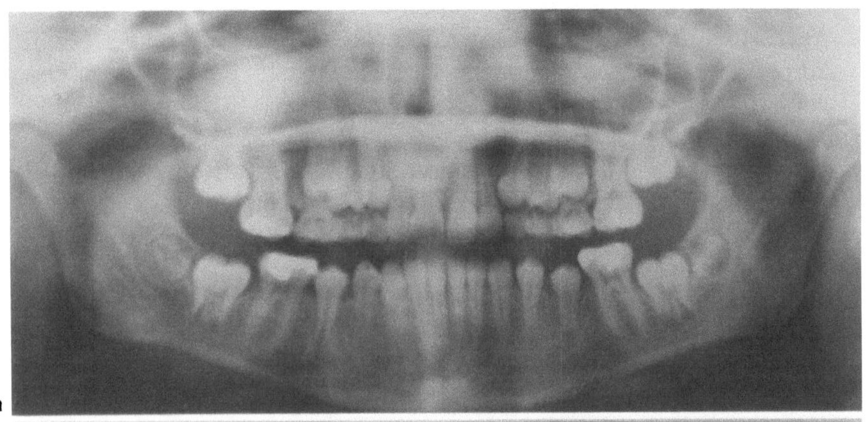

a

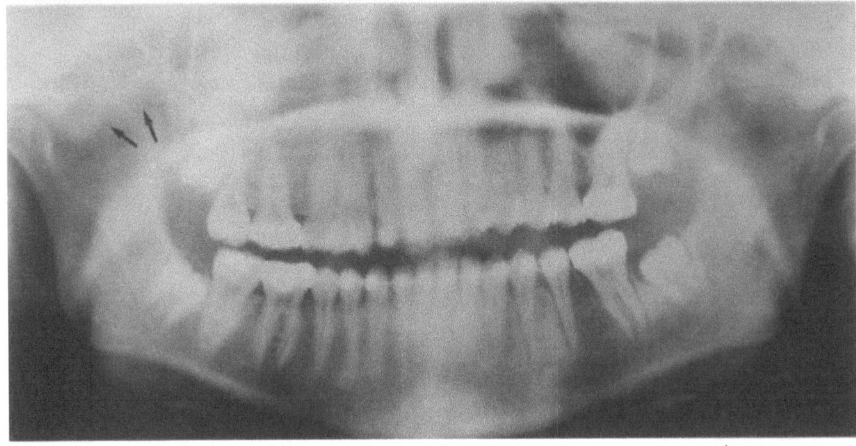

b

Abb. 163 a–e. Fibröse Dysplasie des Oberkiefers (Verlauf). **a** 11 J. ♀. OPG (1976): Diffuse unscharf begrenzte Strahlentransparenzminderung am rechten Oberkiefer mit schlechter Abgrenzbarkeit der lateralen und kaudalen Kieferhöhlenbegrenzung. Übrige Knochenstrukturen unauffällig. Am Oberkiefer noch nicht vollständig erfolgter Zahnwechsel. **b** OPG (1984): Progredienz der Verdichtung, die jetzt auch den Jochbogen beteiligt (→). Als Zeichen der Volumenzunahme Absenkung der Oberkieferzähne rechts. Festsitzender kieferorthopädischer Apparat.

Ergänzende Röntgendiagnostik

Schädel, NNH, Orbita, Filmtomographie (Abb. 162 b), Computertomographie (Abb. 162 c, 163 d, e).

Merke: Übersichtsaufnahmen lassen in der Regel bereits die Diagnose zu. Film- oder Computertomographie stellen Ausdehnung und Abgrenzung des Prozesses besser dar (Abb. 162 a–c, 163 a–e)!

Radiologische Differentialdiagnose

Merke: Die fibröse Dysplasie kann *alles* vortäuschen! Die Diagnose der fibrösen Dysplasie kann *nur* histologisch gesichert werden. Die Aktivitätsbeurteilung erfolgt nuklearmedizinisch, allerdings ist bei fehlender Knochenneubildung im Skelettszintigramm keine vermehrte Aktivität nachweisbar!

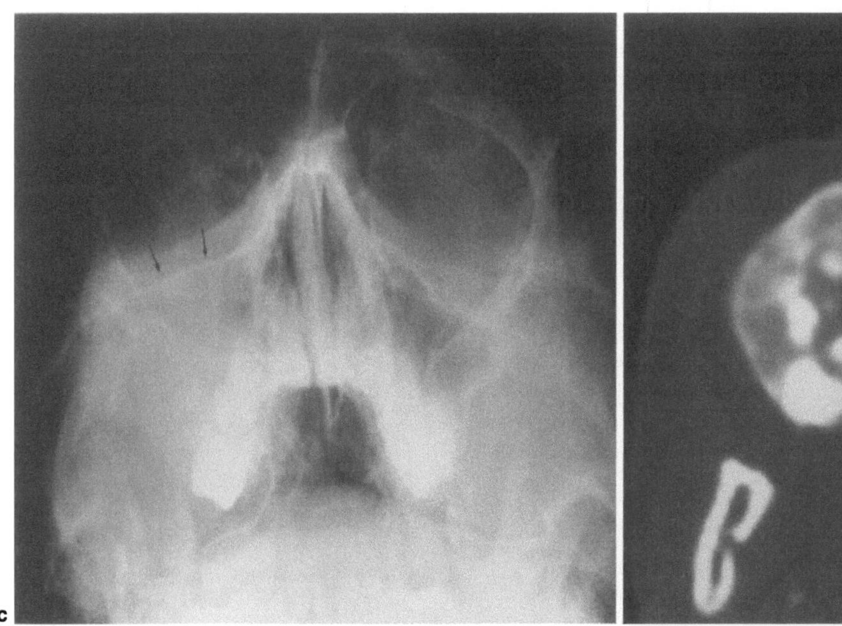

c

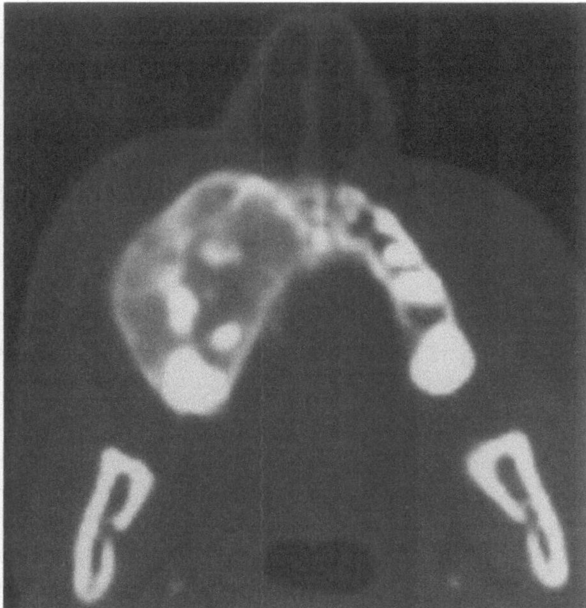

d

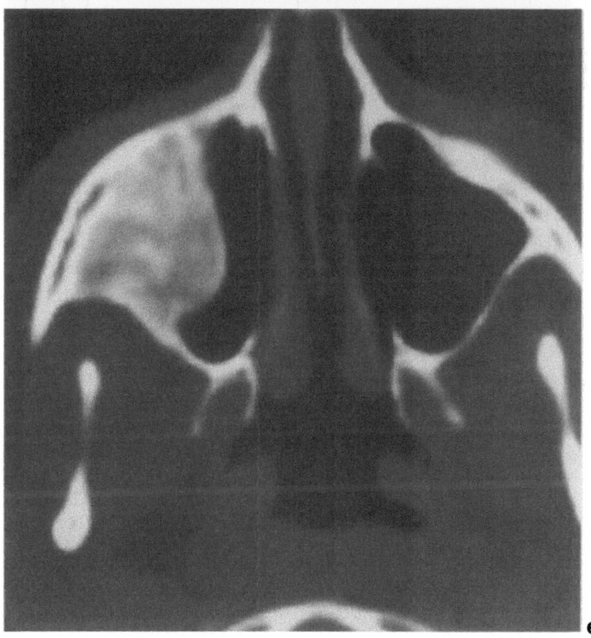

e

Abb. 163 (Fortsetzung)
c NNH (1984): Diffuse Strahlentransparenzminderung der rechten Kieferhöhle mit schlechter Abgrenzbarkeit der lateralen und kaudalen Wand. Als Zeichen der Volumenzunahme Anhebung des rechten Orbitabodens (→). **d** CT axial - („Knochenfenster"; Recessus alveolaris; 1984): Scharf begrenzte Auftreibung des rechten Oberkiefers mit konsekutiver Deformierung der Gesichtsweichteile. Im Gegensatz zur konventionellen Diagnostik Darstellung der für die fibröse Dysplasie typischen inhomogenen Zusammensetzung der Läsion. Neben knochendichten Anteilen liegen auch bindegewebige Strukturen vor. **e** CT axial („Knochenfenster"; Kieferhöhlenlumen): Im Vergleich zur konventionellen Röntgendiagnostik genauere Darstellung des verbliebenen restbelüfteten Kieferhöhlenanteils. Überlegene Darstellung der Auftreibung und Zusammensetzung der Läsion. Eindeutiger Nachweis des nicht die Knochengrenzen überschreitenden Wachstums

Therapie

Abhängig von Form und Ausdehnung; kleinere und solitäre Prozesse können in toto entfernt werden (Kürettage und Spongiosaplastik); ansonsten Abwarten (spontanes Sistieren und Rückbildung möglich!). Kosmetische Korrekturen meist nur symptomatisch (Rezidive!) und lediglich nach langer Beobachtungszeit indiziert; radikale Chirurgie nur bei gravierenden Symptomen (Atmung! Sehvermögen!); Vitalerhaltung der Zähne, da durch herabgesetzte Widerstandskraft langwierige Osteomyelitiden.

Prognose

Sehr langsames Wachstum; monostotische Form (meist im kindlichen Alter) mit günstiger Prognose, in der Regel Spontanheilung nach der Pubertät; polyostische Form mit schubweisem Verlauf bis in 4. Lebensjahrzehnt. Rezidivneigung nach Operation.

Cave: Bei 0,5-2,5% sarkomatöse Entartung (Osteosarkom, Fibrosarkom, Chondrosarkom) bekannt (s. Kap. 7.2). Tritt häufiger bei der polyostotischen Form und am Kiefer auf (enge anatomische Beziehung zur Mundhöhle mit Infektionen?). Die Differentialdiagnose zum Sarkom ist allerdings oft schwierig. Die Strahlentherapie ist abzulehnen, da sie ohne Wirkung ist und die Gefahr der strahleninduzierten malignen Entartung birgt!

Literatur

Albright F, Scoville B, Sulkowitsch HW (1938) Syndrome characterized by osteitis fibrosa disseminata, areas of pigmentation and a gonadal dysfunction. Endocrinology 22: 411

Canigiani G, Wickenhauser J (1982) Zur Diagnose und Aktivitätsbeurteilung der fibrösen Dysplasie des Gesichtsschädels und des Schläfenbeines. Radiologe 22: 253-259

De Smet AA, Travers H, Neff JR (1981) Chondrosarcoma occurring in a patient with polyostotic fibrous dysplasia. Skeletal Radiol 7: 197-201

Doppelfeld E, Frik W, Fuchs G (1978) Über den Wert der Skelettszintigraphie für die Diagnose der fibrösen Knochendysplasie. Radiologe 18: 69-73

Jaffe HL (1935) „Osteoid-osteoma", benign osteoblastic tumor composed of osteoid atypical bone. Arch Surg 31: 709-728

Jaffe HL, Lichtenstein L (1942) Non osteogenic fibroma of bone. Am J Pathol 18: 205

Kleinsasser O, Friedmann G (1960) Die fibröse Knochendysplasie des Gesichts- und Hirnschädels. Z Laryngol Rhinol 39: 201-219

Lichtenstein L, Jaffe HL (1942) Fibrous dysplasia of bone. Arch Pathol 33: 172

Mödder U (1986) Nase, Nasennebenhöhlen und Parapharyngealraum. In: Frommhold W, Dihlmann W, Stender HSt, Thurn P (Hrsg) Schinz: Radiologische Diagnostik in Klinik und Praxis, Band V. Thieme, Stuttgart

Nager GT, Holliday MJ (1984) Fibrous dysplasia of the temporal bone. Update with case reports. Ann Otol Rhinol Laryngol 93: 630-633

Prein J, Remagen W, Spiessl B, Uehlinger U (1985) Atlas der Tumoren des Gesichtsschädels. Springer, Berlin Heidelberg New York Tokyo

Psenner L (1972) Die fibröse Knochendysplasie im Bereiche der Nasennebenhöhlen. ROFO 116: 456-469

Sherman NH, Rao VM, Brennan RE, Edeiken J (1982) Fibrous dysplasia of the facial bones and mandible. Skeletal Radiol 8: 141-143

Uehlinger E (1941) Osteofibrosis deformans juvenilis. ROFO 64: 41-46

9.1.4 Cherubismus

Durch Verdrängung der Bulbi nach kranial entsteht durch den schmalen weißen Sklerastreifen das Aussehen betender Engel (Cherubin).

Synonyme
Familiäre intraossäre Kieferschwellung; Familial fibrous dysplasia of the jaws; Jones disease.

Ätiologie und Pathogenese
Autosomal-dominant vererbt; 100% Penetranz bei Jungen, 50–70% bei Mädchen.
Histologisch Ähnlichkeit mit fibröser Dysplasie; zunächst als Sonderform der fibrösen Dysplasie gewertet, heute eigene Entität.

Alters- und Geschlechtsverteilung
Beginnt im frühen Kindesalter (2.–4. Lebensjahr), unter 18 Monaten extrem selten; ♂ > > ♀.

Typische Lokalisation
Unterkiefer, Oberkiefer (wahrscheinlich nie isoliert befallen);
UK> > > >OK; extraorale Läsionen (Rippen, Femur) extrem selten.

Klinische Symptome
Pathognomonisches pausbäckiges Gesicht („bilaterale Masseterhypertrophie"); bei ausgedehnten Befunden eingeschränkte Kieferbeweglichkeit mit Sprach-, Schluck- und Atemstörungen; evtl. vorzeitiger Verlust des Milchgebisses; Rückbildung der Symptome setzt am OK ein.

Radiologische Symptome

OPG

- Bilaterale, multilokuläre, zystenähnliche scharf begrenzte Aufhellungen, oft in der Molaren- oder Angulusregion beginnend (Abb. 164 a–c, 165 a),
- ausgedehnte Auftreibungen insbesondere des Unterkiefers vorwiegend im Angulusbereich (Abb. 164 b, 165 a),
- seifenblasenartiges Bild durch feine Knochensepten (Abb. 164 a–c, 165 a–c),
- Kondylus bleibt ausgespart (Abb. 164 a, 165 a–c),
- hochgradige Verdünnung und evtl. umschriebene Auslöschung der Kortikalis (dennoch kaum pathologische Frakturen) (Abb. 164 b, 165 a–c),
- keine wesentliche periostale Knochenneubildung,
- Fehlstellungen der Zähne (v. a. Frontzähne) mit frühzeitigem Zahnverlust (besonders der Milchzähne) (Abb. 164 a–c, 165 a–c),
- altersentsprechende Zahnkeime,
- Agenesie der Zähne im befallenen Bereich, häufig Fehlen des 2. und 3. Molaren durch Verlagerung und Retention,
- Wurzelresorptionen selten.

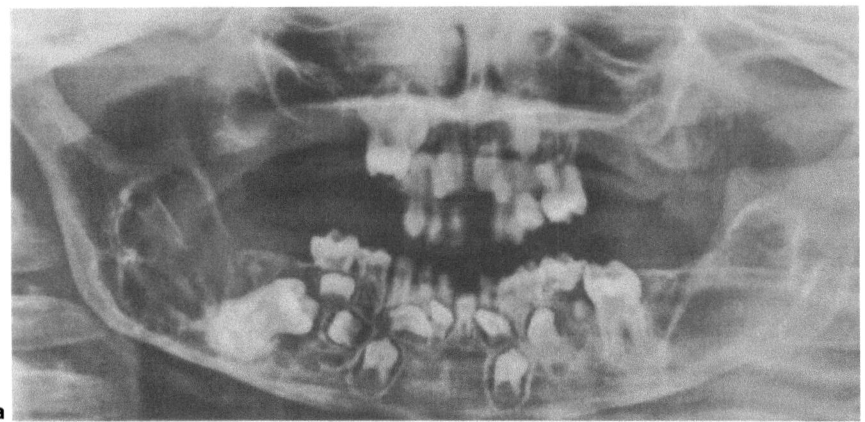

a

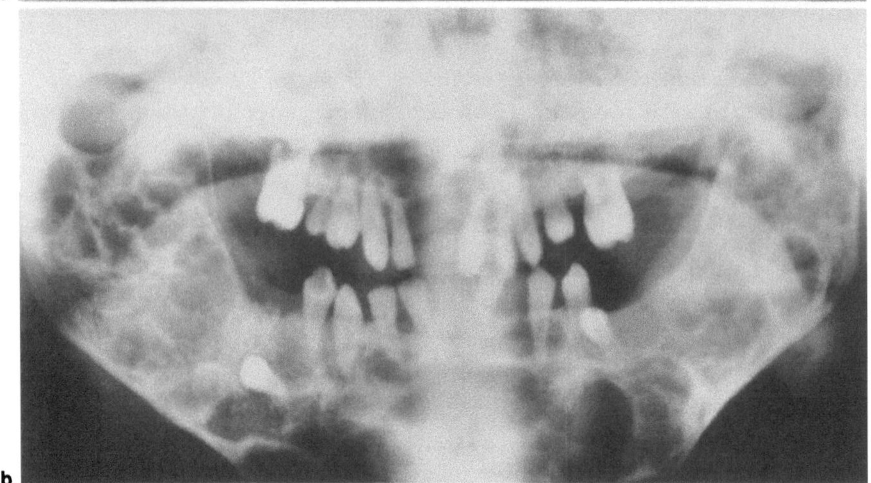

b

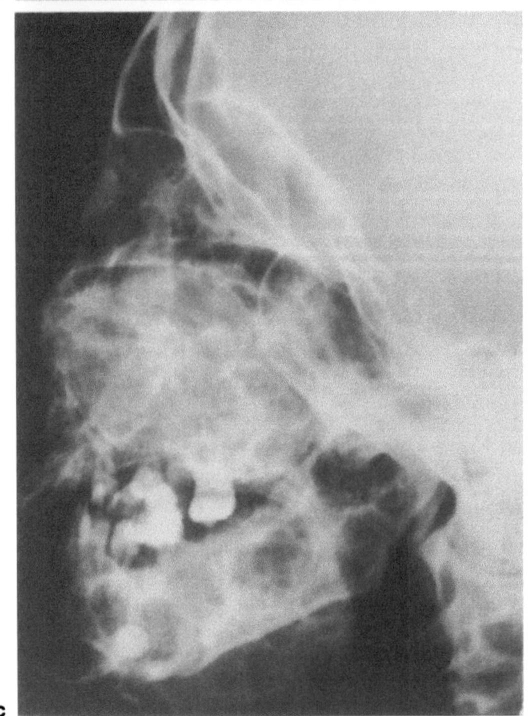

c

Abb. 164 a–c. Cherubismus des Ober- und Unterkiefers. **a** 7 J. ♀. OPG: Scharf begrenzte Osteolysen in allen Teilen der Kiefer mit z. T. erheblichen Verlagerungen der Zahnanlagen. Bilateral expansive Veränderungen im Unterkieferbereich, die nach kranial den Ramus ascendens erreichen. Kaum Vorwölbung der Kortikalis, Kondylus typischerweise frei; Hyperzementose an den Molarwurzeln im Unterkiefer. Geringere Veränderungen auch am Oberkiefer. (DÖSAK-Register TU 1434, Basel). **b** 19 J. ♀. OPG: Multiple, scharf begrenzte, wabig-blasige Osteolysen in beiden Kiefern. Multilokuläre zystische Hohlräume durch zarte Septen getrennt. Kortikalis insbesondere am Unterkiefer verdünnt und vorgewölbt. Veränderungen erreichen den linken Kondylus. Dislokation und Kippung der verbliebenen Zähne. Retinierter 35 und 45. **c** Seitliche Schädelübersicht (Ausschnitt): Die Seitaufnahme zeigt ähnlich ausgeprägte Veränderungen auch im Oberkiefer. Normale Kieferhöhlenlumina sind nicht mehr abgrenzbar, die blasigen Auftreibungen haben Teile des Orbitabodens angehoben (Cherubim). (DÖSAK-Register TU 2596, Düsseldorf)

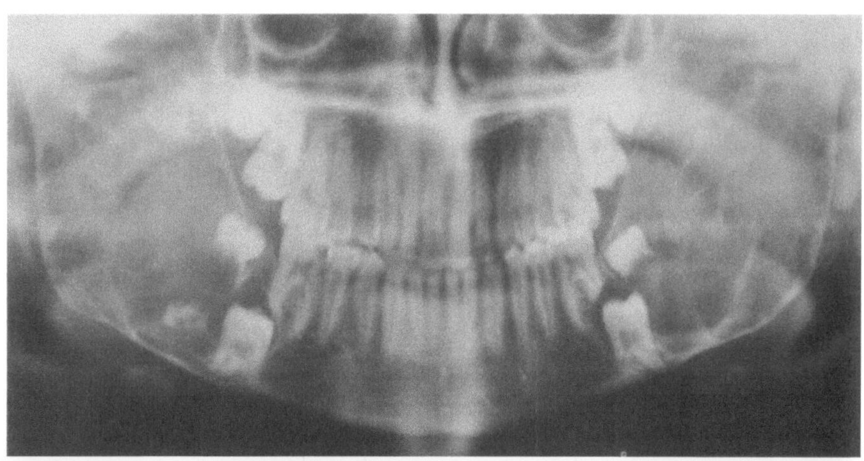

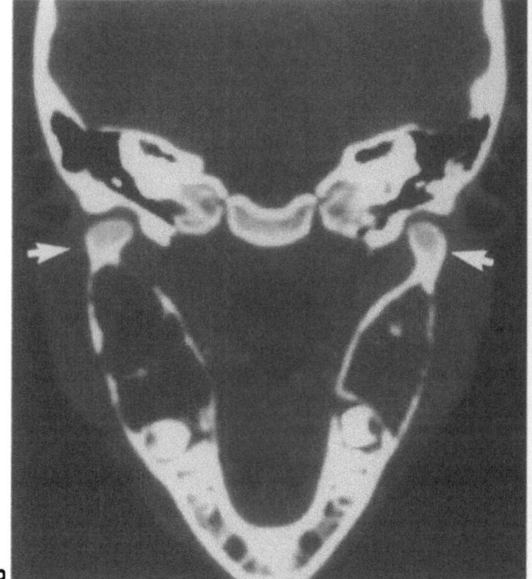

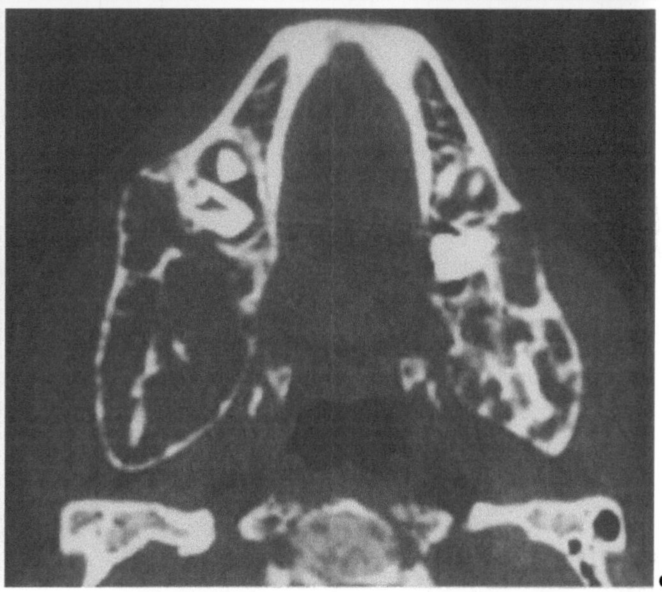

Abb. 165 a–c. Cherubismus des Unterkiefers.
a 14 j. ♂. OPG: Multilokuläre zystoide Osteolysen der Kieferwinkel und Kieferäste beidseits unter Aussparung des Kondylus und der Frontzahnregion. Verdünnung und Vorwölbung der Kortikalis insbesondere im Bereich des Ramus ascendens. Tiefe Retention von 37 und 47 mit perikoronalen Aufhellungen und Zahnwurzelresorption der distalen Wurzeln von 36 und 46. Verlagerung der Zahnkeime von 38 und 48 nach mesial. **b** CT axial nativ - High resolution: Blasige Auftreibung des Ramus acendens beidseits mit Verlagerung und Verdünnung der Kortikalis. Dem OPG entsprechend Nachweis der Aussparung beider Kieferköpfchen (→) und des Frontzahnbereichs. **c** CT axial nach 2 Jahren - nativ - High resolution: Deutlicher Progress links mit Vorwölbung gegen die Weichteile. Kortikalis z. T. hochgradig verdünnt, z. T. nicht mehr abgrenzbar

Ergänzende Röntgendiagnostik
Altschul; Gesichtsschädel seitlich; Filmtomographie; Computertomographie (Abb. 165b, c).

Radiologische Differentialdiagnose
In Kombination mit Klinik und bei voller Ausprägung pathognomonisch; bei wenig ausgeprägter Form
- evtl. fibröse Dysplasie (s. Kap. 9.1.3),
- Basalzell-Nävus-Syndrom (s. Kap. 6.1.4.1),
- Histiozytosis X (s. Kap. 8.2),
- Adamantinom (s. Kap. 7.1.1),
- odontogene Zyste (s. Kap. 6.1),
- Osteomyelitis (s. Kap. 6.1.2),
- Riesenzellgranulom (s. Kap. 8.2).

Therapie
Keine ursächliche; Strahlentherapie sinnlos; kosmetische Operationen (Erwachsene!) mit oft nur geringem Erfolg. Bei Kaubeschwerden evtl. modellierende Osteotomie.

Merke: Trotz der häufig ausgeprägten Veränderungen bis zum Erwachsenenalter keine Therapie!

Prognose
Zunahme in der frühen Kindheit, meist stationär in der Pubertät und beim Jugendlichen, dann Rückbildungstendenz bis zum 30. Lebensjahr, jedoch keine vollständige Normalisierung der Knochenstruktur.

Literatur

Fesseler A, Haunfelder D (1972) Systemerkrankungen der Kieferknochen. In: Haunfelder D, Hupfauf L, Ketterl W, Schmuth G (Hrsg) Praxis der Zahnheilkunde. Urban u Schwarzenberg, München

Gorlin RJ, Goldmann HM (eds) (1970) Thoma's oral pathology, 6th edn. Mosby, St. Louis

Jones WA (1933) Familial multilocular cystic disease of the jaws. Am J Cancer 17: 946-950

Langland OE, Langlais RP, Morris CR (1982) Principles and practise of panoramic radiology. Saunders, Philadelphia

Leiber B, Olbrich G (1981) Die klinischen Syndrome. Urban u Schwarzenberg, München

9.2 Hormonell bedingte Osteopathien

Merke: Zahlreiche hormonelle Störungen können zu Veränderungen am Knochen und somit auch am Kiefer führen. Viele sind selten und in diesem Rahmen nicht relevant (s. Tabelle 2).

Tabelle 2. Hormonell bedingte Osteopathien

Organ	Name/Synonym	Klinische Symptome	Radiologische Symptome (am Kiefer)
Hypophysen-unterfunktion	Hypopituitarismus, hypophysärer Zwergwuchs	Proportionierter Zwergwuchs. Pubertas tarda	Fehlendes Kondylenwachstum mit symmetrischer Retardierung, Malokklusion (offener Biß) durch disproportionales Kieferwachstum, verzögerte Dentition, Zahnverlagerung durch hypoplastischen Kiefer
Nebennieren-überfunktion	Adrenogenitales Syndrom (AGS), M. Cushing	Sexuelle Störungen, Stammfettsucht, Akne, Striae, Hirsutismus, evtl. Zahnfleischhypertrophie	Retardierte Zahnentwicklung, evtl. deutliche Osteoporose (mit Verlust der Lamina dura)
Diabetes mellitus		Polydipsie, Polyurie, Polyphagie, Zahnfleischentzündung	Primäre Knochenveränderungen selten, meist Folge der erhöhten *Infektneigung* (parodontale Abszesse, Alveolarkammabbau)
Gonadendysgenesie	z. B. Ullrich-Turner	Weiblicher Phänotyp, Amenorrhö, proportionierter Minderwuchs Pterygium colli, „Sphinxgesicht“	Hoher Gaumen, Mikrognathie mit Zahnverlagerungen, Mikrodontie, evtl. Wurzelmißbildungen
	z. B. Klinefelter-Reifenstein-Albright	Männlicher Phänotyp, Infertilität, Gynäkomastie	Prognathie des Unterkiefers mit meist deutlicher Malokklusion, unterentwickelter Oberkiefer, evtl. Gaumenspalten
Schilddrüse Unterfunktion	Kretinismus, Myxödem	Hohes Geburtsgewicht, trockene, spröde Haut, geistige und psychomotorische Retardierung	Grobporige Knochenstruktur, retardierte Knochenkernentwicklung mit meist Hypoplasie der Mandibula (Kondylenmitbeteiligung), Schmelzdefekte, verzögerte Zahnentwicklung
Überfunktion			Bei lange bestehender kindlicher Hyperthyreose evtl. leichte Beschleunigung der Knochenkernentwicklung offener Biß: Prognathie

Von klinischer Bedeutung sind die Hypophysenüberfunktion und die Nebenschilddrüsenfunktionsstörungen.

9.2.1 Hypophysenüberfunktion (Akromegalie)

Synonyme
Konstitutioneller Gigantismus; idiopathischer Gigantismus; makrozephaler Großwuchs; Sotos-Syndrom; Akromegalie; Marie-Syndrom; (Pierre-)Marie-Syndrom; Pachyakrie.

Ätiologie
Überproduktion von Wachstumshormon (idiopathisch, Tumor) mit überschießendem Wachstum aller zum Zeitpunkt der Erkrankung wachstumsfähigen Körperteile.
- *Kind:* meist idiopathisch (hypothalamische Störung?); Erblichkeit nicht bewiesen.
- *Erwachsener:* primäre hypophysäre adenomatöse Akromegalie; sekundäre hypothalamische Akromegalie.

Alters- und Geschlechtsverteilung
- *Kind:* erste Krankheitszeichen meist bereits bei der Geburt (Gewicht, Länge).
- *Erwachsener:* Akromegalie; Beginn meist erst nach abgeschlossenem Längenwachstum. Keine Geschlechtsdominanz.

Typische Lokalisation
Sella; UK > OK.

Klinische Symptome
- *Kind:* proportionierter Riesenwuchs; Veränderungen betreffen vornehmlich Längenwachstum, Gesichtsknochen und Kiefer - wenn überhaupt - erst spät beteiligt; evtl. Makrozephalus mit Hydrozephalus internus; geistige Retardierung mit späterer Debilität möglich.
- *Erwachsener:* häufig schleichender Beginn; verstärktes Wachstum der Akren (Nase, Zunge, Lippen, Ohren, Hände, Füße); Prominenz des Supraorbitalwulstes; Makroglossie; bitemporale Hemianopsie; Stauungspapille; weitere hormonelle Störungen (Schilddrüse, Gonaden, Nebenniere); in 10-15% Diabetes mellitus; Kopfschmerzen; vegetative Störungen.

Radiologische Symptome
- Primäre Sella,
- verdickte Schädelkalotte mit Hyperostosis frontalis interna,
- starke Pneumatisation der Nasennebenhöhlen und Mastoidzellen mit prominentem Supraorbitalwulst,
- Gesichtsknochen vergröbert,
- Hydrocephalus internus (CT).

OPG

- Mandibula sowohl in Dicke als auch in Länge (Progenie) vergrößert,
- Abflachung der Kieferwinkel,
- hoher Gaumen,
- Distanzierung der nicht vergrößerten Zähne (v. a. Schneidezähne) mit möglichen Okklusionsstörungen (Progenie; offener Biß),
- anteriore Verkippung der Schneidezähne durch vergrößerte Zunge häufig,
- Lamina dura gut durchgezeichnet,
- Hyperzementose (Verhältnis Wurzel/Krone zu groß),
- evtl. vorzeitige Zahnentwicklung, aber auch Zahnlockerung und vorzeitiger Zahnverlust; Wurzelresorptionen möglich.

Merke: Ein Hauptsymptom der akromegalären Schädelveränderung ist der vorspringende Unterkiefer, bedingt durch enchondrales Kondylenwachstum!

Therapie
Am Kiefer keine; Operation oder Bestrahlung der Hypophyse.

Cave: Bei aktiver Erkrankung muß durch Größenänderung der Kiefer ein Zahnersatz häufig angepaßt werden.

Prognose
Stillstand der Erkrankung nach ursächlicher Therapie, keine völlige Normalisierung.

9.2.2 Nebenschilddrüsenunterfunktion (Hypoparathyreoidismus, Pseudohypoparathyreoidismus)

Synonyme
Primärer idiopathischer Hypoparathyreoidismus; Whitacker-Syndrome; di-George-Syndrom; H.-B.-G.-Syndrom (Hyperparathyreoid-Biermer-Gonadendysgenesiesyndrom); H.-A.-M.-Syndrom (Hypoparathyreoid-Addison-Moniliasis-Syndrom).

Ätiologie und Pathogenese
Verschiedene Formen (idiopathisch; postoperativ; genetisch oder autoimmunologisch bedingt?) mit Aplasie oder Dysplasie der Nebenschilddrüsen. Pseudohypoparathyreoidismus als Endorgandefekt (Nierentubili sprechen nicht an).

Alters- und Geschlechtsverteilung
Abhängig von auslösender Erkrankung; keine Geschlechtsunterschiede.

Klinische Symptome
Sehr variabel; latente oder manifeste Tetanie, neurologische Störungen, Parästhesien, verminderte Intelligenz, Diarrhö, Steatorrhö, Katarakt, Photophobie, trockene und brüchige Haut, Dentinhypoplasie, deutliche Erhöhung des Parathormons beim Pseudohypoparathyreoidismus.

Radiologische Symptome
- Sehr diskret,
- evtl. Basalganglienverkalkungen, sklerosierte Gesichtsschädelknochen,
- evtl. verkürzte Metakarpalia,
- bei Pseudohypoparathyreoidismus massive Weichteilverkalkungen und ektope Knochenbildung möglich.

OPG
- Erhöhte Knochendichte von Ober- und Unterkiefer,
- verzögerte Dentition, vereinzelt völlige Zahnretention,
- Schmelzveränderungen häufig (auch an nicht eruptierten Zähnen),
- Wurzelmißbildung (kurze unterentwickelte Wurzeln mit langen Wurzelkanälen und vergrößerten Pulpakammern),
- evtl. Malokklusion.

Therapie
Rein symptomatisch; Hormonsubstitution.

Prognose
Abhängig von der Grundform; bei zahlreichen vererbten Formen sehr schlechte Prognose.

9.2.3 Nebenschilddrüsenüberfunktion (primärer, sekundärer, tertiärer Hyperparathyreoidismus)

Synonyme
Ostitis fibrosa cystica; Osteodystrophia fibrosa generalisata (Recklinghausen); Ostitis fibrosa generalisata; Engel-v. Recklinghausen-Syndrom; Osteopathia fibrosa generalisata; von-Recklinghausen-Krankheit.

Ätiologie und Pathogenese
- *primärer H.:* vermehrte Hormonabgabe (Adenom, Hyperplasie, Karzinom),
- *sekundärer H.:* kompensatorische Überproduktion als Antwort auf einen chronischen Nierenschaden (renale Osteodystrophie).

Durch erhöhtes Parathormon gesteigerte Knochenresorption und Bildung unreifen Knochens (Mobilisation von Kalzium und Phosphor).

Alters- und Geschlechtsverteilung
Bei Kindern selten; meist zwischen dem 30. und 60. Lebensjahr.
♀ > > ♂ (2-3:1).

Typische Lokalisation

Lange Röhrenknochen, Wirbelkörper, Becken („Kartenherzbecken"), Schädel, Schädelbasis, Kiefer, Schlüsselbein.

Merke: Bei (nicht obligater) Skelettmanifestation (ca. 30–40%) liegt *immer* eine Kieferbeteiligung vor!

Klinische Symptome

Meist schleichender Beginn; Anorexie, Erbrechen, Bauchschmerzen, Hypertonie, Knochenschmerzen (häufig als rheumatisch fehlinterpretiert), Ulcus duodeni, Pankreatitis, Zahnfleischentzündungen.

Merke: 4–8% der Patienten mit Nieren- oder Uretersteinen leiden unter Hyperparathyreoidismus, die bilaterale Ausbildung ist nahezu beweisend. 80% der Patienten mit Hyperparathyreoidismus haben Nieren- oder Uretersteine!

Radiologische Symptome

Merke: Ossäre Befunde sind immer Spätveränderungen!

- Generalisierte Entkalkung, an Schädel (Pfeffer- und Salzschädel) (Abb. 168 b) und Händen (subperiostale Resorptionszonen und Akroosteolysen) betont,
- Verdünnung der Kortikalis,
- zystenähnliche Knochenrarefizierungen,
- häufig Weichteil-, Falx- oder Basalganglienverkalkungen,
- evtl. Frakturen (mit Pseudarthrosen) im Bereich „brauner Tumoren".

OPG

- Generalisierte oder umschriebene Entkalkungen (Abb. 166 a, b, 167 c, 168 a–e),
- Neigung zu zystischen Läsionen (Riesenzellveränderungen) im Kieferbereich (v. a. im Spätstadium) (Abb. 166 a, 167 d, 168 a, b, d),
- pathologische Frakturen im Bereich „brauner Tumoren" nicht ungewöhnlich (Abb. 166 a).

Merke: „Braune Tumoren" entstehen meist in Regionen eines hohen Knochenabbaus (belastete Regionen) aus Blutungsherden; bei Verflüssigung des Inhalts entstehen ein- oder mehrkammerige Zysten; sie sind histologisch mit Riesenzellgranulomen identisch (s. Kap. 8.1)!

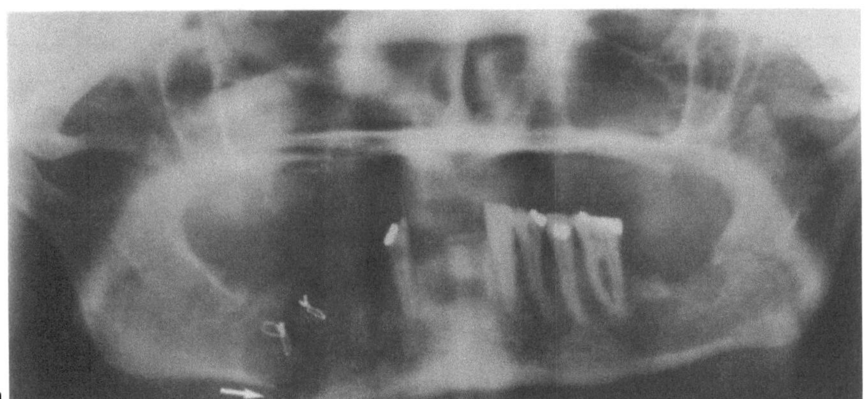

a

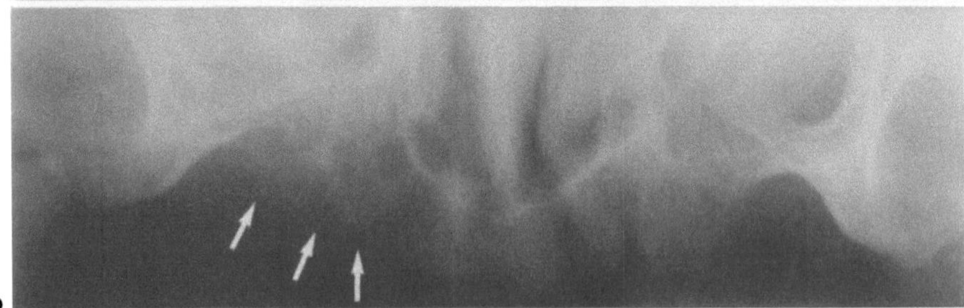

b

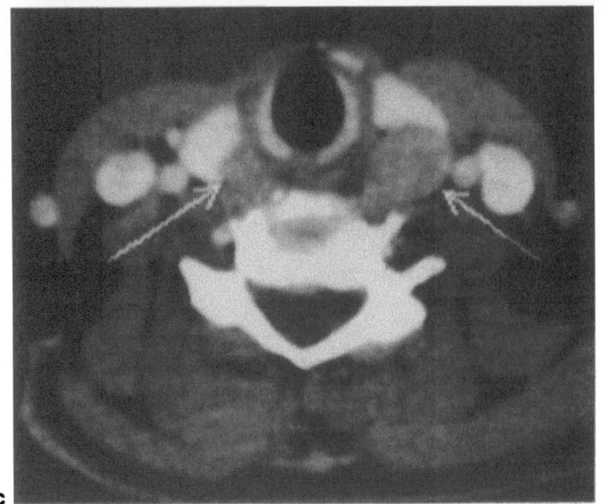

c

Abb. 166 a–c. Primärer Hyperparathyreoidismus bei Nebenschilddrüsenadenom.
a 49 J. ♀. OPG: Verringerte Strahlendichte vor allem des Unterkiefers. Größere unscharf begrenzte Osteolyse im rechten horizontalen Unterkieferast mit pathologischer Spontanfraktur und Stufenbildung (→). Der braune Tumor hat den gesamten Unterkiefer durchsetzt und die kaudale Kortikalis zum Teil durchbrochen. Drahtnaht. Canalis mandibularis nicht mehr scharf abgrenzbar. **b** Intraorale Aufnahme des Oberkiefers: Besser als im OPG Nachweis der unscharfen Begrenzung v. a. des strahlentransparenzgeminderten und zahnlosen rechten Oberkiefers (→). Umwandlung der normalen Trabekelstruktur zu einem feinen trabekulären Netzwerk. **c** CT des Halses axial: Unter bolusartiger Kontrastmittelapplikation Nachweis eines dorsal des linken Schilddrüsenlappens gelegenen 5 · 2 cm großen Nebenschilddrüsenadenoms. Zweites kleineres Nebenschilddrüsenadenom auf der kontralateralen Seite (→)

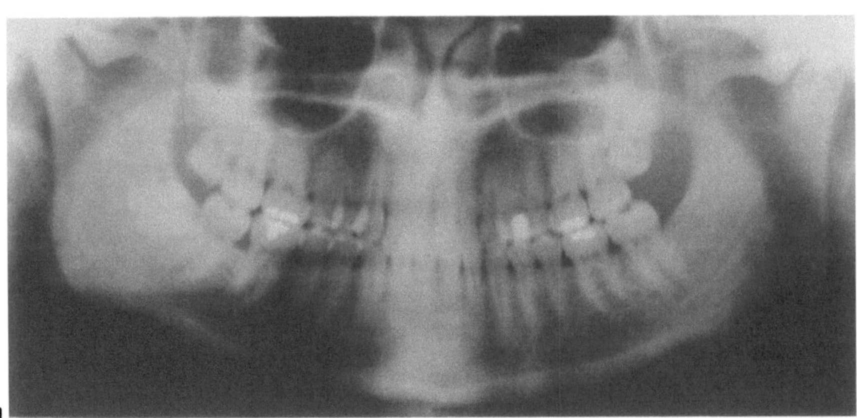

a

Abb. 167 a (Legende s. S. 323)

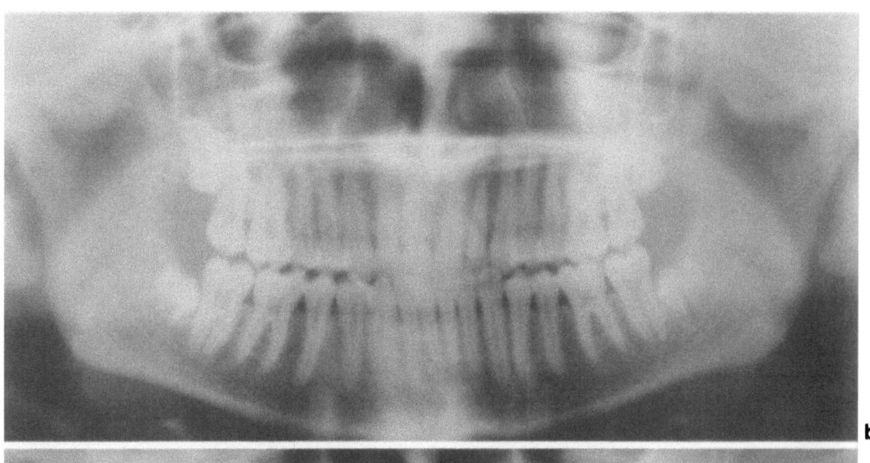
b

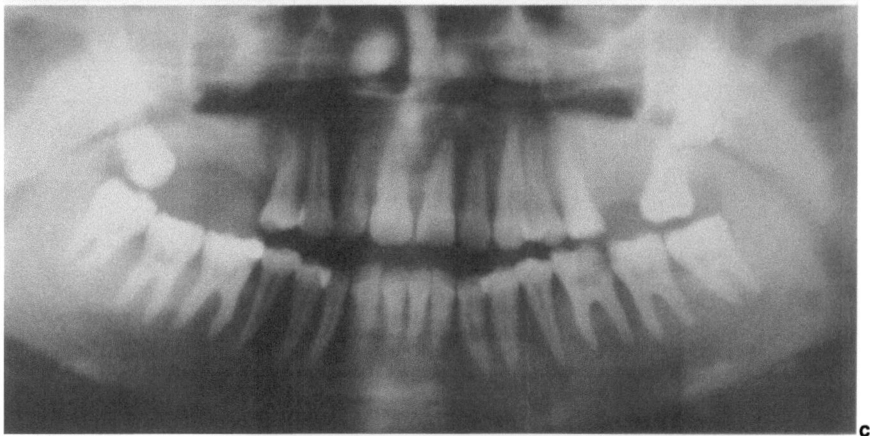
c

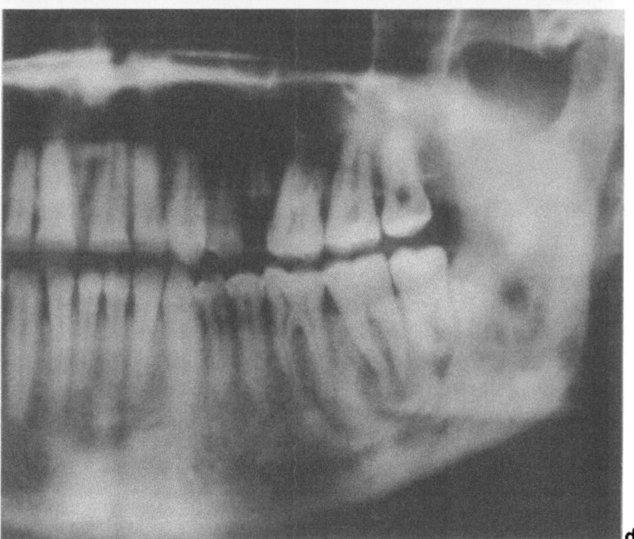
d

Abb. 167 a–d. Sekundärer Hyperparathyreoidismus nach langjähriger dialysepflichtiger Niereninsuffizienz.
a 21 J. ♀. OPG: Bei z.T. noch erhaltener Lamina dura zeigen andere Zähne bereits eine Unschärfe bzw. einen Verlust derselben. Retinierter und inpaktierter 28 und 48. **b** 15 J. ♂. OPG: Reversibler partieller oder vollständiger Verlust der Laminae durae. **c** 32 J. ♀. OPG: Erhöhte Strahlentransparenz des Unterkiefers mit daher vermehrt röntgendicht erscheinenden Zähnen. Vollständiger Abbau der Lamina dura *aller* Zähne. 36 tief zerstört. Canalis mandibularis nicht mehr scharf abgrenzbar. **d** 38 J. ♂. OPG: Unscharf begrenzte kleinfleckige Aufhellungen im linken Kieferwinkel, die bis 36 reichen. Bei 37 und 38 teilweiser Verlust der Lamina dura. Das Bild entspricht einem „braunen Tumor“. Die Sklerose im Kieferwinkel läßt eher an eine chronische Osteomyelitis denken

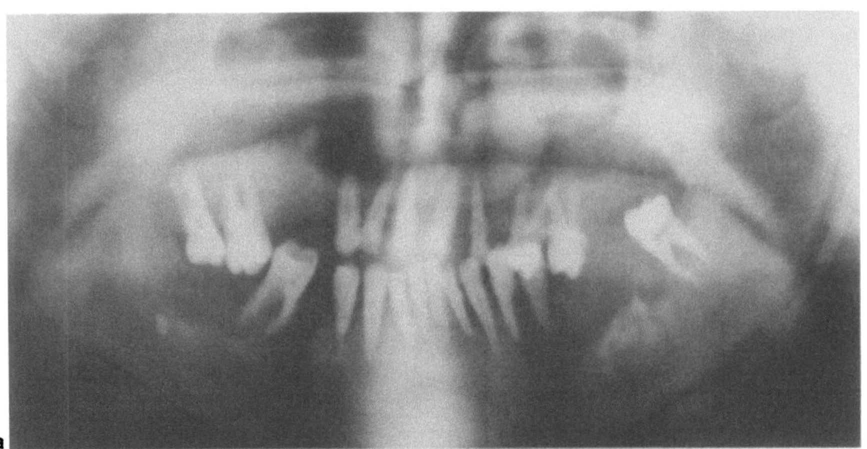

a

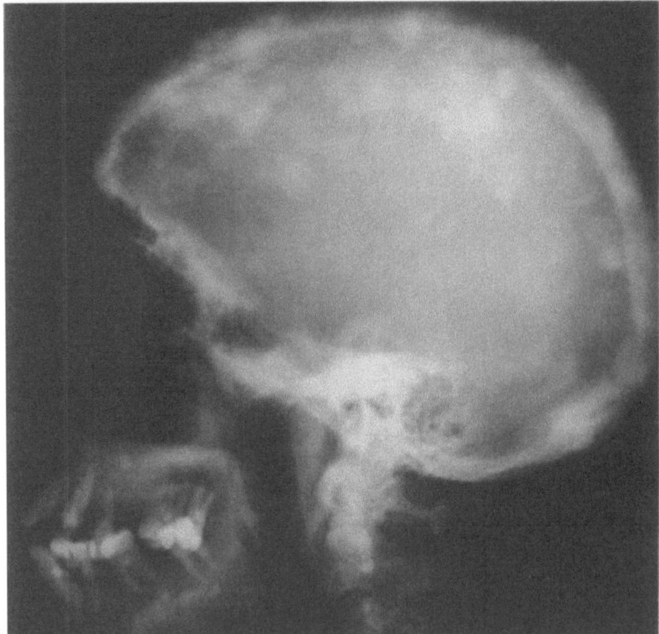

b

Abb. 168 a–e. Sekundärer Hyperparathyreoidismus nach 8jähriger Dialyse.
a 52 J. ♀. OPG: Verminderte Strahlendichte insbesondere des Unterkiefers und Umwandlung der normalen Trabekelstruktur; umschriebene zystische Aufhellungen mit Ausbildung von Riesenzellgranulomen; Verlust der scharfen Begrenzung des Alveolarkammes des Unterkiefers, z. T. auch des Oberkiefers. Verlust der Lamina dura aller Zähne. Auffallender Kontrast der normal strahlendichten Zähne zu dem strahlentransparenteren Knochen. Durch das Verschwinden der Lamina dura erscheinen die Wurzeln spindelförmig und erinnern an das Bild extrahierter Zähne. Verbliebene Wurzelreste. **b** Seitliche Schädelübersicht: Typische Veränderungen im Sinne der renalen Osteodystrophie mit Unschärfe der Kalotte (Pfeffer- und Salzschädel) und multiplen Verdichtungsherden. Am miterfaßten Kiefer die vom OPG her bekannten Resorptionszonen mit „schwimmenden" Wurzeln und multiplen „braunen Tumoren".

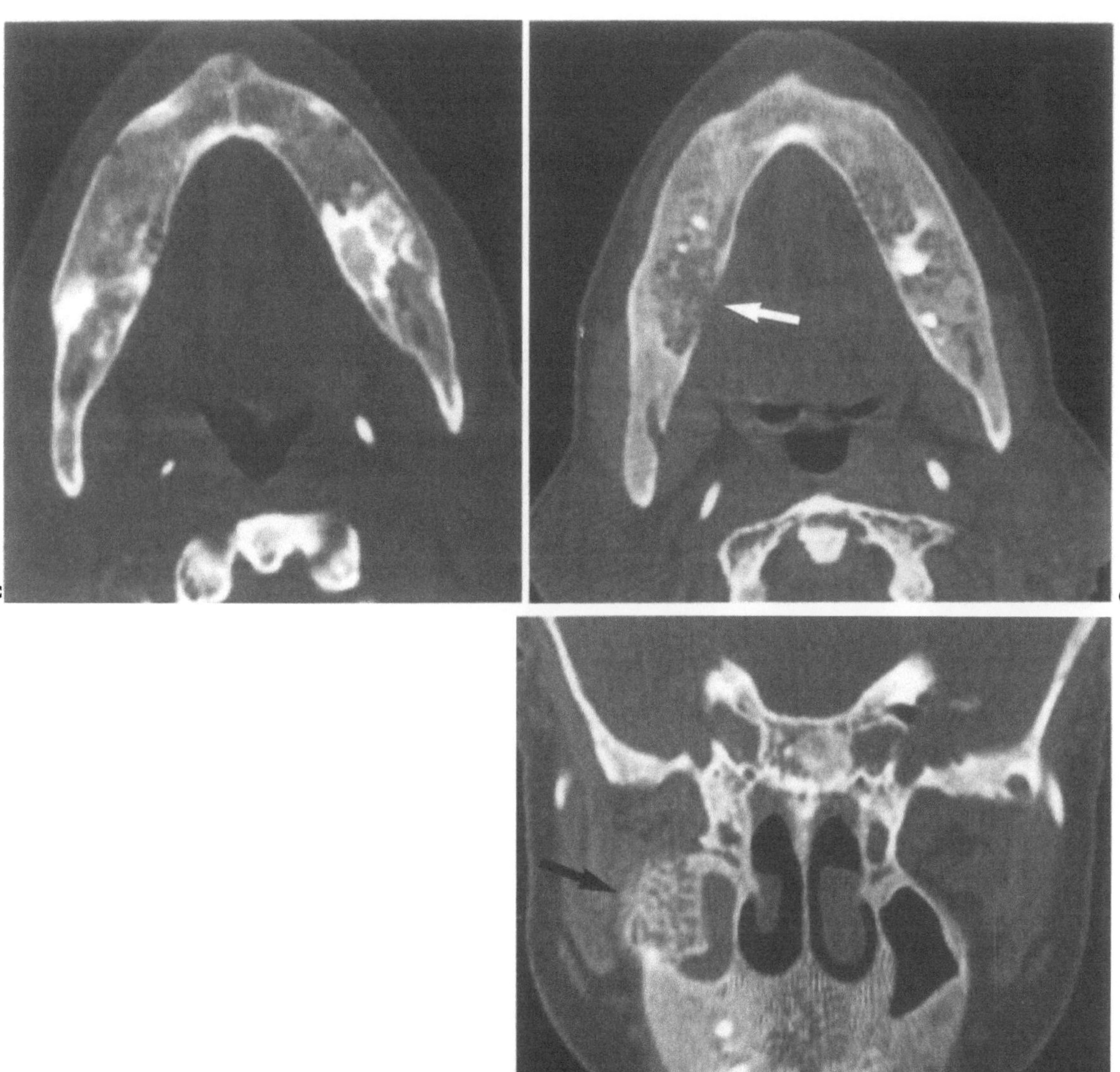

Abb. 168 (Fortsetzung)
c CT axial - nativ - High resolution in Höhe der Mandibulae: Deutlich verminderte Knochendichte. Verwaschene Knochenzeichnung mit fehlenden „Trabekeln" und hochgradig verdünnter Kortikalis. Innerhalb des kalkarmen Knochens einzelne Inseln normaler Dichte. **d** CT axial - nativ - High resolution in Höhe der kranialen Mandibula: Zusätzlich zu der diffusen Knochendichteminderung mehr zystische, wabenförmige Läsionen mit unterbrochener lingualer Kortikalis (→), die wohl braunen Tumoren entsprechen. **e** CT koronar - nativ - High resolution im hinteren Kieferhöhlenanteil: Neben der diffusen Kalksalzminderung und der wabigen Knochenstruktur Nachweis einer teils knöchernen, teils weichteildichten Auftreibung der lateralen rechten Kieferhöhlenwand (→). Gute Abgrenzung zu den umgebenden Weichteilen. Verschattung rechte Kieferhöhle

- Osteoporose mit granulärem Knochenmuster und milchglasähnlicher Knochendichte (Abb. 168 c, d),
- Verlust der normalen Konturschärfe mit feinem trabekulärem Netzwerk (Abb. 166 b, 167 c, 168 a, c, d),
- Verdünnung und Resorption kortikaler Strukturen wie Canalis mandibularis, Kieferhöhlenboden und untere Mandibulabegrenzung (Abb. 166 a, 167 b, c, 168 a),
- in etwa 10% sowohl zentrale als auch periphere zystenähnliche Strukturen,
- anfangs überwiegend unscharfe Begrenzung (wie „ausradiert"), später scharf begrenzte Zysten mit Auftreibung des Kieferknochens (Abb. 168 a, d, e),
- mottenfraßähnliche Aufhellungen bis zu blasenähnlichem Bild (Abb. 167 d),
- Wurzelresorptionen im Bereich der „braunen Tumoren", wobei die Wurzeln in die Zyste ragen können (bei odontogenen Zysten extrem selten).

Merke: Der „braune Tumor" kann auch unilokulär am Kiefer auftreten!

- Bei Heilung Ersatz der aufgehellten Areale durch sklerotischen Knochen,
- teilweiser oder vollständiger Verlust der Lamina dura mit konsekutiver Verbreiterung des Desmodontalspaltes und spindelförmigem Bild der Zahnwurzeln (Abb. 166 a, 167 a–d, 168 a, b),
- Wiederaufbau der Lamina dura nach erfolgreicher Behandlung,
- Verlagerung und Lockerung von normal strahlendichten Zähnen, die vital bleiben (Abb. 168 a, b).

Merke: Die häufig als „pathognomonisch" bezeichnete Auslöschung der Lamina dura tritt nur bei 10–40% der Erkrankten auf und wird auch bei anderen Entitäten (M. Paget; fibröse Dysplasie) gesehen!

Ergänzende Röntgendiagnostik

UK halbschräg, Altschul, Filmtomographie, Computertomographie (Abb. 166 c, 168 c–e).

Radiologische Differentialdiagnose

- M. Paget (s. Kap. 9.4),
- polyostotische fibröse Dysplasie (s. Kap. 9.1.3),
- Osteomalazie (s. Kap. 9.3.2),
- multiple Riesenzellgranulome (s. Kap. 8.1),
- Knochenmetastasen,
- Plasmozytom (s. Kap. 7.3.2),
- Knochentumoren,
- odontogene Zysten,
- Ameloblastom,
- Osteomyelitis (s. Kap. 5.1.2).

Merke: Bei „rezidivierenden" Riesenzellgranulomen immer an Hyperparathyreoidismus denken!

Therapie

Entfernung der Nebenschilddrüsenveränderung; *keine* Operation einzelner Herde bei generalisiertem Befall! Bei *isolierten* Herden im Kiefer: Exkochleation, ggf. Auffüllen mit autologer Spongiosa.

Prognose

„Braune Tumoren" können nach Entfernung eines ursächlichen Nebenschilddrüsenadenoms spontan ausheilen (Sklerosierung).

Merke: Die Spätprognose wird nicht durch die Knochenveränderungen, sondern durch das Ausmaß der irreversiblen Nierenschädigung bestimmt!

Literatur

Bergeron RT, Osborn AG, Som PM (1984) Head and neck imaging. Mosby, St. Louis

Engel G (1864) Über einen Fall cystoider Entartung des gesamten Skeletts. Med Diss, Gießen

Fesseler A, Haunfelder D (1972) Systemerkrankungen der Kieferknochen. In: Haunfelder D, Hupfauf L, Ketterl W, Schmuth G (Hrsg) Praxis der Zahnheilkunde. Urban u Schwarzenberg, München

Gorlin RJ, Goldmann HM (eds) (1970) Thoma's oral pathology, 6th edn. Mosby, St. Louis

Langland OE, Langlais RP, Morris CR (1982) Principles and practise of panoramic radiology. Saunders, Philadelphia

Leiber B, Olbrich G (1981) Die klinischen Syndrome. Urban u Schwarzenberg, München

Pindborg JJ, Hjorting-Hansen E (1974) Atlas of diseases of the jaws. Saunders, Philadelphia

Stafne EC (1977) Röntgendiagnostik des Mundes und der Zähne. Medica, Stuttgart

9.3 Metabolisch bedingte Osteopathien

Definition
Läsionen durch extraossäre Stoffwechselstörungen, die primär das Knochengewebe betreffen.

Merke: Hyper- oder Hypovitaminosen der Vitamine B, E und K führen zu keinen ossären Veränderungen. Die übrigen Hyper-, Hypo- und Avitaminosen sind heute selten und in diesem Rahmen nicht relevant (s. Tabelle 3).

Tabelle 3. Hyper-, Hypo- und Avitaminosen

	Synonym	Klinische Symptome	Radiologische Symptome
Vitamin A			
- Hypervitaminose		Pruritus, Pseudotumor cerebri; berührungsempfindliche Weichteilschwellungen	Periostale Knochenapposition
- Hypovitaminose		Augenveränderungen, Hautveränderungen, Neigung zu Parodontose, schlechte Wundheilung nach Zahnextraktion	Generalisierte Verdünnung des Knochens, evtl. mit Spontanfrakturen
Vitamin-C-Mangel	Skorbut, Moeller-Barlow-Krankheit	Punktförmige Haut- und Schleimhautblutungen. Epistaxis. Hämaturie. Stomatitis. Leicht blutende Gingivahyperplasie	Diffuse Kalksalzminderung mit möglichen Spontanfrakturen. Evtl. Wachstumsstillstand des Kondylenknorpels. Zahnlockerung und -verlust

Von *klinischer* Bedeutung ist lediglich der Vitamin-D-Mangel.

Vitamin D: Enge Beziehung zum Kalzium- und Phosphorstoffwechsel; besondere Bedeutung hinsichtlich der Kalzifikation; Mangel führt beim Kind zur *Rachitis,* beim Erwachsenen zur *Osteomalazie.*

Merke: Bei Rachitis und Osteomalazie handelt es sich um eine Erkrankung mit mangelhafter Verkalkung des Osteoids. Neben dem Vitamin-D-Mangel kommen ursächlich auch andere Stoffwechselerkrankungen (mehr als 30) in Frage, so z.B. die Hypophosphatämie (Vitamin-D-resistente Rachitis), die chronische Niereninsuffizienz, die Hypophosphatasie (Phosphatasemangel-Rachitis) und Malabsorptionssyndrome!

9.3.1 Rachitis

Generalisierte Erkrankung des Skeletts durch ungenügende Mineralisation der unveränderten oder sogar vermehrt gebildeten Knochengrundsubstanz (mineralloses Osteoid).

Synonym
Rickets.

Ätiologie und Pathogenese
Fehlende oder ungenügende Einwirkung von UV-Licht; Störung der Kalziumresorption; heute nahrungsbedingter Mangel selten (evtl. Vegetarier). Störung der enchondralen Ossifikation.

Merke: Im Gegensatz zu der Vitamin-D-Mangel-Rachitis ist die Hypophosphatämie eine in der Regel dominant-erbliche, die Hypophosphatasie eine rezessiv-erbliche Erkrankung!

Alters- und Geschlechtsverteilung
Besonders Kinder in den ersten beiden Lebensjahren (v. a. Frühgeborene); ♂ = ♀.

Typische Lokalisation
Metaphysen der langen Röhrenknochen; Knochenknorpelgrenze der Rippen.

Klinische Symptome
Unterschiedlich; abhängig vom Alter des Kindes bei Ausbruch der Erkrankung und der metabolischen Aktivität der einzelnen Wachstumsfugen. Wachstumsverzögerungen; Belastungsdeformitäten (O-Beine; Kyphoskoliosen); schnelle Ausbreitung von Karies.

Radiologische Symptome
- Pathognomonische Veränderungen der Metaphysen mit Auffransungen, Auftreibungen und charakteristischer Becherform,
- Verbreiterung der Zone zwischen Epi- und Metaphyse durch gestörte Kalkablagerung,
- rachitischer Rosenkranz an der Knochen/Knorpelgrenze der Rippen,
- verzögerter Verschluß der Schädelnähte und Fontanellen,
- Erweichung der hinteren Anteile der Ossa parietalia und des Os occipitale (Kraniotabes),
- evtl. basiläre Impression,
- osteophytäre Anlagerungen am Schädel (Caput quadratum),
- Harrison-Furche; Glockenthorax.

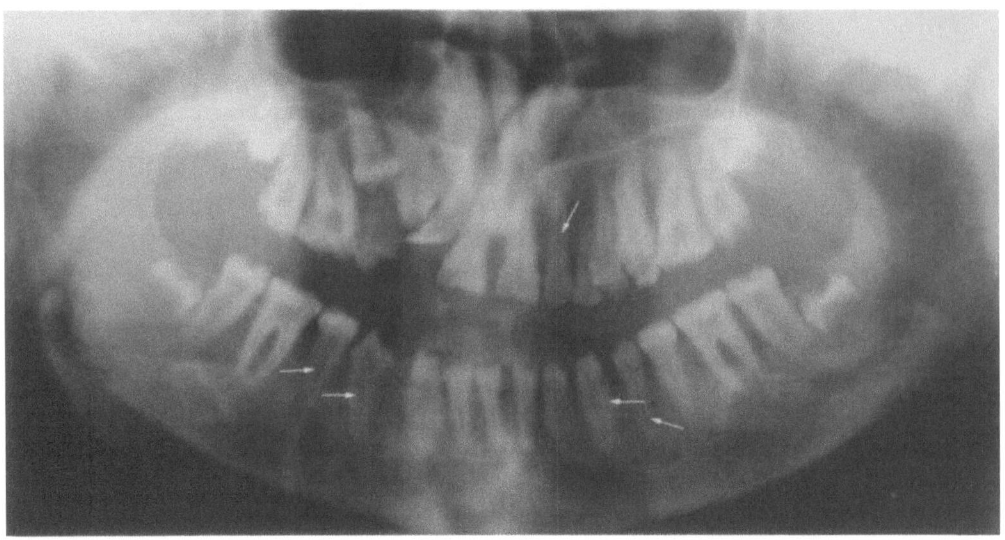

Abb. 169. Rachitis.
14 J. ♀. OPG: Fehlen der Lamina dura aller Zähne. Kortikalis des Alveolarkamms nicht abgrenzbar. Bei noch sichtbarer Kortikalis im kaudalen Unterkieferrandbereich sind die Grenzen zum Canalis mandibularis verwischt. Aufgehobene Trabekelzeichnung mit zahlreichen Aufhellungsfiguren. Begleitende Schmelzhypoplasien und Zahndeformierungen. Bei mehreren Zähnen vergrößerte Pulpakammern (→). Retention von 12–14. (Mit freundlicher Genehmigung von Dr. D. J. Stoker, London)

OPG

- Verwaschene Knochenstrukturzeichnung, verschmälerte oder fehlende Trabekel (Abb. 169),
- gleichmäßige Verschmälerung oder Fehlen der Kortikalis (Lamina dura, Alveolarkamm, Canalis mandibularis, Mandibulaunterkante, Kieferhöhlenboden) (Abb. 169),
- Wachstumshemmungen mit Dysgnathien (Abb. 169), evtl. rachitisch offener Biß,
- beim Milchgebiß v. a. sagittale Verkürzung des unteren Zahnbogens,
- evtl. auch Entwicklungshemmung von Mittelgesicht und aufsteigenden Unterkieferästen mit abgeflachten Kieferwinkeln,
- am *OK* pathologisch hoher, spitzwinkeliger oder abgerundeter Gaumen (gotischer Gaumen, Lyra- oder Omegaform),
- Engstand der Zähne durch kleine Kiefer,
- Dentitio tarda mit Schmelzhypoplasien (Abb. 169),
- Verschmälerung des Desmodontalspaltes,
- bei der *Hypophosphatasie* auffallend frühzeitiger Zahnausfall (wahrscheinlich Folge eines Zementdefektes) und hohe Neigung zu peridontalen und periapikalen Entzündungen; große Pulpakammern (Abb. 169) mit häufig nahezu parallel verlaufenden Kammerwänden,
- bei der *Hypophosphatämie* häufig größere unscharf begrenzte Knochendefekte, generalisiert große Pulpakammern und zahlreiche Zahnabszesse.

Ergänzende Röntgendiagnostik

NNH; Altschul; Zahnfilm.

Radiologische Differentialdiagnose

- Vitamin-C-Mangel,
- lutschoffener Biß,
- Dysgnathien anderer Genese (s. Kap. 3.4).

Therapie

Vitamin-D_3-Prophylaxe und Therapie mit gleichzeitiger Gabe von Kalzium und Phosphor; Sonnenlicht.

Merke: Auch nach Therapie reagiert der rachitisch veränderte Knochen nicht adäquat auf formende Reize (wichtig bei kieferchirurgischer Behandlung)!

Prognose

Leichte Rachitisformen heilen folgenlos aus; Deformierungen abhängig von Zeitpunkt und Ausmaß der Epiphysenschädigung.

9.3.2 Osteomalazie

Synonym

Rachitis des Erwachsenen (nach Abschluß des Längenwachstums).

Ätiologie und Pathogenese

Meist Resorptionsstörung für Vitamin D und Kalzium aus dem Darm (z. B. bei Sprue oder Steatorrhö); renale Osteodystrophie (mit kompensatorischem sekundären Hyperparathyreoidismus). Unzureichende oder verzögerte Mineralisation von reifem kortikalen oder spongiösen Knochen bei unvermindertem Knochenabbau.

Klinische Symptome

Diffuse Klopf- und Druckschmerzhaftigkeit des Skeletts; zunehmende Skelettdeformitäten.

Radiologische Symptome

Merke: Die Röntgendiagnose ist schwierig, da überwiegend unspezifische Veränderungen vorherrschen!

- Gleichförmig generalisierte Entkalkung des Knochens,
- Deformierung belasteter Knochenabschnitte (Kartenherzbecken),
- Pseudofrakturen (Looser-Umbauzonen), Milkman-Syndrom,
- evtl. Ablagerung großer Mengen von Osteoid (v. a. bei renaler Osteodystrophie) mit Verdichtungen im Röntgenbild (Becken, Wirbelsäule).

OPG
- Diffuse Entkalkung der Kieferknochen mit Verminderung der Trabekel,
- Lamina dura teilweise oder vollständig verschwunden,
- *keine* Zahnveränderungen, da Erkrankung erst nach Wachstumsabschluß auftritt.

Merke: Die Osteomalazie zeigt im Gegensatz zur Osteoporose ein (allerdings meist nur schwer zu erkennendes) deutlicheres Hervortreten der verbliebenen Knochentrabekel und eine unschärfere Abgrenzbarkeit der Konturen von Kortikalis und Kompakta!

Ergänzende Röntgendiagnostik
Altschul; UK halbaxial; Zahnfilm.

Radiologische Differentialdiagnose
- Osteoporose,
- M. Cushing,
- Hyperparathyreoidismus (s. Kap. 9.2.3).

Merke: Die Diagnose einer Osteomalazie kann meist nur durch klinische Befunde oder Knochenbiopsie gestellt werden!

Literatur

Gefter WB, Epstein DM, Anday EK, Dalinka MK (1982) Rickets presenting as multiple fractures in premature infants on hyperalimentation. Radiology 142: 371

Greinacher I, Tröger J (1982) Das sogenannte „Battered-Child-Syndrom" aus der Sicht des Kinderradiologen. Radiologe 22: 342

Heuck F, Schilling M (1985) Informationswert der Weichstrahl-Immersions-Radiographie (WIR) der Hand bei hormonalen und metabolischen Osteopathien. Radiologe 25: 573

Pitt MJ (1981) Rachitic and osteomalacic syndromes. Radiol Clin North Am 19: 581

Schuster W, Schorn B (1976) Der Mineralhaushalt des wachsenden Knochens und seine Störungen - Radiologische Untersuchungsmethoden. Radiologe 16: 361

9.4 Ostitis deformans Paget

Synonyme
Osteodystrophia fibrosa localisata; Osteodystrophia deformans; Osteomalacia chronica deformans hypertrophica; Scleromalacia; Paget-Krankheit; multiple Skleromalazie (Kienböck); Paget disease of bone.

Ätiologie und Histologie
Ungeklärt (chronische Entzündung, innersekretorische Störung, Folge intraossärer Gefäßanomalien?); in einigen Fällen familiäres Vorkommen mit Annahme eines autosomal-dominanten Erbleidens. Zunächst rapider Knochenabbau durch Stimulation der Osteoklasten (weicher Knochen), danach überschießende Regenerationsphase (abnorm fester Knochen).

Alters- und Geschlechtsverteilung
Vorkommen bei ca. 1-3% der über 40jährigen. Frühformen selten; Auftreten vor dem 40. Lebensjahr anzuzweifeln; ♂ : ♀ 2:1.

Typische Lokalisation
Wirbelsäule, Beckenskelett, Schädelkalotte. Lange Röhrenknochen und Gesichtsschädel seltener befallen (OK:UK = *5:1*); gemeinsamer Befall von OK und UK Rarität.

> *Merke:* Beim Befall der Kiefer durch den M. Paget ist die Schädelkalotte *immer* mitbeteiligt (Abb. 170b, 171b)!

Klinische Symptome
Meist jahrelanges uncharakteristisches Vorstadium („Rheuma"); häufig heftige „rheumatische" Schmerzen in den befallenen Knochen; Zunahme des Schädelumfangs (Hut wird zu klein); Auftreibung und Asymmetrie der Gesichtsschädelknochen v. a. bei bilateralem Befall (Facies leontina); neurologische (häufig Hörgerät!) oder ophthalmologische Ausfälle je nach Lokalisation der Knochenveränderung; deutliche Erhöhung der alkalischen Phophatase; Blasen- und Speicheldrüsensteine (ca. 20%); pathologische Okklusion durch Größenzunahme des Kiefers („Prothese paßt nicht mehr").

Radiologische Symptome
- Diagnose wird in 70-80% röntgenologisch gestellt,
- monostotische (seltener), oligostotische oder polyostotische Verlaufsform (aber nie generalisiert!),
- durch Knochenab- und -anbau entstehen typische „mosaikförmige" Bilder,
- „aktive" Phase: Osteoporosis circumscripta, „Heilungsphase": dichte Sklerose,
- Verkrümmung und Verdickung der langen Röhrenknochen durch periostalen Knochenanbau,

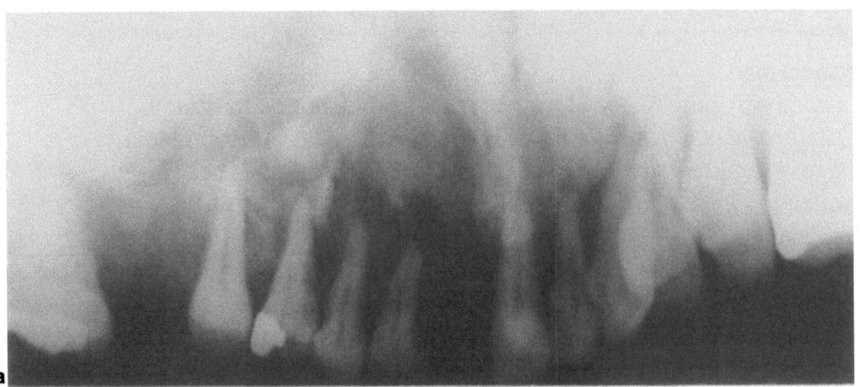

a

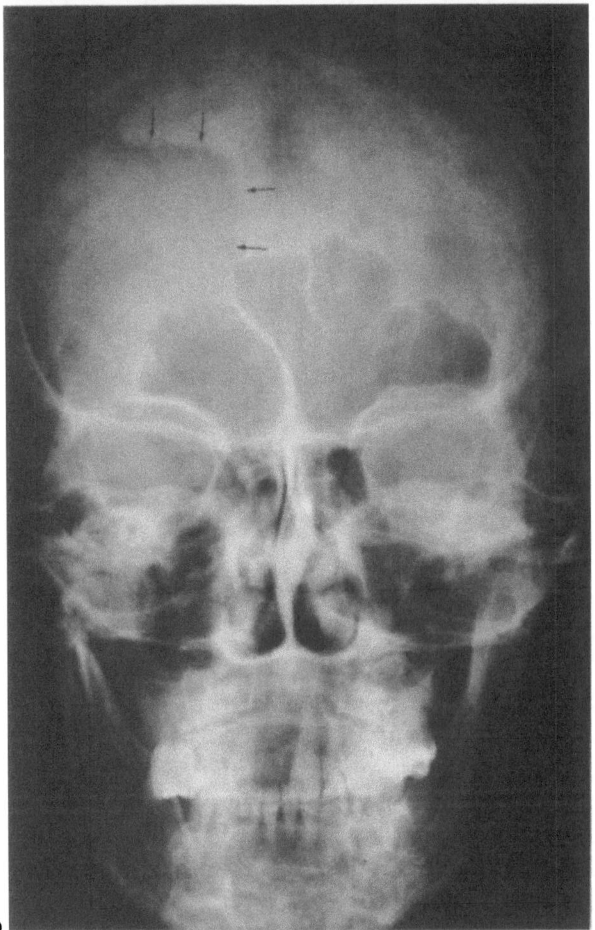

b

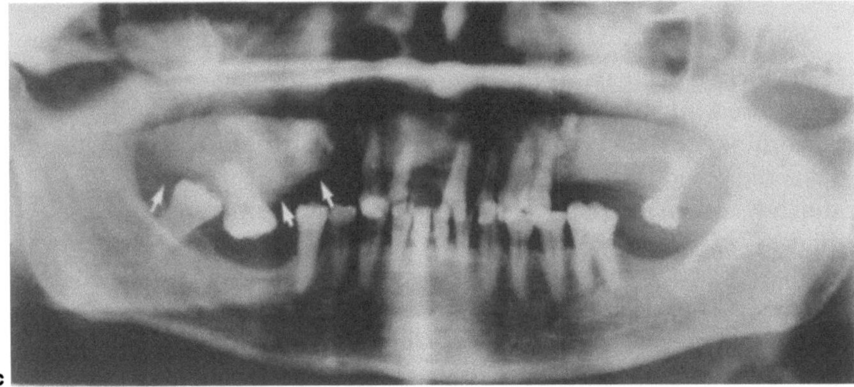

c

Abb. 170 a–d. Morbus Paget (Verlauf).
a 65 J. ♀. Intraorale Aufnahme des Oberkiefers: Vorwiegend osteolytische Auftreibung des rechten Oberkiefers als Ausdruck einer relativ frühen Form der Erkrankung. Erst geringe Größenzunahme am rechten Alveolarkamm. Periapikale Aufhellungen. Verlust der Lamina dura. **b** Schädelübersicht sagittal: Befall der Schädelkalotte rechts mit gut abgrenzbarer strahlentransparenterer Zone (→). **c** OPG (nach 5 Jahren): Zustand nach Extraktion mehrerer Zähne am Oberkiefer und Ausdehnung der Erkrankung nach links. Auftreibung des Alveolarkamms rechts (→) mit Verlagerung von 17 nach kaudal in die Zahnlücke am Unterkiefer und konsekutiver pathologischer Okklusion. Als Ausdruck des späteren Stadiums überwiegt jetzt die Osteosklerose. Lamina dura der entsprechenden Zähne aufgelöst. Hyperzementose an den Wurzeln von 23 und 24. Ausbreitung der Erkrankung auch in die rechte Kieferhöhle.

Abb. 170 (Fortsetzung)
d Filmtomographie: Ausgeprägte Osteosklerose und Volumenzunahme des rechten Oberkiefers (→) mit Beteiligung und Obliteration der Kieferhöhle

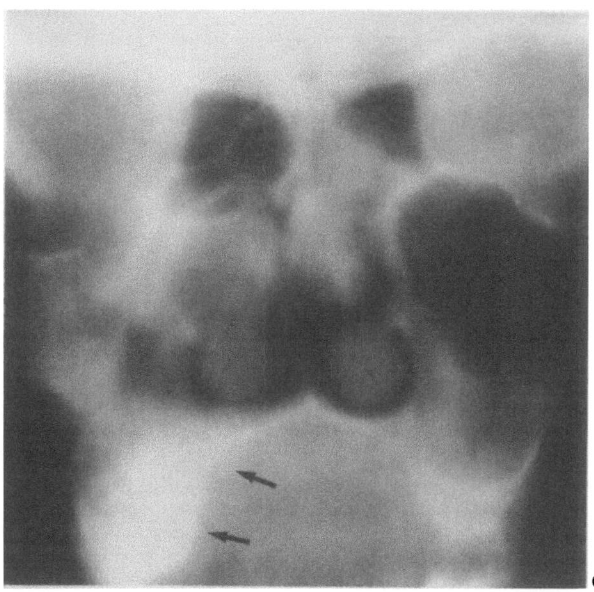

- pathologische Spontanfrakturen im aufgetriebenen Knochen mit guter Heilungstendenz (*cave:* Osteomyelitis),
- Aufblätterung und Auflösung der Kompakta (beginnend in der Mittelschicht) mit Atrophie und Auflösung der Spongiosa,
- Verdickung des Schädels (Hyperostosis frontalis) mit kalkdichten Herden ohne Weichteilveränderungen,
- Tabula interna meist glatt durchgezeichnet, strähnige Auflösung der Spongiosa nach außen (Cotton-wool-Bild) (Abb. 171 b),
- Tabula externa besonders in Spätform durch Knochenanlagerung an der Innenfläche verdickt,
- häufig basiläre Impression,
- keine Begrenzung der Sklerosierung durch Nähte oder Gefäße.

Merke: Hyperostosis corticalis deformans juvenilis (Swoboda) (Synonym: juveniler Paget; Bakwin-Eiger-Syndrom; Osteochalasia desmalis familiaris; familiäre Osteoektasie mit Makrokranium; Osteoectasia mit Hyperphosphatasie) ist die seltene Form einer generalisierten familiären Osteopathie. Autosomal-rezessive Erkrankung mit Manifestation im frühen Kleinkindalter (meist im 1. Lebensjahr). Hochgradige unregelmäßige Hyperostose und Sklerose der Schädelknochen mit Makrokranium; Hyperosteose und Verbiegung der langen Röhrenknochen mit Spontanfrakturen („juveniler Paget"). *Nie Gesichtsschädelknochenbefall.*

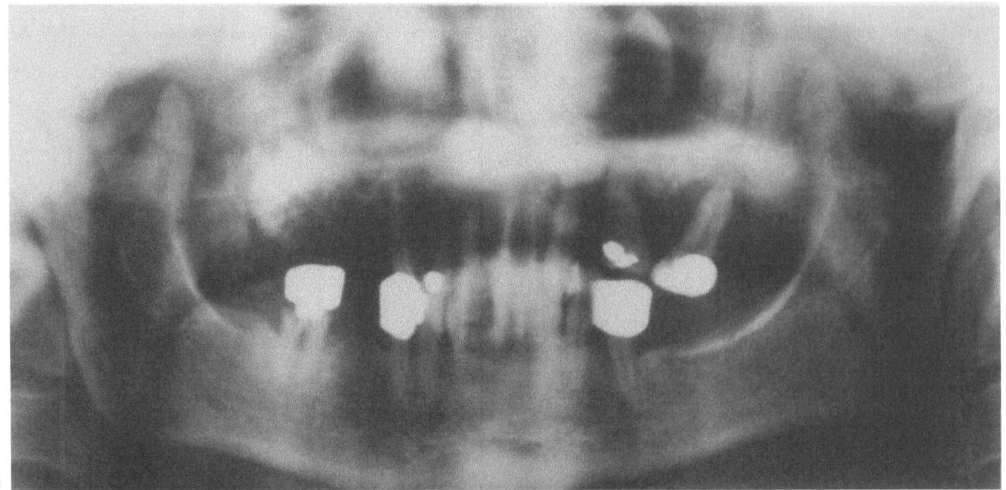

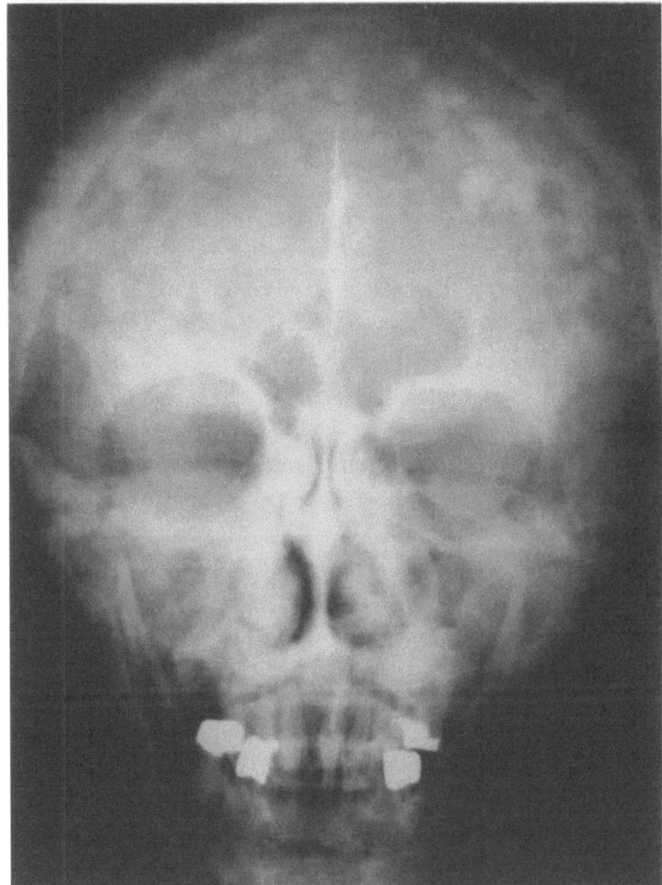

Abb. 171 a, b. Morbus Paget.
a 65 J. ♀. OPG: Massive Osteosklerose des gesamten Oberkiefers, einem fortgeschrittenen Stadium entsprechend. Verbreiterung der Desmodontalspalten der verbliebenen Oberkieferzähne mit irreversiblem Verlust der Lamina dura. Rechte Kieferhöhle obliteriert, linke eingeengt. **b** Schädelübersicht sagittal: Typisches Bild des M. Paget mit multiplen unscharf begrenzten Skleroseherden (cotton wool) und Verbreiterung des Transversaldurchmessers der Schädelkalotte („Pilzform"). (DÖSAK-Register TU 2505, Linz)

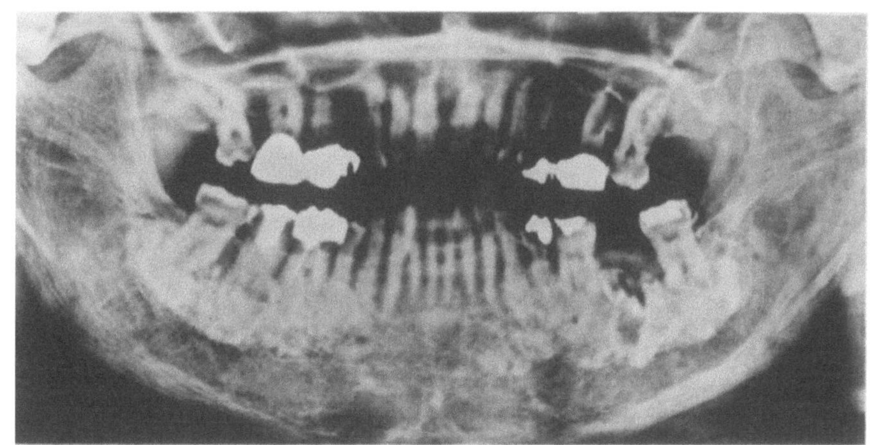

Abb. 172. Riesenzementom des gesamten Unterkiefers bei Morbus Paget.
51 J. ♀. OPG: Multiple Verdichtungszonen mit relativ scharfer Begrenzung in der Mandibula periradikulär betont und nicht gegen die Zahnwurzeln abgrenzbar. Massive Auftreibung des gesamten Unterkiefers mit strähnig-streifiger Spongiosazeichnung und angedeuteter axialer Aufblätterung des Basalbogens. (DÖSAK-Register TU 1135, Lausanne)

OPG

- Monostotischer Befall selten,
- meist gesamter Unterkiefer beteiligt (Gegensatz zur fibrösen Dysplasie) (Abb. 172),
- Frühveränderung (am Kiefer selten erfaßt) mit Kalksalzminderung und verwaschenen Knochenstrukturen (milchglasartige Trübung),
- Aufhellungen v. a. im apikalen Bereich der Zähne (Abb. 170 a),
- am Kiefer überwiegen spätere Stadien mit „Cotton-wool-Bild (Abb. 170 c, 171 a),
- Verdichtung verbliebener Trabekel, später strähnige, grobwabige oder sklerotische Bilder (Abb. 170 a, c, d, 171 a, 172),
- schwammig-verwaschene Verdickung und abnorme Größenzunahme des Knochens („Prothese paßt nicht mehr") mit Verkleinerung des Kieferhöhlenlumens (Abb. 170 c, d, 171 a, 172),
- pathologische Okklusion durch Größenzunahme des Kiefers (Abb. 170 d, 172),
- Ablagerung von ungenügend ausdifferenziertem Zement (Hyperzementosen) an den Zahnwurzeln (wichtigstes differentialdiagnostisches Kriterium!) (Abb. 170 d, 172),
- Lamina dura an den entsprechenden Zähnen aufgelöst (wird auch bei Stillstand der Erkrankung nicht erneut ausgebildet) (Abb. 170 a, d, 171 a, 172),
- Wurzelresorptionen selten, aber möglich,
- evtl. pathologische Frakturen mit Osteomyelitisgefahr.

Cave: Bei Zahnextraktionen bleiben meist Knochenteile an der Zahnwurzel haften! Schlechte Heilungstendenz! Gefahr der Osteomyelitis!

Ergänzende Röntgendiagnostik
Schädel (Abb. 170b, 171b); NNH; Altschul; Filmtomographie (Abb. 170d), Computertomographie.

Radiologische Differentialdiagnose
- Lokale Sklerosen,
- Osteodystrophia fibrosa generalisata Recklinghausen (generalisiert, Kompakta verdünnt!) (s. Kap. 9.2.3),
- fibröse Dysplasie (Alter!) (s. Kap. 9.1.3),
- Riesenzellgranulom (s. Kap. 8.1),
- primär chronische Osteomyelitis (Pseudopaget) (s. Kap. 5.1.2.2),
- Marmorknochenkrankheit (s. Kap. 9.1.2),
- primärer Knochentumor (s. Kap. 7.2),
- Plasmozytom (s. Kap. 7.3.2),
- Akromegalie (häufig Lückenbildung zwischen den Zähnen),
- Metastasen (s. Kap. 7.3.1), periapikale Osteofibrose.

Merke: Eine übermäßige Ablagerung von Zement an den Zahnwurzeln ist möglich (Abb. 172) und gilt dann als wichtiges differentialdiagnostisches Kriterium zu den anderen Knochenerkrankungen!

Therapie
Keine kausale Therapie; Besserung der Symptome durch Kortikosteroide, Anabolika, Androgene oder ACTH; bei Prothesenproblemen modellierende Osteotomie der beteiligten Kieferknochen.

Prognose
Schlecht; langsame, aber stete Progredienz; bisher keine Heilung möglich.

Merke: In etwa 0,9–20% der Fälle maligne Entartung (v. a. bei Männern)! Osteosarkom; Chondrosarkom; Riesenzelltumor.

Literatur

Goldstein BH, Laskin DM (1974) Giant cell tumor of the maxilla complicating Paget's disease of bone. J Oral Surg 32: 209–213

Guyer PB, Clough PWL (1978) Paget's disease of bone: some observations on the relation of the skeletal distribution to pathogenesis. Clin Radiol 29: 421

Heuck F (1984) Die „Gangarten" der Osteodystrophia deformans Paget – am Beispiel der Röntgenmorphologie des Schädelskeletts. Radiologe 24: 422

Paget J (1877) On a form of chronic inflammation of bones (Osteitis deformans). Med Chir Transact (Lond) 60: 37–63

Pindborg JJ, Hjorting-Hansen E (1984) Atlas of diseases of the jaws. Saunders, Philadelphia

Poyton HG (1982) Oral radiology. Williams & Wilkins, Baltimore

Smith J, Botet JF, Yeh SDJ (1984) Bone sarcomas in Paget disease: a study of 85 patients. Radiology 152: 583

Stafne EC (1977) Röntgendiagnostik des Mundes und der Zähne. Medica, Stuttgart

Yochum TR (1984) Paget's sarcoma of bone. Radiologe 24: 428

10 Traumatologie

F. E. ZANELLA, D. BEYER, M. HERZOG

Das Gesicht ist als exponierter Körperteil besonders gefährdet. Heute stellen Verkehrsunfälle die häufigste Ursache dar; es folgen Rohheitsdelikte, Betriebs- und Sportunfälle. Bei Verdacht auf knöcherne Gesichtsschädelverletzungen und Zahntraumen sind Röntgenaufnahmen *immer* erforderlich.

Merke: Selbst bei ausgedehnten Weichteilverletzungen sind knöcherne Verletzungsfolgen nicht obligat. Andererseits können die Gesichtsknochen bereits bei scheinbar geringer Gewalteinwirkung frakturieren!

Häufigkeits- und Geschlechtsverteilung
Untergesicht zu Mittelgesicht ca. 1:1,5; in weniger als 10% der Fälle Ober- *und* Unterkiefer beteiligt; Männer > > Frauen.

Aufgaben der Röntgendiagnostik bei Kiefer- und Gesichtsverletzungen
- Genaue Bestimmung von Lokalisation, Zahl und Verlaufsrichtung der Fraktur(en),
- Beurteilung des Schweregrads der Fraktur (Dislokation, Beziehung zu Zähnen und Wurzeln),
- Festlegung der nicht betroffenen stabilen Knochenstrukturen.

Merke: Die Primärdiagnostik ergibt z. T. unbefriedigende Aufnahmen (Intubation, weitere Verletzungen, Einstellung); meist sind jedoch aussagekräftige Röntgenkontrolluntersuchungen Stunden oder Tage nach der Primärversorgung möglich!

Cave: Weichteilverletzungen dürfen erst dann definitiv verschlossen werden, wenn der darunterliegende Knochen eindeutig unbeteiligt ist!

Klinische Untersuchung und genaue Anamneseerhebung erleichtern die Röntgenuntersuchung durch ergänzende Einstellungen suspekter Regionen und gezielte Aufmerksamkeit des Befunders auf bestimmte Areale.

Merke: Gerade bei Kiefer- und Mittelgesichtsfrakturen ist die Kenntnis der Aufnahmetechnik, der anatomischen Strukturen und die systematische Fraktursuche von wesentlicher Bedeutung. Eine Frakturlinie bildet sich am deutlichsten bei parallelem Verlauf zum Zentralstrahl und in unmittelbarer Nachbarschaft lufthaltiger Hohlräume ab.

Therapie
Bei polytraumatisierten Patienten häufig interdisziplinäre Absprache zwischen HNO, Kieferchirurgie, Neurochirurgie und Ophthalmologie erforderlich; zunächst Stabilisierung primär gefährdeter Vitalfunktionen und Schmerzbehandlung; Ausschluß sich zentral entwickelnder Komplikationen.

10.1 Frakturen und Luxationen der Zähne

Klassifikation der Zahnfrakturen (nach Bennett 1963)

1. Zahntraumen ohne Kronen- oder Wurzelfraktur mit
   - fest in der Alveole sitzendem Zahn,
   - Subluxation des Zahns in der Alveole.
2. Kronenfraktur:
   - Schmelzfraktur,
   - Schmelz-Dentin-Fraktur.
3. Kronenfraktur mit Freilegung der Pulpa.
4. Wurzelquerfraktur:
   - im koronaren Drittel,
   - im mittleren Drittel,
   - im apikalen Drittel.
5. Wurzellängsfraktur.
6. Zahnverlust.

Ätiologie
Meist direktes Trauma auf entsprechende Zahnregionen; bei Stauchung direktes Trauma auf die Zahnlängsachse.

Merke: Besonders gefährdet sind Patienten mit pathologischer Okklusion.

Altersverteilung
Bei Frontzahntraumen meist Kinder mit einem Maximum zwischen dem 8.-11. Lebensjahr, sonst alle Lebensalter.

Typische Lokalisation
Schneidezähne; Wurzelfraktur meist in Wurzelmitte.

Klinische Symptome
Lockerung, Schmerz, Zahn kann vital bleiben, evtl. Devitalisierung durch Unterbrechung der Blutzufuhr.

Radiologische Symptome

OPG
- Aufhellungslinie am Zahn oder an der Wurzel (Abb. 173 b).

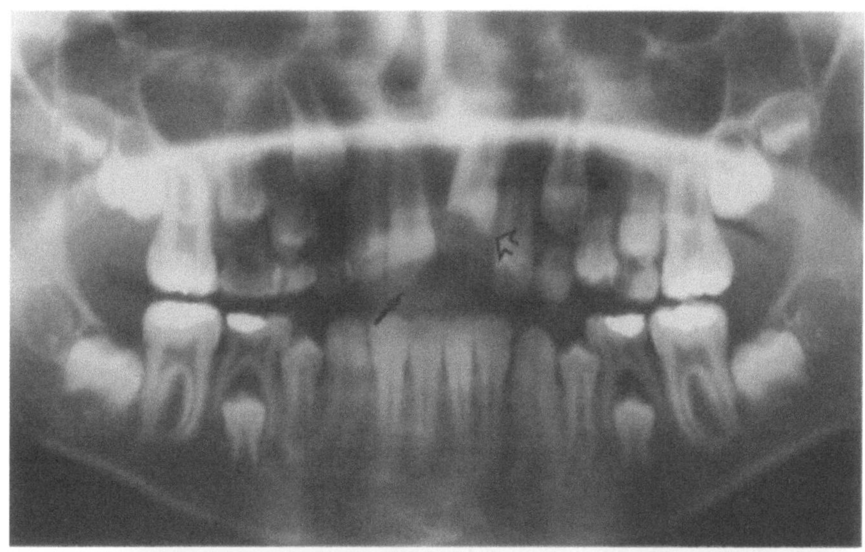

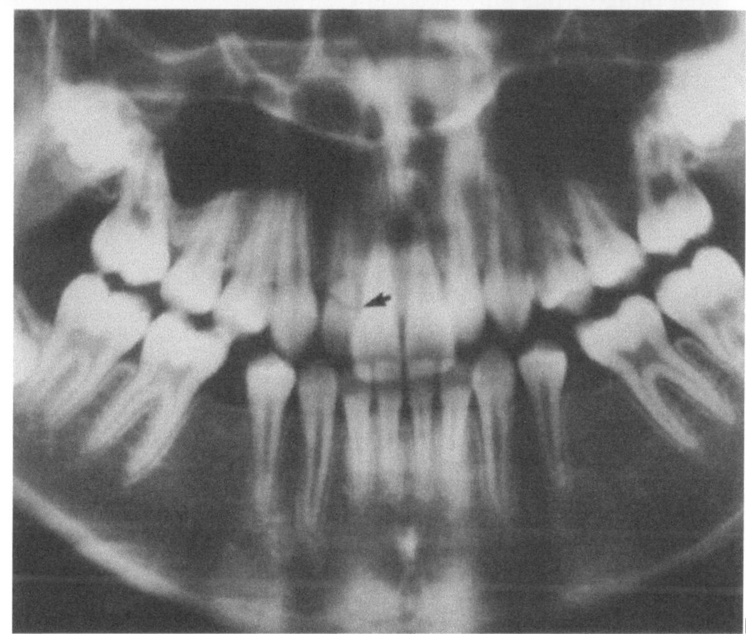

Abb. 173a, b. Zahnfrakturen.
a 10 J. ♂. OPG: Schmelzdentinfraktur ohne Pulpaeröffnung bei 11 (→); Kronenquerfraktur mit Pulpaeröffnung bei 21 mit Einstauchung durch die axiale Krafteinwirkung (⇒). Keine knöcherne Frakturlinie nachweisbar. **b** 33 J. ♀. OPG: Kronenquerfraktur am Übergang Krone/Wurzel ohne Dislokation (→). Weit nach kaudal reichende Kieferhöhlen

Cave: Fehlbeurteilung durch Überlagerung von Gefäßkanälen, periodontalen Ligamenten benachbarter Wurzeln, Weichteilstrukturen oder Alveolarkamm.

- Evtl. Stufenbildung an der Wurzel oder am Wurzelkanal.

Cave: Da meist keine knöcherne Verbindung eintritt, besteht Täuschungsmöglichkeit gegenüber älteren Frakturen (Anamnese). Oft keine Aussage zum Frakturalter möglich.

- Bei Luxation oder Subluxation Aufhellung an der Wurzelspitze, Verbreiterung des Desmodontalspaltes (häufig mit Seitendifferenz) und ober- oder unterhalb der Okklusionsebene liegende Zahnkrone,
- bei Stauchung fehlender Desmodontalspalt und Lamina dura; Zahn in den Alveolarkamm eingedrückt mit direktem Kontakt der Wurzel zur Kieferspongiosa (Abb. 173a),
- durch Hyperämie evtl. transitorischer Aufhellungsbezirk an der Wurzelspitze,
- persistierende periapikale rarefizierende Osteitis bei Devitalisierung.

Merke: Um einen verzögert einsetzenden Zahntod nicht zu übersehen, sind Vitalitätsproben und Kontrollaufnahmen während 6 Monaten *obligat.*

- Trümmerfrakturen der Zähne selten, Ausdruck eines massiven Traumas oder punktförmig einwirkender Gewalt.

Cave: Die umgebenden Weichteile sind auf Fremdkörper und Knochensplitter zu untersuchen.

- Vereinigung der Zahnfragmente nicht die Regel, meist Resorption und Abrundung der Frakturränder.

Ergänzende Röntgendiagnostik
Intraorale Aufnahme, Zahnfilmaufnahme.

Merke: Einige Frakturen (v. a. Wurzellängsfrakturen) sind röntgenologisch nur schwer zu erfassen; in diesen Fällen sollten mehrere Aufnahmen in unterschiedlichen Winkeln angefertigt werden. Ein negativer Befund schließt eine Zahnfraktur nicht aus (Klinik!!).

Radiologische Differentialdiagnose
Bei Frakturen und Luxationen Überlagerungen; bei perikapikaler Osteitis transitorische Hyperämie oder Sekundärinfektion.

Prognose
Unterschiedlich; völlige Normalisierung möglich, evtl. verzögert einsetzende Pulpanekrose. Gefahr der überstürzten pathologischen Mineralisierung des Markraumes mit Obliteration der Wurzelkanäle (Zahn wird spröde, Wurzelbehandlung oft nicht mehr möglich).
Am wachsenden Skelett Störungen der Wurzelentwicklung und der Dentition möglich (Verlaufsbeobachtung erforderlich).

10.2 Frakturen des Unterkiefers

10.2.1 Allgemeines

Ätiologie
Durch exponierte Lage häufiger Fraktursitz; bei Trümmerfrakturen immer massive Gewalteinwirkung (Autounfall, Schußverletzung).

Typische Lokalisation
Am häufigsten Angulus mandibulae; dann Kollum und Korpus; Symphysenbereich.

Merke: Weil sich der Unterkiefer funktionell wie ein Ring verhält, finden sich oft 2 oder mehr Frakturen!

Klinische Symptome
Anhand der Weichteilläsion häufig Ort der Gewalteinwirkung sichtbar. Schmerzen, Hämatom, Bewegungseinschränkung im Kiefergelenk bzw. Aufhebung der Kieferfunktion; Okklusionsstörung, offener Biß.

Radiologische Einteilung
- einfache Fraktur: keine Kommunikation mit der Mundhöhle (z. B. Kondylus, Processus coronoideus, Ramus ascendens),
- komplizierte (offene) Fraktur: bei Beteiligung der Desmodontalspalten; extra- oder intraorale Wunde; mit Arterien- oder Nervenverletzung,
- Trümmer- oder Splitterfraktur,
- pathologische Fraktur: z. B. bei Zysten, Hyperparathyreoidismus, Tumoren, Osteogenesis imperfecta, Metastasen oder Osteoradionekrose,
- komplette oder inkomplette Grünholzfraktur (bei Kindern).

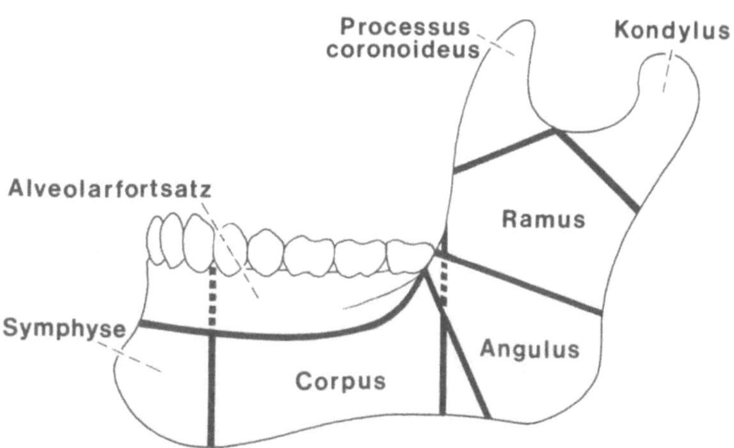

Abb. 174. Frakturlokalisation an der Mandibula (Schemazeichnung)

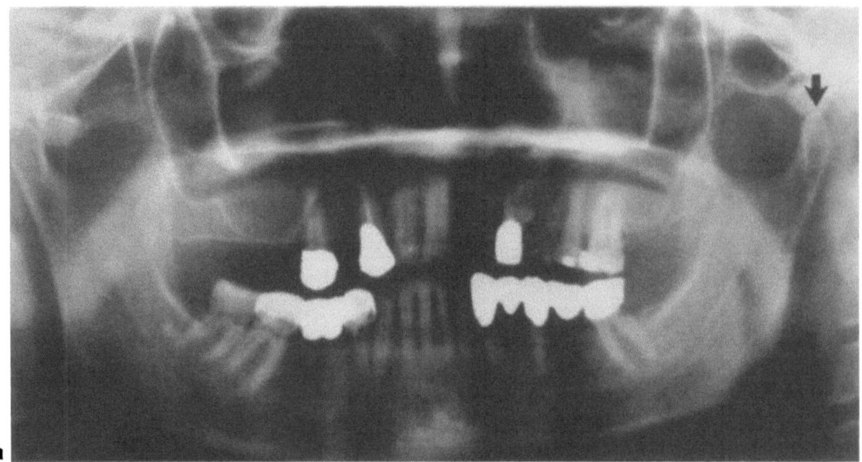

a

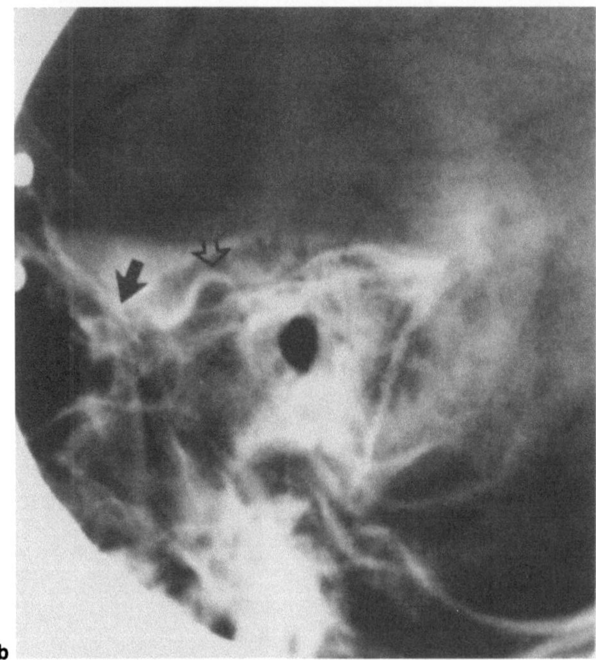

b

Abb. 175 a, b. Luxation des linken Kieferköpfchens. **a** 50 J. ♀. OPG: Dislokation des linken Kieferköpfchens aus der Gelenkpfanne nach medial (➡). Im OPG leicht zu übersehen. **b** Aufnahme nach Schüller links: Luxation des Kieferköpfchens (➡) nach vorn aus der Gelenkpfanne (⇒)

Merke: Der Zahn im Bruchspalt bedeutet eine „offene Fraktur" mit Infektionsgefahr (Abb. 176c, 178a, 179a, 181a–c)!

Cave: Das OPG kann *nicht dislozierte Frakturen* im Symphysen- und lateralen Korpusbereich projektionsbedingt (senkrecht einfallender Zentralstrahl) *übersehen* (Abb. 179a). In der Traumatologie sind *immer* ergänzende Röntgenaufnahmen zu fordern.

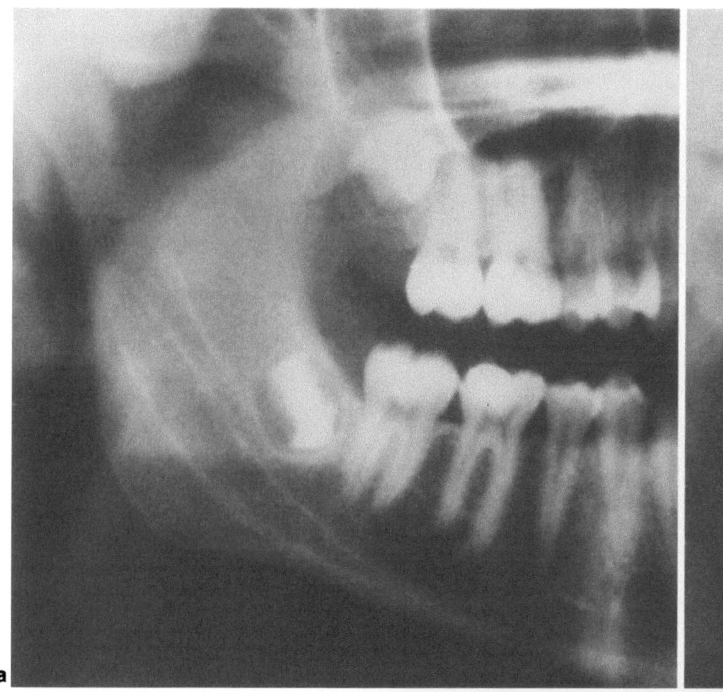

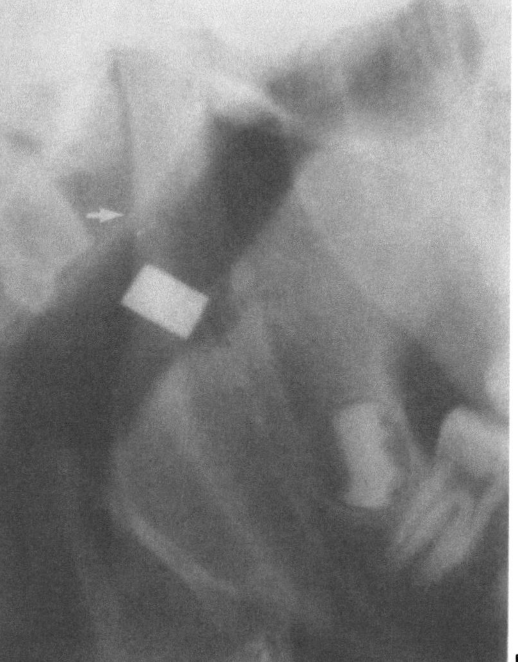

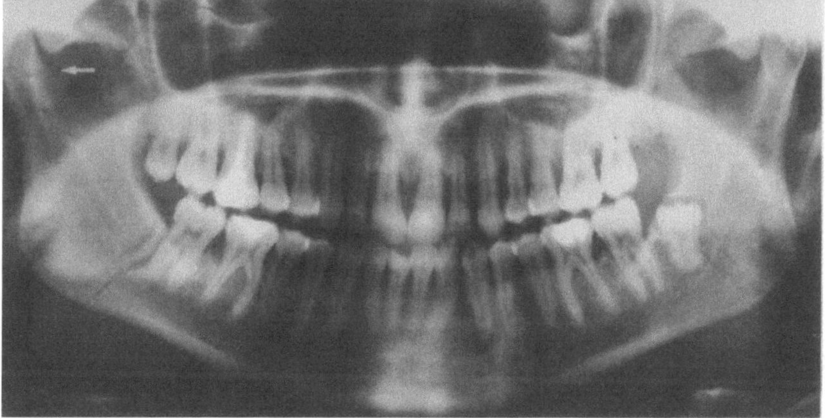

Abb. 176a–c. Kollumfrakturen.
a 18 J. ♀. Wert durchleuchtungsgezielter Aufnahmen mit Markierung des Schmerzpunktes. OPG (Ausschnitt): Keine eindeutige Frakturlinie nachweisbar. Überlagerung des Kollum durch Pharynxstrukturen. **b** Zielaufnahme unter Durchleuchtung mit Schmerzpunktmarkierung: Feine Aufhellungslinie durch das rechte Collum mandibulae ohne Dislokation (→). **c** 42 J. ♀. OPG: Dreifachfraktur des Unterkiefers und *Vortäuschung* einer Kollumfraktur. Nicht dislozierte Fraktur durch den linken Angulus mandibulae, durch das Zahnfach des retinierten und impaktierten 38 ziehend. Scheinbar 2 Frakturlinien als Folge des in der Strahlenrichtung schrägen Verlaufs (bukkale und linguale Kortikalis!). Nicht dislozierte Fraktur parasymphysär links, wobei die orthograd getroffene und daher scharf abgebildete Frakturlinie in das Wurzelfach 33 mit Granulom zieht. Die Fraktur verläuft entlang des Periodontalspaltes weiter nach kranial. Einzelzahnaufnahmen!! Gering dislozierte Fraktur durch den rechten Angulus mandibulae mit kleiner Stufenbildung. Die Fraktur zieht lateral der distalen Wurzel von 47 durch den Alveolarkamm. Pseudofraktur durch den rechten Kondylus (→) bei fehlerhafter Filmbearbeitung (Filmknikkung durch Fingernageldruck). *Keine Frakturlinien!*

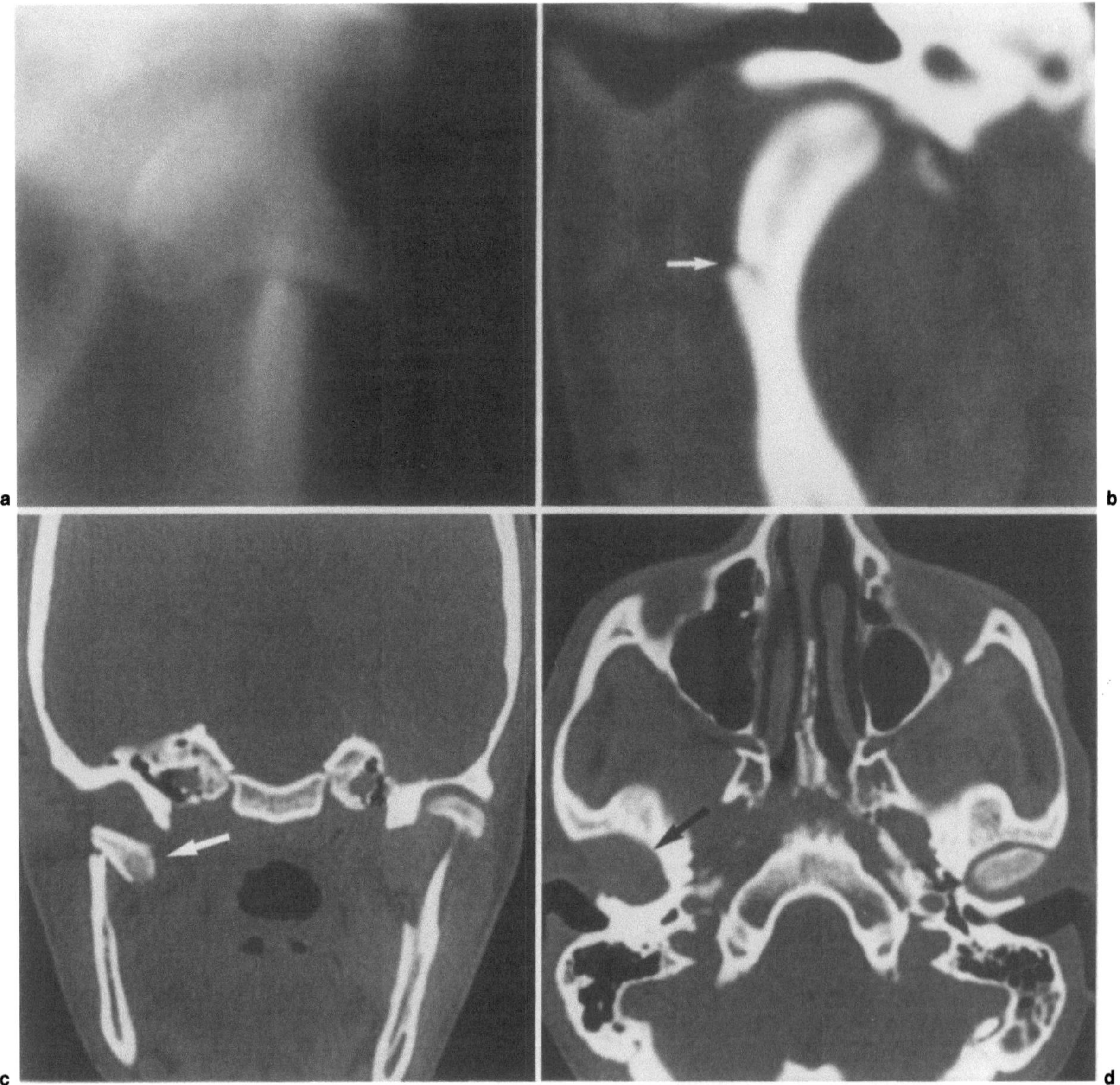

Abb. 177 a–d. Kollumfrakturen.
a 24 J. ♂. a.p.-Filmtomographie: Detaillierte Darstellung der Kollumfraktur links. Eindeutige Diagnose der Dislokation, Achsabweichung und Luxation im Gelenk. **b** 32 J. ♂. CT koronar: Inkomplette Fraktur des Collum mandibulae (→). Auch wenig ausgeprägte Frakturen können diagnostiziert werden. **c** CT koronar - nativ - High resolution in Höhe der Kieferköpfchen: Meist als Zusatzbefund in der Abklärung von Schädeltraumen sind in der CT auch Kollumfrakturen nachweisbar. Genaue Darstellung des nach medial dislozierten linken Kondylus (→). Kontralaterales Kieferköpfchen in regelrechter Beziehung zur Gelenkpfanne.
d CT axial - nativ - High resolution in Höhe der Kieferköpfchen: Leere Gelenkpfanne links (→)

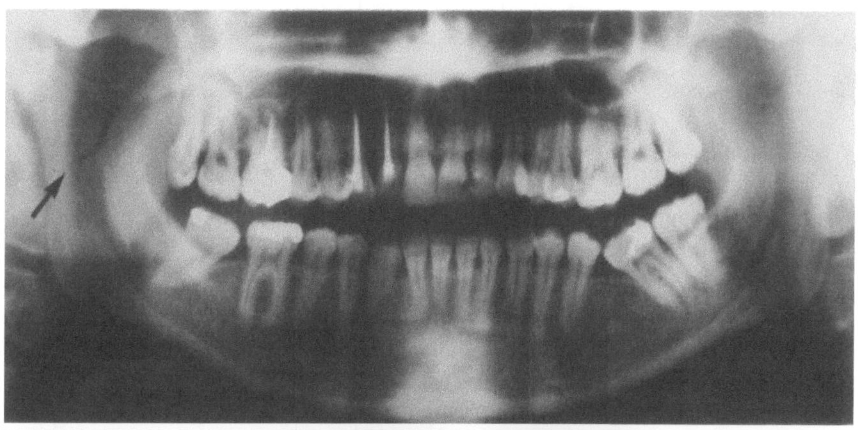

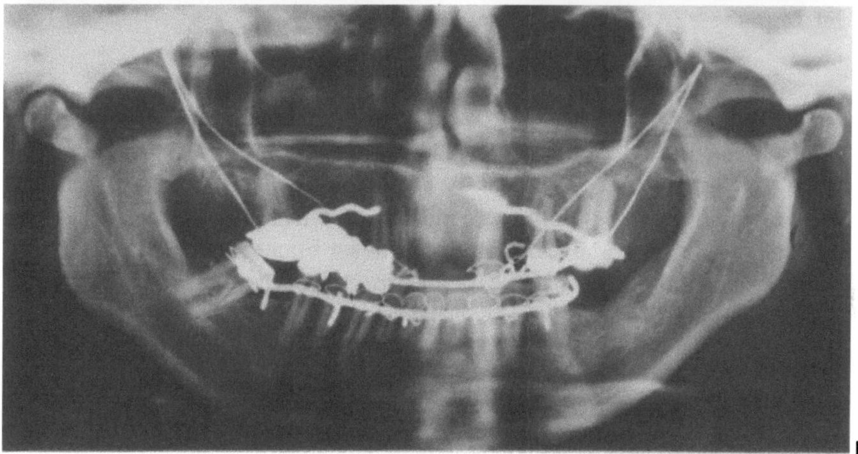

Abb. 178 a, b. Mehrfachfrakturen.
a 27 J. ♀. OPG: Doppelte Unterkieferfraktur mit dislozierter tiefer Kollumfraktur rechts (→). Nicht dislozierte Fraktur im linken Corpus mandibulae mit Frakturverlauf durch das Wurzelfach von 33 in den Interdentalspalt 32 und 33 (Zahnfilm). Linke Kiefergelenkregion aufnahmetechnisch bedingt kaum beurteilbar. **b** 30 J. ♀. OPG: Zustand nach bilateraler Kollumfraktur mit Ober- und Unterkieferschienung und zygomatikoalveolarer Aufhängung. Frakturierter Condylus mandibulae beidseits mit Dislokation und Verkürzung. Strahlentransparenzminderung am Boden der linken Kieferhöhle

OPG

- Aufhellungslinie(n) im Unterkiefer (Abb. 176 a–c, 181 a–c),
- verläuft häufig entlang von Zahnlängsachsen (Abb. 176 c, 178 a, 179 a, 181 a–c),
- meist geringe Dislokation der Fragmente mit Stufe (Abb. 176 c, 181 a),
- Kollumfraktur häufig auf der der Krafteinwirkung entgegengesetzten Seite,
- mehrere Frakturen häufig [v. a. Schrägfraktur in der Symphysenregion mit kontralateraler Angulus- (gelegentlich Kondylus-)Fraktur (Abb. 176 c, 178 a, 179 a, 182 a],
- bessere Abgrenzbarkeit nach „Demarkierung" des Bruchspaltes bei Organisation des Hämatoms und unscharfen Randkonturen,
- Beginn fibröser Kallusbildung innerhalb 3–4 Wochen,
- Normalisierung der Knochenstruktur etwa ab der 8. Woche,
- bei Pseudarthrosen (Komplikation) glatte Frakturränder mit Sklerosierung.

Merke: Muskelgruppen können Kieferfrakturen in Abhängigkeit vom Frakturverlauf entweder stabilisieren oder dislozieren (instabil)!

Ergänzende Röntgendiagnostik
UK halbschräg, Altschul, Schüller, Towne, Filmtomographie, Computertomographie (Abb. 177 b–d, 182 b), intraorale Aufnahmen, Aufbißaufnahmen, Zahnaufnahmen.

Radiologische Differentialdiagnose
Keine. Fehlermöglichkeiten durch Überprojektionen von Pharynx, Zungenbein, Processus styloideus und Zwischenwirbelräume. Artefakte (z. B. bei fehlerhafter Filmentwicklung (Abb. 176 c) oder Mundöffnung bei der Aufnahme (Abb. 184 a)).

Therapie
Bei kombinierten Knochen- und Weichteilverletzungen zunächst Wiederherstellung der knöchernen Kontinuität; Versorgungsprinzip: „von innen nach außen".
Wiederherstellung von Okklusion und Fragmentstellung durch Schienung von Ober- und Unterkiefer mit intermaxillärer Fixation und/oder Plattenosteosynthese (Abb. 178 b). Falls operative Therapie erforderlich, so früh wie möglich.

Merke: Bei Drahtnahtosteosynthese immer zusätzliche intermaxilläre Immobilisation erforderlich!

Prognose
Bei Dislokationen Komplikationen möglich (Deformierung (Abb. 180 b–d); Einklemmung des N. alveolaris inferior (V3); Malokklusion; Ankylosen und Pseudarthrosen (s. Kap. 11.3.4); Osteomyelitis; Atemwegsbehinderung durch Zungenverlagerung nach hinten; Wachstumsstörungen (Abb. 180 b, c).

10.2.2 Ramus mandibulae

10.2.2.1 Caput mandibulae; Processus condylaris; Processus coronoideus (verknöcherte Ansatzsehne des M. temporalis)

Ätiologie
Direktes oder indirektes Trauma; bei direktem Trauma gleichzeitig Weichteilverletzung in Höhe des Kiefergelenks; Schlag auf den Unterkiefer von kaudal führt zu Stauchungsfraktur, Schlag von kaudal und ventral zur zentralen Luxationsfraktur. Bei Luxation Kieferköpfchen gewaltsam aus der Gelenkpfanne gedrückt, aber innerhalb der Kapsel (Abb. 175 a, b) (s. Kap. 11.3.3).

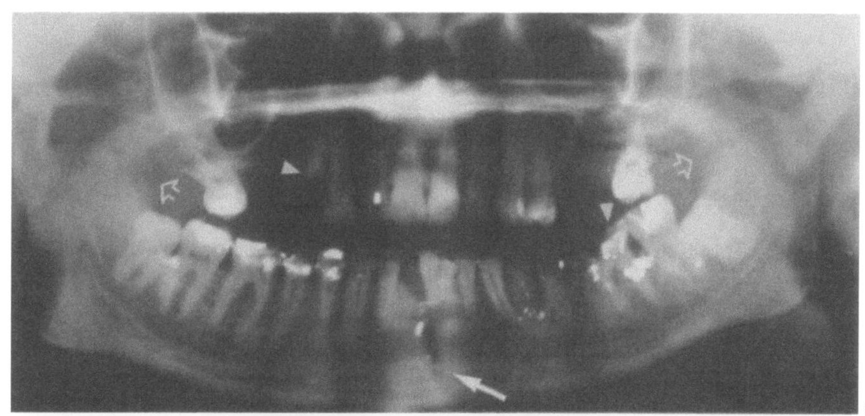

a

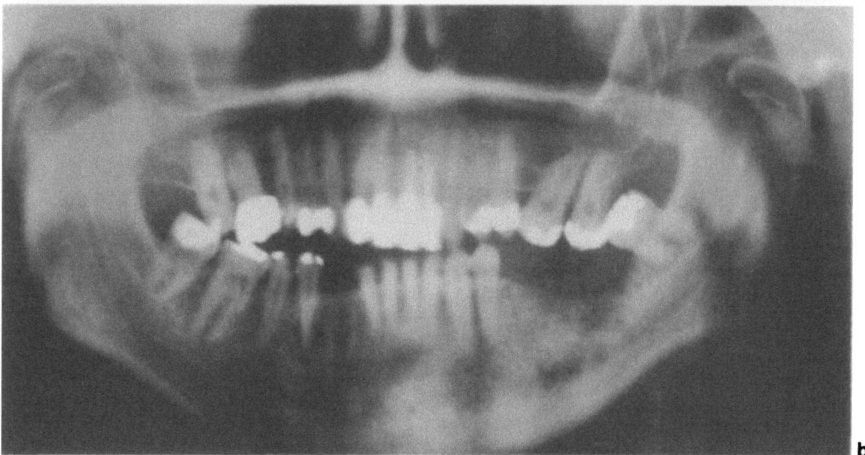

b

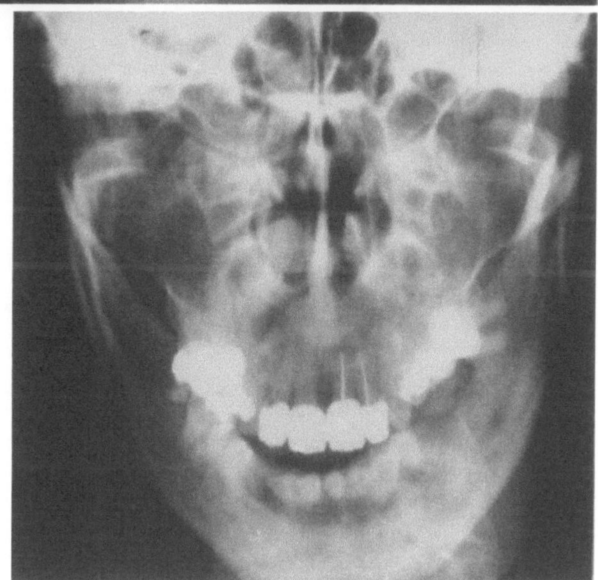

c

Abb. 179 a–c. Mehrfachfrakturen.
a 32 J. ♀. OPG: Mehrfachfraktur des Unterkiefers mit Abriß des Processus muscularis beidseits (⇒), beidseitiger Kollumfraktur mit dislozierten Kieferköpfchen und klaffender Fraktur der Symphyse bei 41/42 (→). Fremdkörper im Bruchspalt. Jochbogenfraktur links (Pfeilspitze). Schlechte Darstellbarkeit im Frontzahnbereich durch den methodisch bedingten Verwischungseffekt. Zahnfraktur bei 14 und 36 (►). Verlust von 34 und 35. **b** 32 J. ♂. OPG: Zustand nach älterer Mehrfachfraktur mit abgeheilten Frakturfolgen am linken horizontalen Unterkieferast. Traumatischer Verlust von 43. Fehlstellung beider Kieferköpfchen mit Dislokation nach medial. **c** Aufnahme nach Altschul: Gut sichtbare mediale Fehlstellung beider Kieferköpfchen

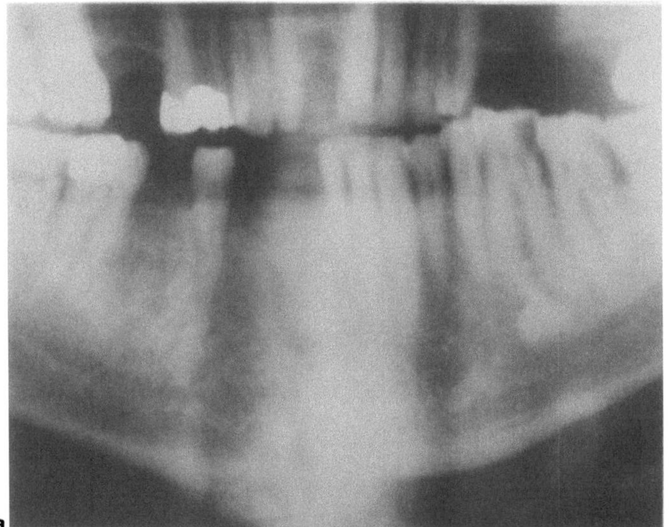

a

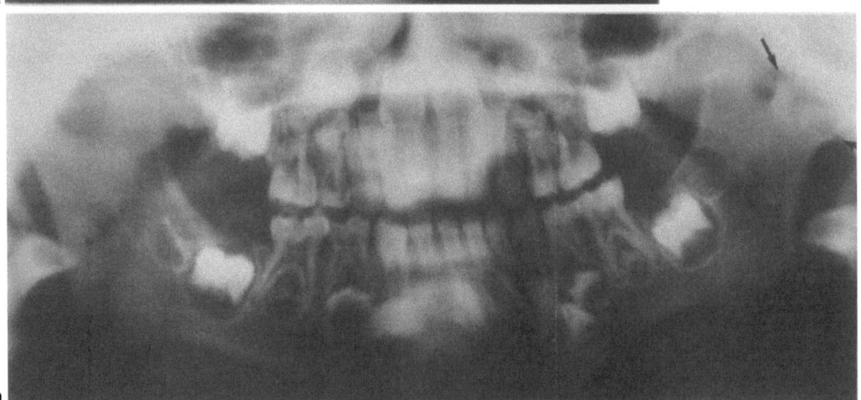

b

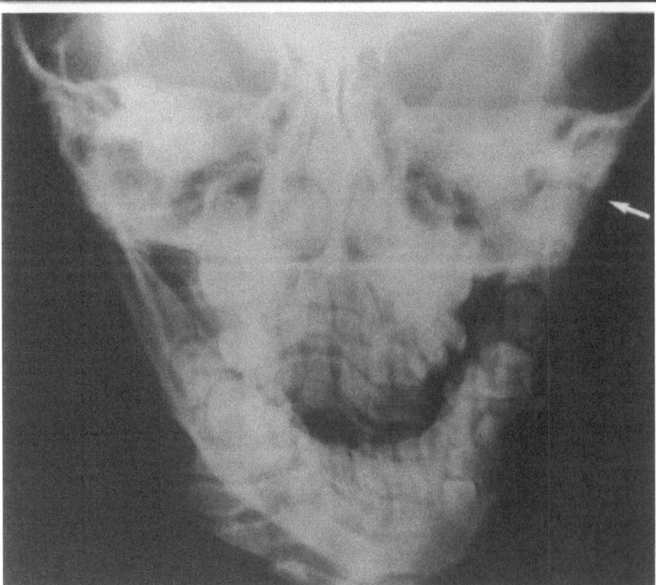

c

Abb. 180 a–f. Traumafolgen.
a 40 J. ♀. OPG: Bei unzureichend versorgter Fraktur nach schwerem Schädel-Hirn-Trauma Strukturverdichtung und Auftreibung rechts neben der Symphyse als Folge einer *überschießenden Kallusbildung*. Differentialdiagnostisch sind bei diesem „Pseudotumor" ohne Kenntnis der Anamnese andere Kiefertumoren mit Sklerosierung möglich. **b** 5 J. ♂. OPG: Ankylose des linken Kiefergelenks mit Verbreiterung und Verplumpung des linken Kondylus (→). Processus muscularis nicht beteiligt. Unterkieferasymmetrie allenfalls an der ungleichmäßigen kaudalen Unterkieferbegrenzung zu vermuten. **c** Sagittale Schädelübersicht (Ausschnitt): Deformierung des linken Kiefergelenks nur andeutungsweise erkennbar (→). Im Vergleich zum OPG gute Darstellung der Mandibulaasymmetrie durch verlangsamtes Wachstum des linken Kondylus (Hemihypotrophia mandibulae).

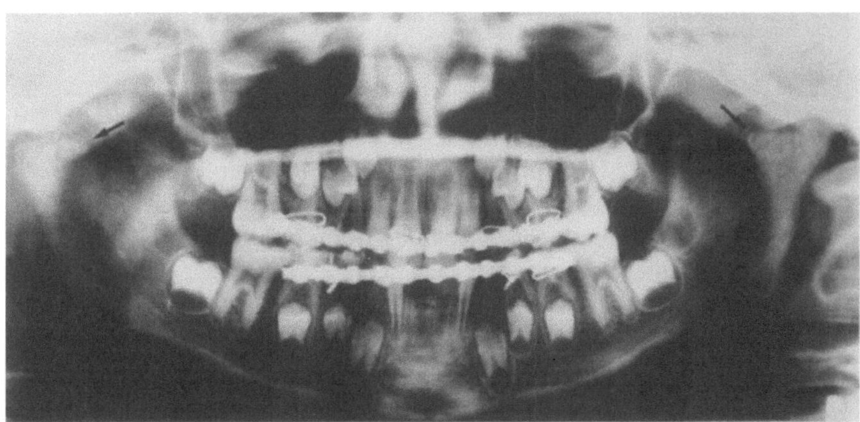

d

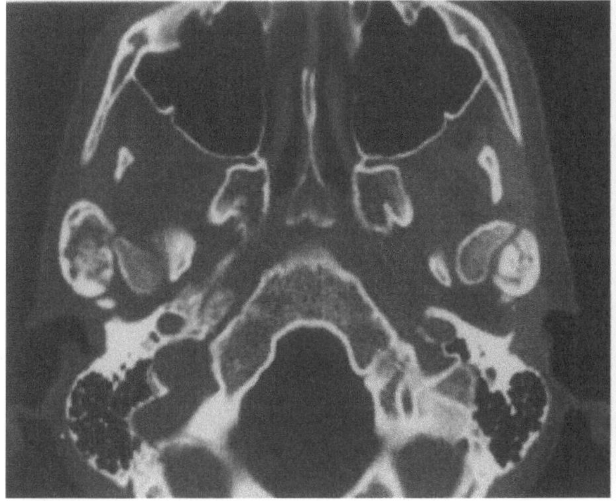

e

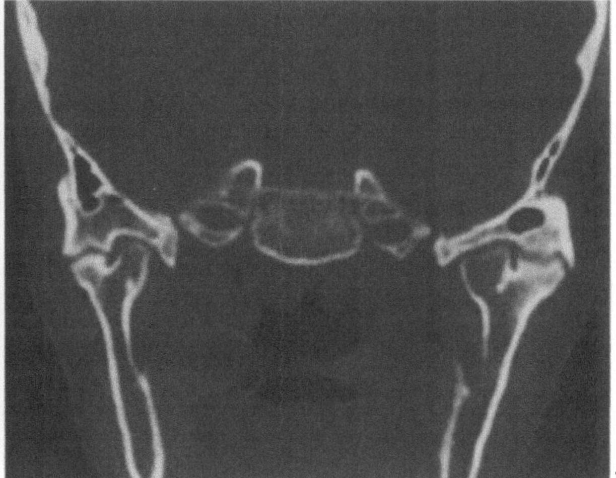

f

Abb. 180 (Fortsetzung)
d 8 J. ♂. OPG: Bei nicht versorgter Kieferköpfchenfraktur beidseits Ausbildung einer Pseudarthrose mit Deformierung, Verplumpung und Verkürzung beider Kieferköpfchen (→). Ober- und Unterkieferschienung. **e** 13 J. ♂. CT axial - nativ - High resolution: Verplumpung und Verbreiterung beider Kieferköpfchen, links stärker als rechts. Pathologische Stellung des Kondylus beidseits (medialisiert). Processus muscularis beidseits in regelrechter Lage. **f** CT koronar - nativ - High resolution: Die bilaterale pathologische Gelenkstellung stellt sich in dieser Ebene deutlicher dar. Es ist weder ein normal konfiguriertes Kieferköpfchen noch eine physiologische Gelenkpfanne nachweisbar. Es besteht jedoch weiterhin ein schmaler „Gelenkspalt", so daß keine Ankylose vorliegt. Das CT zeigt den präoperativen Befund optimal

Häufigkeit

Kieferköpfchen: (Kompressionsfraktur; zentrale Luxationsfraktur) selten; *Processus condylaris:* Frakturen selten, unilateral > > > bilateral; *Processus coronoideus (muscularis):* selten, dann meist direktes Trauma (Abb. 179 a).

Merke: Frakturen des Processus coronoideus (muscularis) sind selten, von geringer klinischer Relevanz und zeigen meist keine klinischen Beschwerden. Der radiologische Nachweis ist schwierig!

10.2.2.2 Kollum und Angulus mandibulae

Ätiologie
Direktes oder indirektes Trauma; bei direktem Trauma gleichzeitig Weichteilverletzungen in Höhe des Kiefergelenks oder -winkels; bei indirekten Traumen Schlag auf den vorderen oder kontralateralen Unterkiefer; Kollumfraktur (evtl. mit Biegungsbruch an der Symphyse) bei Schlag von ventral; Kombinationen von Kollumfraktur mit anderen Unterkieferfrakturen insbesondere bei schräg auftreffender Gewalteinwirkung häufig (Abb. 178 a, 179 a).

Merke: Kollumfrakturen sind durch den Verwischungseffekt im OPG nicht immer eindeutig zu erfassen (Abb. 176 a).

Radiologische Symptome
- Dislokation: Collum mandibulae: manchmal fehlend, meist nach innen und vorn durch den M. pterygoideus lateralis (Abb. 177 a, c, 179 b, c), sehr selten nach hinten; Rarität nach außen; evtl. vollständige Trennung (meist mit Kontraktur),
- bilaterale Angulusfrakturen können stabil oder instabil sein,
- Dislokation (instabil) des hinteren Fragments nach oben und medial durch M. màsseter.

Cave: Überlagerung durch Processus frontalis des Os zygomaticum.

Ergänzende Röntgendiagnostik
UK schräg; Altschul (Dislokation) (Abb. 179 c); Filmtomographie (Abb. 177 a); Computertomographie (Abb. 177 b–d, 180 e, f); evtl. durchleuchtungsgezielte Aufnahme mit Schmerzpunktmarkierung (Abb. 176 a, b).

Radiologische Differentialdiagnose
Keine.

Therapie
Bei Kollumfrakturen im Kindesalter konservatives Vorgehen empfohlen, da sich das Kiefergelenk auf die neue Situation einrichtet. Beim Erwachsenen ebenfalls überwiegend konservatives Vorgehen. Extension, Schienung, intermaxilläre Ruhigstellung und Übungsbehandlung. Nur in ausgewählten Fällen Osteosynthese.

Prognose
Im Erwachsenenalter im allgemeinen gut, doch Gefahr späterer Kiefergelenkbeschwerden (Arthropathie) (s. Kap. 11.4). Ausgeprägte Deformierungen (Abb. 180 c–f) selten.

10.2.3 Corpus mandibulae

10.2.3.1 Pars alveolaris

Merke: Alveolarfortsatzfrakturen sind am Unterkiefer seltener als am Oberkiefer und beschränken sich meist auf die Frontzahnregion (Prämolaren- und Molarenregion sehr selten)!

Klinische Symptome
Bei Frakturen des Alveolarkamms häufig Lockerung größerer Abschnitte des Zahnbogens. Mehrere Zähne in toto beweglich.

OPG
- Aufhellungslinie,
- häufig begleitendes Zahn- und Wurzeltrauma (Wurzelfraktur; Kronentrauma,
- evtl. Kieferhöhlenwand mitbetroffen, dann Verschattung des Sinus.

Ergänzende Röntgendiagnostik
Intraorale Aufnahmen (Wurzelfraktur?), Aufbißaufnahmen und Zahnaufnahmen; NNH.

10.2.3.2 Horizontaler Unterkieferast

Ätiologie
Direktes oder indirektes Trauma (z. B. forcierte Zahnextraktion).

Radiologische Symptome
Horizontale Fraktur
- stabil: Frakturlinie verläuft schräg nach unten und vorn,
- instabil: Frakturlinie verläuft schräg nach unten und hinten, suprahyoidale Muskeln ziehen vorderen Mandibulaanteil nach unten, Massetermuskulatur hinteren Anteil nach oben.

Vertikale Fraktur
- stabil: Frakturlinie verläuft (von unten gesehen) nach vorn und außen,
- instabil: Frakturlinie verläuft (von unten gesehen) nach hinten und außen; laterale Pterygoidmuskulatur zieht hinteren Mandibulaanteil unter leichter Rotation nach innen.

Merke: Die Dislokation einer Fraktur ist primär durch die Gewalteinwirkung oder sekundär durch den Muskelzug möglich!

- *Dislokationen:*
- Symphysenregion: meist nicht disloziert,
- bilaterale parasymphysäre Fraktur (Abb. 182 a): häufig posteroinferiore Dislokation durch M. myelohyoideus, M. geniohyoideus, M. genioglossus und M. digaster.

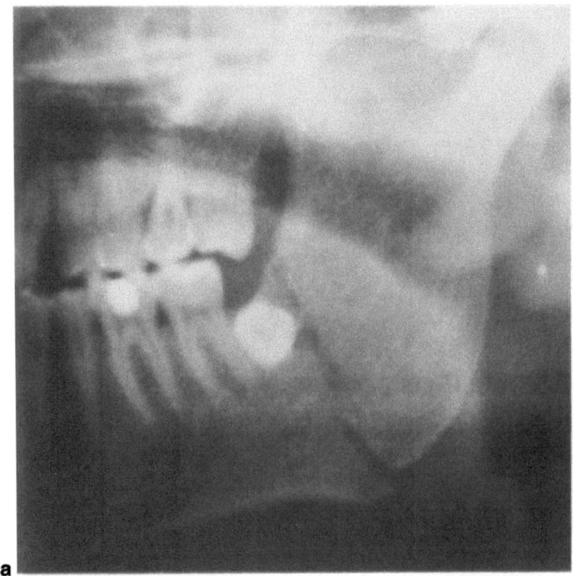

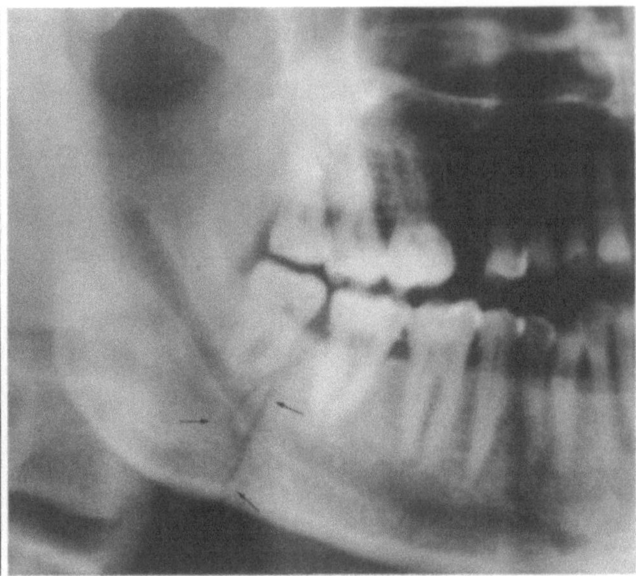

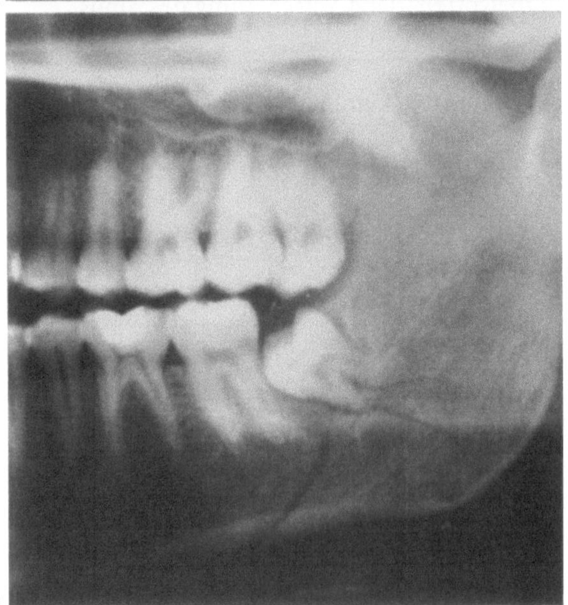

Abb. 181 a–c. Kieferwinkelfrakturen.
a 38 J. ♂. OPG: Dislozierte Fraktur im Angulus mandibulae mit Dehiszenz der Frakturlinie und Stufenbildung. Der Bruchspalt zieht in das Zahnfach des retinierten 38. **b** 46 J. ♂. OPG (Ausschnitt): Frische Querfraktur im rechten Kieferwinkel. Die scharf begrenzte Frakturlinie zieht in den Interdentalspalt 47/48. Scheinbar mehrere Bruchlinien (→) durch schräg zum Zentralstrahl verlaufende Fraktur. Keine Dislokation. **c** 24 J. ♂. OPG: Stückfraktur im linken Kieferwinkel. Die Frakturlinien ziehen in das mesiale Wurzelfach des retinierten und impaktierten 38. Im Gegensatz zu den projektionsbedingten multiplen Frakturlinien bei schrägem Verlauf zum Zentralstrahl (vgl. Abb. 181 b) liegt hier dem Frakturlinienverlauf nach eine Mehrfachfraktur vor. Keine Dislokation

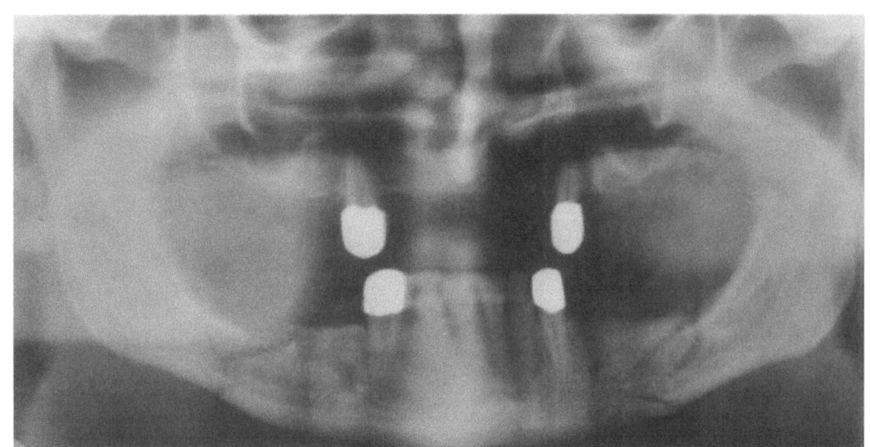

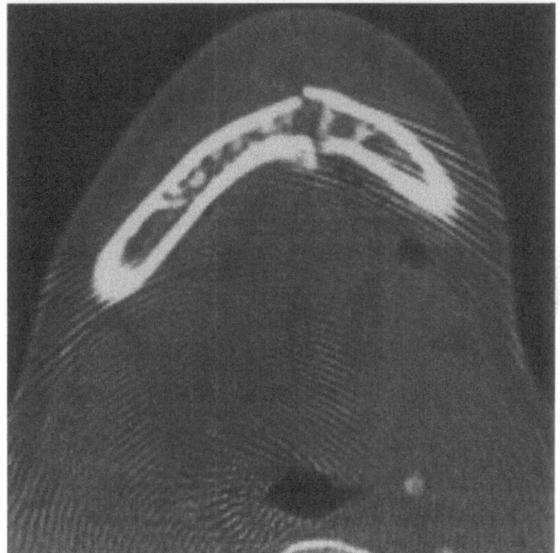

Abb. 182 a, b. Korpusfrakturen.
a 27 J. ♂. OPG: Doppelte Unterkieferfraktur im Bereich des Corpus mandibulae beidseits. Keine Fragmentdislokation.
b 11 J. ♀. CT axial - nativ - High resolution: Minimal dislozierte Unterkieferfraktur im Symphysenbereich. Kontinuitätsunterbrechung der lingualen und bukkalen Kortikalis. Verstärkung der Streifenartefakte durch hochauflösende Knochentechnik. Indikation für die CT: Ausschluß einer intrakraniellen posttraumatischen Blutung

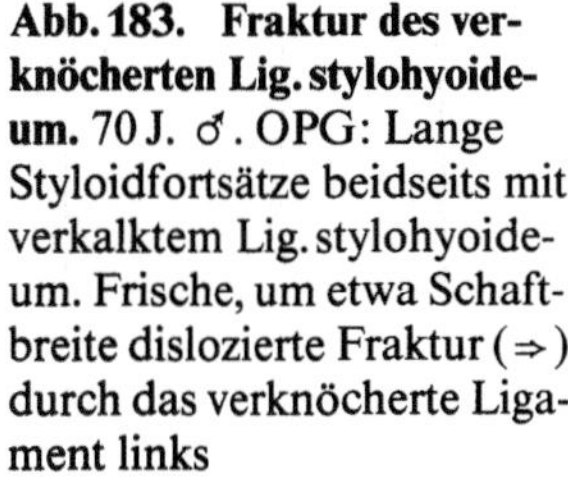

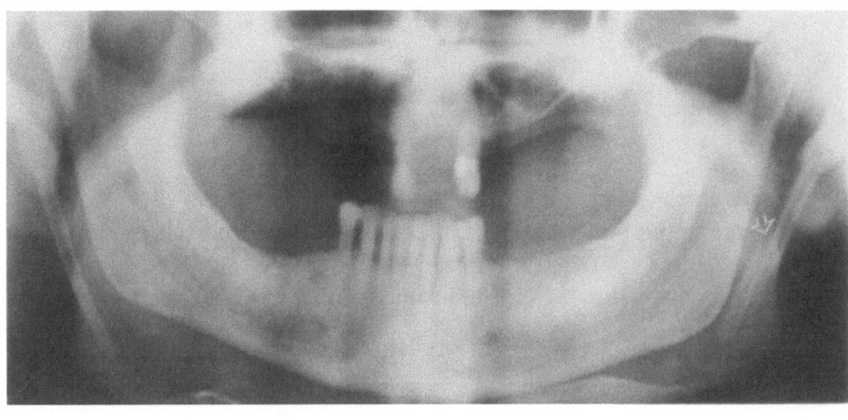

Abb. 183. Fraktur des verknöcherten Lig. stylohyoideum. 70 J. ♂. OPG: Lange Styloidfortsätze beidseits mit verkalktem Lig. stylohyoideum. Frische, um etwa Schaftbreite dislozierte Fraktur (⇒) durch das verknöcherte Ligament links

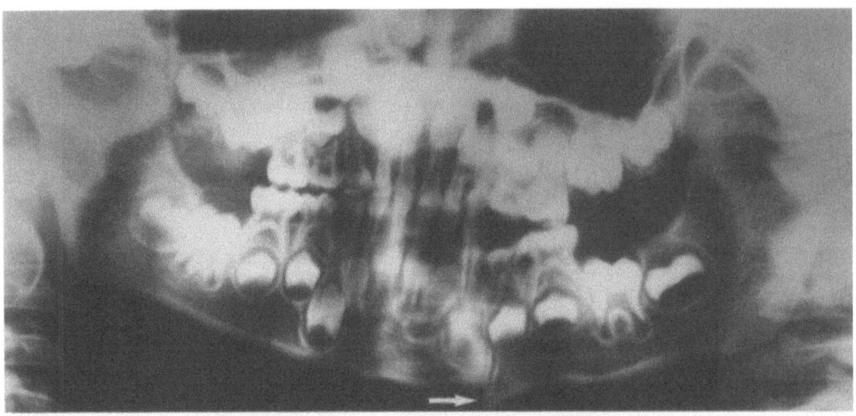

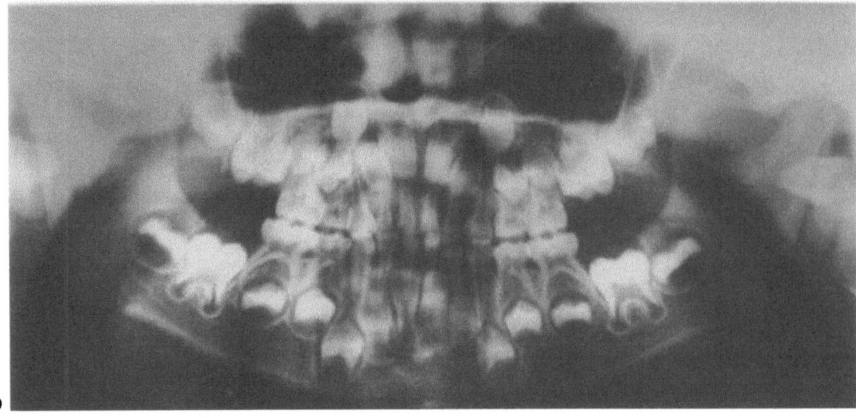

Abb. 184 a, b. Vorgetäuschte Fraktur (durch Öffnen des Mundes während des Aufnahmevorgangs).
a 6 J. ♂. OPG: Glatt begrenzte Stufenbildung zwischen 32 und 33 (→). Fehlende Okklusion von 33 und 34 mit den entsprechenden Oberkieferzähnen. **b** OPG: Bei Wiederholung der Aufnahme Normalbefund

Cave: In p. a. Projektion kann eine vertikal verlaufende Korpusfraktur übersehen werden. Bei Unterkieferfrakturen, die von der medialen zur lateralen (oder umgekehrt) Kortikalus ziehen, können 2 Aufhellungslinien sichtbar werden (Abb. 176 c, 181 b).

Ergänzende Röntgendiagnostik
P. a.-Aufnahme des Unterkiefers; Unterkiefer seitlich und schräg; bei fehlendem Zahn Thoraxaufnahme wegen Zahnsuche. Aspiration meist im rechten Stammbronchus!! Computertomographie (Abb. 182 b).

Therapie
S. allgemeiner Teil.

10.3 Frakturen des Oberkiefers

Häufigkeit

Das Os maxillae ist als der größte Knochen des Mittelgesichtes bei fazialen Traumen meist mitbetroffen; lediglich bei Kindern durch die stärkere Elastizität der ossären Strukturen seltener.

Radiologische Symptome

Merke: Oberkieferfrakturen sind radiologisch schwer nachweisbar und selten auszuschließen. Eine Kieferhöhlenbeteiligung und -verschattung durch partielle oder vollständige Füllung mit Blut ist die Regel (Abb. 187, 188 a, b).

OPG

Merke: Das OPG ist besonders geeignet bei im Alveolarkamm verlaufenden Frakturen (Abb. 186). Demgegenüber sind bei Mittelgesichtsfrakturen *immer* ergänzende Aufnahmen erforderlich!

Ergänzende Röntgendiagnostik

NNH; Gesichtsschädel seitl.; p.a. Aufnahme (Überlagerungen); Computertomographie (v.a. koronare Schicht) mit Nachweis von verlagerten Knochenfragmenten, begleitenden Weichteilläsionen und nicht schattengebenden Fremdkörpern (Abb. 188 a–d, 189 a–c).

Prognose

Cave: Da keine Aussage zur Beteiligung der Wachstumszonen möglich ist, müssen bei Kindern immer Wachstumsstörungen mit Asymmetrie und Deformierung kalkuliert werden.

Merke: Frakturlinien können sich grundsätzlich in alle Richtungen ausdehnen, dennoch sind einige Wege bevorzugt (Abb. 185)!

Einteilung der Mittelgesichtsfrakturen (Schwenzer 1977):

3.1. Zentrale Mittelgesichtsfraktur (Abb. 185 a–d):
  1. Oberkieferalveolarfortsatzfraktur;
  2. Oberkiefersagittalfraktur, Gaumensagittalfraktur;
  3. Oberkieferquerfraktur (Le Fort I);
  4. Nasenbeinfraktur, Nasoethmoidalfraktur;
  5. pyramidale Fraktur (Le Fort II).

3.2. Zentrolaterale Mittelgesichtsfraktur (Abb. 185 e, f):
  1. Mittelgesichtsaussprengung (Le Fort III);
  2. Kombination von Le Fort II und Le Fort III.

3.3. Laterale Mittelgesichtsfraktur (Abb. 185 g):
  1. Jochbeinfraktur, Jochbeinaussprengungsfraktur;
  2. Jochbogenfraktur, Jochbogenstückfraktur;
  3. Stanzfraktur des Orbitabodens, sog. „Blow-out-fracture".

10.3.1 Zentrale Mittelgesichtsfrakturen

10.3.1.1 Oberkieferalveolarfortsatzfraktur (Abb. 185 a)

Partielle oder vollständige Abtrennung des Alveolarfortsatzes mit möglicher Beteiligung der Zähne.

Ätiologie
Meist von kaudal gegen den Unterkiefer einwirkende Kraft, wobei der Unterkiefer Zähne und Oberkiefer nach oben und außen stößt; direktes Trauma (Lenkrad; Hammer).

Klinische Symptome
Lockerung größerer Abschnitte des Zahnbogens.

Radiologische Symptome
In der Regel keine Dislokation (Abb. 186); lediglich bei direkter Krafteinwirkung (z. B. Lenkrad) Dislokation nach innen möglich.

Ergänzende Röntgendiagnostik
Intraorale Aufnahme; Gesichtsschädel seitlich; NNH; Orbitavergleich; Computertomographie; Aufbißaufnahmen; Zahnaufnahmen (Wurzelfraktur?).

10.3.1.2 Oberkiefersagittalfraktur (Abb. 185 a)

Fraktur zieht durch den Alveolarfortsatz, den harten Gaumen oder das Septum nasi (evtl. auch Siebbeinzellregion).

Synonym
Vertikale Fraktur.

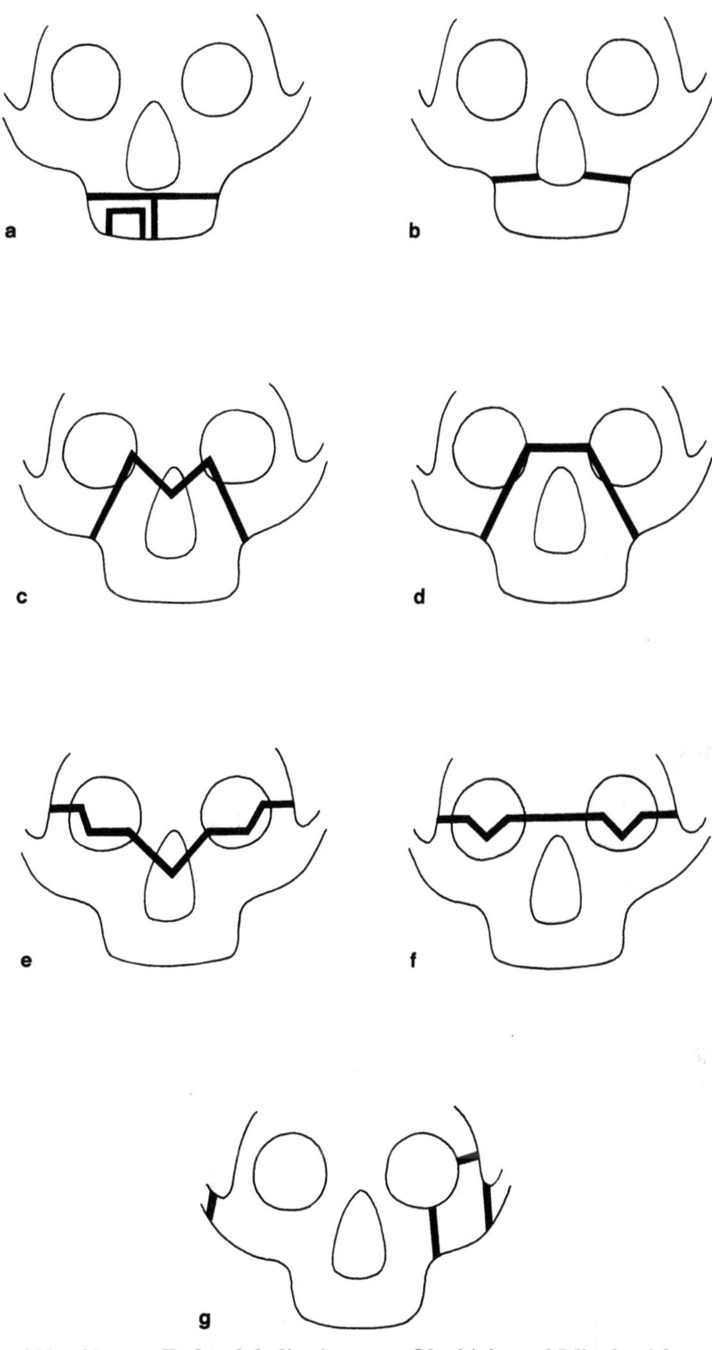

Abb. 185 a–g. Frakturlokalisationen am Oberkiefer und Mittelgesicht (Schemazeichnung). **Zentrale Mittelgesichtsfrakturen: a** Alveolarfortsatzfraktur/Sagittalfraktur. **b** Le-Fort-I-Fraktur. **c** Wassmund-I-Fraktur. **d** Le-Fort-II-Fraktur (Wassmund-II-Fraktur). **Zentrolaterale Mittelgesichtsfrakturen: e** Wassmund-III-Fraktur. **f** Le-Fort-III-Fraktur (Wassmund-IV-Fraktur). **Laterale Mittelgesichtsfraktur: g** „Dreipolfraktur"

Ätiologie
Von lateral gegen den Vorderabschnitt der Maxilla oder den harten Gaumen einwirkende Kraft.

Radiologische Symptome
- Fraktur durchzieht Locus minoris resistentiae des Processus palatinus meist lateral der Mittellinie (Mittellinie durch Vomer, seitliche Partien durch den Processus alveolaris stabilisiert),
- häufig kombiniert mit weiteren Frakturen (dorsale Kieferhöhlenwand, Siebbein, gelegentlich Processus frontalis oder Nasenbein).

10.3.1.3 Oberkieferquerfraktur (Le Fort I) (Abb. 185 b)

Verläuft transversal durch den Oberkiefer oberhalb der Zahnreihe; trennt Oberkiefer vom Mittelgesicht; Wände der Kieferhöhlen und Nasenseptum mit einbezogen; Fraktur der Pterygoidfortsätze.

Synonyme
Infrazygomatikale Fraktur; Guerlin-Fraktur; transversale Fraktur; tiefe maxilläre Querfraktur.

Ätiologie
Meist Folge einer direkten Krafteinwirkung kranial der oberen Lippenregion.

Klinische Symptome
Bei Dislokation Malokklusion; abnorme Beweglichkeit der Oberkieferzahnreihe.

Radiologische Symptome
- Fragment besteht aus unteren Kieferhöhlenanteilen, Processus alveolaris, Palatum durum, unterem Pterygoidabschnitt („flottierender Gaumen“),
- meist Dislokation nach hinten (Malokklusion),
- evtl. Spiegelbildung in der Kieferhöhle (Blutung),
- Dislokation meist nach dorsal und kaudal,
- häufig kombiniert mit Impressionsfraktur des Os zygomaticum.

> *Merke:* Die Beteiligung der medialen Kieferhöhlenwände ist auf konventionellen Übersichtsbildern häufig nicht zu beurteilen! Demgegenüber zeigt die CT diese eindeutig (Abb. 188 a–d).

Röntgenaufnahmen
Schädel seitl.; p.a.-Aufnahme; NNH; intraorale Aufnahme; Computertomographie.

Therapie
Meist manuelle Reposition, Schienung mit intermaxillärer Verdrahtung; ergänzend meist zygomaticomaxilläre Aufhängung.

10.3.1.4 Nasenbeinfraktur; Nasoethmoidalfraktur

Im OPG nicht sichtbar.

10.3.1.5 Pyramidale Fraktur (Le Fort II) (Abb. 185 d)

Ahmen die Form einer Pyramide nach; zentrale Aussprengung des nasoethmoidalen Blocks (meist mit dorsokaudaler Verlagerung); betroffen sind Nasenseptum, Sutura nasofrontalis, Processus frontalis des Os maxillae, Os lacrimale, mediale Orbitawand, Orbitaboden, faziale Kieferhöhlenwand in Nachbarschaft der Sutura zygomaticomaxillaris und die dorsale Kieferhöhlenwand unter Einbeziehung der Pterygoidfortsätze; „flottierende Maxilla" (Jochbeine bleiben am Kranium fixiert).

Synonym
Wasmund-II-Fraktur (Wasmund I: ohne Fraktur der Nasenbeine; Abb. 185 c).

Ätiologie
Meist massive, breitflächig einwirkende Kraft in der zentralen Gesichtsregion.

Klinische Symptome
Meist starke Weichteilschwellung mit Brillenhämatom; evtl. Hypertelorismus, Epistaxis, abnorme Beweglichkeit des Oberkiefers, bei Dislokation Malokklusion (meist offener Biß), evtl. Par- oder Anästhesie im Bereich des N. infraorbitalis.

Radiologische Symptome
- Meist deutliche Dislokation; gesamte Nasoorbitalregion kann nach hinten verschoben sein.

Röntgendiagnostik
NNH, Orbita, Filmtomographie, Computertomographie.

Therapie
- Schienung des Ober- und Unterkiefers,
- intermaxilläre Immobilisation,
- zygomatikoalveoläre Aufhängung,
- Draht- oder Plattenosteosynthese (Orbitawände),
- selten Stabilisierung der Kieferhöhlenwände mit Antralballon.

10.3.2 Zentrolaterale Mittelgesichtsfrakturen (Abb. 185 e, f)

10.3.2.1 Mittelgesichtsaussprengung (Le Fort III) (Abb. 185 f)

Beteiligt Nasenseptum, Sutura frontonasalis, Processus frontalis, Os lacrimale, Sutura maxillofrontalis, mediale Orbitawand, Sutura frontozygomatica, Ethmoidalzellen, Fissura orbitalis und Pterygoidfortsätze bzw. Keilbeinflügel.

Synonyme
Kraniofaziale Ablösung, Wasmund-IV-Fraktur (Wasmund III: keine Fraktur der Nasenbeine und ohne Stirnhöhlenbeteiligung; Abb. 185 e).

Ätiologie
Massives, breitflächig einwirkendes Trauma in Höhe der Nasen- oder Orbitalbodenregion.

Merke: Eine Mitbeteiligung der Frontobasis ist bei diesen Frakturen häufig (ca. 50%). Neurochirurgisches Konsil (Liquorfistel)!

Klinische Symptome
Abnorme Beweglichkeit des gesamten Mittelgesichts einschließlich der Bulbi und der Nase; meist massive Weichteilschwellung und -verletzung; Brillenhämatom; konjunktivale Blutungen; abgeflachte Gesichtskontur („dish face"); evtl. Liquorfistel bei Fraktur der Lamina cribrosa; evtl. Schäden am Trännenapparat; Malokklusion (offener Biß); evtl. Einblutungen in die Orbita (Siebbeinzellen frakturiert).

Röntgendiagnostik
NNH, Schädelübersichtsaufnahme, Filmtomographie, Computertomographie.

Merke: Bei diesen schweren Verletzungen bleibt die konventionelle Röntgenuntersuchung häufig unbefriedigend (nicht ansprechbare und intubierte Patienten), deshalb Indikation zur CT großzügig stellen, da insbesondere bei massiver Gewalteinwirkung (Autounfall, Schußverletzung) Kombinationen zentraler und zentrolateraler Mittelgesichtsfrakturen mit Hirnverletzungen möglich!

Therapie
- Rekonstruktion und Fixierung des Mittelgesichts (an die Schädelbasis),
- Versorgung der Schädelbasis, Nasennebenhöhlen und des medialen Pfeilers,
- intermaxilläre Immobilisation und frontomaxilläre Aufhängung,
- Miniplattenosteosynthesen.

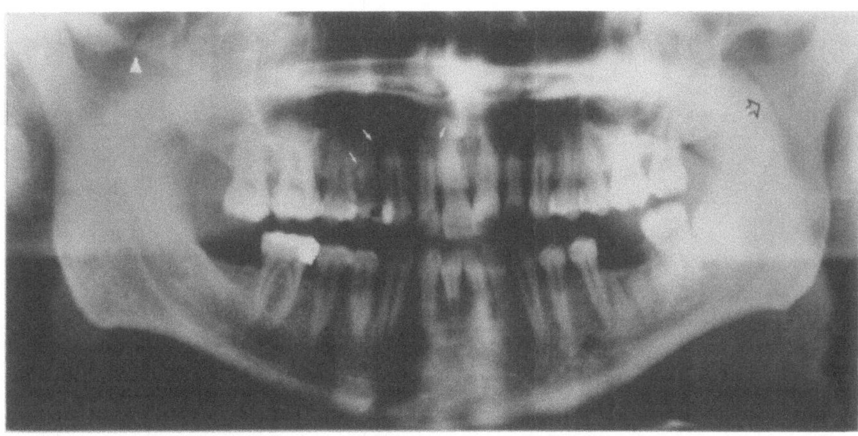

Abb. 186. Alveolarkammfraktur des Oberkiefers bei Mehrfachfraktur.
34 J. ♂. OPG: Mehrfachfraktur: Klaffende Fraktur parasymphysär rechts mit nur geringer Stufenbildung. Diskrete Anhebung der linken Unterkieferzahnreihe mit Luxation von 43. Unschärfe des Frakturrandes durch Verwischungseffekt. Tiefe Kollumfraktur links ohne wesentliche Dislokation (⇒). Alveolarfortsatzfraktur des Oberkiefers ohne Dehiszenz (→), bei 15 beginnend und bis 21 reichend. Jochbogenfraktur rechts (▶). Verdacht auf Zahnfraktur bei 11 (Einzelzahnfilm)

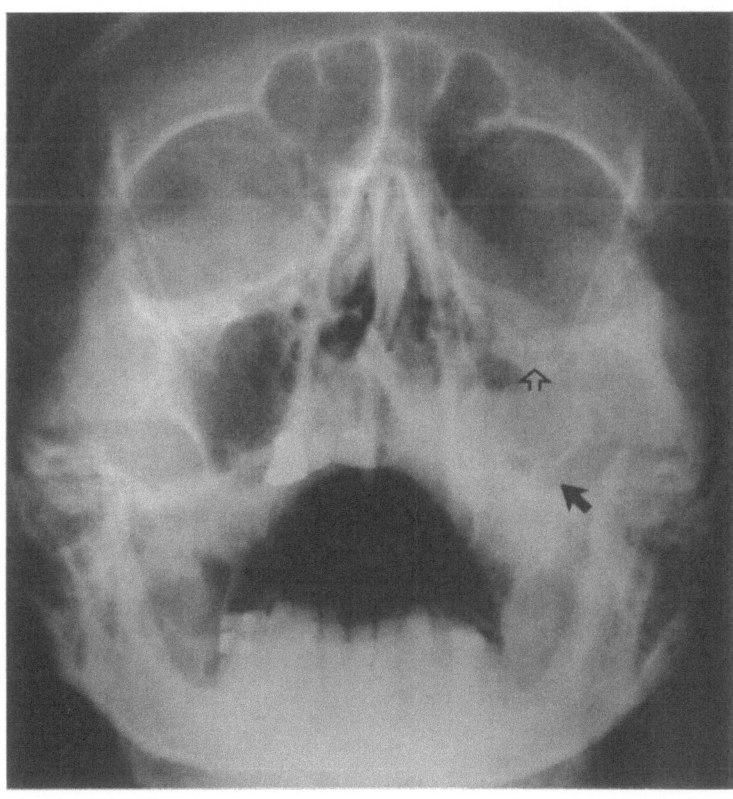

Abb. 187. Laterale Mittelgesichtsfraktur.
64 J. ♂. NNH: Fraktur der linken lateralen Kieferhöhlenwand (➡) und des Orbitabodens (⇒) mit Distanzierung der „Orbitalinien". Sprengung der Sutura frontozygomatica links. Dislokation des Jochbeinkörpers nach medial und kaudal. Nahezu vollständige Verschattung der linken Kieferhöhle

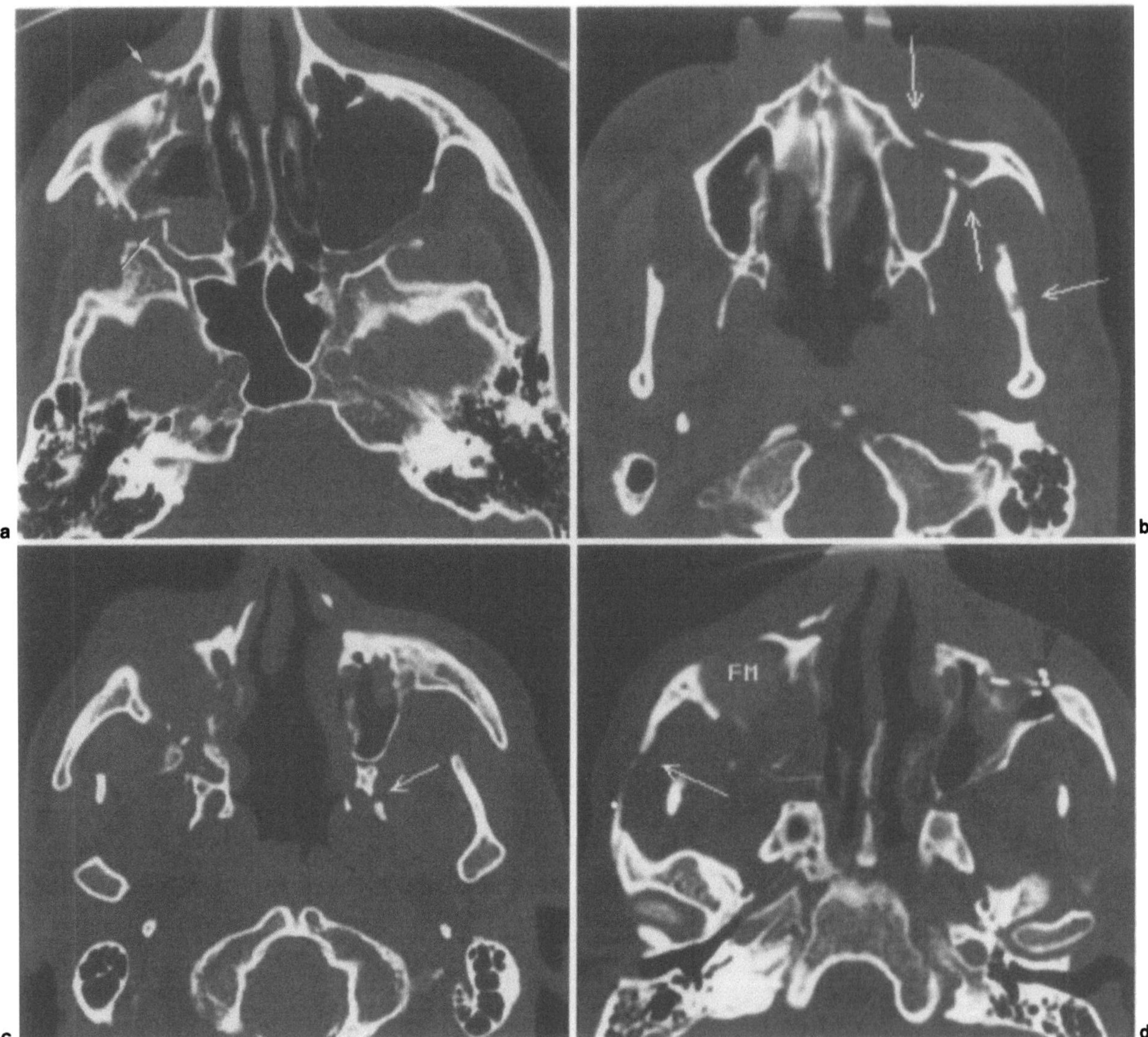

Abb. 188 a–d. Wert der CT bei Mittelgesichtsfrakturen. **a** CT axial - nativ - High resolution: Laterale Mittelgesichtsfraktur mit Fraktur der fazialen und lateralen Kieferhöhlenwand (→). Im Gegensatz zu konventionellen Aufnahmen (nicht dargestellt) zeigt die CT die türflügelartige Impression der Wand in das Kieferhöhlenlumen und die Fraktur der Kieferhöhlenwand. Ebenfalls überlegene Darstellung der Weichteilstrukturen mit Nachweis eines Hämatosinus bei restbelüfteter Kieferhöhle. **b** CT axial - nativ - High resolution: Laterale Mittelgesichtsfraktur. Gering dislozierte Fraktur der fazialen und lateralen Kieferhöhlenwand (→), letztere mit kleiner Fragmentabsprengung in das Lumen. Begleitende Fraktur der Mandibula. **c** CT axial - nativ - High resolution: Zentrolaterale Mittelgesichtsfraktur mit breiter Kontinuitätsunterbrechung der fazialen und lateralen Kieferhöhlenwand mit kleinem isolierten Knochenfragment. Verschattung des gesamten Kieferhöhlenareals. Fraktur der Lamina lateralis und medialis des kontralateralen Processus pterygoideus (→). **d** CT axial - nativ - High resolution in Höhe der Kieferköpfchen: Multiple Frakturlinien bei zentrolateraler Mittelgesichtsfraktur. Fraktur der fazialen Kieferhöhlenwand. Geringe Metallartefakte durch Draht bei zygomatikomaxillärer Aufhängung (▶). Fraktur sämtlicher Kieferhöhlenwände links mit posttraumatischem Enophthalmus durch Orbitabodenfraktur. Hyperdenses postoperatives Fremdmaterial (FM) zur Unterfütterung bei Orbitabodendestruktion. Reponierte Jochbogenfraktur (→). Insgesamt ist bei solch komplexen Verletzungen der Informationsgehalt der CT allen anderen bildgebenden Verfahren überlegen!

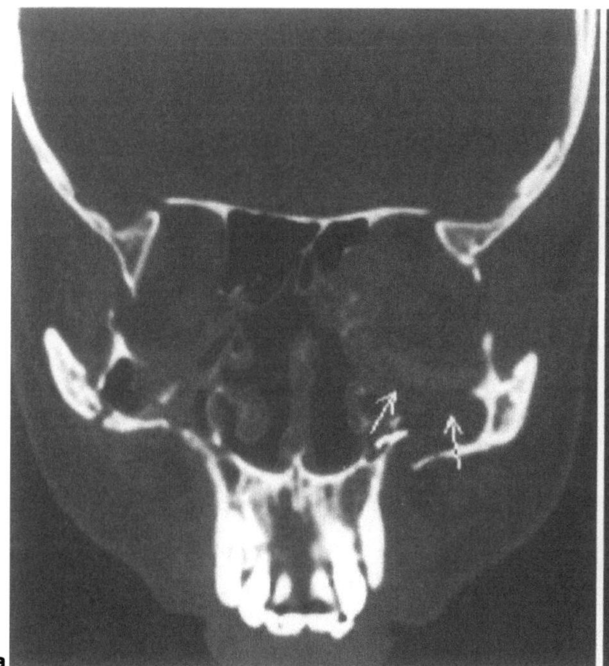

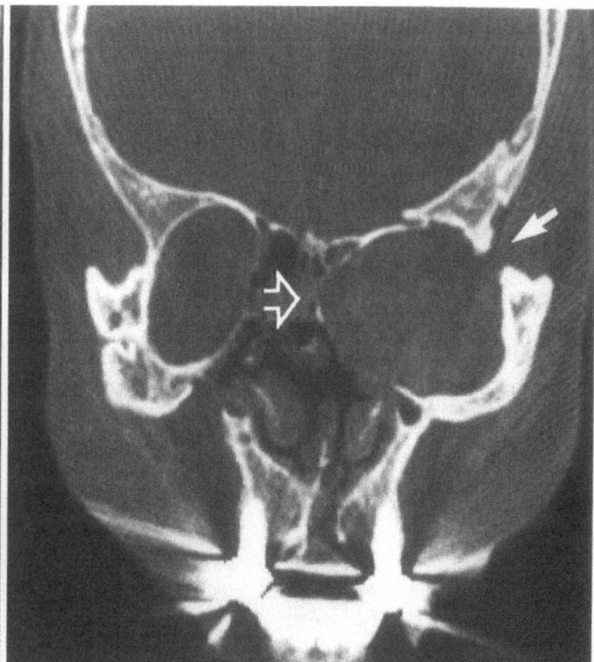

Abb. 189 d-c. CT bei Mittelgesichtsfrakturen.
a CT koronar - nativ - High resolution in Höhe des hinteren Kieferhöhlendrittels. Ergänzend zu der axialen Schicht (Abb. 188 d) Nachweis einer Kieferhöhlenbodenfraktur beidseits, der Sprengung der Sutura frontozygomatica und der Dislokation des Jochbeins. Fraktur des Orbitabodens beidseits, der medialen Orbitawand beidseits und einzelner Siebbeinzellen. Lage des Unterfütterungsmaterials eindeutig nachweisbar (→). **b** CT koronar - nativ - High resolution: Zentrolaterale Mittelgesichtsfraktur mit Sprengung der Sutura frontozygomatica (→) und Dislokation des Jochbeins nach lateral. Fraktur des Orbitadaches. Fraktur der medialen Orbitawand (⇒) mit Verlagerung von Orbitainhalt in die Siebbeinzellen (cave: Einklemmung). Orbitabodenfraktur.
c CT koronar - nativ - High resolution: Durch Ausschnittsverkleinerung bei der Nachberechnung, Änderung des Faltungskernes (starker aufsteilend) und des Rechenmodus Änderung der Bildqualität in der gleichen Schicht und Zunahme der Strichartefakte durch stärkere Kantenbetonung

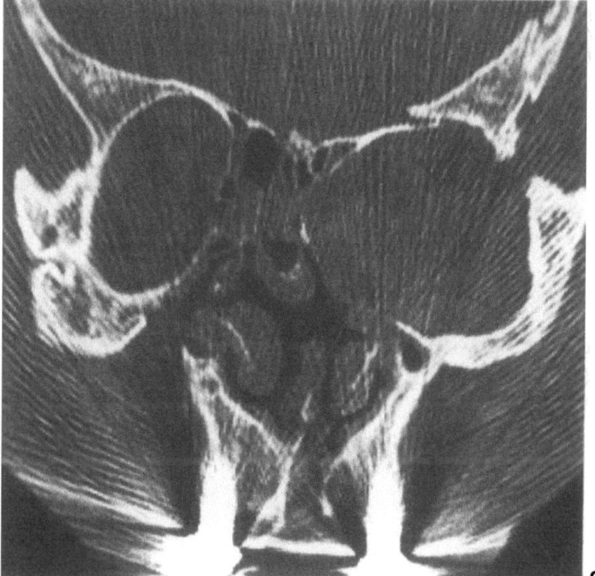

10.3.3 Laterale Mittelgesichtsfrakturen (Abb. 185 g)

Merke: Bei den lateralen Mittelgesichtsfrakturen ist der häufigste Typ die sog. Dreipolfraktur (oder Dreipunktimpressionsfraktur) mit Fraktur des Orbitabodens, des Jochbogens und der lateralen Kieferhöhlenwand (Abb. 185 g, 187, 188 a, b).

10.3.3.1 Jochbeinfraktur

Das Jochbein formt den anterolateralen Orbitaboden; Jochbeinfrakturen werden in Abhängigkeit von Dislokation bzw. Rotation weiter unterteilt.

Ätiologie
Meist direktes Trauma auf die Jochbeinregion.

Klinische Symptome
Meist Monokelhämatom; Impression im Bereich des Jochbeins; palpatorisch häufig Stufenbildung; evtl. Enophthalmus, Doppelbilder und Parästhesien.

Röntgendiagnostik
NNH, Orbita, Jochbogenvergleichsaufnahme, Filmtomographie, Computertomographie.

Therapie
Osteosynthesen häufig (v. a. stabile Miniplattenosteosynthese); nach Reposition Antralballon bei Kieferhöhlenfraktur; evtl. (frühzeitige) Dekompression des N. infraorbitalis.

10.3.3.2 Jochbogenfraktur

Ätiologie
Meist rein seitliches direktes Trauma.

Klinische Symptome
Eindellung am Jochbogen, meist Kieferklemme, klinisch nicht immer diagnostizierbar.

Radiologische Symptome
- Auf den Jochbogen beschränkte Aufhellungslinie,
- auf der NNH-Aufnahme ovaläre Verschattung (durch erhöhte Knochenmasse durch die Impression).

Ergänzende Röntgendiagnostik
NNH, Jochbogenvergleichsaufnahme.

Merke: Isolierte Jochbogenfrakturen lassen sich am besten auf Jochbogenvergleichsaufnahmen erkennen; sie sind aber nicht selten bereits auf der NNH-Aufnahme oder dem OPG zu diagnostizieren (Abb. 179a, 186)!

Therapie
Reposition und Miniplattenosteosynthese.

10.3.3.3 Orbitabodenfraktur

Ätiologie
Plötzliche intraorbitale Druckerhöhung durch äußere Gewalteinwirkung.

Klinische Symptome
Treten meist unmittelbar nach dem Trauma oder innerhalb der ersten 10 Tage auf; Doppelbilder (Einschränkung der Muskelfunktion durch Ödem, Blutung oder Verletzung; Nervenverletzung; Einklemmung im Frakturspalt).

Radiologische Symptome
- „Orbitalbodenlinien" (kraniale = Orbitarand; kaudale = Orbitaboden) zeigen stärkere Distanzierung (Abb. 187),
- „hängender Tropfen" bei kleiner Fraktur mit umschriebener Weichteilverlagerung oder submuköser Blutung.

Cave: Bei Orbitabodenfraktur immer begleitende mediale Orbitawandfraktur ausschließen, da ansonsten unbefriedigende kosmetische Ergebnisse nach alleiniger Reposition der Orbitabodenfraktur zu befürchten sind (Abb. 189a–c).

Röntgendiagnostik
Orbitavergleichsaufnahme, NNH, Filmtomographie, Computertomographie.

Therapie
Orbitabodenplastik.

Literatur

Beyer D, Herzog M (1980) Durch Artefakt vorgetäuschte Unterkieferfraktur im Orthopantomogramm. ROFO 132: 472-473

Dielert E, Fischer-Brandies E (1986) Prinzipien bei der Versorgung von Trümmer- und Defektbrüchen der Mandibula. HNO 24: 21

Düker J (1980) Fragmentbeweglichkeit bei Kollumfrakturen. Fortschr Kiefer Gesichtschir 25: 234

Gerlach KL, Pape HD (1980) Prinzip und Indikation der Miniplattenosteosynthese. Dtsch Zahnärztl Z 35: 346

Jend HH, Jend-Rossmann I (1985) A systematic approach to the diagnosis of transethmoidal fractures in CT. Eur J Radiol 5: 8

Ködel G (1978) Erkrankungen des Kiefergelenkes. In: Haunfelder D, Hupfauf L, Ketterl W, Schmuth G (Hrsg) Praxis der Zahnheilkunde. Urban u Schwarzenberg, München

Le Fort R (1972) Experimental study of fractures of the upper jaw. Part III. Plast Reconstr Surg 50: 600

Litwan M, Fliegel Ch (1986) Zur Röntgendiagnostik von Unterkieferfrakturen. Radiologe 26: 416

Litwan M, Fliegel Ch (1986) Zur Röntgendiagnostik von Mittelgesichtsfrakturen. Radiologe 26: 421

Moilanen A (1982) Errors in the primary x-ray diagnosis of maxillofacial fractures. ROFO 137: 129

Nahser HC, Löhr E (1986) Möglichkeiten der hochauflösenden Computertomographie in der Diagnostik von Gesichtsschädelverletzungen. Radiologe 26: 412

Schwab W, Mang WL (1986) Traumatologie des Mittelgesichts - Diagnostische und therapeutische Leitlinien für den praktizierenden HNO-Arzt aus der Sicht des Oto-Rhino-Laryngologen. HNO 34: 1

Schwenzer N (1977) Grundlagen der Kieferbruchbehandlung für Klinik und Praxis. D Ä, Köln

Spiessl B, Schroll K (1972) Gesichtsschädel. In: Nigst H (Hrsg) Spezielle Frakturen- und Luxationslehre, Bd I/1. Thieme, Stuttgart

Steinhardt G (1963) Röntgenpathologie der Kiefer und Zähne. In: Handbuch der medizinischen Radiologie, Bd 7/2. Springer, Göttingen Heidelberg Berlin

11 Kiefergelenk

11.1 Anatomische und funktionelle Grundlagen

A. HÜLS, E. WALTER

Beide Kiefergelenke bilden die bewegliche Anheftung der Mandibula an die Schädelbasis. Durch Interposition des Discus articularis sind anatomisch 4 Einzelgelenke abgrenzbar, die zusammen eine *Funktionskette* bilden. Diese ist Bestandteil eines übergeordneten Funktionskomplexes, des *stomatognathen Systems* (Synonyma: Kauorgan, orofaziales System). Dieses wiederum ist - ganzheitlich betrachtet - ein Teil des kraniomandibulären Bewegungsapparates, der den Funktionsbereich der Halswirbelsäule mit ihren assoziierten Muskeln einbezieht.

Merke: Die Diagnostik von Erkrankungen der Kiefergelenke darf nie isoliert erfolgen, sondern muß das gesamte Funktionssystem miteinbeziehen. In diesem Zusammenhang ist die leicht durchzuführende klinische Funktionsanalyse von entscheidender Bedeutung.

Das menschliche Kiefergelenk kann als Mischtyp aus den 3 Grundformen der Säugergelenke angesehen werden. Es verfügt über eine ausgesprochen komplexe dreidimensionale Beweglichkeit und wird funktionell nicht nur im Rahmen der Mastikation beansprucht. Bewegungsfunktionen des Unterkiefers und damit auch der Kiefergelenke dienen wesentlich häufiger der Psychomotorik und hier besonders der Sprach- bzw. Lautbildung.
Das hohe Maß an Beweglichkeit wird erreicht durch einen sehr weiten Kapsel-Band-Apparat, der dem Kiefergelenk den Charakter eines „Schlottergelenks" gibt. Die Kapsel ermöglicht dabei eine „funktionelle Subluxation", d. h. der Gelenkkopf kann physiologischerweise aus der Fossa mandibularis heraus auf die Eminentia treten, ohne die Kapsel zu traumatisieren.
Die Eminentia articularis stellt eine walzenförmig ausgeprägte Knochenpartie des Os temporale dar, die der Fossa vorgelagert ist. Der laterale, am weitesten nach kaudal reichende Abschnitt wird auch als Tuberculum articulare bezeichnet. Durch Auflaufen des Gelenkkopfes auf die Eminentia kommt es zur Disklusion der Zahnreihen und damit zur Schaffung eines Funktionsraumes, der bei den mastikatorischen und nichtmastikatorischen Aktivitäten benutzt wird. Der Bereich zwischen Fossa und Eminentia einerseits und Gelenkkopf andererseits wird vom Diskus ausgefüllt (Abb. 190a-c). Der Diskus ist zirkulär mit der Kapsel verbunden.

Dies führt zur Bildung von je 2 Gelenken, der oberen *Pars discotemporalis* und der unteren *Pars discomandibularis*. Beide Gelenke sind somit vollständig voneinander getrennt. Verbindungen können nur bei Perforation des Diskus entstehen.
Der *Diskus* ist an den Kondylenpolen straff fixiert, so daß als Hauptbewegung eine „visierartige" Rotation um die Längsachse des Kondylus resultiert. Posterior geht der Diskus in das Weichgewebe der *Bilaminarzone* über. Dieses gefäß- und nervenreiche Areal übernimmt die posteriore Anheftung der Gelenkscheibe an den knöchernen Strukturen des Schläfenbeins, bzw. des Os tympanicum.
Bei Bewegungen nach ventral wird die Bilaminarzone gedehnt und entwickelt aufgrund ihres Gehalts an elastischen Fasern Rückstellkräfte, die funktionell einen Antagonismus aufweisen zu den protraktorisch wirkenden Muskelgruppen. Die korrekte Lage des Diskus hängt somit eng vom Funktionszustand der Bilaminarzone ab.
Die physiologischen Belastungen sowie auch mögliche pathologische Überdehnungen sind gekoppelt an muskuläre (Hyper-)valenzen. Gelenkbezogen übernimmt der M. pterygoideus lateralis eine Schlüsselrolle. An ihm sind 2 Muskelbäuche abgrenzbar (Abb. 190d) von denen der dünnere obere Bauch häufig, aber nicht immer am Diskus inseriert. Der kräftige untere Bauch inseriert in der Fossa pterygoidea und zeigt sehr enge topographische Beziehung zum Kondylus und den Gelenkweichteilen (Abb. 190b).
Aufgrund ihres anatomischen Aufbaus und der Innervationsverhältnisse stellt die Bilaminarzone einen besonders vulnerablen Bereich dar und kann deshalb auch als „Achillesferse des Gelenks" bezeichnet werden. Die faserknorpelige Diskusscheibe hingegen ist in aller Regel frei von Gefäßen und Nerven.
Unter funktionellen Gesichtspunkten soll besonders betont werden, daß der Gelenkkopf primär nicht in der knöchernen Fossa artikuliert, sondern im Diskus. Der Diskus kann deshalb auch als die „funktionelle Fossa" des Kondylus angesehen werden. In der unteren Gelenkkammer werden überwiegend *Scharnierbewegungen* durchgeführt, während in der Pars discotemporalis *Translationsbewegungen* erfolgen. Bewegungen der Gelenke stellen deshalb meist kombinierte *Rotations-Translations-Bewegungen* dar. Der Gleitweg für die verschiedenen Gelenkoberflächen wird dabei durch den mit synovialer Flüssigkeit benetzten Diskus erheblich verkürzt.
Die Kondylus-Diskus-Einheit wiederum ist nun so in die Fossa mandibularis eingelagert, daß der Gelenkkopf in den antero-kranialen Abschnitten der Fossa positioniert ist (Abb. 190a). Über den Diskus wird somit der Kondylus der Eminentia zugeordnet und erreicht in dieser gegenüber dem Zenit der Fossa leicht anterioren Position ein Maximum an Lagestabilität. Entsprechend des Maximums an Funktionsbelastung liegt der dünnste Bereich des im Sagittalschnitt bikonkav ausgeformten Diskus dabei im Wendepunktbereich der Gelenkbahn. Kubein hat in seinem Modell der kranialen Grenzfunktion diese Funktionszusammenhänge theoretisch abgeleitet und biomechanisch erklärt.
Die physiologische Kondylen- und Diskuslage hängt bei maximalem Kontakt der Zahnreihen auch von einer korrekten Okklusion ab. Fehlkontakte, Interferenzen oder Hyperbalancen können zu einer Verlagerung des Gelenkkopfes und zu unphysiologischen Kompressions- oder Distriktionserscheinungen an den Weichgeweben führen. Aus

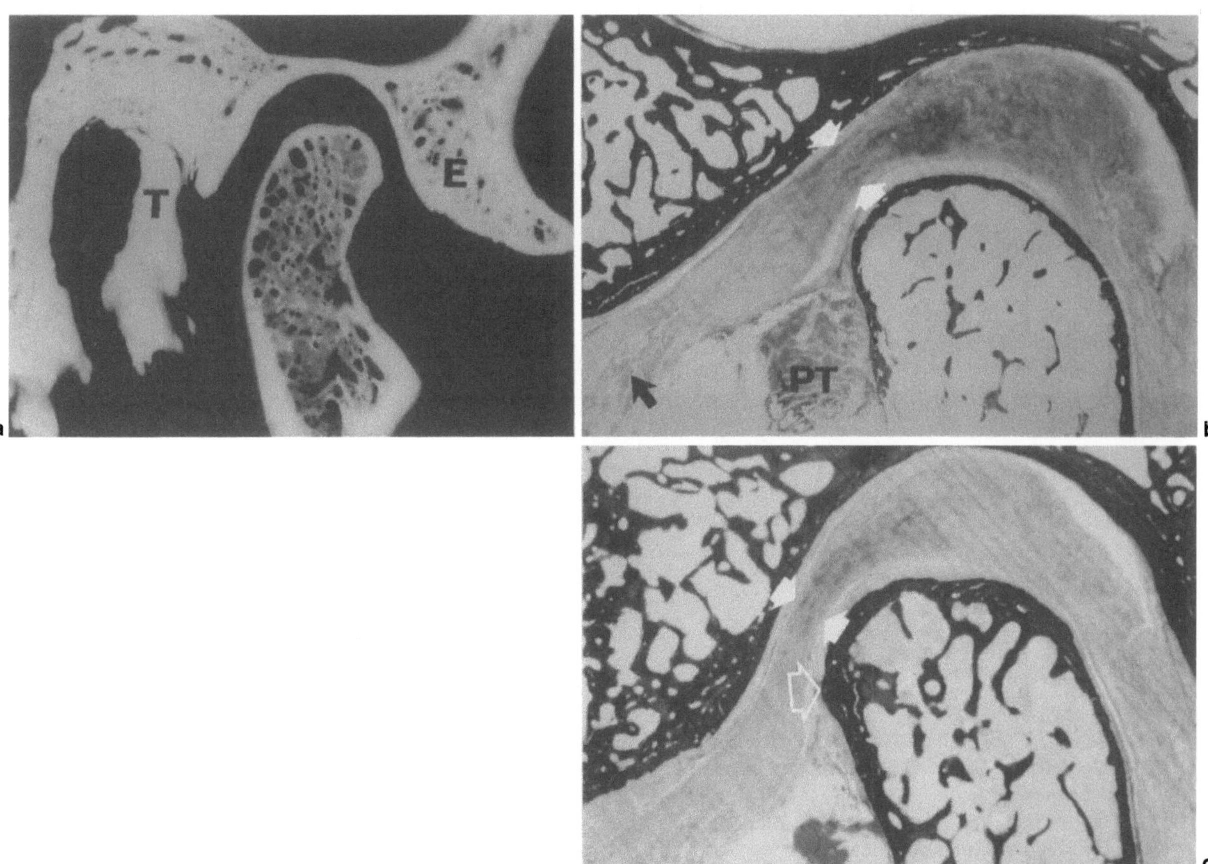

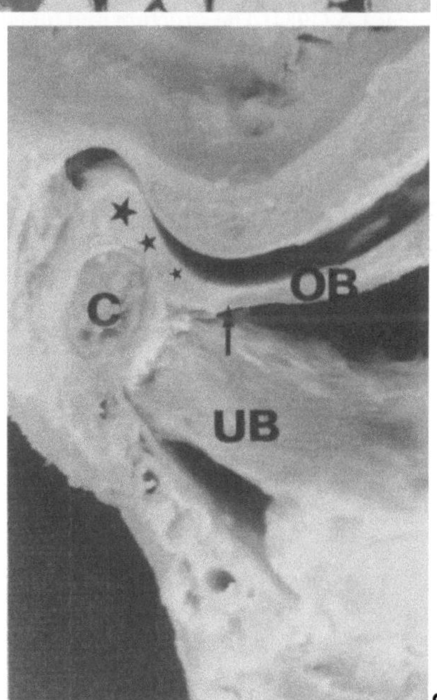

Abb. 190. a Sagittalschnitt durch ein anatomisches Gelenkpräparat (Kontaktradiogramm). Der Kondylus ist der Eminentia (E) zugeordnet und steht in den anteriorkranialen Abschnitten der Fossa (T Os tympanicum, das an der Bildung des retrokondylären Raumes beteiligt ist). **b Histologischer Sagittalschnitt durch das mittlere Kondylendrittel.** Der Kondylus ist der Eminentia im Bereich der minimalen Diskusstärke (Druckmaximum) zugeordnet (⇨); PT Anschnitt des M. pterygoideus lateralis, der eine sehr enge topographische Beziehung zum Knochen aufweist. Anterior ist das Einstrahlen von Faserbündeln des oberen Pterygoideusbauches in den Diskus erkennbar (➧). **c Sagittalschnitt durch das laterale Kondylendrittel** (dasselbe Gelenk wie in Abb. 190 b). Der Diskus ist insgesamt dünner, auf eine erhöhte biomechanische Belastung in diesem Gelenkabschnitt deutet auch die kräftigere Knochenstrukrur hin. Die dünnste Diskusstelle (➧) liegt wieder im Wendepunktbereich der knöchernen Gelenkbahn. Kräftige anteriore Kortikalis mit Zeichen von remodellierendem Knochenumbau (↑). **d Anatomisches Präparat mit Abgrenzung vom oberen** (OB) **und unteren** (UB) **Pterygoideusbauch.** Der Pfeil befindet sich am Übergang vom oberen Muskelbauch in den Discus (*), (C Kondylus)

okklusionsanalytischer Sicht ist deshalb vor allem die genaue, möglichst dreidimensionale Positionsdiagnose des Kondylus und auch des Diskus von Bedeutung.

Merke: Der anatomische Aufbau des Kiefergelenks stellt hohe Anforderungen an die bildgebende Diagnostik. Daraus ergeben sich zwangsläufig Probleme und Schwierigkeiten. Aus röntgenologischer Sicht sind besonders folgende Faktoren anzuführen:

1. die Kleinheit der abzubildenden Strukturen,
2. der anatomisch komplexe Aufbau durch die Interposition des Discus articularis,
3. die röntgenanatomisch ungünstige Lage im Bereich der mittleren Schädelbasis (Projektionsphänomene),
4. die ausgeprägte funktionell-anatomische und morphologische Variationsbreite der Gelenkstrukturen.

Literatur

Blackwood, HJJ (1963) Arthritis of the mandibular joint. Br Dent J 115: 317

Kubein-Meesenburg D (1985) Die craniale Grenzfunktion des stomatognathen Systems, Hanser, München

Mahan PE (1983) Normale und anormale Funktion des Kiefergelenks. In: Solberg WK, Clark GT (Hrsg) Das Kiefergelenk, Diagnostik und Therapie. Quintessenz, Berlin

Rees LA (1954) The structure and function of the mandibular joint. Br Dent J 96: 125

Zarb GA, Carlsson GE (Hrsg) (1985) Physiologie und Pathologie des Kiefergelenks. Quintessenz, Berlin

11.2 Untersuchungstechnik und Normalbefunde

E. WALTER, A. HÜLS

11.2.1 Konventionelle Röntgenaufnahmen

Für die Darstellung des Kiefergelenks bzw. der das Kiefergelenk bildenden knöchernen Strukturen stehen verschiedene konventionelle Verfahren zur Verfügung. Mit der *Schädelübersichtsaufnahme in 2 Ebenen* sind nur grob pathologische Prozesse am Kiefergelenk erkennbar. Differenziertere Aussagen erlauben *transkranielle Röntgenaufnahmen,* deren bekannteste diejenige die nach *Schüller* und *Parma* sind.

Merke: Allen transkraniellen Aufnahmen ist gemeinsam, daß das Kiefergelenk *nicht* überlagerungsfrei dargestellt werden kann. Die speziell unter pathologischen Bedingungen bestehenden unterschiedlichen Formen und Rotationsstellungen des Kieferköpfchens erschweren zudem die Einstellung.

Das *Orthopantomogramm* gehört zu den häufigsten in der Kieferdiagnostik verwendeten Röntgenverfahren. Die Kiefergelenke sind dabei am Rande des Röntgenbildes zu erkennen. Eine detailliertere konventionelle Darstellung der Kiefergelenke gelingt nur mit *konventioneller Tomographie.*

11.2.2 Computertomographie (CT)

Mit der Entwicklung der CT mit sekundärer Rekonstruktion haben sich neue Möglichkeiten ergeben, die anatomischen Strukturen des Kiefergelenkbereiches abzubilden. Prinzipiell sind dabei 3 unterschiedliche Schnittführungen durch das Kiefergelenk möglich.

11.2.2.1 Aufnahmetechnik

Die CT des Kiefergelenks kann in *axialer, direkt sagittaler* sowie in *koronarer Schnittführung* vorgenommen werden. Je nach Fragestellung ist die günstigste computertomographische Ebene mit speziellen technischen Programmen zu wählen:

Axiale Schnittführung
Bei Erstellung axialer Computertomogramme liegt der Patient in Rückenlage. Dabei sollte die Gantry so geneigt werden, daß die Linse geschont wird. Als Richtlinie für die Schnittführung empfiehlt sich die Frankfurter Horizontale.
Axiale Computertomogramme erlauben die Darstellung knöcherner Strukturen im Übersichtsbild (Abb. 191 a), aber auch der Weichteile im Bereich der Kiefergelenke im Seitenvergleich (Abb. 191 b). Die Möglichkeit, die Muskulatur im Seitenvergleich darzustellen, ist von Bedeutung, um die unilaterale Hypertrophie des M. pterygoideus lateralis zu erkennen, wie dies bei der Myoarthropathie beobachtet wird. Die Übersicht im axialen

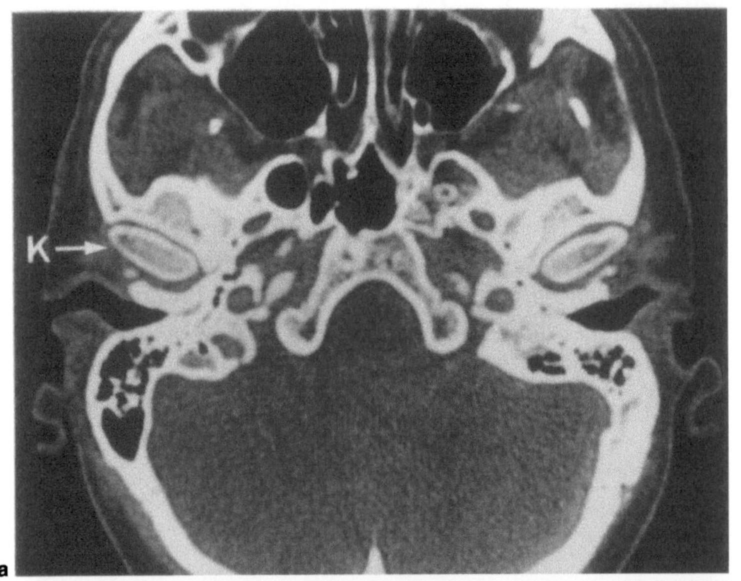

a

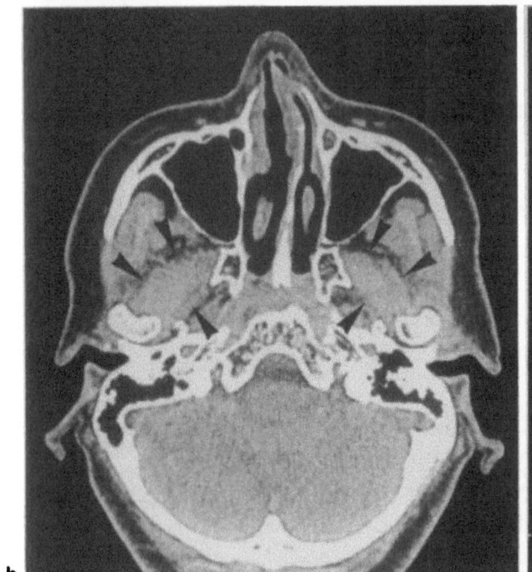

b

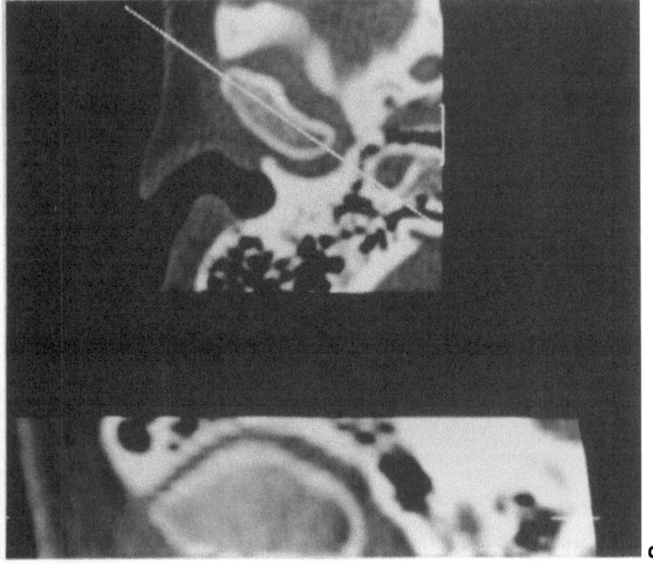

c

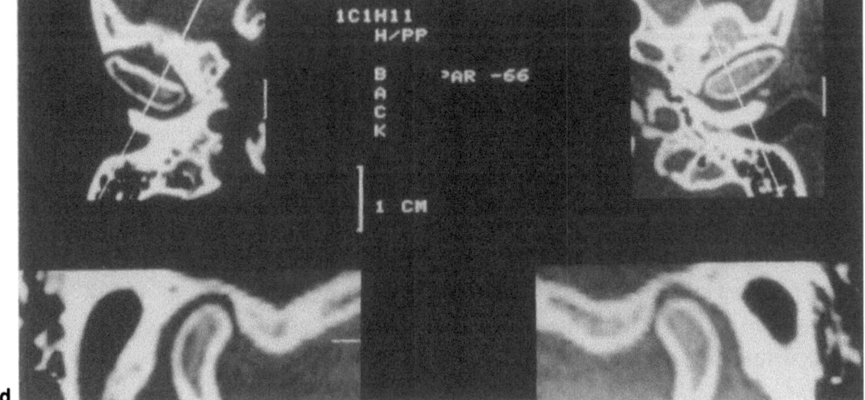

d

Strahlengang erlaubt zudem die Ermittlung des horizontalen Kondylenwinkels im Seitenvergleich, der sich ebenfalls bei Myoarthropathie ändern kann. Die Rekonstruktion aus primären axialen Computertomogrammen erlaubt die individuelle Rekonstruktion des Kieferköpfchens (Abb. 191 c, d). Bei der Kleinheit des Organs erfordert dies allerdings primäre axiale Schichtdicken von 1 mm bei 1 mm Vorschub.
Da bei der axialen CT die Beurteilung der knöchernen Strukturen des Kieferköpfchens im Vordergrund steht, sollten folgende Untersuchungsparameter gewählt werden:
Schichtdicke 1 mm, Vorschub 1 mm, Rekonstruktion in High-resolution-Technik. Dabei sollte die seitengetrennte Vergrößerung des Kieferköpfchens aus Rohdaten erfolgen, um das Auflösungsvermögen der CT voll auszuschöpfen.

Direkt sagittale Schichtuntersuchung
Zur Lagerung des Patienten ist eine spezielle Platte erforderlich, da der Patient schräg in die Gantry gelegt werden muß, damit das Kieferköpfchen direkt sagittal geschnitten werden kann (Abb. 192 a). In solchen Fällen empfiehlt sich eine computertomographische Schichtdicke von 2 mm.
Bei den direkt sagittalen Computertomogrammen besteht die Möglichkeit der Weichteildarstellung. Es sollte somit die Aufnahme nicht im High-resolution-Mode gewonnen werden, da sonst Kantenphänomene die Beurteilung der Weichteile erschweren. Auch hier empfiehlt sich nach der Übersicht die Vergrößerung aus Rohdaten mit Zoom 10.
Diese direkt sagittale Schichtuntersuchung ist geeignet, knöcherne Strukturen des Kieferköpfchens in dieser Ebene direkt darzustellen (Abb. 192 b), insbesondere die Position des Kieferköpfchens innerhalb des Gelenkes. Der entscheidende Vorteil dieser Schnittebene liegt in der Darstellung der Weichteile, speziell des Discus articularis (Abb. 192 c, d).

Direkt koronare Schnittführung
Bei dieser Untersuchungstechnik liegt der Patient in Bauchlage, der Kopf ist nach dorsal geneigt, die Gantry ist zur Korrektur zu kippen. Diese Aufnahmetechnik eignet sich zur Darstellung der knöchernen Strukturen des Kiefergelenkes, z. B. bei Frakturen oder unilateraler Hyper- oder Hypoplasie (Abb. 193), jedoch nicht für die Darstellung von Erkrankungen, die mit einer Rotation des Kieferköpfchens verbunden sind. Dies gilt auch für die Darstellung der Weichgewebe.

◁ **Abb. 191. a Axiales Computertomogramm der Kiefergelenke.**
Übersichtsaufnahme, Schichtdicke 1 mm in High-resolution-Mode, „Knochenfenster“. Regelrechte knöcherne Struktur, symmetrischer horizontaler Kondylenwinkel (K Kieferköpfchen). **b** Axiales Computertomogramm, Übersichtsaufnahme, Weichteilfenster. Vergleich der Muskulatur, speziell des M. pterygoideus lateralis (▲) im Seitenvergleich möglich. **c** Rekonstruktion des Kieferköpfchens aus 1 mm dicken axialen Computertomogrammen: Normalbefund. **d** Rekonstruktion des Kieferköpfchens rechts wie links im Vergleich paraxial. Symmetrische, regelrechte Position des Kieferköpfchens in der Fossa articularis

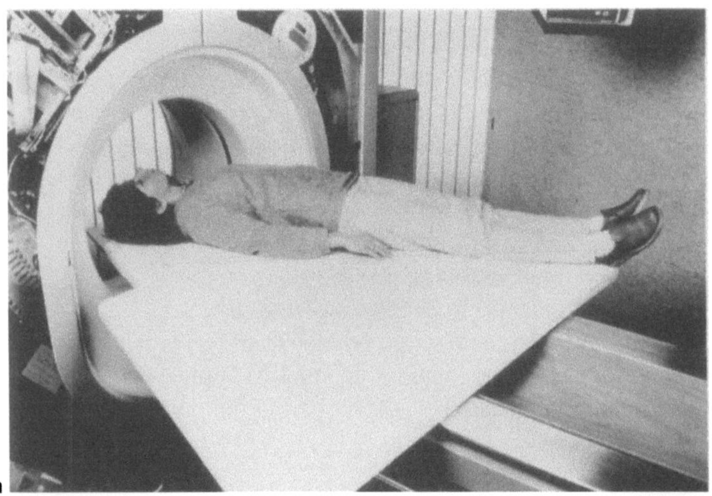

a

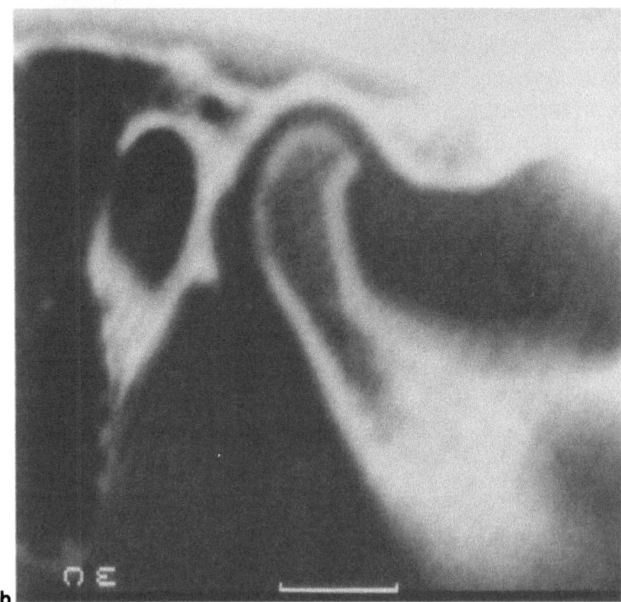

b

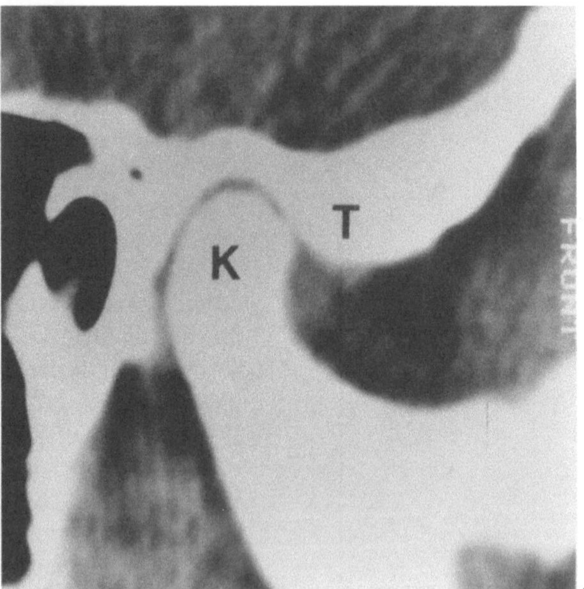

c

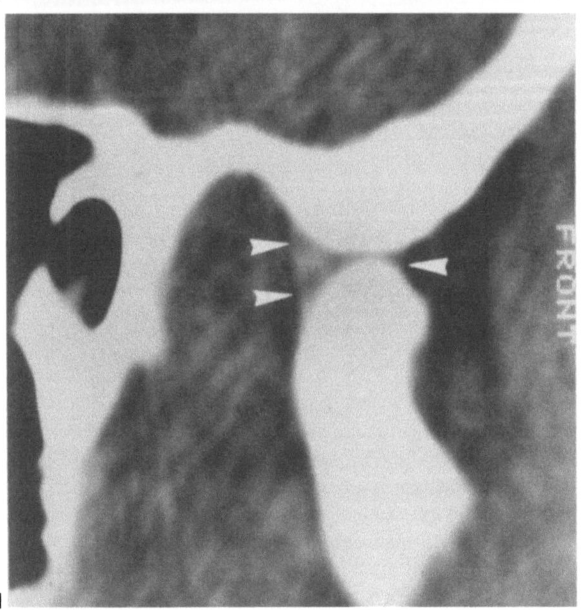

d

Abb. 192. a Lagerung des Patienten auf spezieller Platte zur direkt sagittalen Darstellung des Kiefergelenks. **b Direktes sagittales Computertomogramm,** Schichtdicke 2 mm, kein High-resolution-Mode, „Knochenfenster“. Normalbefund. **c** und **d Direkt sagittales Computertomogramm der Kiefergelenke. Weichteilfenster. Darstellung des Discus articularis (►)** bei geschlossenem und geöffnetem Mund. Normalbefund. Geschlossener Mund **c**), geöffneter Mund (**d**) K Kieferköpfchen; T Tuberculum articulare

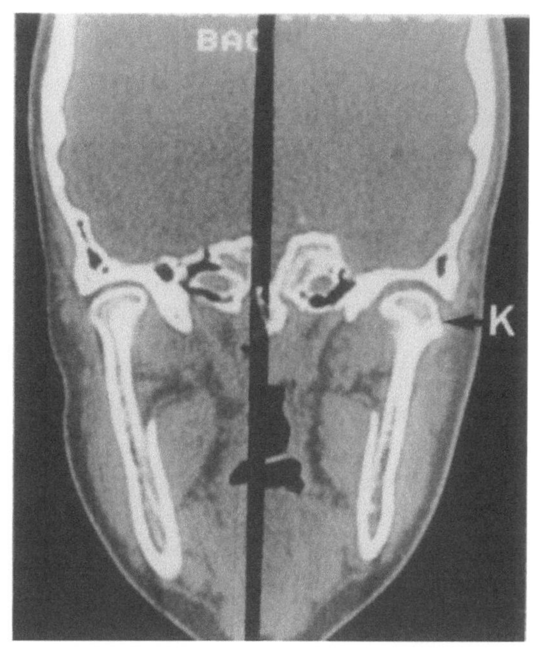

Abb. 193. Primär koronares Computertomogramm des Unterkiefers mit Kiefergelenk.
Normalbefund. K Kieferköpfchen (←)

11.2.2.2 Darstellung des Discus articularis

Die Darstellung des Discus articularis ist für Zahnärzte von Bedeutung, da Verlagerungen des Discus articularis häufig Ursache von Beschwerden im Kiefergelenk sind. Bislang gab es (abgesehen von der Kernspintomographie) keine technische Möglichkeit in der zahnärztlichen Radiologie, diese Strukturen direkt abzubilden. Zur Darstellung des Discus articularis empfiehlt sich das *direkt sagittale CT.*
Helms et al. (1982, 1983) meinten, den Discus articularis aus axialen Tomogrammen rekonstruieren zu können. Diese häufig publizierte Vorstellung kann nicht erfolgreich sein, da der Discus articularis stellenweise nur 1 mm dick ist und damit auch bei 1 mm Schichtdicke in der Rekonstruktion nicht sinnvoll abgebildet wird. Dies gilt selbstverständlich damit auch für die von Helms et al. propagierte High-lighting-Technik.

11.2.2.3 Wahl der Untersuchungstechnik

Je nach Fragestellung müssen unterschiedliche Untersuchungstechniken gewählt werden:

- **Axiale Schicht mit individueller Rekonstruktion**
Knöcherne Veränderungen im Bereich des Kiefergelenkes, Lage des Kieferköpfchens im Gelenk, *keine* Weichteildiagnostik im Gelenk selbst. Aus der Übersicht Stellung des Kieferköpfchens (horizontaler Kondylenwinkel), einseitige Muskelhypertrophie, z. B. des M. pterygoideus lateralis.

- **Direkt sagittales Computertomogramm**
Geeignet zur Weichteildiagnostik und damit zur Diskusposition bei geschlossenem und geöffnetem Mund, Stellung des Kieferköpfchens in der Gelenkpfanne sowie dessen Lokalisation bei geöffnetem und geschlossenem Mund. Knöcherne Veränderungen kommen weniger deutlich zur Darstellung.

- **Primäre koronare Schnittführung**
Knöcherne Veränderungen, speziell Frakturen, unilaterale Hyper- bzw. Hypoplasie (von geringerer Bedeutung).

11.2.3 Kernspintomographie (MR)

Mit Einführung der Kernspintomographie (MR) ergibt sich eine neue Möglichkeit, Weichteile auch im Bereich des Kiefergelenks abzubilden. Wegen der insgesamt sehr kleinen, aber oberflächlich gelegenen Region des Kiefergelenks im Körper empfiehlt sich die Verwendung von Oberflächenspulen. Der Patient wird üblicherweise so im Gerät gelagert, daß die Oberflächenspule parallel zum Kiefergelenk verläuft.
Bei den gezeigten Fällen handelt es sich um Bilder, die mit einem 1,5 Tesla-Magneten gewonnen wurden. Die Oberflächenspule zeigt die Region des Kieferköpfchens bis in eine Gewebetiefe von 6 cm. Einzelschichtdicke 5 mm, Auflösung bei ca. 0,8 mm.
Da der Discus articularis aus Knorpel mit wenig mobilen Protonen besteht, kommt dieses Organ signalarm, d. h. schwarz zur Darstellung. Im Gegensatz dazu ist das Kieferköpfchen mit seinem fetthaltigen Mark (kurze T_1-Zeit, mittellange T_2-Zeit) im T_1-betonten Bild signalreiche Leitstruktur.
Zur Verdeutlichung des normalen Bildes sei ein Kiefergelenk bei geöffnetem und geschlossenem Mund ohne pathologischen Befund abgebildet und erläutert (Abb. 194a, b).

Abb. 194a, b. Sagittales Kernspintomogramm der Kiefergelenke.
a geschlossener Mund, **b** geöffneter Mund. Darstellung des Discus articularis (↑) und des Kieferköpfchens (K) ▽

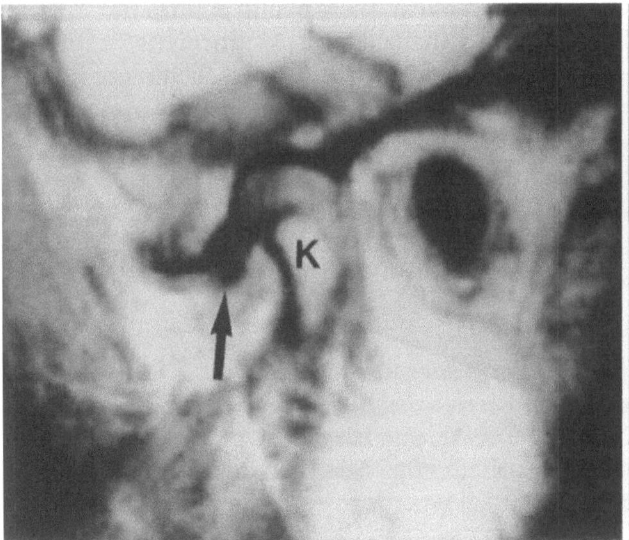

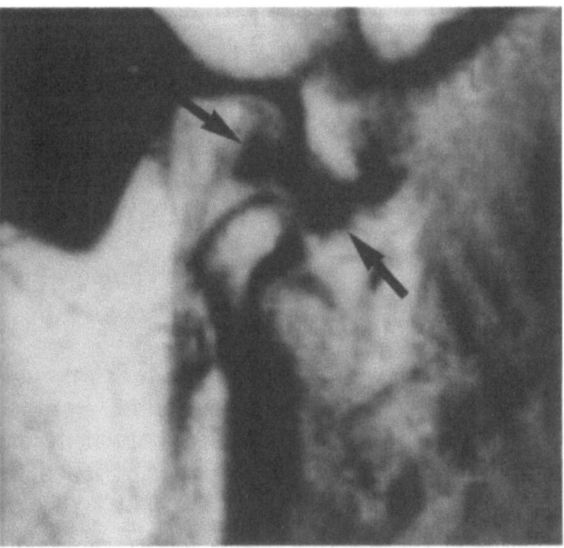

11.3 Primäre Kiefergelenkerkrankungen und ihre Folgen

E. Walter, A. Hüls

11.3.1 Entwicklungsstörungen

Häufigkeit
Am Kiefergelenk sehr selten.

Ätiologie
Entwicklungsstörungen können sein:
- vererbt, z. T. Franceschetti-Syndrom, zerebro-kostomandibuläres Syndrom, Achondroplasie, Dysostosis cleidocranialis;
- Folge exogener Faktoren, d. h. sekundär nach Trauma, entzündlichen Prozessen;
- Folge hormoneller Einflüsse wie Akromegalie;

Häufig ist die Ursache einer Entwicklungsstörung nicht zu ermitteln.

11.3.1.1 Hyperplasie des Kieferköpfchens

Vorkommen
Selten, im allgemeinen einseitig. Bilateral nach einer Literaturzusammenstellung von Kraut (1985) nur 26mal beschrieben, in diesen Fällen fast ausschließlich Männer betroffen.

Ätiologie
Unbekannt. Histologisch Hyperaktivität des artikulären Knorpels, Proliferationszonen verbreitert.
Am Kieferköpfchen ist die Fähigkeit zum Wachstum nicht an die Jugend gebunden, vielmehr ist die Ausbildung einer Hyperplasie auch noch im Erwachsenenalter möglich. De Bont et al. (1985) beschreiben z. B. einen 63jährigen Patienten, bei dem sich ab dem 59. Lebensjahr eine einseitige Hyperplasie des Kieferköpfchens entwickelte.

Klinische Symptome
Kontinuierlich sich entwickelnde Vergrößerung des Kondylus, i. allg. verbunden mit Vergrößerung des gesamten ipsilateralen Unterkiefers. Folge dieser unilateralen Hypertrophie ist die Ausbildung einer Gesichtsasymmetrie (Hemihypertrophie), Verlagerung der Unterkiefermittellinie zur gesunden Seite, leichte Protrusion des Kinns durch Längenwachstum des Corpus mandibulae, gelegentlich ipsilaterale Muskelverspannung, keine Schmerzen.
Die klinische Manifestation tritt beim Jugendlichen erst dann in Erscheinung, wenn der sich normal entwickelnde Unterkiefer in seinem Wachstum gegenüber dem pathologischen Unterkiefer zurückbleibt.
Lediglich bei doppelseitigem Befall limitierte Öffnung des Mundes beschrieben. Keine präaurikuläre Schwellung, keine Gelenkgeräusche.

Radiologische Symptome

OPG
Bei unilateraler Hyperplasie Größenasymmetrie des Ramus mit Kondylus und Korpus direkt im Seitenvergleich darstellbar. Typische Konfiguration der einzelnen anatomischen Strukturen erhalten.

Transkranielle Aufnahme
Größendifferenz des Kieferköpfchens im Seitenvergleich ebenfalls darstellbar, das Corpus mandibulae wird nicht erfaßt. Gelegentlich Verschmälerung des Gelenkraumes auf der erkrankten Seite. Wegen der knöchernen Überlagerungen bei transkraniellen Aufnahmen Beurteilung des Kieferköpfchens zwar erschwert, Größendifferenz jedoch im allgemeinen eindeutig darstellbar.

NNH
Darstellung der Asymmetrie des Unterkiefers bei unilateralem Befall.

Computertomographie
Großes Kieferköpfchen beim axialen Tomogramm, kaudaler geführte Schichten erlauben den Größenvergleich des Corpus mandibulae. Beim direkt sagittalen Bild Größe des Kieferköpfchens mit Ramus direkt vergleichbar. Darüber hinaus unscharfe Darstellung des Diskus, Gelenkpfanne auf der pathologischen Seite leicht demineralisiert (Abb. 195).

Szintigramm
Immer erforderlich, um Aktivität des Wachstumsprozesses zu beurteilen. Verwendet wird 99-m-Tc-Polyphosphat. Hohe Aktivitätsanreicherung beweist aktiven Wachstumsprozeß.

Therapie
Bei persistierender Wachstumstendenz des Kondylus Kondylektomie. Bei beidseitigem Befall mit Limitation der Bißöffnung ebenfalls Kondylektomie.

11.3.1.2 Aplasie des Kieferköpfchens

Sehr selten, mühelos mit dem OPG zu diagnostizieren.

11.3.1.3 Hypoplasie des Kieferköpfchens

Vorkommen
Selten, im allgemeinen einseitig, aber auch doppelseitig möglich.

Ätiologie
Meist kindliche Traumen im Kiefergelenkbereich oder auf das Kiefergelenk übergreifende Otitiden während der Jugend. Da häufig erst im fortgeschrittenen Alter zufällig entdeckt, Ursache oft nicht mehr zu klären.

Klinische Symptome
Im allgemeinen keinerlei klinische Beschwerden. Oft erst im Erwachsenenalter per Zufall entdeckt. Selten Gesichtsasymmetrie.

Abb. 195. Unilaterale Hyperplasie des rechten Unterkiefers im direkt koronaren Computertomogramm.
Mit der unilateralen Hyperplasie verbunden die Hyperplasie des rechten Kieferköpfchens (K→)

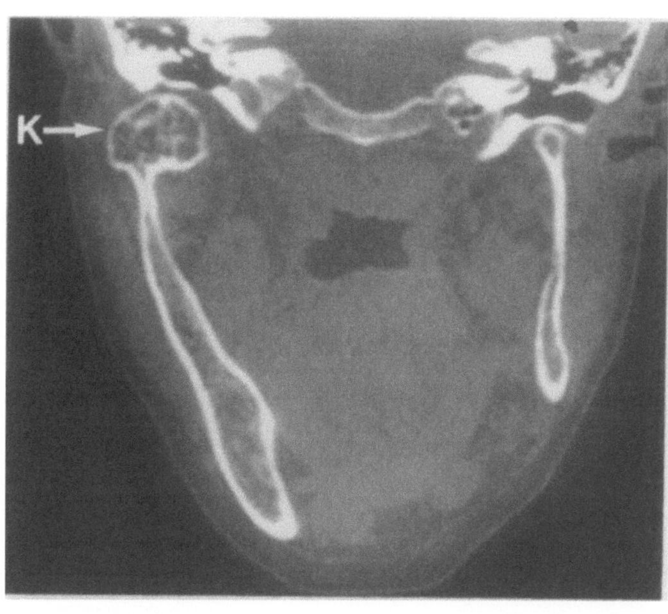

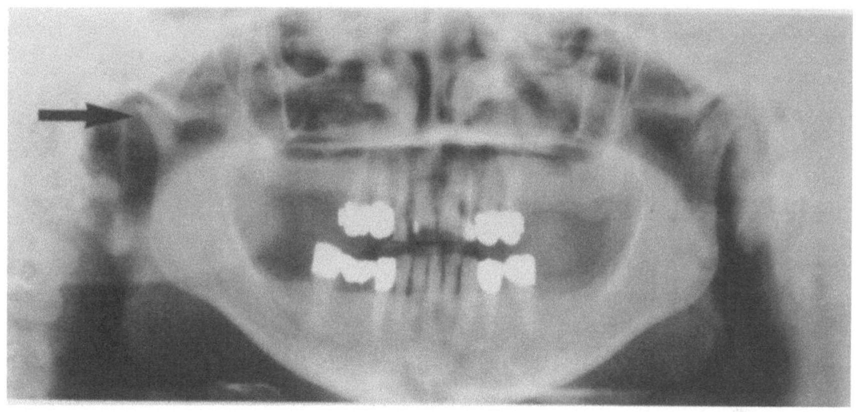

Abb. 196. Unilaterale Hypoplasie (→) des rechten Kieferköpfchens.
Zur Diagnostik einer Hyper- bzw. Hypoplasie ist ein Computertomogramm nicht erforderlich, die konventionellen Röntgenverfahren reichen zur Diagnostik aus

Radiologische Symptome

OPG
Direkter Vergleich beider Kieferköpfchen möglich. Auf der hypoplastischen Seite kleines Kieferköpfchen bei normaler anatomischer Konfiguration (Abb. 196).

Transkranielle Schädelaufnahmen
Im Seitenvergleich kleines Kieferköpfchen auf der pathologischen Seite bei regelrechten anatomischen Strukturen (Abb. 196).

Computertomographie
Auf axialen Schichten kleines Kieferköpfchen im Vergleich zur Gegenseite mit gelegentlich etwas dichteren knöchernen Strukturen.

Radiologische Differentialdiagnostik
Bei hypoplastischem Kieferköpfchen mit Hyperostosierung ist an Folgen eines funktionellen Gelenkumbaus im Sinne einer Myoarthropathie zu denken. In solchen Fällen jedoch Schmerzen, Bißstörung usw.

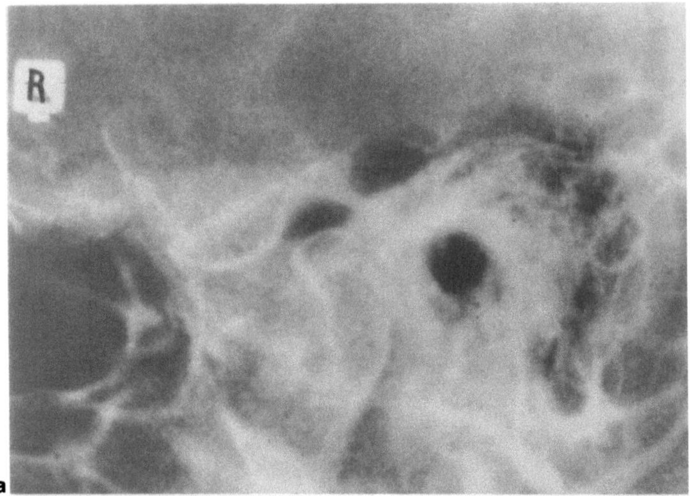

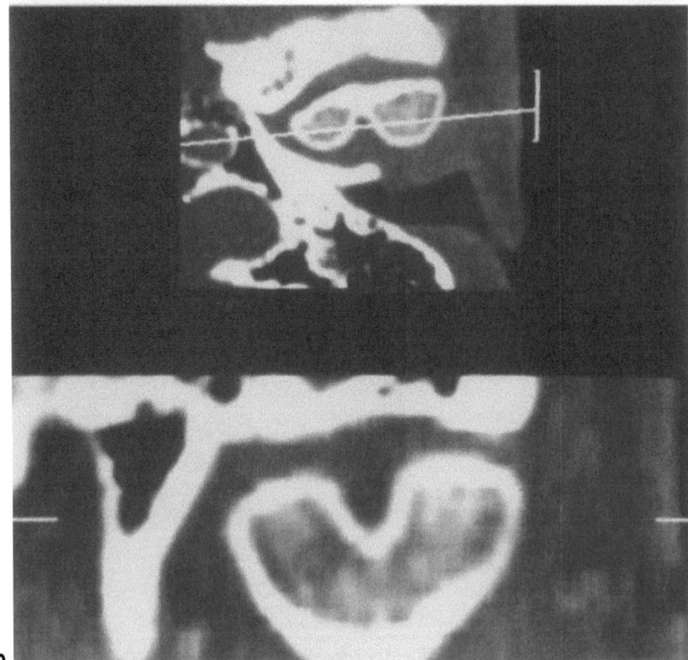

Abb. 197. a Transkranielle Aufnahmen nach Schüller: Diese Form der **Dysplasie des Kieferköpfchens** ist mit Hilfe der konventionellen Verfahren (außer Tomographie) nicht zu erkennen. Im vorliegenden konventionellen Bild scheinbar Normalbefund. **b** Computertomogramm mit Rekonstruktion: eindeutige Diagnose der Dysplasie des Kieferköpfchens (Doppelung möglich)

11.3.1.4 Dysplasie des Kieferköpfchens

Vorkommen
Selten. Die Doppelung des Kieferköpfchens, meist symmetrisch, kommt nach eigenen Erfahrungen mehr oder weniger ausgeprägt nur in ca. 0,2% der untersuchten Kiefergelenke vor.

Klinische Symptome
Zufallsbefund. Keine Schmerzen, keine Krepitation, keine Limitation der Bewegung im Kiefergelenk.

Radiologische Symptome
OPG und transkranielle Aufnahmen ohne zuverlässige Aussage, da die Spaltbildung des Kieferköpfchens parallel zum Röntgenfilm verläuft (Abb. 197 a). Eine konventionelle Tomographie im sagittalen Strahlengang erlaubt die Diagnose, eindeutig ist die Diagnostik jedoch nur mit CT (Abb. 197 b).

11.3.1.5 Fehlbildungen des Kiefergelenks bei kongenitalen Syndromen

1. Franceschetti-Syndrom: Dominant vererbliche Fehlbildung des ersten Kieferbogens mit Hypoplasie des Unterkiefers und damit der Kieferköpfchen. Kombiniert mit Fehlbildung der Ohrmuscheln, Schwerhörigkeit oder Taubheit, Augenfehlstellung.
2. Robin-Syndrom: Zerebro-kosto-mandibuläres Syndrom, autosomal-rezessiv vererbt mit Mikrognathie, knöcherner Unterbrechung der dorsalen Rippen, evtl. Defekt der lateralen und zentralen Rippen.
3. Achondroplasie: Autosomal-dominante Vererbung, klinisch charakterisiert durch verkürzte Schädelbasis bei großen Neurokranium. Dadurch bedingt prominentes Os frontale, unterentwickelter Gesichtsschädel, dagegen kräftiger Unterkiefer. Ursache ist eine Hemmung der Knorpelproliferation unbekannter Ätiologie.
4. Dysostosis cleidocranialis: Autosomal dominanter Erbgang. Neben den bekannten Anlagestörungen der Klavicula beidseits, klaffende Metopia und Fontanelle, Wirbelkörperdeformitäten, verzögertes Knochenwachstum besonders deutlich anhand Ausbildung eines hypoplastischen Gesichtsschädels mit entsprechender Hypoplasie auch im Bereich des Kiefers und der Kiefergelenke.

Literatur

Cherrick HM (1979) The temporamandibular joint. A biological basis for clinical practica. Sarnat BG, Laskin DM (eds) Thomas, Springfield, pp 183 ff

De Bont LGM, Blankenstijn J, Panders AK, Vermay A (1985) Unilateral condylar hyperplasia combined with synovial chondromatosis of the temporomandibular joint. J Maxillofac Surg 13: 32-36

Gundlach KKH (1982) Mißbildungen des Kiefergelenkes: experimentelle und klinische Untersuchungen. Hauser, München

Kraut RA (1985) Bilateral coronoid hyperplasia. Report of two cases. J Oral Maxillofac Surg 43: 612-614

Müller H (1979) Unilateral condylar hyperplasia and acromegaly. J Maxillofac Surg 7: 73

11.3.2 Entzündliche Kiefergelenkerkrankungen

11.3.2.1 Akute unspezifische Arthritis

Häufigkeit
Seit Einführung der antibiotischen Therapie in der Literatur nur noch Einzelfälle beschrieben. Schulte (1981) beobachtete bei 1200 Patienten mit Kiefergelenkbeschwerden nur 1 akute Arthritis des Kiefergelenks.

Ätiologie und Pathogenese
Infektion der Gelenkbinnenräume meist durch Staphylokokken oder Streptokokken, die hämatogen ins Kiefergelenk gelangen, aber auch aus der Nachbarschaft übergreifen können, z. B. nach direktem Trauma wie Stich- oder Schußverletzung, Vereiterung eines Molars mit Osteomyelitis oder Otitis media. Die Infektion bedingt einen eitrigen Erguß im oberen und/oder unteren Gelenkraum mit konsekutiver Verlagerung des Kieferköpfchens. Ohne Therapie muß mit entzündlichen Destruktionen, d. h. mit Knorpel- und Diskusläsion und Übergreifen auf den Knochen gerechnet werden.
Komplikationen: Fistelbildungen, fibröse oder ossäre Ankylose des Kiefergelenks bzw. Deformierungen der Mandibula.

Klinische Symptome
Innerhalb weniger Stunden Entwicklung heftiger Schmerzen mit Ausbildung einer lokalen entzündlichen Schwellung ventral des Tragus mit Limitierung der Mundöffnung.
Bei Palpation Fluktuation über dem Kiefergelenk sowie lokaler Druckschmerz. Bei Stauchung des Kinns Schmerz im befallenen Kiefergelenk. Aufgrund des entzündlichen Ödems evtl. Gesichtsasymmetrie. Schmerzhafte, limitierte Öffnung des Mundes, wobei der Unterkiefer zur gesunden Seite abweichen kann. Bei geschlossenem Mund ebenfalls Verschieben der Unterkiefermittellinie zur gesunden Seite. Bei Palpation und Mundöffnung limitierte Bewegung des Kieferköpfchens im Gelenk. Daneben entzündliche Allgemeinsymptome (BSG-Erhöhung, Fieber).

Radiologische Symptome

OPG und transkranielle Aufnahmen
- Wegen des rasanten Verlaufes keine ossären Veränderungen.
- Auffällig lediglich die anteriore Verlagerung des Kieferköpfchens mit weitem hinteren Gelenkraum.
- Gelenkspaltverbreiterung, besonders deutlich im Seitenvergleich (Ätiologie der Gelenkspaltverbreiterung umstritten: Pus im Gelenkspalt oder Folgen einer reaktiven entzündlichen Kontraktur des M. pterygoideus lateralis)
- Nachweis der Bonnet-Lateralstellung, die an der unterschiedlichen Position der Kondylen erkennbar wird (Bonnet-Lateralstellung = Verlagerung der Mittellinie des Unterkiefers gegen den Oberkiefer zur gesunden Seite).
- Konventionelle Tomographie nicht erforderlich.

- CT zum Ausschluß entzündlicher Prozesse in der Umgebung als Ursache der Beschwerden. Der M. pterygoideus lateralis kann durch entzündlich ödematöse Schwellung ipsilateral hypodens sein.

Radiologische Differentialdiagnose
Andere entzündliche Prozesse in dieser Region, wie z. B. entzündliche Veränderungen der Parotis. Der Befund ist im allgemeinen nicht so lokalisiert, eine Bonnet-Lateralstellung besteht nicht. Weiterhin Abszeßbildung oder Traumen, die naturgemäß aus der Anamnese ableitbar sind. Hier vermag die CT differentialdiagnostische Hinweise zu geben.

Therapie
Um irreparable Schäden (Knorpel- und Diskusläsion, Ankylose) zu vermeiden, sofortige antibiotische Therapie! Bei ausgedehnter Eiterbildung im Gelenkspalt Punktion oder Inzision. Nach klinischer Besserung aktive und passive Bewegungsübungen, um entzündlich-narbiger Kapselschrumpfung vorzubeugen.

11.3.2.2 Rheumatische Arthritis

> *Merke:* Entzündliche Erkrankungen auf rheumatischer Basis zeigen am Kiefergelenk keine signifikant unterschiedlichen Befunde. Dies gilt auch für die lokale klinische Symptomatik.

Zu den rheumatischen Erkrankungen gehören:

- ***Das akute rheumatische Fieber***

Hyperergische Reaktion des Körpers auf β-hämolysierende Streptokokken. In 97% der Fälle Erkrankungsbeginn vor dem 25. Lebensjahr. Befallen sind vornehmlich Herz und große Gelenke.

- ***Primär chronische Polyarthritis***

Entzündliche Systemerkrankung des Bindegewebes, von der ca. 1% der Bevölkerung betroffen ist. Familiäre Häufung, Frauen, meist zwischen dem 20. und 40. Lebensjahr, werden 3mal so häufig befallen wie Männer. Meist polyartikulärer und symmetrischer Befall der kleinen Gelenke. Zusätzliche entzündliche Veränderungen an Bursen, Sehnen und Knochen.

- ***Sonderformen der chronischen Polyarthritis***

• *Juvenile chronische progressive Polyarthritis (M. Still-Chauffard).* Kombiniert mit Splenomegalie, Hepatomegalie und Lymphknotenschwellung. Patienten jünger als 16 Jahre.
• *Felty-Syndrom.* Chronische Polyarthritis mit Splenomegalie, Lymphknotenschwellung und Hepatomegalie, d. h. Morbus Still-Chauffard des Erwachsenen.
• *Sjögren-Syndrom.* Chronische Polyarthritis mit Keratokonjunktivitis, Rhinolaryngopharyngitis, Sialoadenitis, atrophischer Gastritis, evtl. Vulvitis.

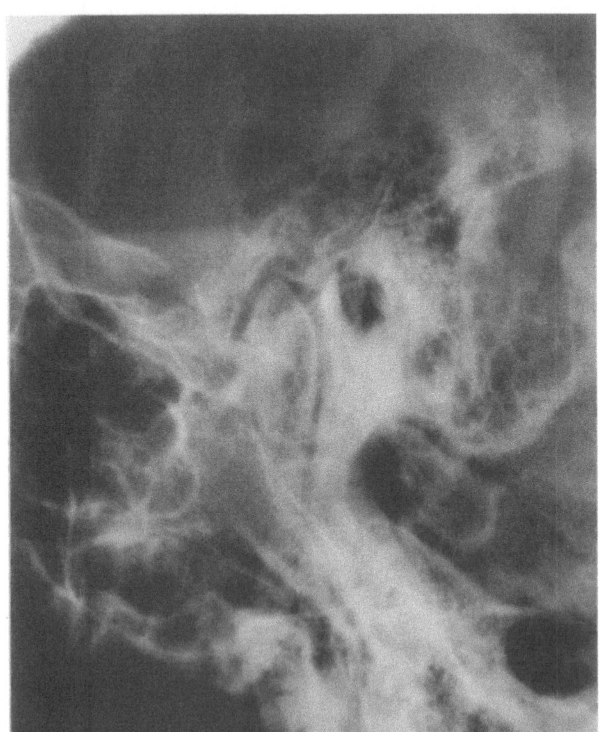

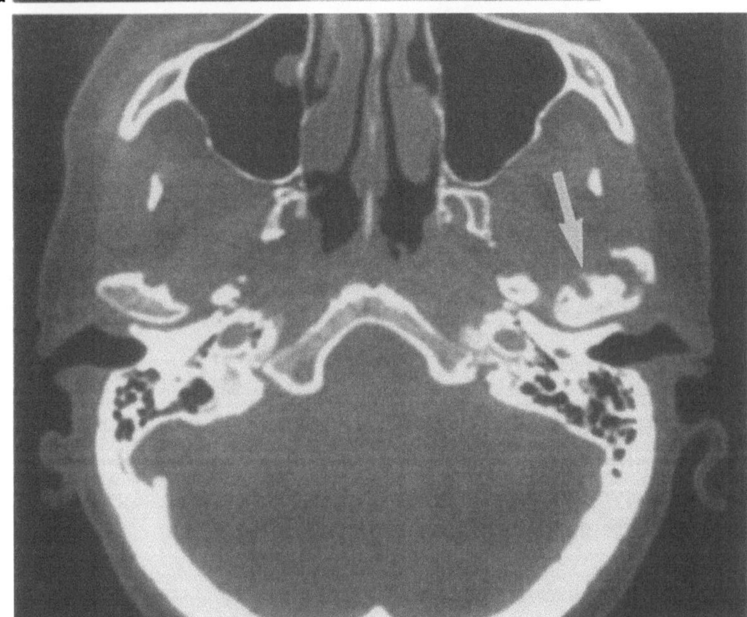

Abb. 198 a–d. Chronische Polyarthritis.
a Die transkranielle Aufnahme des Kiefergelenks zeigt keine wesentlichen pathologischen Prozesse. **b** Bereits das Übersichtscomputertomogramm zeigt die erhebliche Destruktionen des rechten Kieferköpfchens (↑).

- *Reiter-Syndrom.* Primär-chronische Polyarthritis kombiniert mit abakterieller Ureteritis und Konjunktivitis.
- *Morbus Bechterew.* Chronisch entzündliche rheumatische Erkrankung, die sich vornehmlich durch Sakroileitis und Wirbelsäulenversteifung auszeichnet, aber auch große Gelenke betreffen kann. 90% der Erkrankten sind Männer.

Abb. 198 (Fortsetzung)
c Vergrößerung des rechten Kieferköpfchens aus Rohdaten (Zoom 10) mit typischen Usuren (↗). **d** Rekonstruktion aus 1 mm dicken axialen Computertomogrammen. Diese Rekonstruktion zeigt die bereits fortgeschrittene Destruktion des Kieferköpfchens

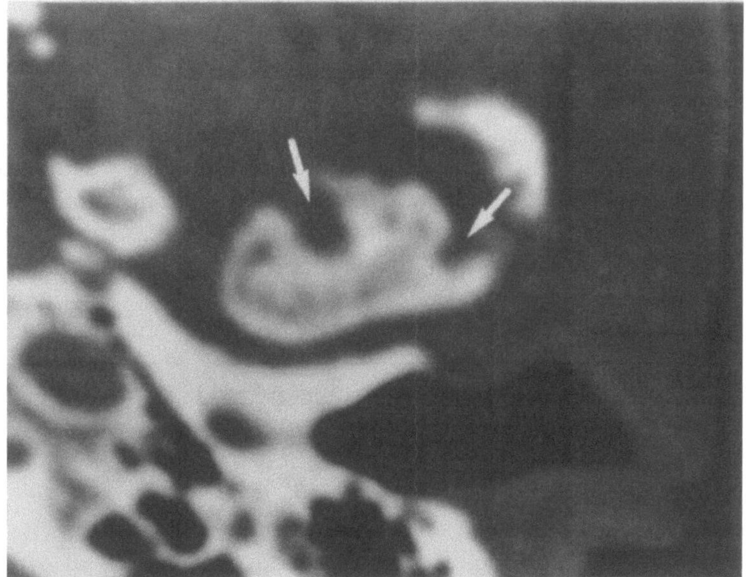

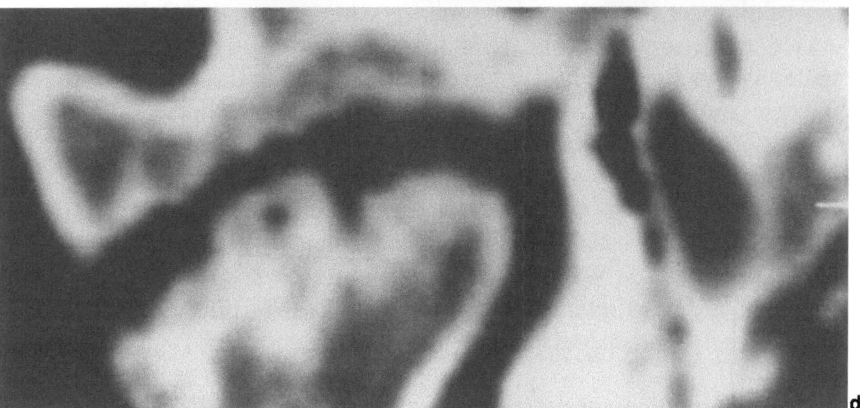

Häufigkeit

Prinzipiell können bei allen rheumatischen Erkrankungen Arthritiden des Kiefergelenks vorkommen, jedoch in unterschiedlicher Häufigkeit.

- Bei der primär chronischen Polyarthritis des Erwachsenen Kiefergelenkbefall in 20–25%.
- Besonders häufig (bis zu 40%) rheumatische Kiefergelenkarthritis jedoch bei der jugendlichen Form, d.h. dem Morbus Still-Chauffard.
- Bei Morbus Bechterew schwanken Literaturangaben zwischen 0,6 und 32%. Nach Maes und Dihlmann (1968) ist mit 4% zu rechnen.

Klinische Symptomatik

Anamnese geprägt von der jeweiligen Grundkrankheit, die dem Befall der Kiefergelenke im allgemeinen vorausgeht.

Ausnahme: Arthritis psoriatica. Gelenkbefall als Erstmanifestation der Erkrankung in 10% der Fälle vor dem dermatologisch-klinischen Bild der Psoriasis.

Lokale Symptome am Kiefergelenk charakterisiert durch ein- oder doppelseitigen, schubweise auftretenden, aber auch kontinuierlich anhaltenden Schmerz in der Gelenkregion, z.T. verstärkter Schmerz beim Kauen und bei Mundöffnung.

Bei zunehmender Destruktion des Kieferköpfchens durch die Grunderkrankung Störungen der Gelenkfunktion und des Bisses; insbesondere entsteht aufgrund der knöchernen Defekte ein vorderer offener Biß, d.h. lediglich dorsal im Kiefer noch Zahnkontakt. Palpatorisch Kiefergelenke druckschmerzhaft, Crepitus und Reibegeräusche charakteristisch. Tritt die Erkrankung während der Wachstumsphase auf, sind Entwicklungsstörungen mit offenem Biß möglich. Zunehmende Einschränkung der Mundöffnung mit Abweichung aufgrund narbiger Schrumpfungen. Im fortgeschrittenen Stadium evtl. fibröse oder ossäre Ankylose.

Radiologische Symptomatik (Abb. 198 a–d)
In der *Frühphase* der rheumatischen Arthritis *keine* ossären Veränderungen, mit fortschreitender Erkrankung *Destruktionen,* später *sekundäre, reparative Vorgänge.*
Als Zeichen der entzündlich destruierenden Veränderungen Usuren. Bei unscharfen Usuren noch florider entzündlicher Prozeß, evtl. totale Destruktion des Kieferköpfchens mit Verschmälerung des Gelenkraumes sowie Verlagerung der Kondylen nach distal und kaudal.
Später als Zeichen reparativer Vorgänge Abflachung des Kieferköpfchens, Sklerose- und Osteophytenbildung mit Übergang in Arthrose.
Am besten untersucht wurde die rheumatoide Arthritis bei Morbus Still-Chauffard: Larheim (1981) fand bei 40% der Patienten eine rheumatoide Arthritis, davon in 93% Erosionen am Kieferköpfchen, in 35% Erosionen an der Fossa. Bei Jugendlichen Totaldestruktionen des Kieferköpfchens mit Wachstumsstörungen und konsekutiver Deformierung der Fossa und des Kieferköpfchens möglich. Entwicklung einer fibrösen Ankylose gelegentlich, extrem selten knöcherne Ankylose (vgl. Kap. 3.4.2).
Wertigkeit verschiedener radiologischer Techniken (Abb. 198 a–d)
Differenzierte Aussagen ergeben nur konventionelle Tomographien und die CT. Transkranielle Aufnahmen und OPG erlauben nur unzureichende Aussagen.

Radiologische Differentialdiagnostik
Aus entzündlichen Veränderungen des Kiefergelenks selbst ist die Differentialdiagnose einzelner Formen einer rheumatischen Erkrankung nicht möglich. Die Charakteristika der einzelnen Erkrankungen, z. B. des Morbus Bechterew mit Befall der Ileosakralfugen und der Wirbelsäule oder der chronischen Polyarthritis mit ihrem charakteristischen symetrischen Befall der Fingergelenke des 2. und 5. Fingers beidseitig ergeben die differentialdiagnostische Zuordnung zu der einzelnen rheumatischen Erkrankung. In der Frühphase der rheumatoiden Arthritis kann das lokale Bild den klinischen Beschwerden der Myoarthropathie entsprechen.

Therapie

Da die rheumatoide Arthritis des Kiefergelenks als Erstmanifestation selten vorkommt, ist die Grundkrankheit meist schon bekannt.

Sie wird im Rahmen allgemein-internistischer Maßnahmen behandelt. Spezielle zahn- und kieferklinische Eingriffe ergeben sich nur bei Auftreten okklusaler Störungen, z. B. bei Entwicklung einer fibrösen oder ossären Ankylose.

11.3.2.3 Spezifische Arthritiden des Kiefergelenks

Arthritiden des Kiefergelenks bei Tuberkulose, Gonorrhö, Lues und Brucellose sind extreme Seltenheiten. Dies gilt auch für Arthritiden des Kiefergelenks bei Gicht, Chondrokalzinose (Pseudogicht), Ochronose, sowie Arthritis bei Hämophilie.

Merke: Arthritiden des Kiefergelenks bei Dermatomyositis, Periartheriitis nodosa, Sklerodermie und Lupus erythematodes disseminatus sind Raritäten, ebenso sog. enteropathische Arthritiden bei entzündlichen Darmerkrankungen (z. B. Colitis ulcerosa).

Literatur

Bywaters EG, Ansell BM (1958) Arthritis associated with ulcerative colitis: a clinical and pathological study. Am Rheum Dis 17: 169

Eyanson S, Hutton CHE, Brandt KD (1982) Erosive temporomandibular joint disease as a feature of the spondyloarthopathy of ulcerative colitis. Oral Surg 53: 136

Larheim TA (1981) Comparison between three radiographic techniques for examination of the temporomandibular joints in juvenile rheumatoid arthritis. Acta Radiol Diagn (Stockh) 22: 195

Larheim TA, Dale K, Tveito L (1980) Radiographic abnormalities of the temporomandibular joint in children with juvenile rheumatoid arthritis. Acta Radiol Diagn (Stockh) 22: 277

Larheim TA, Storhang K, Tveito L (1983) Temporomandibular joint involvement and dental occlusion in a group of adults with rheumatoid arthritis. Acta Odontol Scand 41: 301

Maes HJ, Dihlman W (1968) Befall der Temporomandibulargelenke bei der Spondylitis ankylopolitica. RÖFO 109: 513

Murakami K, Matsumoto K, Jizuka T (1984) Suppurative arthritis of the temporomandibular joint. J Maxillofac Surg 12: 41

Schulte W (1981) Kiefergelenkserkrankungen und Funktionsstörungen. In: Schwenzer N, Grimm E (Hrsg) Lehrbuch der Zahn-, Mund- u. Kieferheilkunde, Bd 2. Thieme, Stuttgart

Wenneberg B, Kopp S, Hollender L (1984) The temporomandibular joint in ankylosing spondylitis. Acta Odontol Scand 42: 165

11.3.3 Traumen des Kiefergelenks

11.3.3.1 Akute Luxation

Definition
Verlagerung eines oder beider Gelenkköpfe aus der Fossa articularis nach ventral vor das Tuberculum articulare mit federnder Fixation. Einseitige Luxation weniger häufig als doppelseitige.

Merke: Selten entsteht die zentrale Luxation durch Schlag von vorn und unten auf den Unterkiefer; das Kieferköpfchen wird dabei in Richtung der mittleren Schädelgrube disloziert, d. h. es handelt sich um eine Luxationsfraktur!

Ätiologie

Einseitige Luxation
Extreme Öffnung des Mundes führt zur Luxation des Kieferköpfchens nach ventral. Aufgrund des muskulären Spasmus federnde Fixation des Kieferköpfchens ventral des Tuberculum articulare. Da das Kieferköpfchen spontan nicht in die Fossa articularis zurückgleitet, Kiefersperre.

Beidseitige Luxation
Ätiologie wie bei der einseitigen Luxation. Die doppelseitige Luxation des Kiefergelenks kann unter der Geburt auftreten (Veit-Smellie-Handgriff zur Entwicklung des Kindes), zumal das Tuberculum articulare bei Neugeborenen noch nicht ausgebildet ist.

Klinische Symptome
Anamnestisch handelt es sich um ein akutes Ereignis bei extremer Mundöffnung (Gähnen, Zahnbehandlung, Intubation, Traumen, Biß in großes Objekt). Infolge extremer Mundöffnung gelingt der Mundschluß nicht mehr, Unterkiefer in leicht geöffneter Mundstellung fixiert.

Einseitige Luxation
Bei mäßig geöffnetem Mund Kiefer federnd fixiert. Bei einseitiger Luxation Seitabweichung zur gesunden Gegenseite. Einziehung der Haut über dem luxierten Kiefergelenk. Palpatorisch leere Gelenkgrube. Einseitiger Kiefermuskelspasmus.

Beidseitige Luxation
Federnd fixierte Kiefersperre, im Gegensatz zur einseitigen Luxation jedoch keine Seitabweichung. Protrusionsstellung des Unterkiefers. Durch die Kiefersperre Behinderung der Sprache. Hauteinziehung bei beidseitiger Luxation naturgemäß über beiden Gelenken. Palpatorisch leere Gelenkgrube beidseits. Kiefermuskelspasmus beidseits.

Radiologische Symptome
Bei typischer Anamnese zur Diagnostik der Luxation selbst keine Röntgenaufnahme erforderlich, nur zum Ausschluß begleitender knöchernen Verletzungen.

Aussagekräftige Röntgenaufnahme nach Parma, aber auch andere transkranielle Aufnahmen (z. B. Schüller). CT, konventionelle Schichtuntersuchung und OPG meist nicht erforderlich.
Transkranielle Aufnahmen zeigen die leere Gelenkpfanne; Kieferköpfchen ventral des Tuberculum articulare (←175 a, b).

Therapie
Reposition des luxierten Kieferköpfchens so schnell wie möglich, da mit zunehmender Luxationsdauer zunehmende Kontraktur der Kaumuskulatur.
Reposition durch Ziehen des Unterkiefers nach kaudal und ventral, anschließend gleitet das Kieferköpfchen in die Fossa zurück.
Bei doppelseitiger Luxation Reposition jeder Seite in Folge.
Bei bereits fortgeschrittener Kontraktur der Muskulatur Reposition in Lokalanästhesie.
Nach Reposition sollte der Patient den Mund nur begrenzt öffnen, damit sich die durch Luxation verursachte Kapseldehung zurückbilden kann.
Bei akuter, nicht habitueller Luxation chirurgische Maßnahmen nicht erforderlich.

Komplikationen
Bei verzögerter Reposition oder mehrfachen akuten Luxationen evtl. habituelle Luxation.
Beidseitige Luxationen infolge des Veit-Smellie-Griffes während der Geburt oft nicht erkannt mit Persistenz und evtl. Wachstumsstörungen (z. B. Mikrognathie).

11.3.3.2 Habituelle Luxation

Definition
Ein- oder doppelseitig rezidivierend in gleicher Weise auftretende Luxation des Kiefergelenks.

Ätiologie
Überdehnung der Gelenkkapsel (nach akuter Luxation, evtl. als Folge einer verzögerten Reposition), angeborene Bindegewebsschwäche, flache Fossa und flaches Tuberculum articulare.
Normvariante Bißformen, bei denen zur normalen Mundöffnung eine sehr weite Kieferöffnung erforderlich wird.

Klinische Symptome
Weite Mundöffnung mit nachfolgender Kiefersperre. Den Patienten ist diese Situation bekannt, sie reponieren meist selbst.
Symptome wie bei akuter Luxation, allerdings mit geringerer Schmerzhaftigkeit und weniger ausgeprägter Muskelkontraktur.

Radiologische Symptome
Bei habitueller Luxation keine Röntgenuntersuchung im Stadium der Luxation, da Patient meist selbst reponiert.
Ohne Selbstreposition gelten die gleichen radiologischen Befunde wie bei akuter Luxation.

Therapie
Häufig Selbstreposition durch den Patienten. Habituelle Luxation erfordert als Dauertherapie meist die chirurgische Intervention, wobei verschiedene Techniken bekannt sind:
- Enorale Weichteilresektion mit sekundärer Vernarbung, die eine limitierte Mundöffnung verursacht und damit eine neuerliche Luxation verhindert.
- Muskelkontraktur durch partielle Ablösung des M. temporalis mit ebenfalls limitierter Mundöffnung.
- Erhöhung des Tuberculum articulare durch ossäre Anlagerungen oder Umstellungen.

Frakturen im Bereich des Kiefergelenks s. Kap. 10.2.2.2.

11.3.4 Ankylose

Definition
Versteifung des Kiefergelenks.
Zwei verschiedene Formen:
- bindegewebige Fixierung des Kiefergelenks intraartikulär oder durch narbige Strukturen periartikulär.
- Knöcherne Überbrückung des Gelenks.

Ätiologie
Nach Riediger (1980) folgende Ursachen:
- in 66% intrakapsulär gelegene Kiefergelenktraumen (direkte oder indirekte Traumen);
- in 22% Infektionen intrakapsulär oder perikapsulär (z. B. als Folge von Otitis media, Unterkieferosteomyelitis, retromandibulären oder retromaxillären entzündlichen Prozessen, Ostitis des Os temporale oder Mastoititis);
- selten infolge rheumatischer Erkrankungen (M. Bechterew) oder einer Arthrogryposis multiplex congenita.
- Arthrosen nur selten Ursachen von Ankylosen.

Traumafolge
Ankylose tritt vornehmlich bei intrakapsulär gelegenen Gelenkfortsatzfrakturen, abgesprengten knöchernen oder knorpeliger Strukturen oder als Folge eines Hämatoms auf. Hämatom wird organisiert mit bindegewebigen Brücken, die evtl. sekundär verknöchern.

Infektionsfolge
Bei Infektionen (hämatogen oder aus der Umgebung übergreifend) kommt es zu einer entzündlichen Destruktion des Gelenks inkl. Gelenkknorpel und Diskus mit entzündlicher Infiltration periartikulären Gewebes. Es entwickelt sich Granulationsgewebe sowie eine bindegewebige Durchsetzung des Gelenkraums und der periartikulären Weichteile, die sekundär zu einer knöchernen Überbrückung des Gelenks und damit zur ossären Ankylose führen kann.

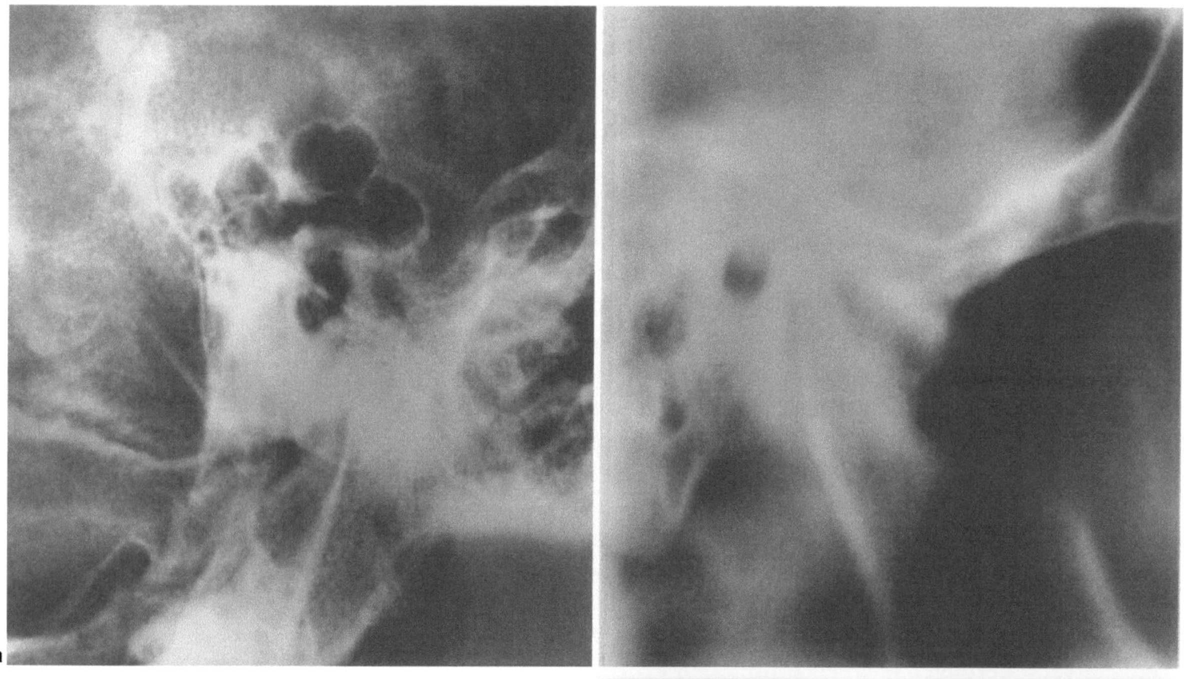

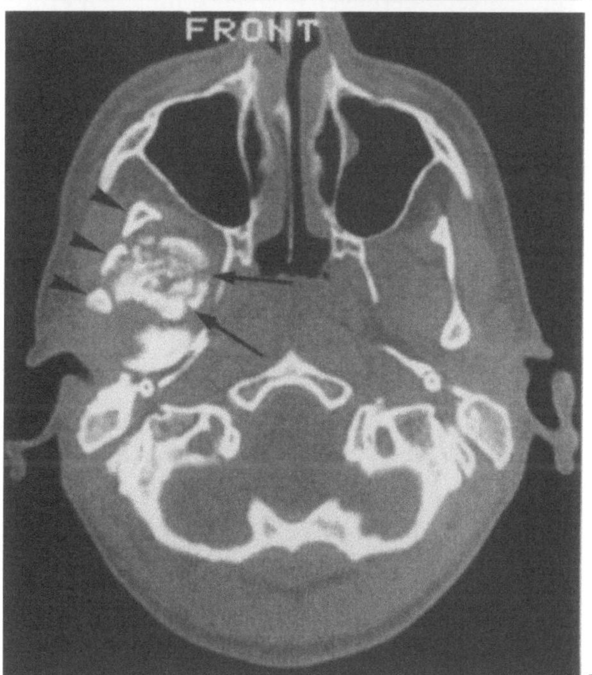

Abb. 199 a–c. Ankylose des Kiefergelenks.
a Im transkraniellen Bild (anamnestisch nach kindlicher Osteomyelitis) kein typisches Kiefergelenk erkennbar. Eburnisierung. Keine Differentialdiagnose zwischen ossärer und fibröser Ankylose möglich.
b Konventionelles laterales Tomogramm bei Ankylose: Darstellung schwerer ossärer Destruktionen, kein Nachweis einer knöchernen Überbrückung des Gelenkspaltes. **c** Übersichtscomputertomogramm: ausgedehnte Knochenneubildung medial des Kieferköpfchens (↑). Hypoplastischer linker Unterkiefer mit hypoplastischem Kieferköpfchen (▲). In keiner Ebene ossäre Brücke erkennbar, somit eindeutig fibröse Ankylose

Klinische Symptome

In der Anamnese - entsprechend der Ätiologie - meist Kiefergelenktrauma, Infektion, M. Bechterew oder andere Erkrankungen aus dem rheumatischen Formenkreis.

Langsam zunehmende schmerzhafte Bewegungseinschränkung des Kiefergelenks. Symptome der ursprünglichen Erkrankung meist abgeklungen.

Im Vordergrund begrenzte Öffnungs- und Schließbewegung des Unterkiefers bei bindegewebiger Ankylose. Bei ossärer Ankylose aufgehobene Öffnungs- und Schließbewegung im Kiefergelenk.

Radiologische Symptome

Konventionelle Röntgenuntersuchungen wie OPG oder transkranielle Aufnahmen (Parma, Schüller usw.) ergeben selten eindeutige Befunde, insbesondere bei bindegewebiger Ankylose. Besser sind konventionelle Tomographie und CT.

Beide Techniken zeigen knöcherne Deformierungen, Folgen alter knöcherner Verletzungen, Verkalkungen und knöcherne Durchbauungen des Gelenks sowie der periartikulären Gewebe.

Insbesondere vermag die CT auch periartikulär gelegene Weichteilveränderungen nach entzündlichen Prozessen (Narben) darzustellen (Abb. 199 a-c).

Komplikationen

Von Seiten der Ankylose Komplikationen nicht zu erwarten. Lediglich postoperativ ist die Reankylosierung bzw. eine operationsbedingte Infektion möglich.

Therapie

Bei bindegewebiger Ankylose Versuch einer Dehnungsbehandlung. Ossäre Fixierung oder bindegewebige Ankylosierung mit Schneidekantenabstand <10 mm sind Indikationen zur Operation.

Ziel ist die Ausbildung einer Nearthrose. Zu diesem Zwecke wird das Kieferköpfchen reseziert und der verbleibende Processus articularis angespitzt; die Spitze soll mit der Schädelbasis eine neue gelenkige Verbindung eingehen. Zur Vermeidung einer neuerlichen Ankylose Interposition von Silastikfolien empfohlen.

Literatur

Riediger D (1980) Zur Ätiologie und Pathogenese der Kiefergelenksankylose. Fortschr Kiefer- u. Gesichtschirurgie 25: 106-109

Schulte W (1981) Kiefergelenkserkrankungen und Funktionsstörungen. In: Schwenzer N, Grimm G (Hrsg) Lehrbuch d Zahn-, Mund- u Kieferheilkunde, Bd 2. Thieme, Stuttgart

Steinhilber W, Schwenzer N, Ude WR (1980) Technik und Operationsergebnisse bei posttraumatischen Ankylosen. Fortschr Kiefer- u Gesichtschirurgie 25: 112-114

11.3.5 Erkrankungen der Synovia

11.3.5.1 Synoviale Chondromatose bzw. Osteochondromatose

Synonyme
Osteochondroma, Chondromatosis, Gelenkchondromata, synoviale Chondrome.

Ätiologie und Pathogenese
Gutartige nicht neoplastische Proliferation der Synovia unbekannter Ätiologie.
Nach Jaffe (1958) Metaplasie von Parenchyminseln in der Synovialmembran zu hyalinem Knorpel, der in den freien Gelenkraum sequestriert wird. Ernährung über synoviale Flüssigkeit. Im Zentrum freier Gelenkkörper als Zeichen regressiver Veränderungen Kalkablagerungen evtl. Verknöcherung möglich. Vorkommen 90% monoartikulär, 10% biartikulär symmetrisch. Vornehmlich befallen sind große Gelenke (Kniegelenk 50%!).
Bis 1984 wurden erst 33 Fälle am Kiefergelenk beschrieben.

Alters- und Geschlechtsverteilung
♂ : ♀ = 5 : 1. Auftreten im allgemeinen zwischen dem 20. und 40. Lebensjahr.

Klinische Symptome
Gelegentlich ohne klinische Symptome. Evtl. Gelenkbeschwerden mit freiem Intervall. Schmerz, Störungen der Okklusion mit Bißverschiebung. Schwellung präaurikulär, Kompressions- und Spontanschmerz über dem Kiefergelenk. Limitierte Mundöffnung, evtl. Blockade. Gelegentlich s-förmige Mundöffnungsbewegung mit Abweichung aus der Mittellinie. Reibe- und Klickgeräusche im Kiefergelenk.

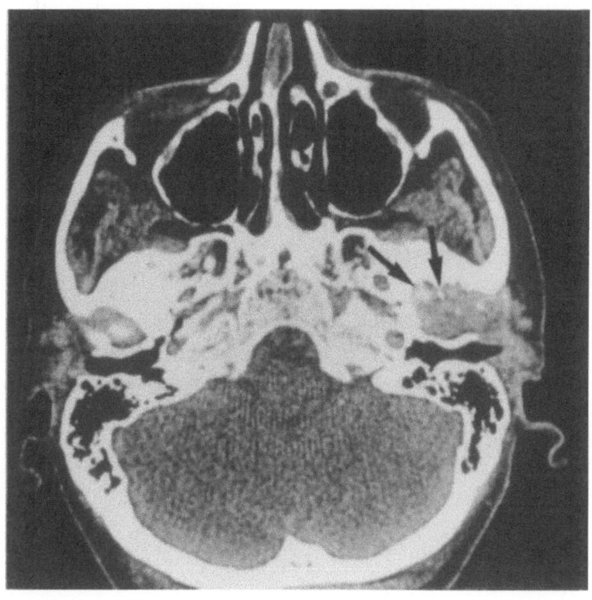

Abb. 200. Chondromatose mit multiplen kleinen ossifizierten Chondromen (↑) im rechten Kiefergelenk

Radiologische Symptome
Da bei der Chondromatose Verkalkungen der sequestrierten Chondrome nur in 60% der Fälle nachweisbar sind bzw. diese nur geringgradig ausgeprägt sein können, ist auf Übersichtsaufnahmen und OPG nicht regelmäßig mit pathologischen Befunden zu rechnen, zumal die Möglichkeit der Überlagerung knöcherner Strukturen besteht.
Daher konventionelle Tomographie oder CT empfohlen (Abb. 200). Die Röntgenuntersuchung kann einen normalen Befund ergeben. Im übrigen finden sich:
- ein verbreiterter Gelenkspalt,
- bei Verkalkungen der Chondrome irreguläre Verkalkungsareale im Bereich des Gelenkspaltes.
- Zeichen der Entwicklung einer sekundären Arthrose mit Sklerosierungen der Gelenkfläche sowohl im Bereich des Kieferköpfchens wie der Fossa.
- Bei rein knorpeligen Chondromen ohne Kalzifikation kann die Diagnose oft nur mit Arthrographie bzw. Arthroskopie gestellt werden.

Therapie
Arthrotomie mit Entfernung der sequestrierten Chondrome, evtl. partielle Kondylektomie. Bei der Operation müssen auch in Sequestration befindliche Chondrome entfernt werden (Rezidivgefahr!)

Komplikationen
Selten sarkomatöse Entartung (1 Fall).

11.3.5.2 Villöse Synovitis

Synovia: Synovitis villonodularis pigmentosa, hämorrhagische villöse Synovitis, Xantogranulom.

Ätiologie und Pathogenese
Langsam progrediente diffuse Proliferation der Synovia und des Bindegewebes mit Ausbildung gelb-brauner Zotten unklarer Ätiologie.

Alters- und Geschlechtsverteilung
Vornehmlich jüngere und mittelalte Patienten mit leichtem Überwiegen der Frauen.

Lokalisation
Meist am Hüft- und Kniegelenk, im Bereich des Kiefergelenks bislang nur in Einzelfällen beschrieben.

Klinische Symptome
Schwellung präaurikulär, Gelenkerguß, Schmerzen und Bewegungseinschränkung. Oft langsam progredienter Verlauf!

Merke: Die Erkrankung ist gelegentlich mit einer Osteochondrose verbunden.

Radiologische Symptome

Auf transkraniellen Aufnahmen und OPG meist kein pathologischer Befund. In der Tomographie und CT Nachweis von Knochenerosionen möglich.

Die Diagnose wird - analog zu den Extremitäten - meist durch Arthrographie oder Arthoskopie gestellt.

Therapie

Lokale Exzision der villösen Synovitis.

Literatur

Blankestijn J, Panders AK, Vermey A, Scherpbier AJJA (1985) Synovial chondromatosis of the temporo-mandibular joint. J Maxillofac Surg 13: 32

de Bont LG, Blankestjin J, Panders AK, Vermey A (1985) Unilateral condylar hyperplasia combined with synovial chondromatosis of the temporomandibular joint. J Maxillofac Surg 13: 32

Jaffe HL (1958) Tumours and tumourous conditions of the bones and joints. Kimpton, London

Ronald JB, Keller EE, Weiland LH (1978) Synovial chondromatosis of the temporomandibular joint. J Oral Surg 36: 13

Schubert J, Grimm G, Schneider D (1984) Die synoviale Chondromatose. Dtsch Z Mund Kiefer Gesichtschir 8: 35

Schulte WC, Rhyne RR (1969) Synovial chondromatosis of temporomandibular joint: report of a case. Oral Surg 28: 906

Spjut HJ, Dorfman HD, Fechner RE, Ackerman LV (1971) Tumors of bone and cartilage. In: Armed Forces Institute of Pathology (ed) Atlas of tumor pathology, Bd 5. Armed Forces Institute of Pathology, Washington D.C., p 391

Takagi DDS, Ishikawa G (1981) Simultaneous villonodular synovitis and synovial chondromatosis of the temporomandibular joint. J Oral Surg 39: 699

11.3.6 Tumoren

Merke: Tumoren im Kiefergelenk sind einzuteilen in primär-benigne sowie primär-maligne. Weiterhin gibt es sekundäre, benigne oder maligne Tumoren, die aus der Umgebung per continuitatem auf das Gelenk übergreifen können. Weiterhin gilt als sekundäre Tumormanifestation die Metastasierung ins Kieferköpfchen. Sowohl primäre als auch sekundäre Tumoren sind im Kiefergelenkbereich sehr selten. Utz (1976) fand an der Kieler Universitäts-Klinik zwischen 1948 und 1976 nur 2 Fälle primärer Tumoren. (In der Literatur meist Kasuistiken).
Für alle Formen der Tumoren gelten als *klinische Leitsymptome:* Anfangs uncharakteristische Beschwerden, später zunehmende Einschränkung der Unterkieferbewegung, häufig bei Mundöffnung mit Abweichung zur kranken Seite. Damit Störung der Kaufähigkeit sowie der Okklusion. Schmerzen bei benignen Raumforderungen eher gering, bei malignen häufig stärker ausgeprägt.

11.3.6.1 Primäre benigne Tumoren am Kiefergelenk

Häufigkeit und Geschlechtsverteilung
Von 3200 Tumoren an Hals und Kopf fanden sich in der Universitätsklinik Düsseldorf zwischen 1955 und 1974 nur 7 benigne Tumoren am Kieferköpfchen (0,21%). Alle Altersklassen vertreten, Männer und Frauen gleich häufig betroffen.

Ätiologie
Unbekannt. Otitiden, operative Eingriffe und Traumen am Kondylus sollen die Entwicklung benigner Tumoren fördern.

Histologie
Meist handelt es sich um Osteome, Chondrome, Riesenzelltumoren, da das Kieferköpfchen kartilaginären Ursprungs ist. Weiterhin wurde über Exostosen, ein Osteoidosteom, ein ossifizierendes Fibrom, fibröse Dysplasie, Myxom bzw. Fibromyxom, Hämangiom sowie ein eosinophiles Granulom der Gelenkpfanne berichtet.

Klinische Symptome
Lokalisierter Schmerz, evtl. über längere Zeit kontinuierlich zunehmend, gelegentlich wechselndes Ausmaß des Schmerzes. Präaurikulär gelegene Schwellung, Raumforderung über der Parotis, Malokklusion, Limitation bei Mundöffnung, Gesichtsasymmetrie sowie Trismus (Spasmen der Kaumuskulatur).

Radiologische Symptome
Transkranielle Aufnahmen sowie OPG zur Tumordiagnostik weniger geeignet, da mit ossären Überlagerungen im Bereich des Kiefergelenks gerechnet werden muß.
Bessere Untersuchungsverfahren bei Verdacht auf Tumor sind konventionelle Tomographie und CT im Dünnschichtverfahren.
Je nach Histologie werden folgende Röntgencharakteristika beobachtet:

Osteom: Umschriebene röntgendichte rundliche Raumforderung mit Vergrößerung und Verplumpung des Kieferköpfchens. Vergröberung der trabekulären Struktur.

DD: unilaterale Hypertrophie, wobei allerdings ausgeprägte knöcherne Verdichtungen wie beim Osteom nicht beobachtet werden.

Osteoidosteom: Umgeben von dichtem Knochengewebe, vermehrt strahlentransparenter Nidus.

Chondrom: Ovale oder rundliche vermehrt strahlentransparente Region im Kieferköpfchen. Die knöcherne Randstruktur ist scharf gezeichnet, sie grenzt das Chondrom gut vom umgebenden normalen Knochen ab. Kortikalis verdünnt, Kalzifikationen stippchenförmig, aber auch als größere irreguläre Areale. Meist Vergrößerung des Kieferköpfchens.

Riesenzelltumor: (Osteoklastom) Jüngere Erwachsene im 2. bis 4. Lebensjahrzehnt, ♀ > ♂. Radioluzente, mehrkammerige Osteolyse mit scharfer Abgrenzung zum gesunden Knochen, Vergrößerung des Kieferköpfchens.

Exostosen: An mehr oder weniger breitem Stiel scharf gezeichnete knöcherne Struktur mit Kompakta und zentraler Spongiosa. Häufig im Zusammenhang mit Osteomen.

Hämangiom: Sinusoide im Kieferköpfchen mit Verdrängung und Verdickung der verbliebenen trabekulären Struktur, evtl. Vergrößerung des Kieferköpfchens.

Eosinophiles Granulom: Rundliche Aufhellung in der Gelenkpfanne, im Jochbogen und an der Fossa. Zugehörige Korticalis verdünnt. Szintigraphisch Aktivitätsanreicherung.

11.3.6.2 Primäre maligne Tumoren im Kiefergelenk

Vorkommen
Selten, in der Literatur nur Einzelfälle berichtet. Noch seltener als benigne Tumoren.

Histologie
Bisher in der Literatur beschrieben: Fibrosarkom, Chondrosarkom, Osteochondrosarkom, Synovialom, Osteosarkom.

Klinische Symptome
Zunächst uncharakteristische Beschwerden, später Schmerzen, die ausgeprägter sind als bei benignen Tumoren. Durch den destruierenden Knochenprozeß Funktionseinschränkung im Kiefergelenk, kenntlich an Störungen des Kauvermögens, Seitabweichung des Unterkiefers zur kranken Seite bei Mundöffnung, Kieferklemme. Schwellung über dem Kiefergelenk.

Radiologische Symptome
OPG, transkranielle Aufnahmen oder Aufnahmen nach Parma mit Überlagerungen.
Ergiebiger ist die konventionelle Tomographie. Entscheidend für Differentialdiagnostik und Definition der Ausbreitung des Tumors ist die CT, die die Infiltration des Tumors in Nachbarorgane eindeutig darstellt.

Synovialom: Patienten im 3.–4. Dezenium ohne Geschlechtsdominanz. Ausgangspunkt häufig unmittelbare Nachbarschaft des Gelenkes. Röntgenologisch diffuse Verschattung des Gelenks mit ossärer Destruktion des Kieferköpfchens und der Pfanne, die nicht mehr scharf abgrenzbar sind. Amorphe Kalkablagerung im Tumor möglich. Tumor wächst an die Schädelbasis, Lungenmetastasen häufig.

Chondrosarkom: Osteolyse, gelegentlich gut demarkiert gegen gesunden Knochen, d. h. relativ scharf erkennbare Kortikalis. Evtl. finden sich kleine, irreguläre zentral gelegene Verkalkungen. In fortgeschrittenem Stadium Tumor mit in die Umgebung infiltrierendem Wachstum und grobscholligen Verkalkungen. Bei primärem Chondrosarkom der Fossa articularis Kondylus zunächst nicht destruiert, lediglich disloziert.
- Osteosarkom (s. Kap. 7.2.4)
- Fibrosarkom (s. Kap. 7.2.13)

Literatur

Dieckmann J (1972) Das maligene Synovialom des Kiefergelenkes. Dtsch Zahnärztl Z 27: 853

Lindemann A, Lorenz O (1950) Das eigentliche Krankheitsgeschehen der bedeutsameren Tumoren des Mund-Kiefer-Gesichtsbereiches. In: Lindemann A, Lorenz O (Hrsg) Die Geschwülste der Mundhöhle, der Kiefer und des Gesichtes. Wissenschaftliche Verlagsgesellschaft, Stuttgart

Luhr H-G, Busch W (1973) Diagnostik und Therapie der Tumoren und Pseudotumoren des Gelenkes. Dtsch Zahnärztl Z 28: 505

Nwoku ALN, Koch H (1974) The temporomandibular joint: a rare location for bony tumours. J Maxillofac Surg 2: 113
Papavasiliou A, Sawyer R, Lund V, Michaels L (1983) Benign conditions of the temporomandibular joint. A diagnostic dilemma. Br Oral Surg 21: 222
Schmelzle R (1980) Zur Diagnostik und Therapie des eosinophilen Granuloms (Histiozytosis X) der Kiefergelenkpfanne. Fortschr Kiefer Gesichtschir 25: 125-129
Schwenzer N (1972) Zur Klinik und Therapie knochenbildender Geschwülste im Kiefergelenksbereich. Dtsch Zahnärztl Z 27: 848
Thoma KH (1954) Tumors of the condyle and temporomandibular joint. Oral Surg 7: 1091

11.3.6.3 Sekundäre, auf das Kiefergelenk übergreifende Tumoren

Ausgangspunkt

- *Benigne Formen:* Vom Gehörgang übergreifende Cholestatome, Neurofibrome. Von der Haut übergreifende Basaliome.
- *Maligne Formen:* Adenokarzinom der Parotis, Kieferhöhlenkarzinom, Wangenschleimhautkarzinom (Plattenepithelkarzinom). Zylindrom (semimaligne, aber auch maligne Formen bekannt), Ameloblastom mit sarkomatöser Stromaentartung.

Klinische Symptome

Bevor das Kiefergelenk erreicht wird und Kiefergelenkbeschwerden auftreten, veranlassen im allgemeinen die Symptome der primären Erkrankung die klinische Untersuchung. Beim Befall des Kiefergelenks entsprechen die Symptome denen primärer Gelenktumoren, d.h. im wesentlichen Schmerz und Schwellung im Bereich des Kiefergelenks mit Funktionsstörung.

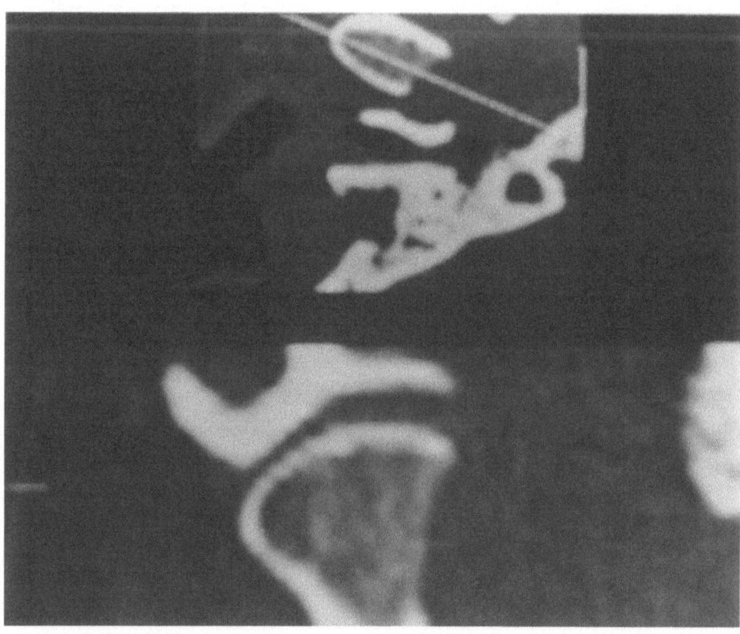

Abb. 201. Tumorarrosion des linken Kieferköpfchens durch anaplastisches Karzinom (Rekonstruktion aus axialen Computertomogrammen)

Radiologische Symptome
Konventionelle Aufnahmen und OPG zeigen die Destruktion des Kiefergelenks. Die CT (Abb. 201) ist besonders geeignet zur Diagnostik dieser Tumoren, da sie neben dem Lokalbefund die wahre Ausdehnung des Tumors in die Weichteile definiert.

Therapie
Resektion des Tumors. Bei Übergreifen auf das Kiefergelenk muß bei malignen Prozessen auch dieses reseziert werden. Bei malignen, weit fortgeschrittenen Prozessen bleibt ähnlich wie bei den primären malignen Tumoren lediglich die Strahlentherapie bzw. Zytostase.

11.3.6.4 Metastasen im Kiefergelenkbereich

Vorkommen
Im Gegensatz zu Metastasen in den übrigen Anteilen des Kiefers selten. Statistisch Metastasen im Kieferköpfchen etwas häufiger als maligne Primärtumoren.
Ursache der seltenen Metastasierung in das Kieferköpfchen soll dessen geringer Anteil an rotem Knochenmark sein. Die unterschiedliche Häufigkeit der Metastasierung im Unterkiefer im Vergleich zum Kieferköpfchen wird zudem damit begründet, daß das Kieferköpfchen im Gegensatz zu den restlichen Anteilen des Unterkiefers aus den Ästen der Arteria maxillaris und Arteria temporalis mit Blut versorgt wird.

Merke: Häufigste Primärtumoren bei Metastasierung ins Kieferköpfchen: Mammakarzinom und Bronchialkarzinom. Seltener malignes Melanom, kolorektale, Uterus- oder Epipharynxkarzinome.

Klinische Symptome
Lokale schmerzhafte Schwellung präaurikulär, eingeschränkte Öffnung des Mundes und Einschränkung der Unterkieferfunktion.

Radiologische Symptome
OPG, halbaxiale Schädelaufnahmen sowie Tomographien zeigen typische osteolytische Destruktionen, die den Röntgenbefunden an anderen Knochen entsprechen, d. h. vermehrt strahlentransparente Areale im Kieferköpfchen mit Destruktion der Spongiosa und Kortikalis evtl. mit Zusammenbruch des Kieferköpfchens. Die überlagerungsfreie Darstellung dieser Prozesse gelingt am besten mit der CT (←Abb. 138).

Differentialdiagnose
Die Beschwerden können denen einer Myoarthropathie entsprechen. Radiologisch eindeutige Differenzierung möglich.

Therapie
Operative Resektion des Kieferköpfchens wenig sinnvoll, da meist eine diffuse Skelettmetastasierung vorliegt. Damit muß die Therapie der Metastase im Kieferköpfchen im Zusammenhang mit der Behandlung der Grunderkrankung gesehen werden. Evtl. lokale Strahlentherapie.

Literatur

Blackwood HJJ (1956) Metastatic carcinoma of the mandibular condyle. Oral Surg 9: 1318

Geschickter CF, Copeland MM (1949) Tumors of bone, 3rd edn. Lippincott, Philadelphia

Gerlach KL, Horch H-H, Féaux de Lacroix W (1981) Beitrag zur Klinik und Diagnostik einer Bronchialkarzinom-Metastase im Kiefergelenksbereich (Fallbericht). Dtsch Zahnärztl Z 36: 760

Schwenzer N (1980) Tumoren des Kiefergelenkes. Fortschr Kiefer Gesichtschir 25: 122-125

Utz W (1976) Zur Klinik und Pathologie von Kiefergelenkstumoren. Dtsch Zahnärztl Z 31: 169

11.4 Belastungsinduzierte Erkrankungen des Kiefergelenks (funktionelle Arthropathien)

A. HÜLS, E. WALTER

Sekundäre belastungsinduzierte Gelenkerkrankungen bilden mit etwa 95% den weitaus größten Teil aller Arthropathien. Diese funktionellen Formen werden den primären Gelenkerkrankungen - also der Gruppe aus Fehlbildungen, Entzündungen, Tumoren und Frakturen - gegenübergestellt, die insgesamt nur zu etwa 5% am Gesamtkollektiv beteiligt sind (Schulte 1983).

Funktionsstörungen, bzw. funktionelle Erkrankungen des stomatognathen Systems und damit auch der Kiefergelenke haben gerade in den letzten 15 Jahren ständig an Häufigkeit zugenommen. Ihre Prävalenz wird mittlerweile in verschiedenen epidemiologischen Untersuchungen zwischen 10 und 35% angegeben. Damit steigt auch die Zahl behandlungsbedürftiger funktioneller Arthropathien.

Vergleichbare Fehlfunktionen, bzw. funktionelle Überlastungen führen jedoch bei den Patienten in unterschiedlichem Ausmaß zu Belastungsschäden der Gelenke. Hierfür sind teilweise auch konstitutionelle oder systemische Faktoren verantwortlich.

Es ist verständlich, daß erhöhte Funktionsbelastungen zunächst zu Anpassungs- und Umbauerscheinungen oder auch zu einer *Schädigung der Gelenkweichgewebe* führen. Hierbei spielen Lageänderungen des Discus articularis eine besondere Rolle. Die Manifestation knöcherner Erkrankungen ist meist als Zeichen einer bereits fortgeschrittenen Arthropathie zu bewerten.

Merke: Bei funktionellen Gelenkerkrankungen gehen klinische Symptome häufig röntgenologischen Veränderungen voraus. Schädigungen der Gelenkweichteile sind morphologisch früher faßbar als Osteopathien.

11.4.1 Erkrankungen der Gelenkweichgewebe

11.4.1.1 Anteriore Diskusverlagerung

Anteriore Diskusverlagerungen gehen *immer* einher mit einer Schädigung des Kapsel-Band-Apparates, der meist chronisch überdehnt ist.
Intrakapsuläre Weichgewebsverschiebungen haben in der Regel auch Lageänderungen des Kondylus in der Fossa zur Folge, die in den meisten Fällen nach posterior erfolgt. Die gegenläufige Dislokation von Kondylus und Diskus stellt somit eine Dearrangierung der Gelenkkomponenten dar und wird deshalb im angloamerikanischen Schrifttum als „Internal Derangement" bezeichnet.
Eine in der Schlußbißlage vorliegende anteriore Diskusverlagerung kann nur während der Funktion aufgehoben werden, d. h., der Kondylus gleitet bei der Öffnungsbewegung auf den Diskus auf oder die Verlagerung bleibt während der gesamten Funktion bestehen.
Es hat sich als sinnvoll erwiesen, *3 Schweregrade des Internal Derangement* zu differenzieren:
Grad 1. In der Schlußbißlage (IKP) liegt eine anteriore Diskusverlagerung vor. Die Kondylus-Diskus-Einheit wird jedoch bei der Öffnung wiederhergestellt. Häufig, aber nicht immer mit Knackgeräusch verbunden.
Bei der Schließbewegung gleitet der Kondylus wieder vom Diskus ab.
Bei gekoppeltem Öffnungs-Schließungs-Knacken sprechen wir von reziprokem Knacken.
Grad 2. Bei verschiedenen Öffnungsbewegungen teilweise noch Aufgleiten des Kondylus auf den Diskus. Gelegentlich jedoch bleibt die anteriore Verlagerung während der gesamten Funktionsphase bestehen evtl. mit Einschränkung der Mundöffnung (intermittierendes Blockieren).
Grad 3. Diskus bleibt während der Funktion ständig vorverlagert und kann zusätzlich deformiert sein. Klinisch häufig Blockierung der Mundöffnung (Limitation).

Merke: Bei der Diagnostik der anterioren Diskusverlagerung sind stets Aufnahmen bei geöffnetem Mund notwendig, um das volle Ausmaß der Weichgewebsschädigung zu erfassen.

Ätiologie und Pathogenese
Chronische Mikrotraumatisierung, häufig durch muskuläre Hyperfunktion.
Parafunktionen, meist auf exzentrischen Schliffflächen.
Okklusionsstörungen, Störungen der okklusoartikulären Relation durch mangelhafte oder fehlende prothetische Versorgung oder bei Dysgnathien.
Seltener: akutes Makrotrauma, z. B. beim Gähnen oder lang andauernder zahnärztlicher Behandlung (akuter Diskusprolaps durch Einrisse in der posterioren Aufhängung).

Klinische Symptome

Gelenkknacken, meist mit S-förmigen Öffnungsmustern. Beim Grad 1 häufig erweiterte Mundöffnung mit Öffnungsweiten zwischen 40 und 70 mm (Subluxation) (Abb. 204 b, c).
Reziprokes Knacken, Gelenkschmerz, der sich bei Bewegungen verstärkt.
Druckgefühl, bzw. Druckschmerzhaftigkeit im Gelenkbereich.
Ohrsymptome. Häufig Kombination mit Kopfschmerzen.
Bei Grad 2 und 3 Einschränkungen der Öffnung mit deutlicher Seitabweichung zur erkrankten Seite (Limitation), Einschränkungen auch der protrusiven und laterotrusiven Bewegungskapazität. Bei klinischer Okklusionsanalyse Interferenzen vor allem im Seitenzahnbereich, exzentrische Schliffflächen.

Alters- und Geschlechtsverteilung

Manifestationsgipfel: 3. und 4. Lebensdekade. Frauen mit 60–70% deutlich häufiger betroffen als Männer (30–40%).

Merke: Vor jeder weiterführenden radiologischen Untersuchung ist durch kurze klinische Funktionsanalyse abzuklären, ob eine Diskoordination/Subluxation (Öffnungsweite 40–70 mm) oder ob bereits eine Limitation (Öffnungsweite deutlich unter 40 mm) vorliegt.

Radiologische Symptome

OPG

Aus der Orthopantomographie keine direkten Hinweise auf Diskusverlagerung.

Schräglaterale Zielaufnahme

Indirekte Zeichen einer anterioren Diskusverlagerung – Retrallage des Kondylus (Abb. 202 a) sowie verbreiterter kranialer Gelenkraum bei geöffnetem Mund (Abb. 205 c).

Arthrographie

Intraartikuläre Kontrastmittelapplikation. Am häufigsten verwandt wird die Kontrastmittelauffüllung der inferioren Gelenkkammer. Aus der Verteilung der Kontrastmitteldepots auch bei der Öffnung werden Rückschlüsse auf die Position des Diskus gezogen.
Leitsymptom bei der anterioren Diskusverlagerung ist ein Kontrastmitteldepot anterior vom Kondylus. Kontrastmittelverschiebung in die posterioren Abschnitte bei Aufspringen des Kondylus auf den Diskus. Persistenz des Depots bei fehlender Wiederherstellung der Kondylus-Diskus-Einheit (Abb. 203 a–c).
Die Auffüllung von oberer und unterer Gelenkkammer ergibt durch verbesserte Abgrenzung des Diskus zusätzlich Hinweise auf Deformierungen.
Weiterentwicklung des Verfahrens durch die Doppelkontrastierung, d. h. neben flüssigem Kontrastmittel wird zusätzlich Luft in den oberen und unteren Gelenkraum appliziert (Westesson). Genaue Diagnose von Form und Lage des Diskus möglich, auch posteriore Aufhängung meist gut abgrenzbar. Verfahren jedoch technisch schwierig, traumatisierend und für Patienten schmerzhaft.

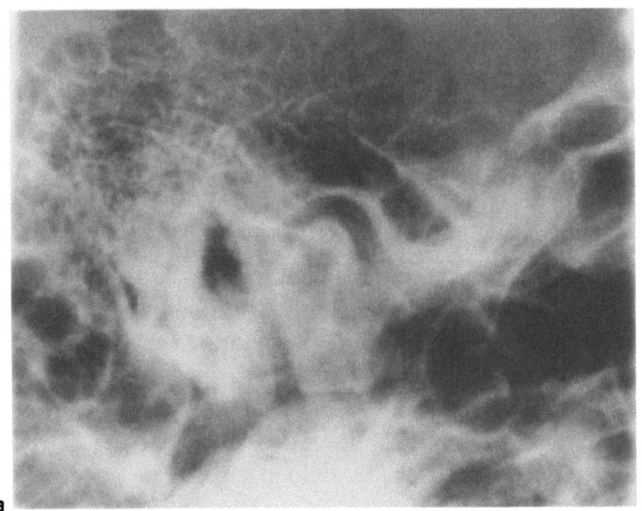

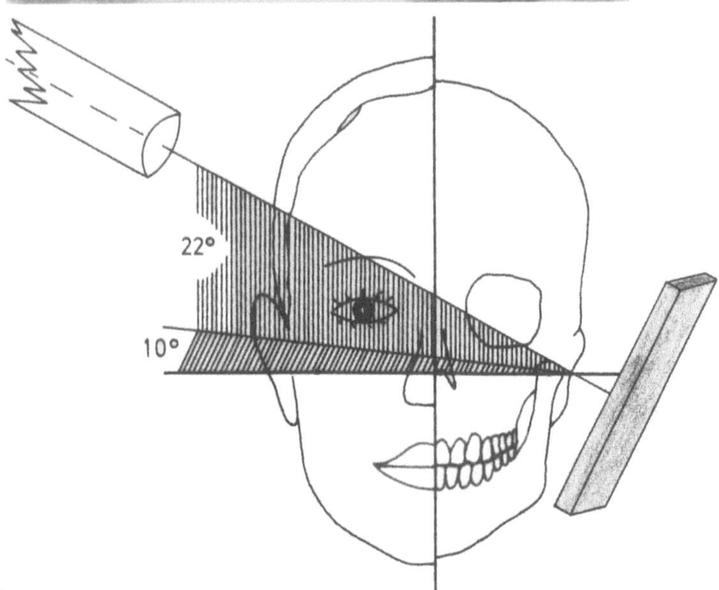

Abb. 202. a Schräg-laterales Röntgenbild, 22° kranial-exzentrische und 10° dorsal-exzentrische Einstellung (vgl. Abb. 202 b). Erweiterung der anterokranialen Gelenkräume bei **Retrallage des Kondylus. b** Schematische Zeichnung zur Einstellung des Zentralstrahls bei transkraniellen Kiefergelenkzielaufnahmen. Die 22° 10° ist als Standardprojektion geeignet. Bei diesem Verfahren werden die lateralen Gelenkanteile tangential erfaßt und abgebildet.

Computertomographie

Positionsdiagnose des Diskus im direkt-sagittalen Strahlengang. Meist keine vollständige Abgrenzung des Diskus. Leitstruktur ist der anteriore Rand, der sich häufig aufgrund seiner höheren Dichte gut abgrenzen läßt (Abb. 202 d, 203 a–c, 205 a, b). Die gleichzeitige Betrachtung durch das Knochenfenster ermöglicht die Positionsdiagnose des Kondylus (Abb. 202 c) sowie die Diagnostik knöcherner Veränderungen.

Hinweise auf Diskusverlagerungen sind auch aus dem axialen Bild ableitbar sowie aus der dreidiemensionalen Positionsdiagnose des Kondylus mit Rekonstruktionstechnik.

Abb. 202 (Fortsetzung)
c Direkt-sagittales CT („Knochenfenster"): Retrallage des Kondylus. **d** Derselbe Scan wie in Abb. 202c, Einstellung des Weichteilfensters: anteriore Diskusverlagerung (→)

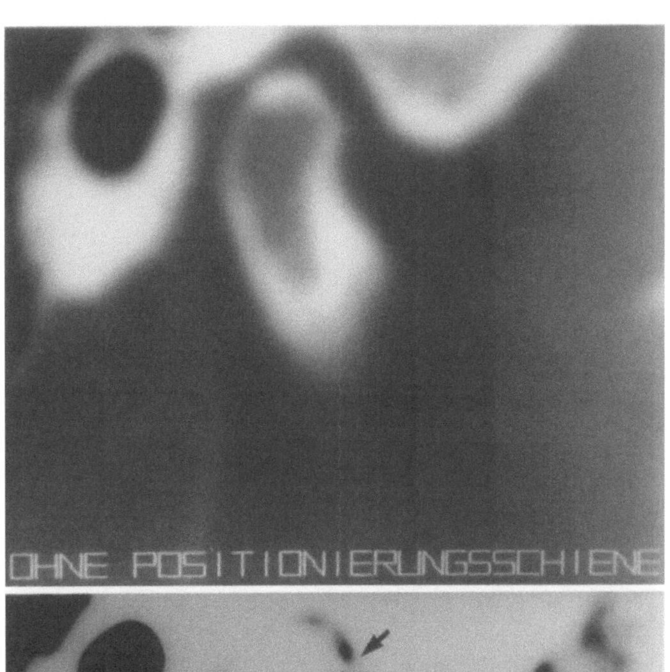

c

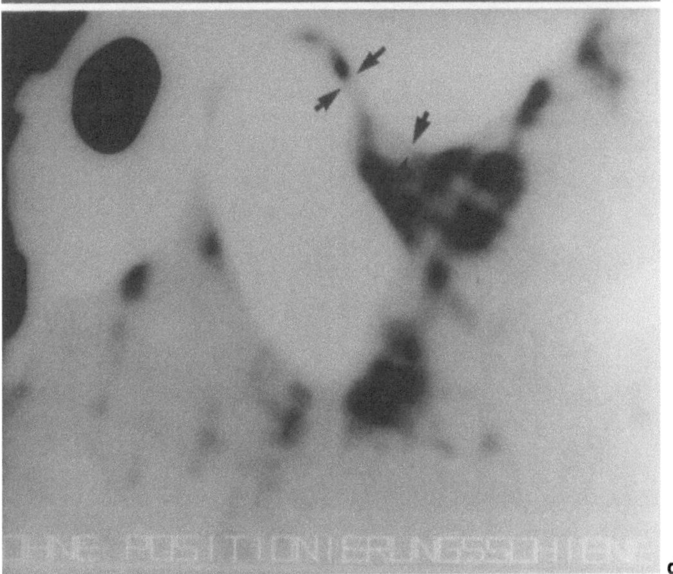

d

Kernspintomographie
Im Vergleich zur CT bessere Weichgewebsauflösung. Genaue Positionsdiagnose des Diskus und Erfassung seiner Formmerkmale möglich (Abb. 206a–d).
Teilweise auf dem erreichten technologischen Niveau auch Abgrenzung der posterioren Ligamente möglich (Abb. 206a).

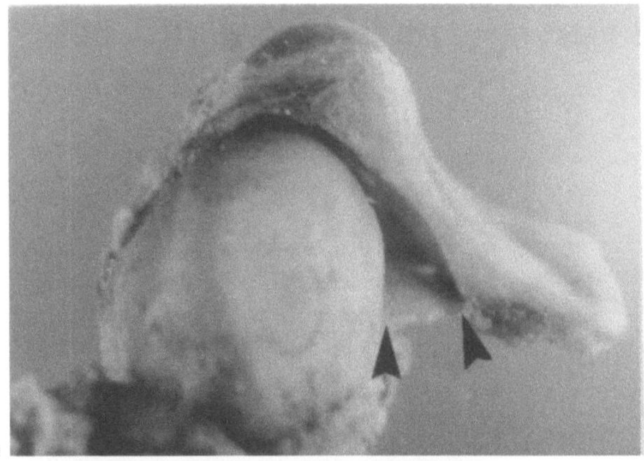

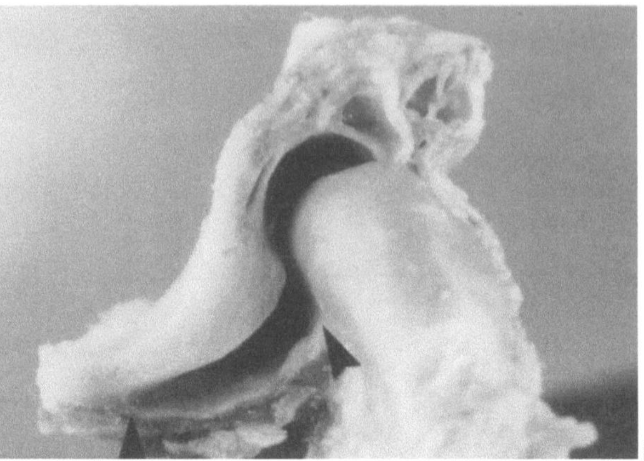

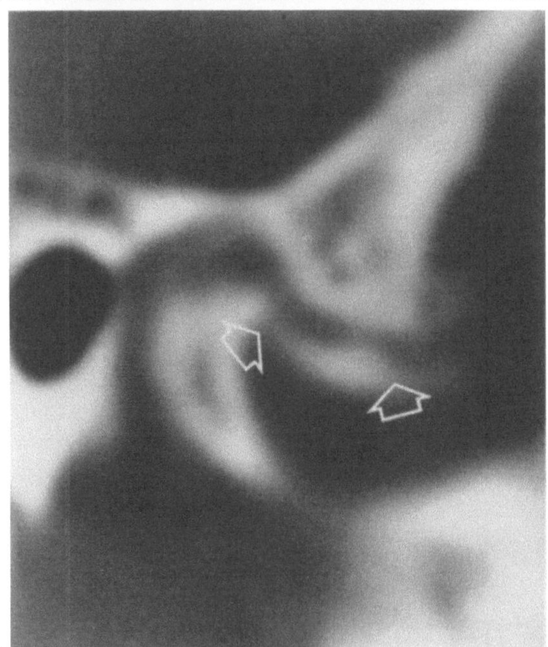

Abb. 203 a–c. Kondylus-Diskus-Präparat.
a Der Diskus ist in der Mitte durchtrennt, die mediale Hälfte ist weggeklappt. Im Sagittalschnitt bikonkave Ausformung des Diskus, intakte Kongruenzbeziehung zum Gelenkkopf. Normale Weite der anterioren Kapselanteile zwischen Diskus und Kondylus (►). **b** Präparat mit anterior verlagertem und deformiertem Diskus. Massive Verlängerung der anterioren Kapselanteile (▲) Diese pathologisch-erweiterten Gelenkräume werden bei der Arthrographie mit Kontrastmittel aufgefüllt. Aus der Lage und Größe der einzelnen Recessus werden Rückschlüsse auf Form und Lage des Diskus gezogen (vgl. Abb. 203 c). **c** Arthrogramm bei kompletter anteriorer Diskusverlagerung. Langgestrecktes Kontrastmitteldepot anterior von Kondylus (⇧). Aufnahme bei geschlossenen Zahnreihen. Für die Bildgebung wurde hier kein konventionelles Schichtgerät benutzt, sondern der Computertomograph

Therapie

Bei leichteren Formen: Aufbißbehelf, Physiotherapie, Beseitigung okklusaler Interferenzen, okklusale Rehabilitation, Selbstbeobachtung zur Ausschaltung von Parafunktionen.

Bei fortgeschrittenen Formen (Limitationen): Aufbißbehelfe, Physiotherapie, okklusale Rehabilitation, evtl. antiphlogistisch-medikamentöse Therapie, bei über längere Zeit bestehender Therapieresistenz u. U. Operation mit rekonstruktiver Diskusplastik, Diskusersatzplastik oder Diskusexstirpation.

Prognose

Schmerzfreiheit wird in den meisten Fällen erreicht, bei fortgeschrittenen Verlagerungsformen mit zusätzlichen Deformationen vollständige Wiederherstellung der Kondylus-Diskus-Einheit auf konservativem Wege häufig nicht mehr möglich.

Radiologische Differentialdiagnose
Bei Limitationen sind extraartikuläre Ursachen auszuschließen, z. B. schmerzreflektorische Bewegungseinschränkungen aufgrund entzündlicher Prozesse (Dentitio difficilis des Weisheitszahnes, posttraumatischer Arthropathie, Ankylosierung) oder seltener auch aufgrund narbiger Veränderungen (posttraumatisch oder bei Myositis ossificans).

11.4.1.2 Diskusperforation

Perforationen des Diskus, bzw. seiner posterioren Aufhängung sind Zeichen der fortgeschrittenen Diskopathie. Sie können nicht isoliert betrachtet werden und treten häufig kombiniert mit anterioren Verlagerungsformen der Gelenkscheibe auf.
Die Symptomatologie entspricht deshalb weitgehend den unter 4.1.1 aufgeführten Punkten. Knackende Geräusche kommen jedoch nicht mehr vor. Charakteristisch sind vielmehr Krepitationsgeräusche, die durch den unmittelbaren Knochenkontakt der im Perforationsbereich artikulierenden Flächen einen sandartig-reibenden Charakter aufweisen.

Radiologische Symptome

Konventionelle Diagnostik
Hinweise auf Diskusperforationen bei konventionellen Ziel- und Schichtaufnahmen sind extreme Einengungen der Gelenkräume mit sklerotischen Knochenreaktionen.

Arthrographie
Bei Punktion der oberen Gelenkkammer unter Bildwandlerkontrolle füllt sich bei Perforationen auch die inferiore Gelenkkammer mit ihren Recessus. Aussagen über Größe und Lokalisation der Perforation jedoch nicht möglich.

Kernspintomographie
Bei entsprechender räumlicher Auflösung ist der nichtinvasive Nachweis sowie die Beurteilung von Größe und Lokalisation der Perforation prinzipiell möglich. Neben der sagittalen Schicht ist auch die koronare Ebene darzustellen, um den gesamten Perforationsbereich zu erfassen (vgl. Abb. 207 a, b).

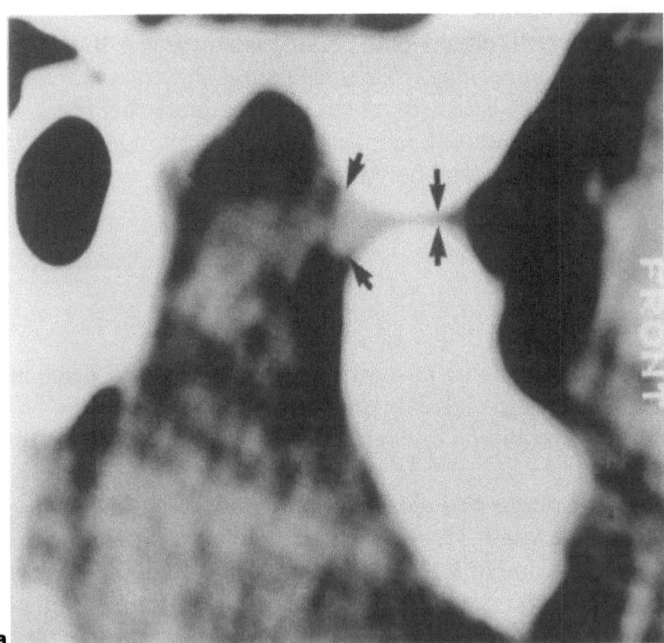

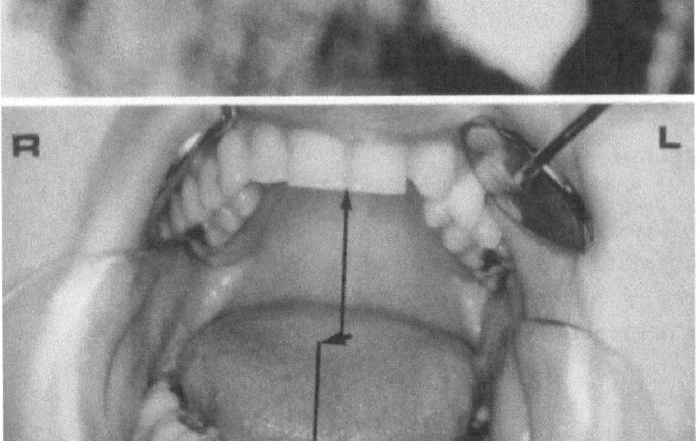

Abb. 204. **a** Direkt-sagittales CT mit **Abgrenzung des Discus articularis.** Aufnahme bei geöffnetem Mund. Der Diskus (➧) befindet sich auf der posterosuperioren Funktionsfläche des Kondylus. Normalfall. **b** Erweiterte Mundöffnung mit terminaler Seitabweichung nach rechts. Die Öffnungsweite beträgt 57 mm und ist Ausdruck der beidseitigen Subluxation der Kondylen, die links größer ist als rechts (s. Abb. 204 c).

Abb. 204 (Fortsetzung)
c Direkt-sagittales CT des Patienten von Abb. 206b: Subluxationsstellung des Gelenkkopfes. Dabei kommt es zu starken Dehnungen des Kapsel-Band-Apparates, Folge ist eine anteriore Diskusverlagerung (vgl. Abb. 204d). **d** Direkt sagittales CT-Bild: Nachweis der anterioren Diskusverlagerung (↑). Zahnreihen. Derselbe Patient wie in Abb. 204b und c

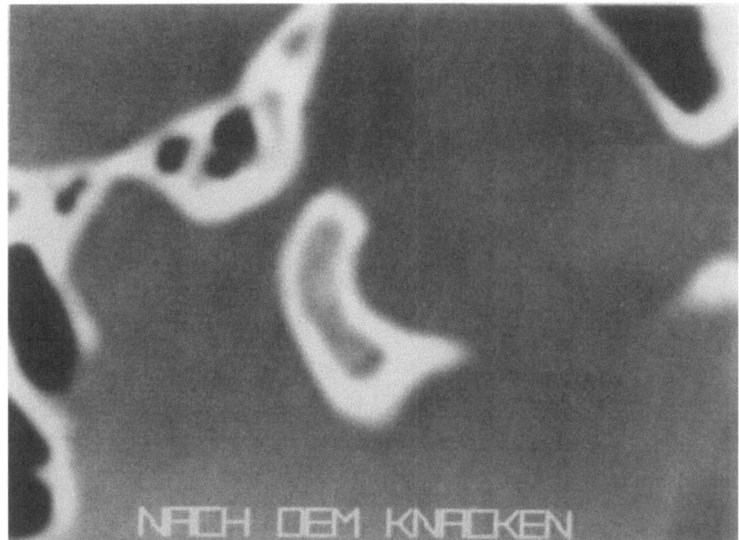

c

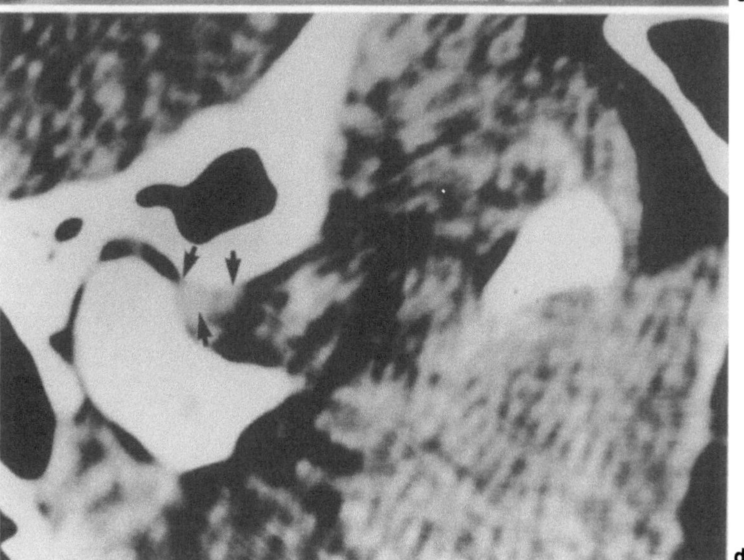
d

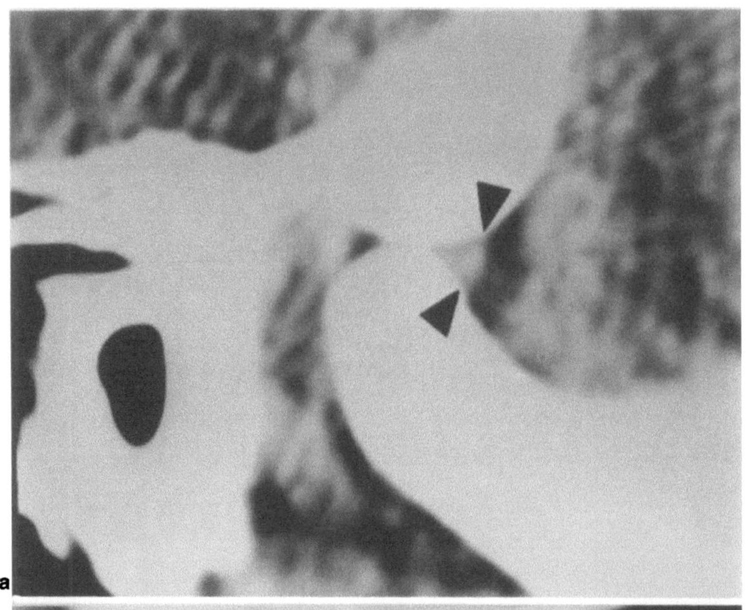

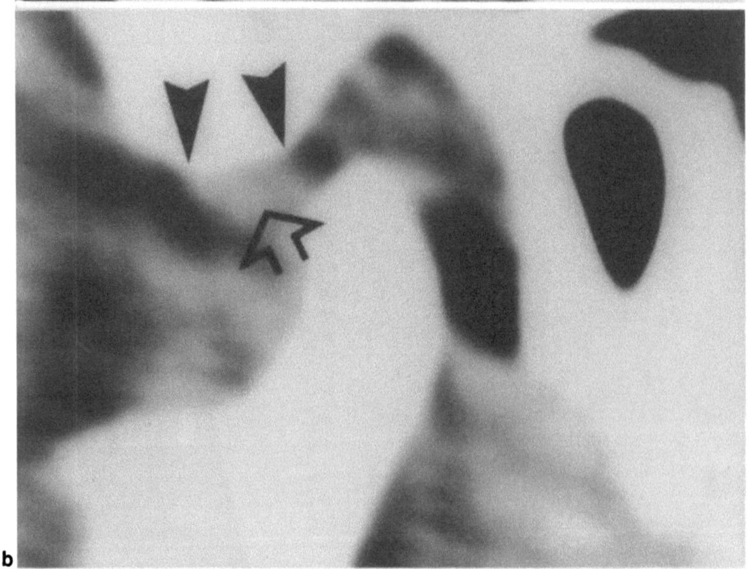

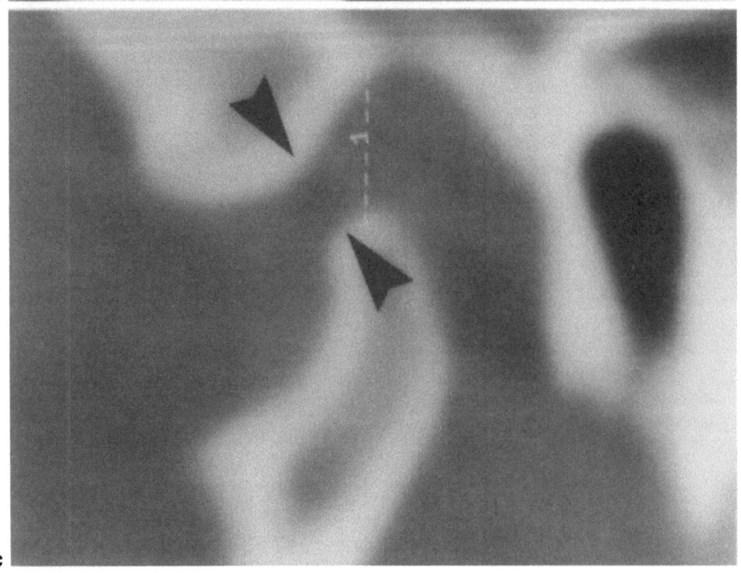

Abb. 205. CT bei geöffnetem Mund.
a Der Diskus bleibt vorverlagert. Der Gelenkkopf erreicht nicht mehr die Eminentia (▲) (Blockierungseffekt). **b** Internal Derangement Grad 3: Der Diskus bleibt anterior verlagert (▲ ⌂) auch bei der Funktion. **c** Derselbe Scan wie in Abb. 205 b, Betrachtung durch das „Knochenfenster“. Pathologisch erweiterter kranialer Gelenkraum (►) bei der Mundöffnung. Ursache: anterior verlagerter Diskus

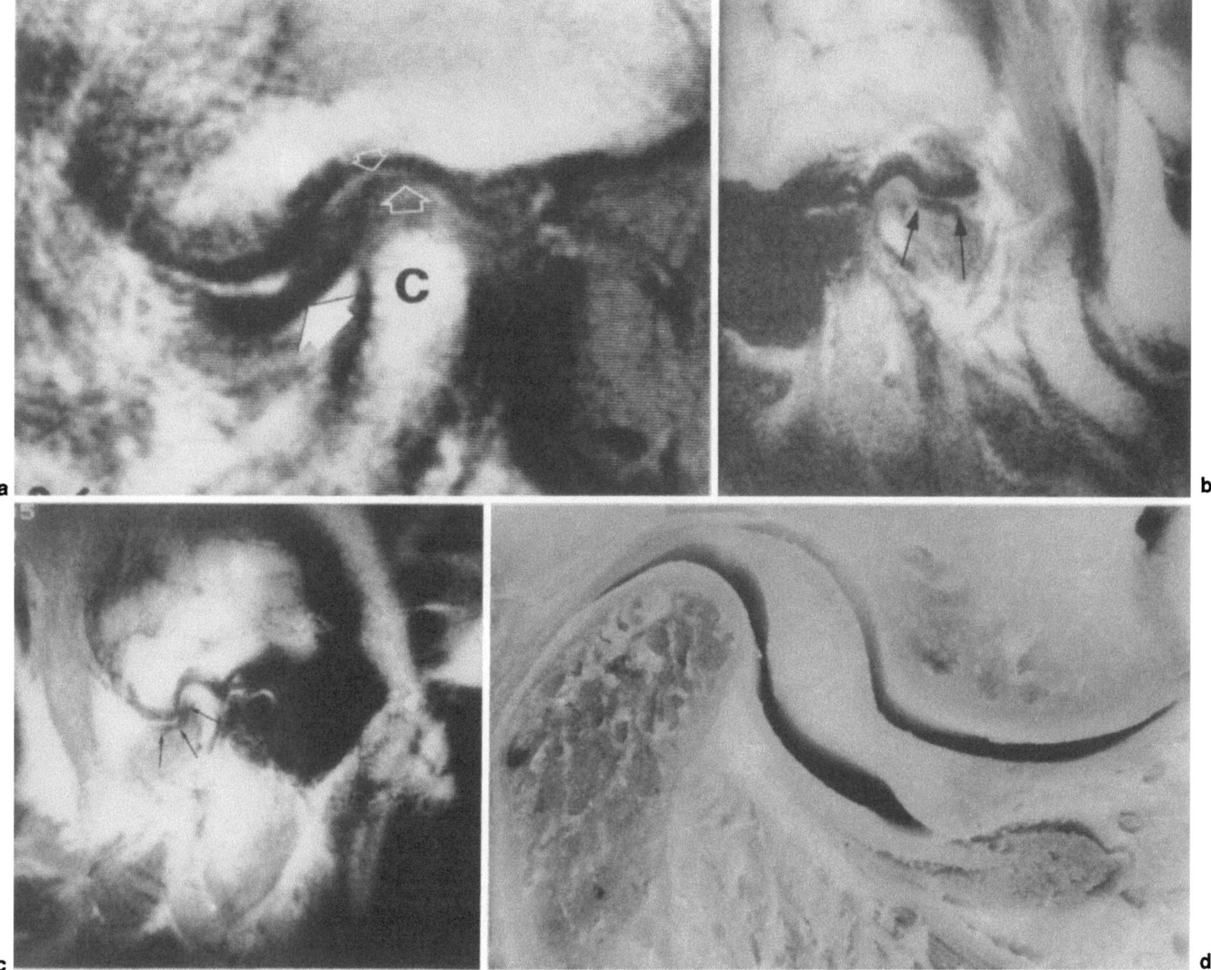

Abb. 206. Kernspintomogramm einer anterioren Diskusverlagerung.
a Die Diskusscheibe kommt schwarz zur Abbildung (⌂). C Kondylus. Im Bereich der Bilaminarzone sind Ligamentstrukturen abgrenzbar (⇨ ⇦). **b** Kernspintomogramm (sagittal) durch das mediale Gelenkdrittel bei anteriorer Diskusverlagerung. Genaue Diagnose der Diskuslage sowie seiner Formmerkmale. Der Diskus ist als schwarze Scheibe kontrastreich gegenüber der Muskulatur sowie dem Fett-Bindegewebe abgrenzbar (→). **c** Kernspintomogramm, Aufnahme bei eingesetzter Positionierungsschiene. Der Diskus (↑) ist nach anterior verlagert und in seinem posterioren Teil verdickt. Mit Hilfe des Aufbißbehelfes ist es nicht gelungen, den Diskus wieder auf dem Kondylus zu positionieren. Ursache ist die Deformation des Diskus, bei der Funktion wird der Diskus somit nur weiter vorgeschoben. **d** Anatomisches Präparat (Sagittalschnitt) mit anterior verlagertem Diskus. Die Gelenkscheibe zeigt eine Verdickung des posterioren Teils. Die Form entspricht der Situation in Abb. 206c

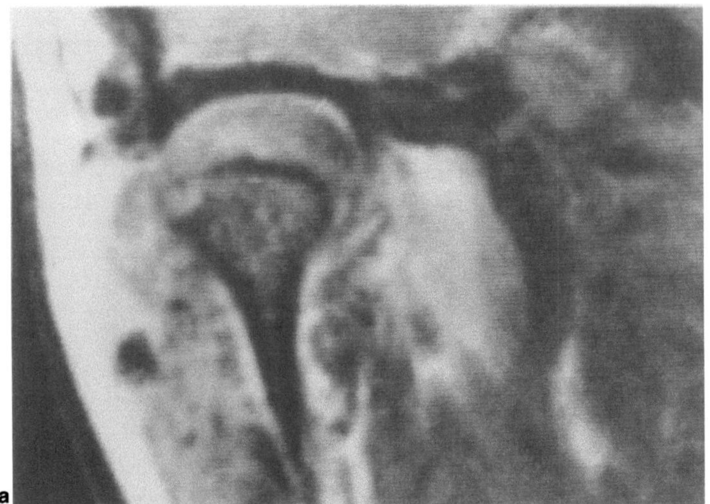

a

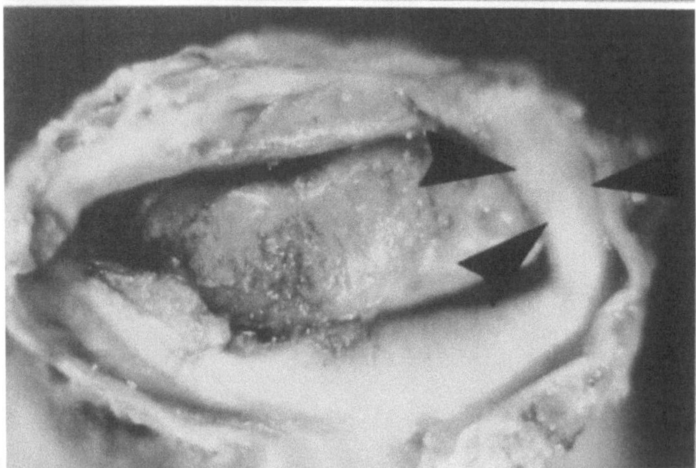

b

Abb. 207. a Kernspintomogramm - frontale Schichtführung - **bei ausgedehnter Diskusperforation.** Von der Diskusscheibe ist im medialen Teil nur noch ein Rest erkennbar. Die Signalerhöhung im lateralen Teil des Kondylus zeigt einen degenerativen knöchernen Defekt. **b** Präparat mit subtotaler Perforation des Diskus. Diskusrest medial (▶). Die kernspintomographische Abbildung eines vergleichbaren „Restdiskus" gibt die Abb. 207 a wieder

Literatur

Dolwick MF, Katzberg RW, Helms CA (1983) Internal derangements of the temporomandibular joint: Fact or fiction? J Prosthet Dent 49: 415-418

Farrar WB, McCarty WL (1983) A clinical outline of temporomandibular joint diagnosis and treatment, Walker Printing, Montgomery, Alabama

Hüls A, Walter E, Schulte W, Süß Ch (1985) Zur Darstellung des Discus articularis im Computertomogramm. Dtsch Zahnärztl Z 40: 326

Katzberg RW, Schenck J, Roberts D, Tallents RH, Manzione JV, Hart HR, Foster TH, Wayne WS, Bessette RW (1985) Magnetic resonance imaging of the temporomandibular joint meniscus. Oral Surg Oral Med Oral Pathol 59: 332

Manzione JV, Seltzer SE, Katzberg RW, Hammerschlag SB, Chiango BF (1983) Direct sagittal computed tomography of the temporomandibular joint. A JR 140: 165

Solberg WK, Clark GT (Hrsg) (1983) Das Kiefergelenk, Diagnostik und Therapie. Quintessenz, Berlin

11.4.2 Erkrankungen des Knochens - Die degenerative Gelenkerkrankung (Osteoarthrose)

Synonyma
Osteoarthritis, degenerative joint disease (DJD)

Pathogenese
Die degenerative Gelenkerkrankung (Osteoarthrose) ist keine obligate Folge von Alterungsvorgängen, sondern in aller Regel Ausdruck eines chronischen Mißverhältnisses zwischen Funktionsbelastung und funktioneller Belastbarkeit. Störungen des artikulären Gleichgewichts führen im Laufe der Zeit zu progredienten Um- und Abbauerscheinungen vor allem des kondylären Knochens.
Wenn es durch diesen Umbau zu deutlichen Formveränderungen gekommen ist, spricht man auch von einer *deformierenden Arthropathie* (Arthrosis deformans).
Pathogenetisch können auch traumatische Läsionen sowie entzündlich-infektiöse Schädigungen der Knorpel-Bindegewebs-Strukturen eine Rolle spielen.
Da sowohl Knochen wie auch Gelenkknorpel nicht innerviert sind, können auch erhebliche arthrotische Umbauvorgänge ohne subjektive Beschwerden ablaufen („latente Arthrose"). Erst wenn knöcherner oder knorpeliger Abrieb, bzw. Ernährungsstörungen der artikulierenden Gewebe zu einer Entzündung der gut innervierten Weichgewebe - Gelenkkapsel, Synovialmembran, Bilaminarzone - geführt haben, kommt es zu Beschwerden des Patienten und zum klinischen Bild der Myoarthropathie („aktivierte Arthrose").

> *Merke:* Bei Patienten mit Osteoarthrose des Kiefergelenks besteht nicht selten ein Mißverhältnis zwischen fehlender klinischer Symptomatik und positivem röntgenlogischem Befund. Ursache hierfür ist häufig der unterschiedliche entzündliche Aktivierungsprozeß der Arthrose (Synovialitis, Kapsulitis).

Degenerative Gelenkerkrankungen gehen häufig einher mit anterioren Verlagerungen oder auch Perforationen des Diskus. Die durch diese Diskusverlagerungen veränderte Biomechanik des Gelenks führt infolge einer Knochen-Knochen-Artikulation zu Überlastungen der Hartgewebe und wird damit zu einem wichtigen Kausalfaktor in der Entstehung der Arthrose.

> *Merke:* Die degenerative Gelenkerkrankung beginnt häufig als anteriore Diskusverlagerung.

Anamnese
In der Vorgeschichte häufig Episoden mit Gelenkschmerzen und Knackgeräuschen, teilweise auch mit Limitationen. Zyklischer Verlauf mit spontanen Remissionen der Beschwerden. Auftreten von reibenden Gelenkgeräuschen (Crepitus). Uncharakteristische Kiefer-, Gesichtsschmerzen, bzw. Kopfschmerzen. Manchmal Angabe von direkten oder indirekten Kiefergelenktraumen oder Bezug zu entzündlichen Erkrankungen der Kiefer.

Alters- und Geschlechtsverteilung
Manifestationsgipfel 4. und 5. Lebensdekade. Frauen mit 60-70% häufiger betroffen als Männer (30-40%).

Klinische Symptome
Reziprokes Gelenkknacken, Reibegeräusche (Crepitus), umschriebener Gelenkschmerz, der sich oft bei der Funktion verstärkt. Limitationen des befallenen Gelenks, d.h. der Gelenkkopf gleitet nicht mehr aus der Fossa heraus, dabei Seitabweichungen bei der Öffnungsbewegung zur erkrankten Seite.
Bei Befall beider Gelenke lediglich Scharnierbewegungen mit Einschränkungen der Mundöffnung (Schneidekantenabstand zwischen 20 und 35 mm). Druckschmerz über der Gelenkregion. Nicht selten gemeinsames Auftreten mit Ohrsymptomen, myogenen Schmerzbildern (begleitende Muskelverspannungen) und vegetativen Reizerscheinungen.

Radiologische Symptome
Radiologisch breites Spektrum an Befundmerkmalen. Enger Zusammenhang mit unterschiedlichen Ausprägungsformen der Erkrankung, die häufig über einen Zeitraum von 10 Jahren und mehr ständig die Morphologie des Gelenks verändert. Dabei sind Frühformen der Erkrankung von fortgeschrittenen Formen, bzw. Endstadien abzugrenzen.

Merke: Hauptsymptome der degenerativen Gelenkerkrankung sind:
1. die Gelenkspaltverschmälerung,
2. die Abflachung der Gelenkflächen (Knochenabschliff),
3. die Osteophytenbildung,
4. die Knochensklerosierung.

OPG
Grobbeurteilung der Gelenkfortsätze im direkten Seitenvergleich. Fortgeschrittene Stadien mit ausgedehnten Sklerosierungen, Knochensubstanzverlusten sowie Reduktion der Höhe des Gelenkfortsatzes und Deformierungen häufig erkennbar. Auf der Seite des arthrotischen Gelenks nicht selten Verkürzung des gesamten Ramus ascendens (Abb. 208 a, b).

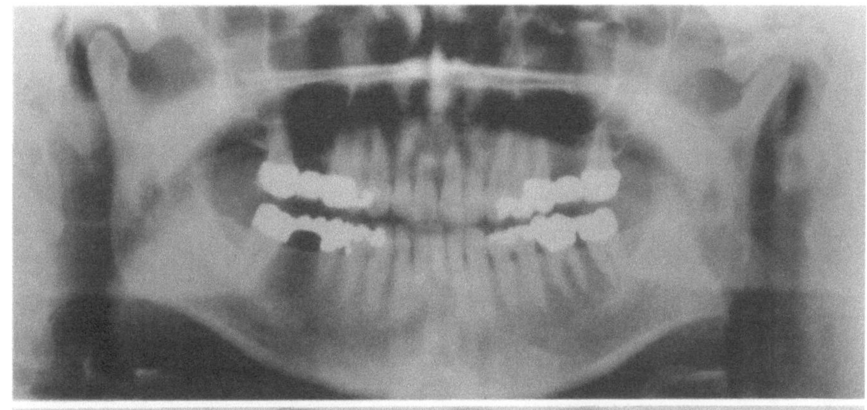

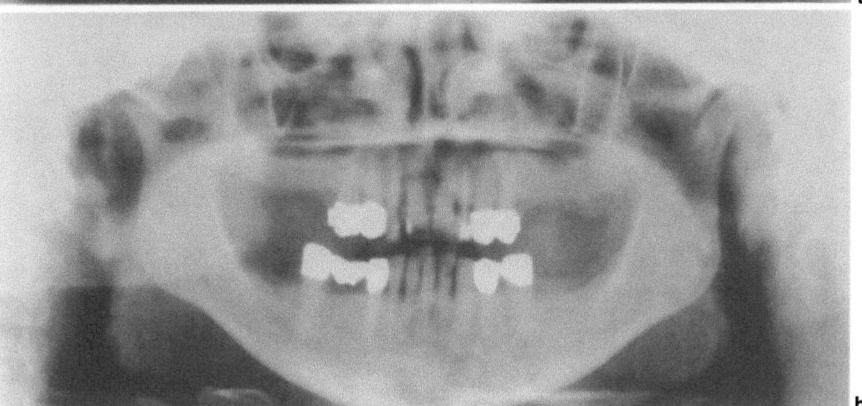

Abb. 208. **a** Orthopantomogramm mit deutlichen Knochensubstanzverlusten im Bereich des linken Gelenkfortsatzes durch „Abschliff" der anterioren Funktionsflächen. **b** Terminales Stadium einer degenerativen Gelenkerkrankung rechts mit ausgeprägter Verkürzung des Gelenkfortsatzes und kranialer Elevation der gesamten Ramuspartie

Schräglaterale Zielaufnahmen

Seitendifferente Gelenkspaltweiten mit Verlagerungen der Kondylen, häufig nach retral. Grobe Deformierungen (Osteophytenbildung) und fortgeschrittene Strukturveränderungen in den lateralen Abschnitten diagnostizierbar (Abb. 211 a, b). Jedoch sind Vortäuschungen sowohl von Sklerosierungen wie auch von Osteolysen durch Additions- oder Subtraktionseffekte sich überlagernder Strukturen möglich.
Bei starken Vergrößerungen des horizontalen Kondylenwinkels (Abb. 209 a, d) gelingt es häufig nicht, die Gelenkräume frei zu projizieren.

Konventionelle Tomographie

Im Vergleich zu den Summationsaufnahmen wesentlich genauere Darstellung von Ausmaß und Lokalisation degenerativer Knochenprozesse.
Häufig jedoch Polregionen nur unzureichend erfaßt, gerade hier jedoch sind strukturelle Veränderungen am ehesten zu erwarten.
Formmerkmale des Gelenks sowie Positionierung des Gelenkkopfes vergleichsweise gut diagnostizierbar, jedoch keine Darstellung der Weichgewebe, speziell des Diskus.

Arthrotomographie

Kombinierte Anwendung von konventioneller Tomographie zur Knochendiagnostik und der Arthrographie (2. Schichtserie) zur Erfassung von Diskusverlagerungen, bzw. Perforationen.

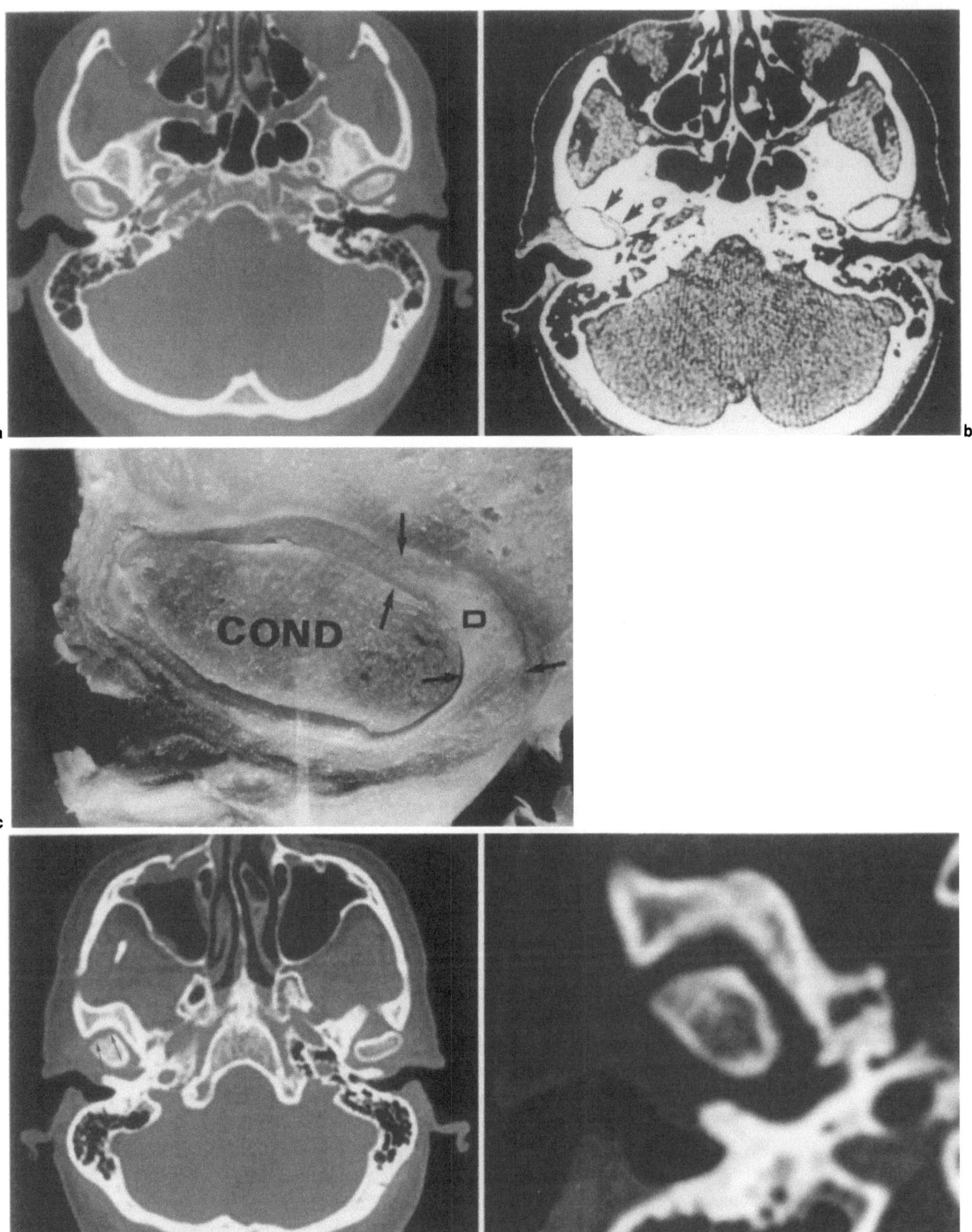

Abb. 209 (Legende s. S. 419)

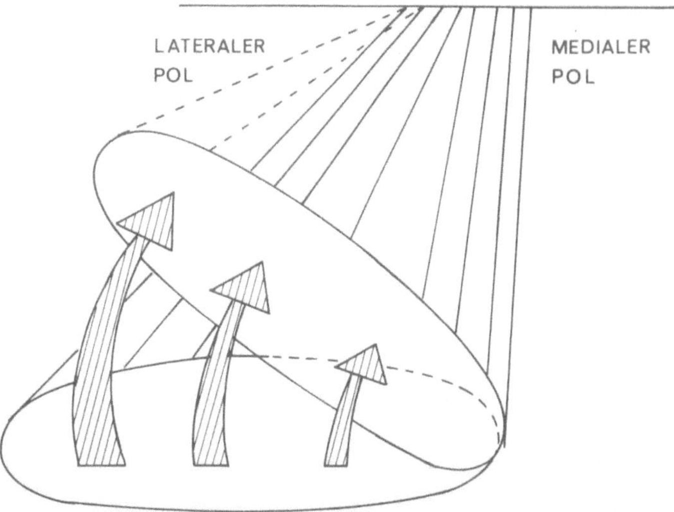

f

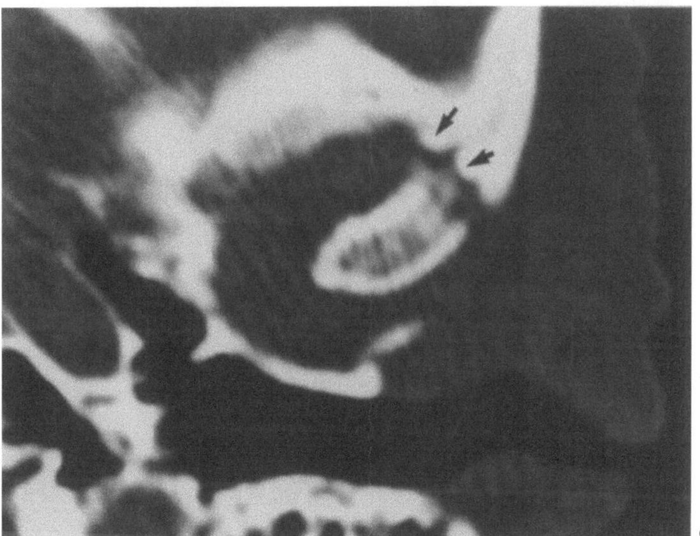

g

Abb. 209. a Axiales Computertomogramm durch beide Gelenkregionen.
In dieser Aufsicht von kranial erkennt man deutlich den vergrößerten horizontalen Kondylenwinkel links sowie eine Knochensubstanzvermehrung in den anterioren Abschnitten. Der linke Gelenkkopf ist stärker funktionell beansprucht worden als der rechte. **b** Dieselbe Aufnahme wie in Abb. 209 a. Betrachtung durch das „Diskusfenster". Im Bereich des linken Kondylus ist anterior und medial Diskusgewebe abgrenzbar (→). Schon auf axialen Aufnahmen sind schwere Formen der Diskusverlagerung diagnostizierbar (vgl. Abb. 209 c). **c** Axialer Schnitt durch ein anatomisches Präparat bei Verlagerung des Diskus (D) nach anterior und medial (→). Die Situation entspricht den Verhältnissen in Abb. 209 b. **d** Deutliche Vergrößerung des horizontalen Kondylenwinkels links mit Abflachung der Funktionsfläche im Bereich des lateralen Pols (→), Sklerosierung als Ausdruck der erhöhten Funktionsbelastung. Der Anschnitt des Processus coronoideus links deutet auf eine kraniale Elevation der linken Ramusregion hin (vgl. Abb. 208 b). **e** Isolierte Darstellung eines linken Gelenks mit Vergrößerung des Kondylenwinkels, Abflachung und Sklerosierung im Bereich des lateralen Pols. Strukturelle Schädigungen finden sich gehäuft in den lateralen Regionen des Hypervalenzgelenks (vergrößerter Kondylenwinkel). **f** Schemazeichnung: Gelenkkopfumbau durch Dysfunktionen. Durch häufige exzentrische Bewegungen werden die lateralen Gelenkteile der größten Funktionsbelastung ausgesetzt. Deshalb sind hier am ehesten und ausgeprägtesten Strukturschädigungen zu erwarten. Die Vergrößerung des horizontalen Kondylenwinkels ist als funktionelle Anpassung zu interpretieren. **g** Vergrößerung des horizontalen Kondylenwinkels rechts, Sklerosierungen und knöcherne Substanzverluste des Kondylus. In den lateralen Abschnitten der Eminentia umschriebene Knochenablagerungen, die mechanisch als Reizfaktoren wirken (→)

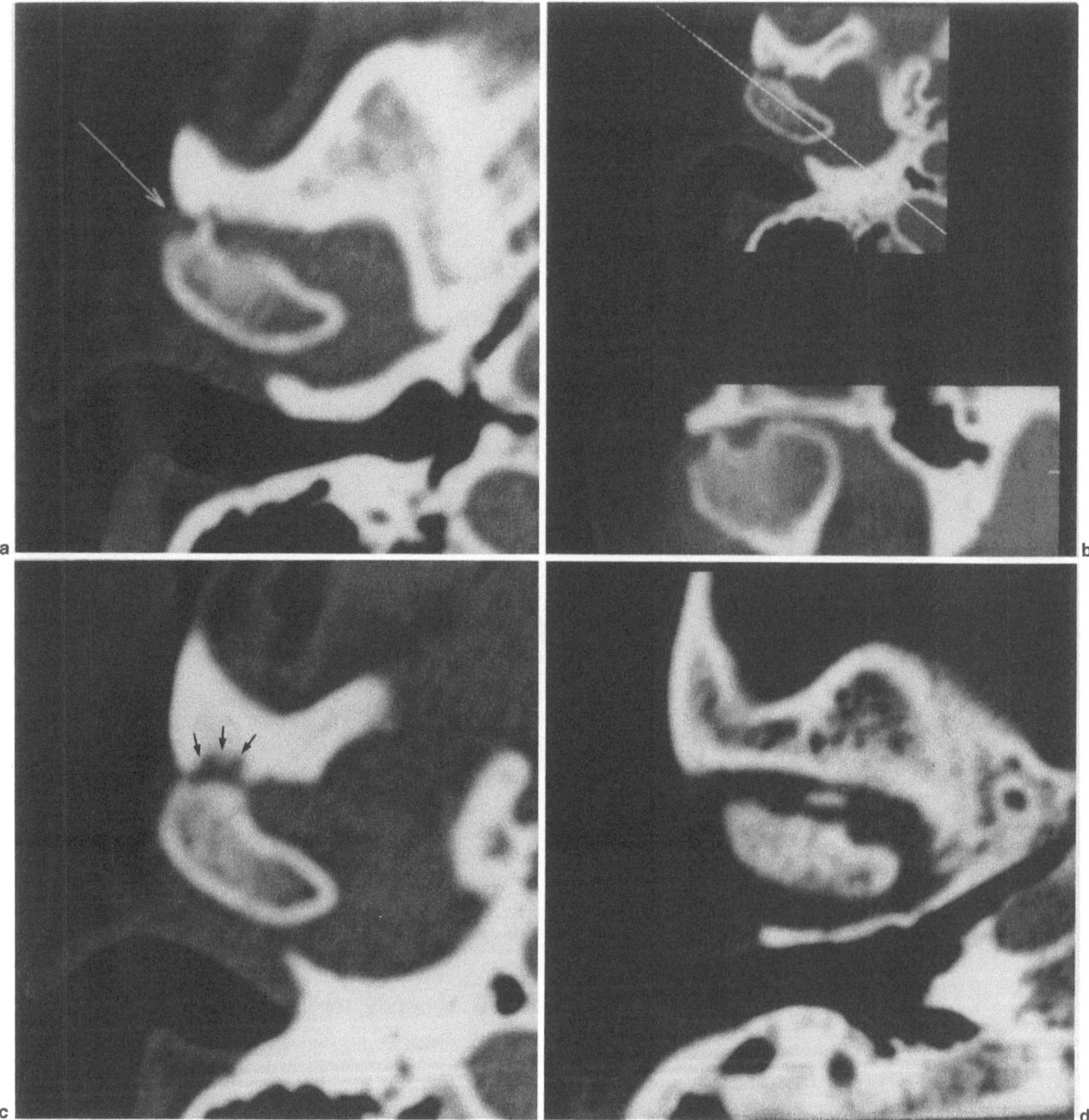

Abb. 210. a Degenerative Gelenkerkrankung mit operativ und histologisch bestätigter entzündlicher Reaktion. Die Entzündung hat durch Osteolysen lateral und medial zur Bildung eines spitzen Sporns (↑) geführt. Der Reizzustand des Gelenks konnte therapeutisch durch verschiedenste Aufbißbehelfe und Physiotherapie nicht behoben werden. **b** Rekonstruktion in der Längsachse des Kondylus: An der kranialen Fläche ebenfalls Spornbildung durch osteolytische Bereiche. Es wurde eine modellierende Osteoplastik durchgeführt, histologische Diagnose der Biopsie: chronische Osteomyelitis. **c** Dasselbe Gelenk wie in Abb. 210a und b. Nachweis einer entzündlichen Knochendestruktion auch im Bereich der Eminentia (→). **d** Multiple Erosionen und Kortikaliseinbrüche im Bereich der anterioren Funktionsfläche mit Sklerosierung des gesamten Kondylus. Fortgeschrittene Form der degenerativen Gelenkerkrankung. In den anterioren Gelenkräumen Nachweis eines freien Gelenkkörpers

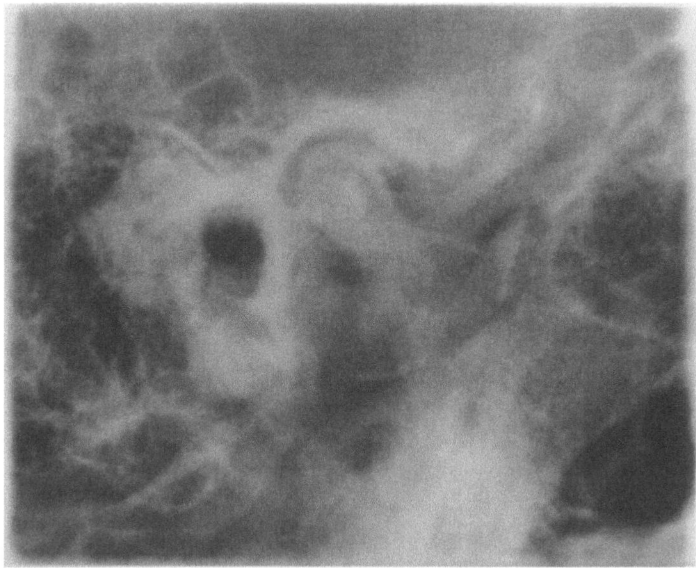

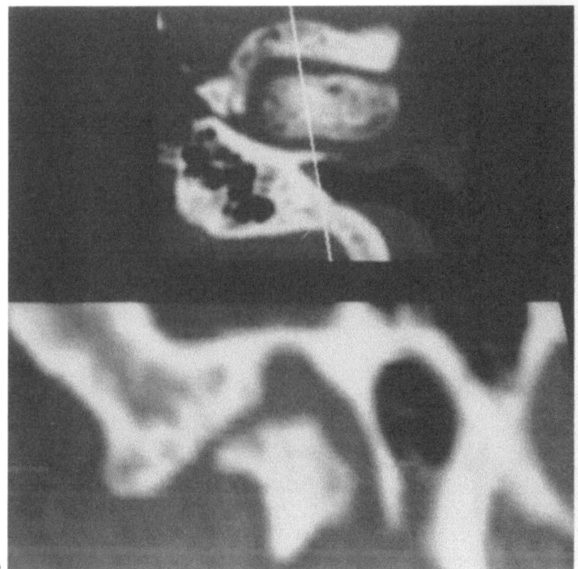

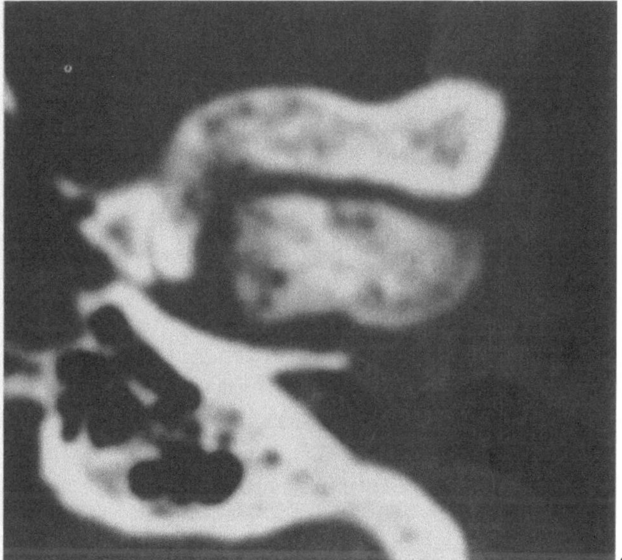

Abb. 211. **a** Schräg-laterales Röntgenbild bei **deformierender Arthropathie.**
Hinweise auf eine Formänderung des Gelenkkopfes, genaue Aussagen sind jedoch nicht möglich. **b** CT-Darstellung desselben Gelenks wie in 211 a (Rekonstruktion). Typische deformierende Arthropathie mit ventraler Osteophytenbildung, Sklerosierungen und Abflachungen auch der Eminentia. Knochenstruktur s. auch Abb. 211 c. **c** Axialschnitt durch das Gelenk von Abb. 211 b. Schwere degenerative Veränderungen mit Sklerosierungen und umschriebenen relativ glatt begrenzten Osteolysen (Geröllzysten). Erosionen vor allem in den medialen Anteilen des Kondylus und der Eminentia

Computertomographie
Umfassende Knochendiagnostik mit genauer Beurteilung struktureller Veränderungen. Gleichmäßig gute Abbildung sämtlicher Gelenkregionen. Erfassung des funktionell-anatomischen Gelenkaufbaus. Degenerative Läsionen häufig in dem Gelenk mit dem vergrößerten horizontalen Kondylenwinkel (Winkel zwischen Längsachse des Kondylus und Frontalebene) (Abb. 209 a, d, e).
Dreidimensionale Beurteilung der Kondylenlage mit Hilfe der Rekonstruktionstechnik: häufig Retro-kaudal, bzw. Retro-kraniallage, teilweise kombiniert mit lateralen Dislokationen.

Häufigste Befunde:
- Zunehmende Abflachungen von Funktionsflächen mit Entrundungen des Kondylus (regressives Remodelling), Prädilektionsort: anterosuperiore Fläche des lateralen Pols (Abb. 209 d, e),
- Sklerosierungen unterschiedlichen Ausmaßes (Abb. 209 e, 211 b, c),
- Verluste an Knochensubstanz in Form von Geröllzysten (Abb. 211 c),
- Entzündlichen Destruktionen (Abb. 210 a–c), bzw. durch regressives Remodelling (Abb. 211 a, b),
- Reparationsversuche im Rahmen eines progressiven Remodelling mit Ablagerungen von Knochenregeraten (Abb. 209 g),
- Osteophytenbildung als Ausdruck der Transformation zum „diskuslosen Gleitgelenk“ (Steinhardt) (vgl. Abb. 211 b),
- Selten freie Gelenkkörper (sog. Gelenkmäuse) (Abb. 209 d),
- Nachweis anteriorer Diskusverlagerungen (vgl. Abb. 204 c, d), die teilweise bei Öffnung bestehen bleiben.

Kernspintomographie
Nachweis von Diskusverlagerungen und Perforationen. Erfassung von Lage und Formmerkmalen des Kondylus sowie groben Strukturveränderungen. In der Knochendiagnostik jedoch bislang dem CT unterlegen.

Radiologische Differentialdiagnose
Bei Nachweis der typischen knöchernen Veränderungen kaum differentialdiagnostische Probleme. Abzugrenzen sind Formen der rheumatoiden Arthritis, bzw. bei Destruktionen Ausschluß eines Tumors des Gelenks oder seiner Umgebung (jedoch ausgesprochen selten).

Therapie
Gelenkentlastung durch Aufbißbehelfe, Physiotherapie, zunächst temporäre Wiederherstellung einer korrekten Okklusion, Korrektur der Kieferrelation, evtl. vorübergehende antiphlogistische Therapie. Bei länger bestehender Therapieresistenz u. U. operative Revision mit modellierender Arthroplastik, bzw. Diskusplastik.

Prognose
Unterstützt durch den üblichen Verlauf mit Remissionen meist Erreichen eines asymptomatischen Stadiums möglich. Bei fortgeschrittenen Knochenveränderungen Restitutio ad integrum jedoch nicht mehr zu erwarten.

Literatur

Hüls A, Schulte W, Voigt K (1981) Neue Aspekte der Myoartropathien durch die Computertomographie. Dtsch Zahnärztl Z 36: 776

Hüls A, Walter E, Schulte W, Freesmeyer WB (1985) Computertomographische Stadieneinteilung des dysfunktionellen Gelenkkopfumbaus. Dtsch Zahnärztl Z 40: 37

Mongini F (1977) Anatomic and clinical evaluation of the relationship between the temporomandibular joint and occlusion. J Prosthet Dent 38: 539

Schulte W (1983) Die exzentrische Okklusion. Quintessenz, Berlin

Steinhardt G (1934) Untersuchungen über die Beanspruchung der Kiefergelenke und ihre geweblichen Folgen. Dtsch Zahnheilkd 91: 1

Thompson JR, Christiansen E, Hasso AN, Hinshaw DB (1980) Temporomandibular joints: High-resolution computed tomography evaluation. Radiology 150: 105

Toller PA (1973) Osteoarthrosis of the mandibular condyle. Br Dent J 134: 223

Weinberg LA (1979) Role of condylar position in TMJ dysfunction-pain syndrome. J Prosthet Dent 41: 636

Worth HM (1985) Röntgenuntersuchung des Kiefergelenks. In: Zarb GA, Carlsson GE (Hrsg) Physiologie und Pathologie des Kiefergelenks. Quintessenz, Berlin, S 361-420

12 Sachverzeichnis

P

R

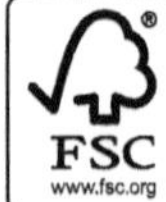

MIX
Papier aus verantwortungsvollen Quellen
Paper from responsible sources
FSC® C105338

If you have any concerns about our products,
you can contact us on
ProductSafety@springernature.com

In case Publisher is established outside the EU,
the EU authorized representative is:
Springer Nature Customer Service Center GmbH
Europaplatz 3, 69115 Heidelberg, Germany

Printed by Libri Plureos GmbH
in Hamburg, Germany